Study and Practice of Treating
Mycoplasma Pneumoniae With Traditional
Chinese Medicine

中医治疗肺炎
支原体的
研究与实践

吴振起　刘光华　王雪峰　主编

辽宁科学技术出版社
·沈阳·

图书在版编目（CIP）数据

中医治疗肺炎支原体的研究与实践 / 吴振起，刘光华，
王雪峰主编 . —沈阳：辽宁科学技术出版社，2022.3
ISBN 978-7-5591-2451-7

Ⅰ.①中… Ⅱ.①吴… ②刘… ③王… Ⅲ.①肺炎支原
体—感染—中医治疗法 Ⅳ.① R256.1

中国版本图书馆 CIP 数据核字（2022）第 039282 号

出版发行：辽宁科学技术出版社
　　　　　（地址：沈阳市和平区十一纬路25号　邮编：110003）
印　刷　者：辽宁鼎籍数码科技有限公司
经　销　者：各地新华书店
幅面尺寸：185mm×260mm
印　　张：23.75
字　　数：500千字
出版时间：2022年3月第1版
印刷时间：2022年3月第1次印刷
责任编辑：朴海玉
封面设计：霍　红
责任校对：栗　勇

书　　号：ISBN 978-7-5591-2451-7
定　　价：95.00元

联系电话：024-23284367
邮购热线：024-23280336

主编介绍

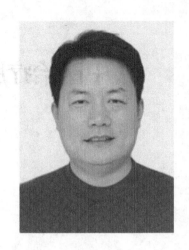

　　吴振起（1974—），男，辽宁省庄河市人，医学博士，博士后，教授，主任医师，博/硕士研究生导师，第四批全国中医优秀临床人才，辽宁省百千万人才工程"百人层次"，沈阳市高层次领军人才，沈阳市名中医，辽宁中医药大学附属医院科技管理部主任兼科研部处长。兼任中华中医药学会儿科分会常务委员、青年副主任委员，中华中医药学会儿童健康协同创新平台副主任委员，全国中医药高等教育学会儿科研究会常务理事，中华中医药学会儿科流派传承创新共同体常务委员，中国中药协会儿童健康与药物研究专业委员会常务委员、感染学组副组长，辽宁省中西医结合学会儿科分会副主任委员，辽宁省中医药学会感染病专业委员会副主任委员，辽宁省针灸学会小儿推拿外治专业委员会副主任委员。

　　从事中医、中西医结合儿科临床、科研与教学工作20余年。以中医药防治小儿感染性疾病为研究方向，主持国家自然基金面上项目3项，国家教育部博士点基金、辽宁省科技厅、辽宁省卫计委、辽宁省教育厅和沈阳市科技局等课题10余项，参与国家科技部、国家自然科学基金、国家中医药管理局等课题10余项，其中多项课题为主要参与者及完成人。获中华中医药学会科技进步二等奖1项、三等奖2项，辽宁省科技进步三等奖2项，沈阳市科技进步三等奖2项。出版学术著作3部（副主编2部，编委1部），参编教材3部，发表学术论文100余篇。

主编介绍

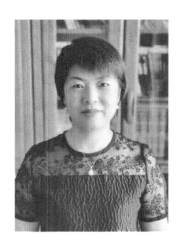

　　刘光华（1974—），女，辽宁省阜新市人，医学博士，副教授，硕士研究生导师，辽宁中医药大学中医学院温病学教研室主任。兼任世界中医药联合会中医临床思维专业委员会常委，中华中医药学会感染病分会委员，辽宁省中医药学会仲景学说分会常委。

　　自2001年以来一直从事温病学的教学、科研与临床工作，主要研究方向：中医药防治感染性疾病。讲授本科中医学专业、中西医结合专业、针灸学专业必修课程"温病学"、选修课"温病学经典原文选读"1000余学时；专业学位研究生选修课"温病方证临床研究"、专业基础课"中医经典理论与临床（温病学）"100余学时；学术学位研究生专业课"温病学学术流派研究"近300学时；并主讲多轮次国家优秀中医临床人才、辽宁省名中医"温病学"培训课程。

　　主持国家自然科学基金课题"甘露消毒丹及其挥发油对IV感染小鼠黏膜免疫及RIG-Ⅰ/NF-κB信号通路作用机制的研究"、辽宁省自然科学基金课题"基于肺痹理论的加味五痹汤对IV感染免疫病理损伤及RIG/IFN-I信号通路作用机制研究"、辽宁省教育科学研究课题"甘露消毒丹精简方调控雾霾条件下IV感染小鼠NLRP3炎性小体的研究""以肺痹论治流感病毒感染小鼠肺炎的实验研究"等，从多方面、多角度开展中医药防治流感病毒感染作用机制的研究。参与了国家自然科学基金及教育部、辽宁省等各级各类课题10余项。参与辽宁省教育科学规划课题"中医学拔尖人才素质培养""突出专业能力培养的中医经典课考核体系改革"2项；主持辽宁中医药大学教学研究课题3项；以第一完成人获得辽宁中医药大学教学成果二等奖（构建"温病学"多元教学体系的研究与实践）1项，辽宁中医药大学教学多媒体课件大赛一等奖（"温病学"多媒体课程）1项；以第二完成人获得辽宁省精品资源共享课（"温病学"）1门，辽宁省教育软件大赛三等奖（"温病学"）1项。参与编写人民卫生出版社"十三五"规划教材《温病学》、"十四五"规划教材《温病学》、住院医师规范化培训"十二五"规划教材《中医临床经典概要》各1部；主编、参编其他著作多部。发表学术论文30余篇。获辽宁省、中华中医药学会科学技术奖2项。

主编介绍

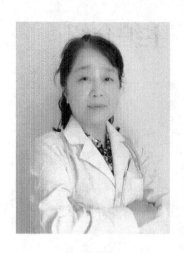

　　王雪峰，医学博士，教授，博士生导师。辽宁中医药大学附属医院儿科重点学科和重点专科学科带头人，国家中医临床研究基地儿科基地负责人。国务院特殊津贴专家，国家首批百千万人才工程"百人层次"。二级教授，国家名中医。国家临床重点专科儿科协作组组长，国家中管局毒热证重点研究室主任。兼任中华中医药学会儿童健康协同创新平台主任委员、中华中医药学会儿科分会副会长、中国中医药高等教育学会儿科分会副理事长、中国康复医学会儿童康复专业委员会副主任委员、中国残疾人康复协会小儿脑瘫康复专业委员会副主任委员、国家卫计委儿童用药专委会委员、国家自然科学基金终审专家、国家科技进步奖评审专家、国家"重大新药创制"评审专家。辽宁省中西医结合学会儿科专业委员会主任委员、辽宁省医学会儿科分会副主任委员、辽宁省免疫学会儿科分会副主任委员。《中国实用儿科杂志》编委、《中国当代儿科杂志》编委、《中国小儿急救杂志》编委、《中国循证儿科杂志》编委、《中国神经再生研究》常务编委、《中国中西医结合儿科杂志》主编。

　　擅长中医药防治小儿哮喘、咳嗽、过敏性紫癜、抽动症、发作性睡病、遗尿、尿血及难治性肾病，并应用推拿治疗小儿厌食、腹泻，针灸治疗脑性瘫痪、面瘫等。曾主持完成国家自然科学基金课题7项。国家"十五"科技攻关项目、"十一五"支撑项目、"十二五"行业专项、重大新药创制研发和省部级课题20余项，获辽宁省政府科学技术进步二等奖3项、三等奖3项，获中华中医药学会二等奖2项、三等奖2项等。主编及参编国家统编教材及研究生教材10余部。在国内外核心期刊发表学术论文150余篇，先后被引用百余次。

序

　　肺炎支原体是介于细菌与病毒之间的病原体，通过呼吸道进行传播，其造成的肺炎已经在部分地区占儿童社区获得性肺炎首位。肺炎支原体感染在临床表现上可轻可重，轻者局限于呼吸道炎症，重者则可引起肺外并发症，严重影响儿童生活质量和生命安全。肺炎支原体致病机制复杂，并且其无细胞壁结构，因此作用于蛋白质和DNA的抗生素对其有明显的抑制作用，例如大环内酯类、四环素、喹诺酮抗生素等。但随着肺炎支原体耐药株出现，寻求新的抗肺炎支原体感染有效途径刻不容缓。中医药学有着悠久的历史，积累了丰富经验，在防治重大疾病、治疗疫病中历来具有十分重要的作用。传统中医虽无"肺炎支原体"一说，但中医药在治疗肺炎支原体感染，以及减少重症病例方面效果确切。因此，突出中医药整体观、辨证论治、治未病等特色优势，重视"防、治、调"一体化方案，进行中西医结合是防治儿童肺炎支原体感染的重要方向。

　　中医认为，热、燥、痰、瘀、虚作为单一致病因素可引发肺炎支原体感染，诸多因素亦可混合致病，病变过程热痰瘀互为因果，交相互结，可以化毒，引发重症肺炎。而诸多名家从肺炎支原体肺炎病因病机因素出发，从不同角度辨证论治肺炎支原体肺炎，取得了很好的疗效。然而，关于系统研究肺炎支原体的书籍目前较少见，尤其介绍中医对肺炎支原体相关认识的书籍尚未有。《中医治疗肺炎支原体的研究与实践》一书凝聚了多位相关研究领域学者的智慧和心血，对于做好中医药防治肺炎支原体感染具有积极意义。

　　本书编者先后承担国家自然基金及省市级课题10余项，其中包括国家自然基金项目4项：（1）清燥救肺汤分解剂干预MP感染LAMPs模式识别及其调控通路的机制研究（项目编号：81373687）；（2）基于TGF-β1/Smad3信号通路探讨养阴清肺汤加味调控肺炎支原体感染上皮－间质转化的研究（项目编号：81874490）；（3）基于"风温伏肺"理论探讨清肺透邪方对支原体肺炎CARDS毒素损伤的保护机制研究　（项目编号：LJQ2011102）；（4）基于湿毒滞络理论探讨甘露消毒汤调控 SARS-CoV-2 假病毒感染 hACE2 转基因小鼠 RAS 机制研究（项目编号：82074494）。省市级课题项目："以燥热论治肺炎支原体感染的实验研究（项目编号：20101067）""'治燥三方'防治肺炎支原体感染的实验研究（项目编号：F11-264-1-62）""清燥救肺汤及其拆方抗肺炎支原体感染的实验研究（项目编号：LJQ2011102）""清燥救肺汤抗肺炎支原体感染的实验研究（项目编号：20112133120001）""'清宣通补'清肺膏外敷对 MP 感染免疫炎症反应及 TLRs/NF-κB 信号通路作用机制研究（项目编号：2014020044）""大黄醇提物外敷对 MP 感染后 TGF-β/Smad3 信号通路影响的研究（项目编号：RC180246）"；临床试验项目："儿童社区获得性肺炎中医综合方案推广应用研究（项目编号：201307007）""儿童肺炎支原体肺炎中医临床诊疗方案优化及疗效评价研究（辽宁省中医药临床学（专）科能力建设项目）"，夯实了肺炎支原体感染的基础实验研究与临床研究。

本书内容涉猎面广，结构总分为 3 个篇幅，从中医到西医，从基础研究到临床实践。基础篇介绍了肺炎支原体的病原学概述、国内外流行病学、中医病因学，用图表形式描述了肺炎支原体临床诊断流程，又以中西医结合方式列举了肺炎支原体感染所致的疾病谱等（刘光华）；治疗篇详述了抗肺炎支原体感染的西医常规治疗方案，中医经典方剂、单味药及特色外治疗法对肺炎支原体感染的治疗，又细举医案十七则及各名家治疗肺炎支原体感染的经验体会（吴振起、刘光华）；研究篇则阐述了肺炎支原体感染的基础实验及临床研究的国内外进展等（吴振起、王雪峰），内容翔实，专业性强。本书可活跃读者的诊治思维，为临床规范化治疗肺炎支原体感染提供新思路，又重视基础及临床最新研究进展，益于读者的科研方法进一步深入与提高。本书实为儿科临床医生、科研人员、医学院校研究生值得研读参考之作。

尽管我们在写作前期以及研究方面做了许多工作，但由于编写水平及经验有限，书中难免有疏漏与偏颇之处，望专家学者和同道读者不吝指正。

编者
2021 年 11 月 05 日

目　录

下篇　研究篇

中医治疗肺炎
支原体的研究与实践

上篇

基础篇

第一章
肺炎支原体概述

第一节 肺炎支原体生物学特征

一、肺炎支原体形态及结构

肺炎支原体（Mycoplasma Pneumoniae，MP）是一种能够引起呼吸道感染的人类病原体。MP归属柔膜体纲，支原体属。MP细胞小，直径多为 $0.2 \sim 0.3\,\mu m$，最小颗粒仅为 $0.08\,\mu m$，可通过滤菌器，介于细菌与病毒之间。其菌落小（直径 $0.1 \sim 1.0 mm$），在固体培养基表面呈特有的"油煎蛋"状。MP无细胞壁结构，因此不能维持固定的形态而呈高度多形态性，如球形、球杆形、棒状、分枝状和丝状等。电镜观察下，形态结构不对称，一端细胞膜向外延伸形成黏附细胞器，黏附于呼吸道上皮。此附着器分为表面结构和内部结构，前者包括P1黏附器、P30；后者分为核心结构和半透明区，核心结构又由P65、HMW1、HMW3、P30等多种蛋白组成。MP细胞膜有3层结构，其内外层由蛋白质和糖组成，中间层为脂质。外层蛋白质为特异性抗原，交叉反应较少，在鉴定MP时有重要意义；脂质层胆固醇含量多，约占总脂质的1/3；细胞质内含有核糖体，基因组为一环状双链DNA，分子量816 394 bp，含730个编码基因（约为大肠埃希菌的1/6）。MP的基因组包含大量重复区域，称为Rep MP，约75%的Rep MP与MPN141（P1）和MPN142（P40/P90）具有同源性。根据 P1 蛋白上 Rep MP2/3 和 Rep MP4 重复序列的不同，MP 可分成 M129 型（Ⅰ型）和 FH 型（Ⅱ型）。MP 可进行体外培养，但在自然环境下，MP 需依赖宿主细胞提供营养生存，脱离宿主会迅速死亡，干燥的敏感性证实其只能通过飞沫传播。

二、肺炎支原体培养

MP 是目前已知能在无生命培养基中繁殖的最小微生物。MP 主要以二分裂的方式进行增殖，一般 1 ~ 6h 分裂 1 代，生长速度缓慢。MP 在固体培养基上可形成中央厚而隆起、边缘薄而扁平的"煎蛋样"菌落。在液体培养基中不易见到浑浊，呈小颗粒样生长或形成薄片状集落贴于管壁或沉于管底。但由于 MP 基因组较小，携带的信息量和生物合成能力有限，必须从体外摄取胆固醇、氨基酸、脂肪酸、核酸前体及维生素等物质，营养要求较高，培养相对较难。目前，对 MP 的培养方式是利用痰、肺泡冲洗液、咽拭子以及胸腔积液，在培养基上进行分离培养，常以牛心消化液为基础培养基，加入酵母粉及动物血清混合制备为 MP 的生长提供基本营养物质。MP 在 37℃ 5%CO_2 的条件下生长较好，但由于不耐干燥，固体培养时应保持 60% 的环境湿度。MP 最适生长 pH 为 7.5 ~ 8.0，培养过程产生的酸性代谢产物会使培养基 pH 下降，到达对数生长期后会因为 pH 偏低而快速死亡。

三、理化特征及环境稳定性

MP 革兰染色不易着色，故常用 Giemsa 染色法将其染成淡紫色。MP 能发酵葡萄糖，不能水解精氨酸和尿素，可产生过氧化氢，对豚鼠红细胞成 β 溶血环。MP 无细胞壁，因此抵抗外界能力较弱，易被多种理化因素灭活。可被脂溶剂及常用的消毒剂，如酚、甲醛灭活，对热、干燥、紫外线、低渗透压敏感，但对亚甲蓝、醋酸铊和青霉素不敏感。MP 对 pH 较为敏感，最适 pH 为 7.5 ~ 8.0，低于 7.0 易死亡，且耐冷，在 -70℃ 或液氮中菌株可被长期保存，在 4℃ 保存不宜超过 3d。

四、药物敏感度

MP 由于无细胞壁结构，对影响细胞壁合成的抗生素具有天然耐药性，例如 β - 内酰胺类药物。因此，临床上用于治疗 MP 感染的药物主要为抑制和影响蛋白质及核酸的合成，现阶段此类药物主要包括大环内酯类抗生素、四环素类抗生素、喹诺酮类抗生素等。

第二节　肺炎支原体致病性

一、肺炎支原体黏附

MP 对宿主呼吸道黏膜上皮细胞的黏附和定植是其致病的关键因素之一，其通过黏附作用侵入细胞内，对宿主黏膜造成直接损伤。MP 主要通过膜黏附素蛋白（包括 P1、P30、P116 和 HMW-3 等）紧密牢固地吸附于黏膜上皮细胞的表面，抵抗黏膜纤毛的清除及吞噬细胞的吞噬，进而保证 MP 将各种水解酶类注入宿主细胞，引起呼吸道的局部损伤。目前认为 P1 蛋白是 MP 的主要黏附素，在 MP 黏附过程中发挥配体的作用。并且 P1 蛋白其本身也是一种免疫原，在介导 MP 黏附宿主的同时还能刺激机体产生强烈的免疫应答。这种黏附作用同时还可以抑制呼吸道上皮的纤毛运动，消耗上皮细胞的营养物质，并最终影响其细胞的新陈代谢。

二、细胞氧化损伤

MP 黏附于宿主细胞之后，合成并释放过氧化氢和超氧游离基，这些物质可以与宿主细胞产生的内源性毒性氧分子相互作用，造成呼吸道上皮氧化应激反应。过氧化氢在宿主细胞内的堆积及过氧化物对宿主细胞超微结构的影响是 MP 致病的重要毒力因素，可引起红细胞血红蛋白变性、丢失还原型谷胱甘肽、细胞溶解等；MP 缺乏超氧化物歧化酶和过氧化氢酶，且其产生的超氧化物游离基抑制宿主细胞内过氧化氢酶的活性，使宿主细胞对毒性氧分子的作用更敏感，继而引起上皮细胞空泡变性，线粒体肿胀，细胞溶解、坏死，最终导致炎性损伤。

三、细胞毒性损伤

与许多细菌性病原体不同，MP 并不能产生经典毒素，但其可分泌社区获得性呼吸窘迫综合征（CARDS）毒素。CARDS 毒素由 591 个氨基酸组成，大小为 68kDa，与百日咳毒素具有同源性。CARDS 毒素与宿主细胞表面的 SP-A 和 AnxA2 结合后才会内化进入细胞，但 SP-A 作为结合靶点要优于 AnxA2。CARDS 毒素因与人类细胞蛋白质相似，所以可绕过机体免疫功能的防御，在人体内进行结合、内化、持续存在和传播，引起机体组织免疫功能紊乱、炎症反应和气道功能障碍等。此外，CARDS 毒素还具有空泡化作用，小空泡初始在核周区域形成，后逐渐扩大融合直至导致细胞最后坏死，并且这种空泡化作用拥有时间和剂量依赖性。此外，CARDS 毒素可通过对 NLRP3 进行核糖基化激化 NLRP3 炎症体，释放促炎介质 IL-1β，引起炎症反应[1]。

四、免疫学说

（一）固有免疫

Toll 样受体（Toll-1ike receptors，TLRs）是一种模式识别受体，能特异地识别病原相关的分子模式（PAMPs），通过下游的信号通路激活核因子（NF-κB），产生趋化因子及细胞因子，促进免疫细胞向感染部位浸润、活化，不仅在激活天然免疫中发挥重要的作用，而且还调节获得性免疫。固有免疫细胞如中性粒细胞、巨噬细胞、NK 细胞均不同程度地表达 TLRs。MP 的 F0F1ATP 合酶 b 亚基（MPN602）是一种二酰脂蛋白，可通过 TLR1、TLR2 及 TLR6 诱导机体的炎症反应，而脂蛋白 MPN611 和 MPN162（又分别称为 N-ALP1 和 N-ALP2）则可通过 TLR1 和 TLR2 激活 NF-κB。

（二）细胞免疫

在人体正常的免疫反应中，有很多免疫细胞参与并维持平衡。当病原体侵入时这一平衡被打破，发生免疫紊乱，继而造成机体组织、器官的损害。MP 感染后机体会产生以淋巴细胞占优势的免疫反应，其中 CD3+T 淋巴细胞、CD4+T 淋巴细胞（辅助性 T 或调节性 T 淋巴细胞，即 Th 细胞）、CD8+T 淋巴细胞（抑制性 T 或细胞毒性 T 淋巴细胞，即 Ts 细胞）在免疫应答中发挥不同的作用。CD4+T 淋巴细胞可以通过自身分泌的细胞因子和它所表达的表面分子调节免疫网络中其他细胞的生物学活性，对免疫反应的整个过程和免疫反应的强弱起到关键作用。CD8+T 淋巴细胞又被称之为细胞毒性 T 淋巴细胞，可以直接杀伤被病原体感染的细胞，对非己抗原诱发的免疫应答具有抑制作用。CD4+T 淋巴细胞和 CD8+T 淋巴细胞，正常情况下两者的比值处于动态平衡，维持机体细胞免疫和体液免疫功能的稳定。现有的研究表明，MPP 患儿血清 CD8+ 细胞阳性率显著上升，CD4+ 细胞阳性率显著下降，CD4+/CD8+ 值明显下降，特别是重症 MPP 患儿，这种现象尤其明显，提示 MPP 患儿体内存在着细胞免疫功能的紊乱。辅助性 T 细胞（Th 细胞），根据其产生的细胞因子和生物学效应分为两种，即 Th1 型与 Th2 型。Th1 细胞分泌 INF-γ、IL-2、IL-12、TNF-β 等促炎因子，增强杀伤炎症细胞的细胞毒性作用，介导细胞免疫应答。Th2 细胞产生 IL-4、IL-5、IL-6、IL-10 等细胞因子，促进抗体的产生，介导体液免疫应答。病理因素的涉入会引起两者比值失衡，即会导致机体出现相应的病理损害，但 MP 感染后是 Th1 还是 Th2 发生改变，目前尚无定论。

（三）体液免疫

MP 感染后产生的体液免疫由糖脂抗原引起，糖脂抗原可以激活人体 B 淋巴细胞活化增殖，分泌特异性抗体 IgG、IgM。IgM 是 MP 感染时首个升高的免疫球蛋白，是机体体液免疫应答形成的复合产物，可以在 1 个月内持续升高，并且高水平状态可存在约 12 周。IgG 具有中和游离的外毒素，调控巨噬细胞，是清理机体内病原体的主力，对既往感染 MP 情况具有一定的临床指导意义。特异性抗体对疾病恢复及防止发病起一定作用，但增强的抗体反应亦可成为致病因素引起不良结果。MP 与人体心、肺、肝、脑、肾及平滑肌等组织存在着部分共同抗原，当 MP 感染后可产生相应组织的自身抗体，形成免疫复合物而激活补体，产生 C3a、C5a、C3b 等，产生中性粒细胞趋化因子，吸引大量白细胞侵入病变部位，释放溶酶体中的水解酶，引起增生和破坏性病变，出现该器官组织相应症状。同时由于消耗补体，导致血清补体活性和浓度降低。

（四）细胞因子

细胞因子作为炎症反应的介质，在 MP 感染诱导的炎症反应过程中具有重要作用。目前研究表明 MP 能通过刺激单核细胞、淋巴细胞诱导各种细胞因子的产生。早期的细胞因子有助于机体对 MP 的清除，但过度的炎症反应往往造成人体的免疫损伤，重则引起多个脏器的损伤。其中，IL-6、IL-8、TNF-α、IL-10 炎症因子水平的升高，与 MP 感染严重程度成正比。IL-6、IL-8、TNF-α 是体内典型的促炎因子。IL-6 是由活化的单核细胞、巨噬细胞等分泌产生的，其主要作用于 B 淋巴细胞，促进其大量增加，因此 IL-6 水平的高低，可以反映出肺部的炎症程度轻重。IL-8 来源于单核细胞，是肺部主要的趋化因子，可促进其他炎症介质的产生。TNF-α 由单核 - 巨噬细胞系统产生，是机体调节免疫反应的重要因子，其过度的释放可促进机体炎症反应的发生，从而加重病情。IL-10 与其相反，其基本功能是抑制 Th1 细胞的活性，从而避免机体的炎症反应过度。

（五）免疫逃逸

MP 在感染宿主后会引起宿主免疫系统的异常反应，包括 T 细胞和 B 细胞增殖，能引发多种器官和组织的自身抗体产生。在与宿主多种细胞相互作用时，MP 可借助特有的黏附结构紧密牢固地吸附于宿主细胞表面，逃避黏膜纤毛的清除作用及吞噬细胞的吞噬。而且因为 MP 与宿主细胞膜本身具有相似的抗原成分，可以逃避宿主免疫监视，得以长期存在于宿主体内。近年研究发现，MP 感染时有部分病原可直接侵入机体细胞及组织内。胞内寄生使 MP 逃避免疫细胞的吞噬得以长期生存。

（六）微循环障碍（微血管损伤）

微循环障碍可能参与了 MP 感染过程。MP 感染后诱导细胞因子可引起血管壁的损害，导致局部的血管炎症或血栓性的血管闭塞；或通过免疫调节，活化的补体、D- 二聚体、血栓调节因子等作用导致全身性的血液高凝状态。

第三节　肺炎支原体流行病学

人类是 MP 唯一的宿主，MPP 广义上讲是一种呼吸道传染病，易在人群集聚处引起流行。传染源主要是患者或隐性感染者。MP 肺炎感染患者的鼻、咽、喉、气管、支气管等分泌物排出有活性的 MP，通过咳嗽时飞沫或气溶胶传播。也有研究者认为 MP 可以经胎盘传播感染[2]。MP 肺炎常在相对封闭的人员密集的小范围内暴发，为社区获得性肺炎的常见病因，也是呼吸道感染暴发流行的常见原因。一般 MP 繁殖复制时间为 1～3 周，暴发流行时繁殖复制时间可缩短为 4d。

人类对 MP 有普遍易感性，任何年龄均可发病，但国内外文献报道 MP 感染的主要对象是儿童和青少年，多发于学龄前期和学龄期儿童[3]，近年来逐步低龄化。重庆市[4]2013年 1 月至 2015 年 1 月 MPP 感染患儿统计分析，学龄前组（4～6 岁）发生率为 52.98%，明显高于婴幼儿组（0～3 岁）及学龄期组（7～14 岁）；山东济南地区，3～7 岁组 MP核酸检测阳性率为 37.93%，其次 7～14 岁为 35.05%[5]；青岛地区 3～6 岁和 6 岁以上儿童 MPP 感染率较高，分别为 38.11% 和 45.36%[6]；北京地区学龄前期及学龄期儿童的阳性检出率 31.7%（757/2387 例）高于婴幼儿 15.1%（285/1884 例）[7]；2012—2014 年广州地区 MP的主要感染人群是 6～10 岁的儿童[8]。1 岁以下婴幼儿 MP 感染率较低，这可能与较少在社区活动，不易接触传染源相关。同时婴幼儿看护周到，可从母乳中获得一定量的保护性抗体，而且婴幼儿免疫功能尚不成熟，感染后反应较小甚至呈现隐匿性感染不易察觉。而学龄前儿童感染率高，可能与人口密集活动有关，如幼儿园、游乐园、培训机构等。

在最新的专家共识中未明确 MP 感染有性别偏向。部分文献调查中 MP 感染的男女发病率因地区不同而差异较大，女性 MP 阳性检出率常高于男性。如苏州地区 2006—2014 年住院 MP 呼吸道感染儿童中[9]，女童阳性检出率 34.90%，男童阳性检出率 27.49%；2011—2015 年柳州地区 MP 感染，女性感染率为 40.27%，明显高于男性的 30.48%；2011—2015 年苏州地区难治性 MPP 儿童中[10]，女性患儿发生率明显高于男性患儿；2018 年天津市 MP

感染儿童中[11]，女童感染率35.9%，高于男童的27.1%。也有一些文献报道发病率与性别无关。这种人群易感性的偏向性的原因，有待进一步研究，在临床研究中也应给予以足够重视。

MP感染每隔3～4年可发生一次地区性流行，每隔3～7年大流行一次，并且持续2年以上，甚至更长时间。但至今为止，这种现象是特定区域的局部特征还是全球普遍现象，有待进一步研究。自2005年全球暴发流行后，2011年前后出现了一次新的流行，多个国家监测到这次流行情况并进行了相关报道，主要为北欧、美国、东亚、中东部分地区。2012年瑞典Lenglet等发布了欧洲流行疾病和预防控制中心关于欧洲2011年前后MP的一次流行情况：在欧盟或欧洲经济共同体内的国家进行了流行病学调查，20个参与的国家其中7个回报有MP2011年度的流行，分别为丹麦、芬兰、荷兰、挪威、瑞典、英国和捷克，主要流行季节为秋季，主要流行地区集中在北欧，南部未显示明显流行。MP流行特点与该地区的气候、环境等因素相关，不同地区间有所差异。国内外报道其流行季节受环境、气候、人群、当地卫生水平和检测方式的差异影响。美国报道MP感染发病高峰在夏季，而冬季发病率较低。我国MP发病高峰期在北方以冬季为多，南方则以夏秋季较多。国内MP流行高峰为春季的地区有北海[12]、铜陵[13]等；流行高峰为夏季的有苏州[8]、柳州、海口。苏州流行周期约为4年，且夏季RMPP发生率最高[9]。MP流行高峰为秋季的地区有重庆、福州[14]、泰安、天津[15]等。流行高峰在冬季的有遵义、广州[16]、广西南宁[17]、衡水[18]等。Xu等报道[19]，杭州平均月气温每升高1℃，MPP发病率增加0.83%，MPP发病率与气温呈正相关，与相对湿度、降雨量、降雨天数无关。王军华等发现[20]，桂林地区每月平均气温与月MP-IgM阳性率呈负相关，月平均气温每升高1℃，MP-IgM阳性率平均下降0.83%。德国美因茨市MP感染与气温呈负相关，但与相对湿度呈正相关[21]。有研究人员认为，随着高温高湿，病原微生物可以形成大的气溶胶，使MP的微生物存活时间较长，从而增加MP感染的机会，导致MP感染的流行。渠滕[5]等利用RNA实时荧光恒温扩增技术，对2016年3月至2019年3月山东省立医院小儿呼吸科收治的济南地区呼吸道感染患儿进行MP-RNA检测，并对其流行病学特征及其与气象因素的相关性进行分析，发现MP感染与月降雨天数、平均温度无关；但与月平均风力、平均湿度有关。在北方地区，当风力大、湿度低的时候，MP阳性患者减少；当风力小、湿度高的时候，MP阳性患者增加。也有调查发现，某些地区MP感染与气候无关，如2018年天津市儿童MP感染与季节差异无统计学意义[11]。广东中山地区2008年至2012年连续5年监测[22]，美国西雅图和华盛顿长达11年监测，结果均无明显季节性变化规律。因此，了解本地区气候因素及与MP感染的流行相关性，对于当地MP感染防控有重要指导意义。

由于MP的P1基因重复序列不同将其分为Ⅰ、Ⅱ两个基因型。不同基因型MP流行特点的研究相对较少，QIU等[23]对昆明2016年7—11月MP感染类型收集案例的分析表明，该期间MP类型主要为Ⅰ型，且该株与之前北京流行株类似；案例中仅分离1株Ⅱ型，该株与日本KCH405接近。RODMAN等[24]对2014年1—12月对MP感染人群检测结果的分析表明,P1 型感染较 P2 型更多且普遍,但 P2 型较 P1 型毒性更强,感染者症状更严重。近年有很多针对 MP 不同类型流行情况的一些研究,从这些报道来看,MP 虽然是 P1 型和 P2 型交替流行,但未发现存在流行规律。日本研究人员 TSUTOMU 等 [25] 曾提到,P2 型在 20 世纪 80 年代初、90 年代初及 21 世纪初的日本占主导地位,而在 80 年代后期及 2003 年后,P1 型占主导地位,研究还表明,MP 类型转换现象间隔约 10 年,但 MPP 的流行与 2 种 MP 的关系尚不清楚。从大多数报道来看,MP P1 型感染较为普遍且占比较大,很多地区均出现 P1 亚型感染,对于 P1 和 P2 型感染是否存在周期性,仍需进行感染状况的实时监测及数据的收集统计,见表 1。

表 1　MP 感染流行病学调查表

研究人员	地 区	时间（年）	阳性样本量（例）	筛查方法	与 MP 发病相关性因素		
					季 节	性 别	年 龄
姜邦蓉等	广西壮族自治区北海市	2012	1715	MP 抗体检测	春季	女	7~12 岁
章礼真	安徽省铜陵市	2005—2010	660	MP 抗体检测	春季	—	< 1 岁
徐迎春等	浙江省杭州市	2007—2009	2744	MP 核酸检测	夏季	女	> 7 岁
闫超等	北京市	2006—2015	1042	MP 核酸检测	秋冬季	女	> 7 岁
王富江等	辽宁省某地区	2013—2017	2251	MP 抗体检测	秋冬季	女	9~16 岁
宋玉靖等	山西省太原市	2011—2018	43 815	MP 抗体检测	11、12 月	女	7~14 岁
李文莲等	贵州省遵义市	2011—2013	768	MP 抗体检测	冬季	女	6~13 岁
赵世首等	福建省泉州市	2017—2018	757	MP 抗体检测	夏季	女	3~7 岁
吴起武等	广东省中山市	2008—2012	1195	MP 抗体检测	无明显季节规律	女	> 3 岁
渠滕等	山东省济南市	2016—2019	1337	MP 核酸检测	秋季	女	3~7 岁
崔娟等	辽宁省沈阳市	2006—2010	56 650	MP 抗体检测	秋季	女	> 6 岁
张丽娉等	山东省青岛市	2013—2014	376	MP 抗体检测	夏秋季	差异无统计学意义	> 3 岁
曾志奇等	广东省广州市	2012—2014	339	MP 核酸检测	夏秋季	女	6~10 岁

研究人员	地 区	时间（年）	阳性样本量（例）	筛查方法	与MP发病相关性因素		
					季 节	性 别	年 龄
吴茜等	云南省昆明市	2003—2007	2093	MP抗体检测	无明显季节规律	女	3~14岁
黄海樱等	广东省广州市	2010—2012	2321	MP抗体检测	秋冬季	女	9~10岁
黄海樱等	广东省广州市	2010—2012	2321	MP抗体检测	秋冬季	女	9~10岁
王宇清	江苏省苏州市	2006—2013	4246	MP抗体检测和MP核酸检测	夏秋季	女	>5岁
张才庆	湖北省武汉市	2014—2018	20 624	MP抗体检测	夏秋季	女	4~6岁
徐巧等	天津市	2010—2011	92	MP抗体检测和MP核酸检测	差异无统计学意义	差异无统计学意义	3~14岁

第四节　肺炎支原体耐药

一、肺炎支原体耐药现状

自2001年日本首次报道MP对大环内酯类抗菌药物耐药以来，世界各国相继报道了MP耐药株的出现，且耐药率呈逐年上升趋势。目前对儿童MP耐药连续多年监测的报道较少，而作为连续监测病原体耐药变化趋势，对指导临床选择、调整用药更有帮助。鉴于MP的结构特点以及儿童处于生长发育期的特殊性，大环内酯类抗生素已经成为儿童MP感染治疗中的首选药物，但近年研究发现MP对此类药物的耐药现象有增加的趋势。2017年的一项通过对1541例呼吸道感染患者的研究发现，2015年呼吸道感染患者感染MP对红霉素、阿奇霉素、克拉霉素、罗红霉素、螺旋霉素、吉他霉素、克林霉素的耐药程度较2014年均有提高，其中MP对阿奇霉素和螺旋霉素的耐药程度提高较明显，并且2015年MP分离株对阿奇霉素的耐药率已成为最高。MP在<3岁呼吸道感染的儿童患者中分离率较高。

二、耐药因素

由于儿童年龄较小，在药物使用上只能选用一些大环内酯类抗生素，医院治疗中的大量使用，尤其是阿奇霉素和罗红霉素，导致MP对该类药物的敏感程度呈现进一步下降趋势。有研究表明，我国儿童MP的高度耐药性与大环内酯类药物的滥用、医生处方习惯以及社会经济因素等密切相关，低剂量或长期大量应使用大环内酯类药物都可能诱导MP的耐药性进一步增加。

三、大环内酯类耐药机制

目前国内外的研究多认为MP的耐药机制是药物作用靶点23S rRNA基因突变导致结合位点的突变。MP的核糖体由50S大亚基及30S大亚基组成，其中23S rRNA和核糖体蛋白共同构成50S大亚基。23S rRNA第V结构域是转肽酶中心活性部分，大环内酯类抗生素阻止蛋白质合成的机制就是通过和转肽酶活性中心与肽链输出道之间狭窄部分结合，从而阻止肽链的延伸。LIU等人发现MP的耐药株皆是23S rRNA第V结构域位点突变所致的，其中64例为2063位点的A2063G，5例为A2064G，1例为A2063C[26]。国内研究也表明，MP的耐药机制是23S rRNA基因2063和/或2064 A→G点的突变[27]。

参考文献

---

[1] BOSE S, SEGOVIA J A, SOMARAJAN S R, et al. ADP-ribosylation of NLRP3 by Mycoplasma pneumoniae CARDS toxin regulates inflammasome activity[J]. mBio, 2014, 5(6): eo 2186-14.

[2] WAITES K B, TALKINGTON D F. Mycoplasma pneumoniae and its role as a human pathogen[J]. Clin Microbiol Rev, 2004, 17 (4): 697-728.

[3] 高孟娜，陈述英，杨晓雯 . 儿童肺炎支原体感染的流行病学特征分析 [J]. 泰山医学院学报，2018, 39 (04): 385-387.

[4] 牟宜富 . 关于儿童肺炎支原体肺炎的流行病学与其临床特征探讨 [J]. 中国医药指南，2016, 14 (20): 81-82.

[5] 渠滕，鞠瑛，刘义庆，等 . 儿童肺炎支原体感染流行病学特征及其与气象因素的相关性研究 [J]. 国际检验医学杂志，2020, 41 (15): 1891-1893.

[6] 张丽娉，王丽燕 . 青岛地区 2013 至 2014 年小儿肺炎支原体肺炎流行情况 [J]. 中国小儿

急救医学，2015，22（06）:429-432.

[7] 闫超，孙红妹，赵汉青，等.北京地区10年间住院患儿肺炎支原体感染流行特征分析[J].中华实用儿科临床杂志，2019（16）:1211-1214.

[8] 曾志奇，刘文宽，陈德晖，等.广州地区儿童呼吸道合胞病毒与肺炎支原体流行病学分析[J].中华实用儿科临床杂志，2015，30（22）:1701-1704.

[9] 钱前，季伟.2006—2014年住院儿童呼吸道肺炎支原体感染的流行病学特征[J].重庆医学，2016，45（29）:4113-4116.

[10] 张新星，顾文婧，陈正荣，等.2011—2015年苏州地区儿童难治性肺炎支原体肺炎流行病学分析[J].儿科药学杂志，2019，25（08）:7-10.

[11] 王云，倪强，刘巨霞.2018年天津市儿童肺炎支原体感染流行病学分析[J].河南预防医学杂志，2020，31（07）:547-549.

[12] 姜邦蓉，闫河，古兰谦，等.北海地区肺炎支原体感染者流行病学分析[J].右江医学，2013，41（3）:380-381.

[13] 章礼真.2005—2010年铜陵地区小儿肺炎支原体感染流行病学研究[J].中国妇幼保健，2012，27（27）:4223-4225.

[14] 吴玲，王程毅，刘光华，等.2014—2015年福州地区儿童肺炎支原体肺炎流行病学及临床特点[J].福建医药杂志，2017，39（02）:31-34.

[15] 王朝，王维，郭伟，等.基于RNA恒温扩增技术分析天津地区呼吸道感染住院儿童肺炎支原体感染的流行病学特点[J].中国人兽共患病学报，2019，35（03）:223-228.

[16] 王蓉，蔡高涛，邓英钊，等.2018年广州市花都区儿童肺炎支原体感染的流行病学特点和临床特征[J].检验医学与临床，2019，16（19）:2878-2880.

[17] 李东明，佘尚扬，黄海锋，等.急性呼吸道感染患儿中肺炎支原体感染的流行病学分析[J].中华妇幼临床医学杂志（电子版），2016，12（05）:603-607.

[18] 许沙沙，郭连峰，吴妍，等.儿童肺炎支原体肺炎临床特征和流行病学分析[J].中华医院感染学杂志，2017，27（14）:3307-3310.

[19] XU Y C, ZHU L J, XU D, et al. Epidemiological characteristics and meteorological factors of childhood Mycoplasma pneumoniae pneumonia in Hangzhou[J]. World J Pediatr, 2011, 7（3）: 240-244.

[20] 王军华，范承武，刘胜，等.桂林市儿童肺炎支原体感染流行特点及与气候因素相关性研究[J].临床儿科杂志，2013，31（11）:1038-1041.

[21] du PREL J B, PUPPE W, GRONDAHL B, et al. Are meteorological parameters associated with acute respiratory tract infections?[J]. Clin Infect Dis, 2009, 49（6）: 861-868.

[22] 吴起武，王影，赵萍.社区获得性肺炎儿童肺炎支原体感染流行病学分析[J].实用医

学杂志, 2014, 30（06）: 970-972.

[23] QIU L, WANG L, TAN L, et al. Molecular characterization ofgenomic DNA in mycoplasma pneumoniae strains isolated from serious mycoplasma pneumonia cases in 2016, Yunnan, China[J]. Infectgenet Evol, 2018, 58: 125-134.

[24] RODMAN B J, KRIVEC U, PRAPROTNIK M, et al. Clinical characteristics of infections caused by Mycoplasma pneumoniae P1genotypes in children[J]. Eur J Clin Microbiol Infect Dis, 2018, 37（7）: 1265-1272.

[25] YAMAZAKI T, KENRI T. Epidemiology of Mycoplasma pneumoniae Infections in Japan and Therapeutic Strategies for Macrolide-Resistant M. pneumoniae[J]. Front Microbiol, 2016, 7: 693.

[26] X LIU, JIANG Y, CHEN X, et al. Drug resistance mechanisms of Mycoplasma pneumoniae to macrolide antibiotics[J]. Biomed Res Int, 2014, 2014320801.

[27] 骆文龙, 杨雨. 肺炎支原体大环内酯类药物耐药机制研究 [J]. 中国卫生检验杂志, 2018, 28（12）: 1457-1459.

第二章
肺炎支原体中医病因学

第一节　风邪

凡致病具有善动不居、轻扬开泄等特点的外邪，称为风邪。风为春季的主气。风气淫胜，伤人致病，则为风邪。风虽为春季的主气，但终岁常在。因此风邪为病，四季常有，以春季为多见。风邪来去疾速，善动不居，变幻无常；其性轻扬开泄、动摇，且无孔不入。风邪伤人多从皮毛而入，引起外风病症。风邪是导致外感病极为重要的致病因素，称为"百病之长"。除外风致病外，汪受传教授提出"伏风理论"，并指出其核心为：禀赋有异，伏风内潜，贼风再犯，合而病成。先天肺脾不足之小儿，平素就有伏风在体内潜伏，若顾护失宜，致使外邪贼风侵犯，则易发病[1]。

一、风邪的性质及致病特点

（1）风为百病之长。长者，始也，首也。风为百病之长，一是指风邪常兼他邪合而伤人，为外邪致病的先导。因风邪四季皆有，其性善动，凡寒、湿、暑、燥、热诸邪，常依附于风而侵犯人体，从而形成外感风寒、风湿、风热、风燥等证。《临证指南医案·卷五》说："盖六气之中，惟风能全兼五气，如兼寒则曰风寒，兼暑则曰暑风，兼湿曰风湿，兼燥曰风燥，兼火曰风火。盖因风能鼓荡此五气而伤人，故曰百病之长……由是观之，病之因乎风起者自多也。"二是指风邪袭人致病最多。风邪终岁常在，故发病机会多；风邪伤人，无孔不入，表里内外均可伤及，侵害不同的脏腑组织，可发生多种病症。古人甚至将风邪作为外感致病因素的总称。故《素问·骨空论》说："风者，百病之始也。"《素问·风论》曰："风者，百病之长也。"

（2）风性善行而数变。"善行"，指风性善动不居，游移不定。故其致病具有病位游移、行无定处的特征。如"风寒湿三气杂至"而引起的痹证，若见游走性关节疼痛，痛无定处，则属于风邪偏盛的表现，称为"行痹"或"风痹"。"数变"，指风邪致病变幻无常，发病迅速。如风疹（荨麻疹）就表现为皮肤瘙痒时作，疹块发无定处，此起彼伏，时隐时现等特征。同时，以风邪为先导的外感病，一般发病急，传变也较快。故《素问·风论》说："风者，善行而数变。"

（3）风性轻扬开泄，易袭阳位。风邪具有轻扬、升发、向上、向外的特性。其性开泄，指其伤人易使腠理不固而汗出。故风邪侵袭，常伤及人体的上部（头、面）和肌表，如头面、咽喉、皮肤、腰背等处。使皮毛腠理开泄，出现头痛、汗出、恶风、咽痒咳嗽等症。故《素问·太阴阳明论》说："伤于风者，上先受之。"

（4）风性主动。"主动"，指风邪致病具有动摇不定的特征。如风邪入侵，常现颜面肌肉抽掣，或眩晕、震颤、抽搐、颈项强直、角弓反张、两目上视等。临床上因受风而面部肌肉颤动，或口眼㖞斜，为风中经络；因金刃外伤，复受风毒之邪而出现四肢抽搐、角弓反张等症，也属于风性主动的临床表现。故《素问·阴阳应象大论》说："风胜则动"。

二、风邪与肺炎支原体的关系

部分医家认为风邪是 MP 感染的主要病因。在 MP 感染初期，以发热、咳嗽、气急为主症的同时多伴有头痛、全身不适、恶风、咽痛、鼻塞、流涕等风邪外侵之症。《温病条辨·解儿难》中提到"肌肤嫩，神气怯，易于感触"，小儿脏腑娇嫩，形气未充，较成人更易为风邪所乘，加之"肺常不足"，风邪自皮毛、口鼻而入，郁于肌腠，伤及肺脏，肺卫不固，致肺失宣肃，肺气郁闭，形成 MPP 风邪闭肺之证。小儿寒温失调，风邪多挟热或挟寒为患，故 MPP 病程早期的临床证型中多以风寒闭肺、风热闭肺为主[2]。外感风寒或风温之邪为 MPP 主要发病因素，古代医家多强调"风冷入肺""恶风入肺""肺盛复有风冷"等为主要因素，明清以后多强调风温之邪为病，盖外感风寒侵袭于肺，内则阻遏肺气，外则闭郁皮毛，肺气失于宣降，或因风热侵肺，则肺气塑实，清肃失司，或肺有热，又可表寒所束，热不得泄，皆能导致肺气上逆，发生肺炎。孟宪兰[3]教授考虑 MPP 患儿肺部阴影、肺部听诊具有多变性与风性善行而数变相关。由此可见，风邪与 MP 感染密切相关。在汪受传教授提出的"伏风理论"中认为伏风指在健康人体潜伏的致病微生物。正常支原体是人体上呼吸道的定植菌，即条件致病菌。平素小儿体健无病，外邪入侵，但是因为人体本身完整的免疫系统即正气而被抑制，使外邪与机体处于平衡状态，其本虽是外来之邪，实则久久内伏，即《素问遗篇·刺法论》所言："正气存内，邪不可干"。此时邪气内伏，即不发病，一旦天时地理变化，顾护失宜，进食不当，感受风寒外邪则导致小儿身体状态改变，内环境失衡，免疫功能降低，即正气不足，邪气内扰，支原体即开始大量复制，随淋巴系统、血液系统播散全身，定植肺部，引起支原体肺炎。

第二节　寒邪

　　凡致病具有寒冷、凝结、收引等特点的外邪，称为寒邪。寒乃冬季之主气。若寒冷太过，伤人致病则为寒邪。寒邪常见于冬季，当水冰地坼之时，伤于寒者为多，故冬多寒病。但寒邪为病也可见于其他季节，如气温骤降，空调过凉，恣食生冷，亦常为感受寒邪的重要条件。寒邪侵人所致病症，称为外寒病症。其中寒客肌表，郁遏卫阳者，称为"伤寒"；寒邪直中于里，伤及脏腑阳气者，称为"中寒"。

一、寒邪的性质及致病特点

　　（1）寒为阴邪，易伤阳气。寒为阴气盛的表现，故称为阴邪。寒邪伤人后，机体的阳气奋起抵抗。阳气本可制阴驱寒，但若寒邪过盛，则阳气不仅不足以驱除寒邪，反为寒邪所伤，即"阴盛则阳病"。所以，感受寒邪，最易损伤人体阳气。寒邪伤阳，可致寒邪郁遏卫阳的实寒证，或致阳气衰退的虚寒证。如外寒侵袭肌表，卫阳被遏，可见恶寒、发热、无汗、鼻塞、流清涕等症；寒邪直中脾胃，脾阳受损，可见脘腹冷痛、呕吐、腹泻等症；若心肾阳虚，寒邪直中于少阴，则可见恶寒蜷卧、手足厥冷、下利清谷、小便清长、精神萎靡、脉微细等症。

　　（2）寒性凝滞：凝滞，即凝结阻滞。寒性凝滞，即指寒邪伤人，易使气血津液凝结、经脉阻滞之意。人身气血津液之所以畅行不息，全赖一身阳气的温煦推动。一旦阴寒之邪侵犯，阳气受损，失其温煦，易使经脉气血运行不畅，甚或凝结阻滞不通，不通则痛。故疼痛是寒邪致病的重要临床表现。因寒而痛，一是有明显的受寒原因；二是其痛得温则减，遇寒增剧。由于寒邪侵犯部位不同，因而可出现多种疼痛症状。如寒客肌表经络，气血凝滞不通，则头身肢体关节疼痛，痹证中若以关节冷痛为主者，称为"寒痹"或"痛痹"；寒邪直中胃肠，则脘腹剧痛；寒客肝脉，可见少腹或外阴部冷痛等。正如《素问·痹论》说："痛者，寒气多也，有寒故痛也。"因此又有"寒性凝滞而主痛"之说。若寒遏阳气，温煦气化失司，可致津液凝结而为痰饮。

　　（3）寒性收引：收引，有收缩牵引之意。寒性收引，即指寒邪侵袭人体，可使气机收敛，腠理、经络、筋脉收缩而挛急。如寒邪伤及肌表，毛窍腠理闭塞，卫阳被郁遏不得宣泄，可见恶寒、发热、无汗等；寒客血脉，则气血凝滞，血脉挛缩，可见头身疼痛，脉紧；寒客经络关节，则经脉收缩拘急，甚则挛急作痛，屈伸不利，或冷厥不仁等。如《素问·举痛论》说：“寒则气收”“寒气客于脉外则脉寒，脉寒则缩踡，缩踡则脉绌急，绌急则外引小络，故卒然而痛。”缩踡、绌急，即为寒邪所伤，经络、血脉收引而致。

二、寒邪与肺炎支原体的关系

MP致病在我国北方地区多见于秋冬季[4]，而秋冬季尤以寒邪为盛。安效先[5]教授认为MPP多由风寒之邪自口鼻或皮肤而入，侵犯肺卫，入里化热，蒸津烁液，肺气郁闭所致。衣晓峰[6]认为小儿易感寒邪而发病，寒性收引凝滞，易闭阳气。小儿肺常不足，寒邪作用于小儿肺系，往往从皮毛而入，寒邪收引皮毛，闭郁阳气，则出现恶寒发热、头身痛。肺主皮毛，皮毛阳气闭郁，汗不得出，肺之宣降受阻，易鼻塞、咳嗽、喘促。若寒邪郁肺，肺津不化，则鼻涕涟涟。寒邪伤及肺气、肺阳，肺通调水道之职失常，水停于内为饮，发于外为肿。《诸病源候论·咳嗽门》中记载“肺感微寒即嗽也”，寒邪与临床上咳嗽症状的出现相关，因外寒侵袭，肺失清肃而咳，故MPP风寒闭肺证的患儿常有呛咳气急，痰白而稀之寒象。若患儿素体阳气不足或久病体虚，寒邪直中，病在肺脾，寒饮射肺，痰湿困脾，形成MPP肺脾同病，本虚标实之症。总之，或因风寒外袭，或因正虚寒侵，MPP的发病可与寒邪相关。

另外有研究表明，寒邪会引起肺脏病理改变和细胞因子水平含量的增加，且随着寒邪程度的增加及刺激时间的增长，肺脏损伤越严重。当寒邪犯肺的时间较短暂时，寒邪程度的差异对肺脏损伤的影响较小[7]。寒邪、风寒邪、风寒湿邪对肺脏均有不同程度的损害，且寒邪、寒湿邪在一定程度上能明显加重风邪对机体肺脏的损害，风寒湿邪对肺脏的损害最为严重。

第三节　湿邪

凡致病具有重着、黏滞、趋下特性的外邪，称为湿邪。湿为重浊之邪，属阴，其伤人多隐缓不觉，易导致多种病变。湿邪四季均可发生，以夏秋之交为多见。凡致病具有重着、黏滞、趋下特性的外邪，称为湿邪。湿为长夏的主气。长夏，即夏至到处暑5个节气，又称“季夏”。时值夏秋之交，阳热尚盛，雨水且多，热蒸水腾，潮湿充斥，为一年中湿气最盛的季节。若湿气淫胜，伤人致病，则为湿邪。湿邪为病，长夏居多，但四季均可发生。

湿邪伤人所致的病症，称为外湿病症。外湿病症，多由气候潮湿、涉水淋雨，或居处潮湿、水中作业等环境中感受湿邪所致。

一、湿邪的性质及致病特点

（1）湿为阴邪，易伤阳气。湿与水同类，故属阴邪。阴邪侵入，机体阳气与之抗争，故湿邪侵人，易伤阳气。脾主运化水液，性喜燥而恶湿，故外感湿邪，常易困脾，致脾阳不振，运化无权，从而使水湿内生、停聚，发为泄泻、水肿、痰饮等。所以说湿易损伤脾阳。《素问·六元正纪大论》说："湿胜则濡泄，甚则水闭胕肿。"清·叶桂《温热论·外感温热》说："湿胜则阳微。"

（2）湿性重浊。"重"，即沉重、附着。湿邪致病，常出现以沉重感及附着难移为特征的临床表现，如头身困重、四肢酸楚沉重并且附着难移等。湿邪外袭肌表，困遏清阳，清阳不升，则头重如束布帛，如《素问·生气通天论》说："因于湿，首如裹。"湿邪阻滞经络关节，阳气不得布达，则可见肌肤不仁、关节疼痛重着或屈伸不利等，病位多固定且附着难移，称之为"湿痹"或"着痹"。

"浊"，即秽浊。湿邪为患，易出现分泌物和排泄物秽浊不清的特征。如湿浊在上，则面垢、眵多；湿浊下注，则小便浑浊或滞涩不利、妇女白带过多；湿滞大肠，则大便溏泄、下利脓血；湿邪浸淫肌肤，则可见湿疹浸淫流水等。

（3）湿性黏滞，易阻气机。"黏"，即黏腻不爽；"滞"，即停滞。湿邪致病，其黏腻停滞的特性主要表现在3个方面：一是症状的黏滞性。湿邪为患，易呈现分泌物和排泄物黏滞不爽的特征，如湿热痢疾的大便排泄不爽，淋证的小便滞涩不畅，以及汗出而黏、口黏、口干和舌苔厚滑黏腻等。二是病程的缠绵性。因湿性黏滞，易阻气机，气不行则湿不化，胶着难解，故湿邪为病，起病隐缓，病程较长，反复发作，或缠绵难愈。如湿温、湿疹、湿痹（着痹）等，皆因其湿邪难除而不易速愈，或反复发作。吴瑭《温病条辨·上焦》谓："其性氤氲黏腻，非若寒邪之一汗即解，温热之一凉即退，故难速已。"三是易阻气机。因湿为重浊之邪，故伤人最易留滞于脏腑经络，阻遏气机，使脏腑气机升降失常，经络阻滞不畅。如湿阻胸膈，气机不畅则胸膈满闷；湿阻中焦，脾胃气机升降失常，纳运失司，则脘痞腹胀，食欲减退；湿停下焦，肾与膀胱气机不利，则小腹胀满、小便淋涩不畅等。

（4）湿性趋下，易袭阴位。湿邪类水属阴而有趋下之势，故湿邪为病，多易伤及人体下部。如水肿、湿疹、脚气等病以下肢较为多见，故《素问·太阴阳明论》说："伤于湿者，下先受之。"小便浑浊、泄泻、下利、妇女带下等，多由湿邪下注所致。但易伤人体下部的病邪尚有寒邪，正如《灵枢·百病始生》所说："清（寒）湿袭虚，病起于下"。

二、湿邪与肺炎支原体的关系

MP 适合在高温潮湿环境中生长繁殖，且 MP 感染后病程较长，与湿性缠绵的特点相符。《素问·生气通天论》中记载"秋伤于湿，上逆而咳"，《医学入门》中有"湿乘肺，咳嗽身重"，可见湿可致咳。张葆青[8]教授的研究中认为湿热闭肺证是小儿 MPP 的主要证型之一。湿为长夏之气，阳热尚盛，雨水颇多，易于感受外湿之邪，湿与热合，湿阻气机，热炼津液，两者胶着难解，因此湿热闭肺证的 MPP 患儿常出现高热或身热不扬，咳声重浊，有痰难咯，舌红苔腻，脉濡数的表现。正如《湿热病》中"湿热证，咳嗽昼夜不安"的论述，故湿热之邪亦是 MPP 发病的重要因素。

湿通脾，湿邪外感，益困于脾，除外湿之邪外尚有内湿之说，内湿责之于小儿"脾常不足"，饮食不知自节，或嗜食肥甘厚味，伤及脾胃，湿浊内生，则脾失健运。脾气不足，运化失职，卫气缺乏化生之源，对外则不足抵抗邪气侵袭。脾气受伤，生化之源匮乏，全身脏腑功能低下，而见神疲乏力、少气懒言等羸弱症状，抗病力弱，致使疾病缠绵难愈。外感湿邪困遏脾阳，抑或饮食所伤、脾胃虚弱等因素，影响脾胃运化功能，致使脾胃传导失司，升降失调，而导致腹泻。湿盛则脾虚，反之脾虚亦可生湿。湿盛伤脾，脾虚不运而生湿，脾虚与湿盛两者相互转化，合而为病，脾胃一伤，百病丛生。脾属土，肺属金，母病及子，上逆于肺，肺气郁闭而病。另外湿热蕴脾，升降失常，津液失布，脾虚则肺燥，燥则气逆而咳，脾虚则聚而生湿，蕴而化热，湿热内阻，发为 MPP。总而言之，湿邪亦可引发 MPP。

第四节 燥邪

凡致病具有干燥、收敛等特性的外邪，称为燥邪。燥为秋季的主气。秋季天气收敛，其气清肃，气候干燥，失于水分滋润，自然界呈现一派肃杀景象。燥气太过，伤人致病，则为燥邪。燥邪伤人，多自口鼻而入，首犯肺卫，发为外燥病症。初秋尚有夏末之余热，久晴无雨，秋阳以曝，燥与热合，侵犯人体，发为温燥；深秋近冬之寒气与燥相合，侵犯人体，则发为凉燥。

一、燥邪的性质及致病特点

（1）燥性干涩，易伤津液。燥邪为干涩之病邪，侵犯人体，最易损伤津液，出现各种干燥、涩滞的症状，如口鼻干燥，咽干口渴，皮肤干涩，甚则皲裂，毛发不荣，小便短少，大便干结等。故《素问·阴阳应象大论》说："燥胜则干。"

（2）燥易伤肺：肺为娇脏，喜清润而恶燥。肺主气司呼吸，直接与自然界大气相通，且外合皮毛，开窍于鼻，燥邪多从口鼻而入，故最易损伤肺津，从而影响肺气之宣降，甚或燥伤肺络，出现干咳少痰，或痰黏难咯，或痰中带血，甚则喘息胸痛等。由于肺与大肠相表里，肺津耗伤，大肠失润，传导失司，可现大便干涩不畅等症。

二、燥邪与肺炎支原体的关系

燥性干涩，易伤津液。小儿在感邪初期，燥邪在表，常出现发热微恶风寒，少汗，干咳少痰，鼻咽干燥，口渴等燥邪袭表的临床症候；小儿脏腑娇嫩，形气未充，为"稚阴稚阳"之体，发病容易，传变迅速，小儿阳常有余，受外感六淫之气侵袭本就容易入里化热，燥又为阳邪，燥邪由表入里，故在感邪中期，燥热壅肺，损伤气阴，出现身热不退，剧咳或痉咳明显，无痰或少痰，咳甚则痰中带血，倦怠乏力，活动后咳喘加重等邪热壅肺的临床症候。小儿肺阴不足，加之燥邪袭肺耗伤肺之津液，故在疾病后期，以迁延性干咳、无痰、口唇鼻咽干燥等热盛津伤的临床症候。MP致病，干咳是其特征性症状，恰如燥邪伤肺、肺失肃降之干咳。不同患者发病之初有寒热之别，燥邪亦有凉燥、温燥之分，二者区别在于寒热的轻重和汗之有无[9]。MP感染后期发热、剧烈咳嗽等症状消失后，刺激性干咳还能持续2～4周，这与燥邪伤肺后期，肺胃阴伤，以干咳为主要表现相契合。此外，MP还可侵袭中枢神经系统、循环系统、血液系统和皮肤等。其中神经系统的并发症发病率较高，以MP脑炎最为常见，与燥邪伤肺，不及克制肝木，肝木亢逆变动所见的肺燥及肝，肝筋燥急之动风证相似。若燥热入血灼伤脉络，迫血妄行，则见出疹、尿血等症。所以根据MP感染主要引起呼吸系统病变和干咳的主症，以及肺外并发症均能从燥伤肺肝、燥热入血，或燥入下焦、伤及真阴等证候中寻得共性，这些足以表明MP与燥邪关系密切。

第五节　火（热）邪

具有炎热升腾等性质的外邪，称为火热之邪。一般旺于夏季，但四季皆有。火邪和热邪的主要区别是：热邪致病，多表现为全身弥漫性发热的症状；火邪致病，多表现为某些局部症状，如皮肤红肿热痛、目赤肿痛、口舌生疮等。

一、火邪的性质及致病特点

（1）火热为阳邪，其性燔灼趋上。火热之性燔灼、升腾，故为阳邪。阳邪伤人，人体之阴气与之相搏，邪气亢盛则致人体阳气病理性偏亢，"阳胜则热"，故发为实热性病症，临床多见高热、恶热、烦渴、汗出、脉洪数等症。火性炎上，火热之邪易侵害人体上部，故火热病症，多发生在人体上部，尤以头面部为多见。如目赤肿痛、咽喉肿痛、口舌生疮糜烂、口苦咽干、牙龈肿痛、头痛眩晕、耳内肿痛或流脓等。

（2）火热易扰心神。火热与心相通应，故火热之邪入于营血，尤易影响心神，轻者心神不宁而心烦、失眠；重者可扰乱心神，出现狂躁不安，或神昏、谵语等症。故《素问·至真要大论》说："诸热瞀瘈，皆属于火。""诸躁狂越，皆属于火。"

（3）火热易伤津耗气。火热之邪伤人，热淫于内，一方面迫津外泄，使气随津泄而致津亏气耗；另一方面则直接消灼煎熬津液，耗伤人体的阴气，即所谓热盛伤阴。故火热之邪致病，临床表现除热象显著外，往往伴有口渴喜冷饮、咽干舌燥、小便短赤、大便秘结等津伤阴亏的征象。阳热太盛，大量伤津耗气，临床可兼见体倦乏力、少气懒言等气虚症状，重则可致全身津气脱失的虚脱证。

（4）火热易生风动血。"生风"，是指火热之邪侵犯人体，燔灼津液，劫伤肝阴，筋脉失养失润，易引起肝风内动的病症。由于此肝风为热甚引起，故又称"热极生风"。临床表现为高热神昏、四肢抽搐、两目上视、角弓反张等。"动血"，指火热邪气入于血脉，易迫血妄行。火热之邪侵犯血脉，轻则加速血行而脉数，甚则可灼伤脉络，迫血妄行，引起各种出血证，如吐血、衄血、便血、尿血、皮肤发斑、妇女月经过多、崩漏等。

（5）火邪易致阳性疮痈。火邪入于血分，可聚于局部，腐蚀血肉，发为痈肿疮疡。《灵枢·痈疽》说："大热不止，热胜则肉腐，肉腐则为脓，故名曰痈。"由火毒壅聚所致之阳性痈疡，其临床表现以疮疡局部红肿热痛为特征。

二、火邪与肺炎支原体的关系

外感热邪常兼其他邪气，如风热、燥热、湿热等，MP 常见的临床证型为风热犯肺、风热闭肺等。古人强调，小儿恣食肥甘生冷，均可损伤脾胃，脾虚则运化失司，而生痰湿，痰浊日盛，由中焦上于肺，正如《幼幼集成》所说："有因宿食而得者，必痰涎塞盛。"若湿痰郁久化火，或肺胃之火素盛，蒸液为痰，痰火交阻于肺胃，痰塞火迫，更易发生肺炎。心脾有热，波及于肺，亦可形成重症。如《幼幼集成》曰："胸膈积热，心火凌肺……名曰马脾风，盖心为午火属马，育心脾有风也，小儿此证最多"。汪受传[10]教授认为 MPP 的主要由热邪致病，因热致郁、因热生痰，由郁致瘀，热郁痰瘀又互为交结，在病变过程中渐变胶结，形成无形之热郁互结或有形之痰热、瘀热闭结的病理改变。此外，所谓"六气皆从火化"，外邪内侵机体后常郁而化热化火，表现为一片火热之象。加之小儿之体"常阳有余而阴不足"，更助外感之邪化热之势。临床上儿童 MP 感染患者多有肺热之象，也验证了 MP 与火热邪气关系密切。

第六节　疫毒

"疫，民皆疾也"，疫毒是有别于六淫而具有强烈致病性和传染性的外感病邪，又称"疫气""疠气"等。早在《黄帝内经》中就有关于疫毒的记载，《素问·刺法论》言："五疫之致，皆相染易，无问大小，病状相似"。明·吴又可《温疫论·原序》说："夫瘟疫之为病，非风非寒非暑非湿，乃天地间别有一种异气所感。"指出疫毒是有别于六淫的一类外感病邪，对后来温病学的发展做出了重要贡献。疫毒可通过空气传染，多从口鼻侵犯人体而致病；也可随饮食污染、蚊虫叮咬、虫兽咬伤、皮肤接触、性接触、血液传播等途径感染而发病。疫毒种类繁多，其所引起的疾病，统称为疫疠，又称疫病、瘟病，或瘟疫病。如时行感冒、痄腮（腮腺炎）、烂喉丹痧（猩红热）、白喉、天花、疫毒痢（中毒性痢疾）、肠伤寒、霍乱、鼠疫、疫黄（急性传染性肝炎）以及流行性出血热、艾滋病（AIDS）、严重急性呼吸道综合征（SARS）、禽流感、甲型 H1N1 流感等，都属感染疫毒引起的疫病，实际上包括了现代临床许多传染病和烈性传染病。

一、疫毒的性质及致病特点

（1）疫毒多属热毒之邪，其性暴戾，故其伤人致病具有发病急骤、来势凶猛、变化多端、病情险恶的特点，病程中常出现发热、扰神、动血、生风、剧烈吐泻等危重病状。《温疫论》述及某些疫病，"缓者朝发夕死，重者顷刻而亡"，足见疠气致病病情凶险，死亡率高。

（2）传染性强，易于流行，具有强烈的传染性和流行性是疫毒最主要的特点。疫毒可通过空气、食物、接触等多种途径在人群中传播。当处在疫毒流行的地域时，无论男女老少，体质强弱，凡触之者，多可发病。疫毒发病，既可大面积流行，也可散在发生。

（3）一气一病，症状相似。疫毒作用于何脏腑组织器官，发为何病，具有一定的特异选择性，从而在不同部位产生相应的病症。因此疫毒种类不同，所致之病各异。每一种疫毒所致之疫病，均有各自的临床特点和传变规律，所谓"一气致一病"。同一种疫毒对机体作用部位又具有定位性，即某种疫毒可专门侵犯某脏腑、经络或某一部位而发病，故患同一疫疠病的人群，大都症状相似，所谓"众人之病相同"。例如痄腮，无论男女，一般都表现为耳下腮部肿胀。再如疫毒痢，大都表现为腹痛剧烈、里急后重、痢下赤白脓液等肠道的相似症状。

二、疫毒和肺炎支原体的关系

吴又可首先提出杂气为病，"所谓杂气者，虽曰天地之气，实由方土之气也。盖其气从地而起，有是气则有是病""气者物之变，气即是物，物即是气"，说明杂气方土之气所生，是客观存在的致病物质。"而惟天地之杂气，种种不一"，说明杂气种类繁多。"疫气者，亦杂气中之一，但有甚于他气，为病颇重，因名之曰疠气"，指出杂气种类繁多，其中致病能力强，为病重者，为"疠气"。"疫者，感天地之疠气"，进一步提出疫病是感受疠气引起。疫邪多属阳邪，最初侵入人体时常有发热、肌痛和乏力的表证，而 MPP 初期同样出现恶寒、发热、干咳少痰、肌肤干涩、口鼻咽干燥等燥热表证，二者在临床表现上高度一致。疫毒具有强烈的传染性和流行性，并且致病性很强，感染者多症状较重，病程较长，不易痊愈，MPP 同样传变较快，易成重症且迁延难愈，在 MPP 后期，儿童往往表现为顿咳、迁延性久咳等。刘长红等 [11] 因支原体肺炎具有传染性及流行性，把其归属于中医"时行疫病"范畴，认为其病程演变符合温病卫气营血传变规律，疾病发展过程中易出现化燥伤阴、耗营动血、内陷生变的病机特点。MPP 肺外表现较多，刘长红认为疫毒侵袭可累及其他脏器发生病变，属"变证"。疫邪侵心可见心慌、憋气、心电图异常，心肌酶及同工酶升高；邪蕴肝胆、气血凝滞，两胁胀痛，肝功异常或见黄疸；疫邪内陷心肝，高热头痛，嗜睡抽搐，脑脊液异常；热灼血络，皮肤出现紫癜或见血尿、蛋白尿等。

MPP 虽然肺外表现较多，但主要损伤部位在肺，符合"温邪上受"的特点，也符合疫毒对机体具有一定选择性的特点。MPP 早期可出现发热、口渴、咽痛、舌红、苔黄等热盛伤津的临床表现，与温邪疫毒易于伤阴化燥的特点相吻合。MP 所致肺炎通常在起病伊始即呈现气分热盛或热动营血之证，而卫分证候的经过往往不明显，体现了 MP 致病传变较快的特点。所以小儿 MPP 的病因也可考虑与温邪疫毒相关，并且 MP 致病的病理演变符合温病学中卫气营血的传变规律，特别是在病程发展过程中易热伤津液，耗营动血，内陷生变的病机特点为一般外感病所不具备。因此从致病特点来讲，MP 与疫毒较为相似。

第七节　肺络病

络脉理论起源于《黄帝内经》。《灵枢·脉度》云："经脉为里，支而横者为络，络之别者为孙"，络脉是经脉别出的细小分支的统称。十二经脉的络脉从肘膝关节以下分出后，均走向相表里的经脉，与其络相通。如此则阴经的络脉络于阳经，阳经的络脉络于阴经。络脉循行于四肢，或上行头面，进入躯干，虽然也与内脏有些联络，但均没有固定的属络关系。

一、肺络功能

《黄帝内经集注》对肺络描述："肺之经络，循鱼际尺泽腋之间，即其间见之络脉，乃肺之络。"这里的肺络概念包含现代医学解剖意义的肺脏，即肺循环、各支气管、肺泡及依附之上的其他系统。络脉是经脉分出的支脉，多行于人体的浅表部位，具有沟通表里上下气血，濡养联络脏腑官窍，感应传导，调节人体各部分生理功能的作用，是经脉气血濡养脏腑官窍的通道。肺络是络脉的一部分，生理状态下肺络中的气血津液充盈满溢，出入自由。肺之络脉有血络、气络之分。营血行于血络能濡养肺阴，津气行于气络能温养肺气。肺脏的功能与肺络密切相关。其中肺主气、司呼吸的结构基础就是肺络，依靠肺络的有序舒缩，从而不断地进行吸清排浊，吐故纳新，实现气体交换。而脾胃运化的水谷精微之气与自然界清气需在肺络中交汇，化生后天之宗气后，由肺络运行布达周身，维持生命活动。肺的通调水道以及宣发肃降生理功能同样依赖于肺络的通道功能进行。此外，肺的气络、血络可相偕而行，以完成肺朝百脉的生理意义。

二、气血津液与肺络病

"气乃肺之充，肺乃气之主"，"肺为娇脏，喜润而恶燥热"，"邪气侵之，难调而易伤"，皆说明通过一身之气血津液的充盈与濡养，肺络才能正常发挥其主气司呼吸，吐故纳新及通调水道，朝百脉、主治节等功能，肺体润金气顺则诸症自除。一旦气血津液失于通达，则肺络失养，百病皆生。

气是人体内活力很强，运动不息的极细微物质，是构成和维持人体生命活动的基本物质之一，又是推动和调控脏腑机能活动的动力，以起到维系生命进程的作用。（1）气具有推动和调控作用，人体的各种机能活动的协调稳定，是一身之气中阳气部分的推动作用和阴气部分的调控作用对立统一的结果。阳气具有激发、兴奋和促进的作用，阴气具有减缓、抑制、宁静的作用，两者互为制约。当阳气不足或功能减弱时，可出现早衰，脏腑经络生理功能减退，精血、津液生成不足，或运行迟缓，输布、排泄障碍等变化；也可见精神委顿等症状。若阴气亏虚，阴不制阳，则脏腑机能虚性亢奋，出现遗精、多汗、出血、烦躁、失眠等症。（2）温煦和凉润作用。人体体温的恒定、脏腑机能的稳定及精血津液的正常运行输布，是一身之气中阳气部分的温煦作用与阴气部分的凉润作用相反相成的作用。阳气有温煦人体的作用，温煦精、血、津液，维持其正常运行、输布与排泄；维持相对恒定的体温和正常生理活动；阳气的温煦作用失常，可出现体温低下、畏寒、脏腑功能减弱、血和津液运行迟滞等寒象。阴气具有凉润作用，与阳气功能相反，当阴气受损，可见低热、盗汗、五心烦热、脉细数等虚性热象。（3）防御作用。气的防御作用一方面可以抵御外邪入侵，另一方面也可驱邪外出。气的防御功能正常，邪气不易侵入，即便侵入，也不易发病，即使发病，也易于治愈。若气的防御功能减弱，机体抵御邪气能力下降，不仅易感疾病，而且患病后难以速愈。（4）固摄作用。指气对体内液态物质的固护、统摄和控制，如血液、汗液、尿液、胃液、肠液、精液等，维持其正常循行，防止丢失或妄泄。气的固摄功能减弱，可导致体内液态物质丢失。如气不摄血，可导致各种出血；气不摄津，可导致自汗、多尿、小便失禁、流涎、泛吐清水、泄下滑脱；气不固精，可出现遗精、滑精、早泄；冲任不固，可出现早产、滑胎等。（5）中介作用。气弥漫于全身，可以感应传导信息来维系机体整体联系。外在信息传递于内脏，内脏信息反映于体表，以及内脏之间各种信息的相互传递，都以人体之气作为信息的载体来感应和传导。（6）营养作用。如水谷精气、营气。水谷精气是食物中的精华部分；营气行于血脉中，与津液调和，化成血液，维持血液充盈。

血液是行于脉中而流注全身，富有营养的红色液态物质，是构成人体和维持人体生命活动的基本物质之一。血主要具有濡养和化神两个方面的功能。（1）濡养作用。血液由水谷精微所化生，含有人体所需的丰富的营养物质，对全身各脏腑组织器官起着濡养和滋润作用。《难经·二十二难》提出"血主濡之"。《素问·五藏生成》也提出："肝受血而能视，足受血而能步，掌受血而能握，指受血而能摄。"说明全身各个部分的生理机能无一不是在血液的濡养作用下才得以正常发挥的。血的濡养作用，较明显地反映在面色、肌肉、皮肤、毛发、感觉和运动等方面。血量充盈，濡养功能正常，则面色红润，肌肉壮实，皮肤和毛发润泽，感觉灵敏，运动自如。如若血量亏少，濡养功能减弱，则可能出现面色萎黄，肌肉瘦削，肌肤干涩，毛发不荣，肢体麻木或运动无力失灵等。（2）化神作用。血是机体精神活动的主要物质基础。《素问·八正神明论》说："血气者，人之神，不可不谨养。"《灵枢·平人绝谷》说："血脉和利，精神乃居。"说明人体的精神活动必须得到血液的营养，只有物质基础的充盛，才能产生充沛而舒畅的精神情志活动。若人体血气充盛，则精力充沛，神志清晰，感觉灵敏，思维敏捷。反之，在诸多因素影响下，出现血液亏耗，血行异常时，都可能出现不同程度的精神情志方面的病症，如精神疲惫、健忘、失眠、多梦、烦躁、惊悸，甚至神志恍惚、谵妄、昏迷等。总之，血液在人体生命活动中起着极其重要的作用。《景岳全书·血证》说："凡为七窍之灵，为四肢之用，为筋骨之和柔，为肌肉之丰盛，以至滋脏腑，安神魂，润颜色，充营卫，津液得以通行，二阴得以调畅，凡形质所在，无非血之用也。是以人有此形，唯赖此血，故血衰则形萎，血败则形坏，而百骸表里之属，凡血亏之处，则必随所在而各见其偏废之病。"这是对血液的功能及其重要性的较全面概括。

津液是津和液的合称，指人体一切正常水液，包括脏腑、形体、官窍的内在液体和正常的分泌物。津与液都源于饮食水谷，可相互渗透补充。津液的生理功能主要有滋润濡养和充养血脉两个方面。（1）滋润濡养。津液是含有营养的液态物质，具有滋润和濡养作用。由于津的质地较清稀，布散于体表能滋润皮毛肌肉，输注于孔窍能滋润鼻、目、口、耳等官窍；而液的质地较浓稠，渗入体内的能濡养脏腑，渗注骨、脊、脑，能充养骨髓、脊髓、脑髓，流入骨节，使关节滑利，屈伸自如。如若津液不足，可致皮毛、肌肉、孔窍、关节、脏腑失去滋润而出现一系列干燥的病变，骨髓、脊髓、脑髓失去濡养而生理活动受到影响，脏腑组织的生理结构也可能因失去濡润而遭到破坏。（2）充养血脉。津液入脉，成为血液的重要组成部分。津液还有调节血液浓度的作用。当血液浓度增高时，津液就渗入脉中稀释血液，并补充了血量。当机体的津液亏少时，血中之津液可以从脉中渗出脉外以补充津液。由于这种脉内外的津液互相渗透，机体因而可以根据生理病理变化来调节血液的浓度，保持了正常的血量，起到了滑利血脉的作用。由于津液和血液都是水谷精微所化生，二者之间又可以互相渗透转化，故有"津血同源"之说。另外，津液的代谢能调节机体体温以适应自然环境的气温变化。当天气炎热或体内发热时，津液化为汗液向外排泄以散热；当天气寒冷或体温低下时，津液因腠理闭塞而不外泄，如此则可维持人体体温相对恒定。

三、肺络病和肺炎支原体的关系

"吸入温邪，鼻通肺络"，MP 正是主要因外邪通过口鼻侵袭人体所致，并经由呼吸道损伤肺脏，其病变部位明显涉及肺，因此，可确定 MPP 病位在肺络。MP 致病多由邪闭肺络所致。初为邪气入络，肺中络气闭阻，外邪郁久化热，损伤肺络，热闭肺络；络气郁滞，则津液不行，聚而成痰，痰湿黏滞，着于络中；肺气不行，血行迟滞，停于肺络，凝而血瘀。MP 与痰瘀互为蕴结则更难祛除，从而导致疾病难愈。而久病耗损，络脉失养，络愈虚则邪愈滞，易导致 MP 感染反复发作。MP 可由肺络侵袭周身，致热迫血行，血溢络外，从而出现尿血、斑疹等肺外症状。

MPP 特征与中医"肺痹"的特点有相通之处，"肺痹"归属于"痹证"，为五脏痹证之一。《华氏中藏经》中云："痹者，闭也。五脏六腑，感于邪气，乱于真气，闭而不仁，故曰痹。""肺痹"一词"肺"指明病位，"痹"通闭，有闭邪不能外出之意，外邪之气闭阻肺络，肺气郁闭，宣肃失司，是其致病根源。肺痹主要由于在外感于致病邪气，由玄府腠理而入袭肺，在内肺脏禀赋虚弱，易受邪扰，内外合因至肺络损伤。南宋《三因极一病症方论》中云："三气袭人经络，入于筋脉、皮肉、肌肤，久而不已，则入五脏。"将进一步表述为由表及里，由浅入深，由经至络的致病过程。肺络分为气络、血络，是肺经的别支，具有滋养肺脏，调节肺脏功能的作用，肺络损伤后，气血输布不利，肺体损伤，不能通调水道，所以外邪和停滞水湿、浊气酿生痰瘀，《医级》中云"痹非三气，患在痰瘀"，痰瘀留置肺络进一步加重了气机不通，血行不畅，使肺脏损伤进一步加重。因此"肺痹"归属于肺络病，脉络痹阻为其关键病机。

另外，MPP 与"肺痹"同为传变他脏而迁延，MPP 肺外表现较多，很多医家认为 MP可侵袭可累及其他脏器发生病变。《素问》云"今风寒客于人……弗治，病入舍于肺，名曰肺痹……肺即传而行之肝，名曰肝痹"，肺痹可向肝痹转归。肺痹疾病日久，肺体用受损，日久累及其他脏腑。并且 MPP 与"肺痹"在临床表现上极为相似，MPP 患儿临床常发热不退，咳嗽声剧，气喘痰鸣，影像可见肺部高密度实变影等。在近期研究中发现，RMPP 患儿在感染状态下会刺激机体炎症反应因子和肿瘤坏死因子高分泌，致使血管内皮损伤，黏蛋白分泌增多，从而导致肺不张、闭塞性支气管炎等并发症[12]。在临床中观察中，吴小磊等[13]对 60 名 RMPP 患儿进行支气管镜下灌洗，可以观察到病变部位支气管黏膜充血肿胀，黏性分泌物增多，并可观察到影响支气管通气的糜烂、剥脱、痰栓形成、支气管壁炎性狭窄和纵行皱襞等病理改变。其与肺痹发病特征相似，邪气进一步伤害肺的经脉和络脉，胶结其中，使肺的气血闭塞，肺络痹阻，致病情迁延。《临证指南医案》中云"痹者，闭而不通之谓也，正气为邪所阻，脏腑经络不能畅达"，肺痹正是因为邪气由经至络，气络血络均不能正常运行而瘀滞，气道受阻，宣肃不畅，浊气受阻不能排出所致。肺络是肺经的别出，络脉通达整个肺体，既能濡养温煦，也有清除代谢物的作用。MP 感染属于邪气入体，干扰肺络生理功能，又因小儿纯阳之体，病邪入里化热，煎液成痰，酿生痰瘀，侵袭肺络，导致肺络不通，痹阻、剧咳、气促、胸痛等。

第八节　痰瘀

痰饮、瘀血是疾病过程中形成的病理产物。这些病理产物形成之后，又能作用于人体，干扰机体的正常机能，可加重病理变化，或引起新的病变发生。因其通常是一类继发于其他病理过程而产生的致病因素，故又称"继发性病因"。

一、痰

（一）痰的性质及成因

痰是脏腑病理变化过程中，由于津液不能及时布散，凝聚变化而成的。痰可分为有形之痰和无形之痰。有形之痰，指视之可见、闻之有声的痰液，如咳嗽吐痰、喉中痰鸣等，或指触之有形的痰核。无形之痰，指只见其征象，不见其形质，但以治痰的方法有效，从而推测其病因为痰。如眩晕、癫狂、痴呆等病以祛痰的方法治之有效，则认为该类病的发生是痰在作祟。因此，中医学对"痰"的认识，主要是以临床征象为依据来进行分析的。痰的形成，主要关系到肺、脾、肾和三焦等脏腑。肺为水之上源，主气而司呼吸，功可宣发肃降，人体内的津液输布有赖于肺气的宣发气化，又因肺气之肃降而使水液下行，凭三焦水道通畅而下输于膀胱。若肺失宣降，津液气化失利，不能正常输布与排泄，则水液停聚而成痰。脾为生痰之源，脾主运化水谷，脾气有升清降浊的功用，津液赖脾气上升而输之于肺，再通过肺的宣发肃降而转输全身。若脾失健运，水湿停留，凝聚而为痰。肾为水之下关，肾有调节人体水液平衡的作用，水液受肾阳之蒸发气化作用而温煦全身，若肾阳气化不足，气化功能失常，则水液凝聚成痰。三焦为人体内之水道，若三焦水道不利，则水液潴留，内则脏腑，外则筋骨皮肉，为痰湿之证。

（二）痰的致病特点

1. 阻滞气血运行

痰饮为有形实邪，可随气流行，或停滞于经脉，或留滞于脏腑，阻滞气机，妨碍血行。若流注经络，则致经络阻滞，气血运行不畅，出现肢体麻木、屈伸不利，甚则半身不遂。若结于局部，则形成瘰疬痰核、阴疽流注等。若留滞于脏腑，则阻滞脏腑气机，使脏腑气机失常。如痰饮阻肺，肺失宣降，则见胸闷气喘、咳嗽吐痰等；痰饮停胃，胃失和降，则见恶心呕吐等；痰浊痹阻心脉，血气运行不畅，可见胸闷心痛等；痰与气结于咽喉，则形成"梅核气"，出现咽中梗阻如有异物，吐之不出，咽之不下，胸膈满闷，善太息等。

2. 影响水液代谢

痰饮本为水液代谢失常的病理产物，但是痰饮形成之后，可作为致病因素反过来作用于人体，进一步影响肺、脾、肾等脏腑的机能活动，影响水液代谢。如痰湿困脾，脾气不升，可致水湿不运；痰饮阻肺，肺失宣降，可致水液不布；痰饮停滞下焦，影响肾气的蒸化，可致水液停蓄。因此，痰饮致病能影响人体水液的输布与排泄，使水液进一步停留于体内，加重水液代谢障碍。

3. 易于蒙蔽心神

痰饮为浊物，而心神性清净。故痰浊为病，随气上逆，尤易蒙蔽清窍，扰乱心神，使心神活动失常，出现头晕目眩、精神不振等症，或者痰浊上犯，与风、火相合，蒙蔽心窍，扰乱神明，则出现神昏谵妄，或引起癫、狂、痫等疾病。

4. 致病广泛，变幻多端

痰饮随气流行，内而五脏六腑，外而四肢百骸、肌肤腠理，可停滞而致多种疾病。由于其致病面广，发病部位不一，且又易于兼邪致病，因而在临床上形成的病症繁多，症状表现十分复杂，故有"百病多由痰作祟"之说。痰饮停滞于体内，可挟风、挟热，可伤阳化寒，可郁而化火，可化燥伤阴，可上犯清窍，可下注足膝，且病势缠绵，病程较长。因此，痰饮为病，还具有变幻多端、病症错综复杂的特点。

二、瘀

（一）瘀血的性质及成因

瘀血是由于全身血液运行阻滞，或局部血液运行不畅，及离经之血未能消除而成，又称"恶血""衃血""蓄血""败血""污血"等。包括体内淤积的离经之血，以及因血液运行不畅，停滞于经脉或脏腑组织内的血液。瘀血既是病理产物，又是具有致病作用的"死血"。瘀血的形成与气的运行相关，且受寒热因素影响。气行则血行，气滞则血瘀，故凡是能引起气机不畅、升降失常的病因，均可导致气滞而血瘀。气虚则血失固摄，血离经道而溢出于脉外，形成瘀血。寒邪入经，经脉蜷缩而拘急，血行凝涩而瘀滞；热入营血，血热互结，血液因热而煎熬成瘀。外伤等也可导致机体形成瘀血。

（二）瘀血的致病特点

1. 易于阻滞气机

血为气之母，血能载气，因而瘀血一旦形成，必然影响和加重气机郁滞，所谓"血瘀必兼气滞"。而气为血之帅，气机郁滞，又可引起局部或全身的血液运行不畅。因而导致血瘀气滞、气滞血瘀的恶性循环。如外伤局部，破损血脉，血出致瘀，可致受伤部位气机郁滞，出现局部青紫、肿胀、疼痛等症。

2. 影响血脉运行

瘀血为血液运行失常的病理产物，但瘀血形成之后，无论其瘀滞于脉内，还是留积于脉外，均可影响心、肝、脉等脏腑的机能，导致局部或全身的血液运行失常，如瘀血阻滞于心，心脉痹阻，气血运行不畅，可致胸痹心痛；瘀血留滞于肝脏，可致肝脏脉络阻滞，气血运行障碍，故有"恶血归肝"之说；瘀血阻滞于脉道，损伤脉络，血逸脉外，可致出血，血色紫黯有块等；瘀血阻滞经脉，气血运行不利，形体官窍因脉络瘀阻，可见口唇、爪甲青紫，皮肤瘀斑，舌有瘀点、瘀斑，脉涩不畅等。

3. 影响新血生成

瘀血乃病理性产物，已失去对机体的濡养滋润作用。瘀血阻滞体内，尤其是瘀血日久不散，就会严重地影响气血的运行，脏腑失于濡养，功能失常，生机受阻，势必影响新血的生成。因而有"瘀血不去，新血不生"的说法。故久瘀之人，常可表现出肌肤甲错、毛发不荣等失于濡养的临床特征。《血证论·男女异同论》说："瘀血不行，则新血断无生理……盖瘀血去则新血易生，新血生而瘀血自去。"即在一定程度上揭示了瘀血阻滞与新血生成之间的辩证关系。

4. 病位固定，病症繁多

瘀血一旦停滞于某脏腑组织，多难于及时消散，故其致病又具有病位相对固定的特征，如局部刺痛、固定不移，或癥积肿块形成而日久不消等。而且，瘀血阻滞的部位不同，形成原因各异，兼邪不同，其病理表现也就不同。如瘀阻于心，血行不畅则胸闷心痛；瘀阻于肺，则宣降失调，或致脉络破损，可见胸痛、气促、咯血；瘀阻于肝，气机郁滞，血海不畅，经脉瘀滞，可见胁痛、癥积肿块；瘀阻胞宫，经行不畅，可见痛经、闭经、经色紫黯有块；瘀阻于肢体肌肤，可见局部肿痛青紫；瘀阻于脑，脑络不通，可致突然昏倒，不省人事，或留有严重的后遗症，如半身不遂、口眼㖞斜、语言謇涩等。此外，瘀血阻滞日久，也可化热。所以说瘀血致病，病症繁多。

三、痰与肺炎支原体的关系

小儿肺脏娇嫩，脾常不足，肺脾不调，水湿内蕴，津液停聚不行则凝结成痰，痰湿搏结，黏滞固着难去，使疾病迁延难愈，易于反复。痰阻肺络乃 MPP 的重要病机，有痰湿闭肺与痰热闭肺之分。小儿肺脏娇嫩，性喜清肃，若外感邪气，肺失宣肃，肺气闭塞，水液运化无权，则留滞于肺络，聚液成痰，或肺病及脾，脾失健运，聚湿成痰，痰邪壅盛，更加阻塞气道，加重了肺气的郁闭，而致痰湿闭肺。除此之外，还可因痰与热胶结蕴积，壅滞肺络，而致此病，《东医宝鉴》中所描述的"乃风苗……火动则壅于肺，痰火交作，则咳嗽喘息"，正是痰火相煽，壅闭于肺，出现呼吸困难、喉间痰鸣、喘息等症状，与 MPP 痰热闭肺证患儿症状相符。由此可见，痰既是 MPP 的致病因素也是其病理产物，既可与湿相合又可与热胶结，与 MPP 密切相关。安教授认为 MPP 的主要病机为痰热壅阻，肺气郁闭，其早期表现主要以风热闭肺、中期以痰热闭肺为主，治疗上采用"清、宣、降"三法[5]。

四、瘀与肺炎支原体的关系

瘀对 MPP 具有重要意义，在 MPP 的病程中存在着不同程度的血瘀表现[5]，马融[14]教授认为在 MPP 的进展中，初期出现气滞血瘀；极期出现瘀滞脉络，热瘀毒互结；恢复期出现久病入络，因虚致瘀。MPP 患儿受热邪侵袭，肺气郁闭，气不得宣而气滞，肺朝百脉，全身之血均流经于此，气滞则血液运行受阻，脉道壅滞，出现血瘀；或热毒损害脏腑实质，灼伤人体气阴，脏腑功能紊乱，则脏腑气血不利，热瘀毒互结而凝滞；或病程迁延，肺津耗伤，阴虚肺热，灼血为瘀，故临床中 MPP 患儿除了主症外还会有面青、唇甲发绀、舌下青筋粗大等血瘀表现。无论 MPP 早期的气滞或热毒致瘀，还是后期因虚致瘀，瘀血贯穿始终，故而，瘀血是影响 MPP 病理演变的重要因素。张津 [15] 等认为儿童 MPP 病程中均存在不同程度的"瘀",提出肺伤则咳,脾湿则嗽,肝郁则久,三者相合是 RMPP 迁延日久的原因。感邪之后,邪犯于肺致肺失宣降,不能贯心脉助心行血,气血运行不畅则肺络血瘀;小儿多肝有余、脾不足,肺金不降,肝旺脾虚,引动肝风,上窜犯肺,阻于肺络则形成瘀血。此外,"瘀"的形成与 RMPP 病程长,病之后期多虚实夹杂,且患病后机体处于高凝状态,久病入络,影响气血运行有关 [16]。

五、痰瘀互结与肺炎支原体的关系

痰瘀同源,皆为津液的病理产物,亦可相互转化。水液停聚成痰,阻滞气道,气机不利,血行凝滞而成瘀;瘀血阻滞脉络,气机不畅,影响水液输布,津液不化,聚而为痰浊;故瘀阻生痰,痰滞致瘀,二者相互转化、相互影响,互为因果。汪受传 [17] 教授提出了热郁痰瘀论治 MPP 的学术思想。虞坚尔 [18-20] 教授提出 MPP 的病机为"肺络痹阻,痰瘀互结",并认为温热邪毒由口鼻而入,直袭肺络,肺中络气郁闭,络脉失养,肺络痹阻,肺失宣降,发为咳嗽;外邪入里化热,损伤肺络,热邪熏蒸,炼液成痰,凝血成瘀,痰瘀互结阻于络中,壅塞气道,肃降无权,发为肺炎喘嗽。我们 [21] 认为 MPP 病久迁延,久病入络,易于形成痰瘀阻滞、肺气郁痹之重症。外邪入里化热,损伤肺络,热邪熏蒸,炼液成痰,凝血成瘀,痰瘀互结阻于络中,壅塞气道,肃降无权,发为肺炎喘嗽,临床中 MPP 患儿除了主症还可见外咳逆倚息不得卧,胸闷喘促,或胸部刺痛、口唇发绀等血瘀表现,以及面赤口渴、泛吐痰涎、舌质红苔黄腻等痰热内盛的表现。故可见痰瘀互结在 MPP 的发生、发展中具有重要意义。

小儿脾常不足,养护不当,或贪凉饮冷,或使小儿过食肥甘厚味如高脂、高糖、煎炸类等食物,致脾失健运。脾气健旺,运化水液功能发挥正常,自然无痰饮水湿的停聚。若脾气虚衰,运化水液的功能障碍,则痰饮水湿内生。水湿产生之后,又易困遏脾气,致使脾气不升,外在湿邪侵入人体,也易困遏脾气。内外湿相合,影响脾脏正常功能的发挥。湿邪停聚,蕴而生热,临床可见 RMPP 患儿除热、咳、痰、喘主要证候表现外,常伴见纳呆、舌苔黄厚腻、大便稀溏等症;湿为有形之质,湿聚为痰,上贮于肺,可使咳喘痰多症状加重;湿邪滞留于脏腑经络,阻遏气机,使气机升降失常,气血运行受阻,日久易致血脉瘀阻,使病情缠绵难愈。病之后期,邪热渐衰,正气亏虚,病机表现为正虚邪恋。故 RMPP 病理因素与热、毒、湿、痰、瘀、虚有关,且常兼夹为患 [22]。舒静等 [23] 认为儿童 RMPP 病程中存在热邪、痰浊、瘀血等实邪。病邪侵袭肺卫,肺气郁闭,邪正相持不下则发热,邪气入里,日久化热,肺气失宣,水液输化无权,凝结为痰,痰热交互,壅遏气道,肺气上逆,则见热、咳、痰、喘等肺炎喘嗽见症。热邪、痰浊所过之处脉道滞涩,血流不畅,形成瘀血这一病理产物。瘀阻脉络,痰瘀胶结又成为新的致病因素。病之后期以肺脾气虚为本,痰热瘀为标。

参考文献

[1] 王昕泰，徐珊，戴启刚，等．汪受传"伏风理论"防治小儿病毒性肺炎的意义 [J]．中医杂志，2016，57（15）：1275-1277．

[2] 陈小风，吴淑莲，李丽华．小儿支原体肺炎急性期中医证型分布特点及其与免疫功能的关系 [J]．中国现代医生，2011，49（07）：1-2．

[3] 孟宪兰，孙娟，边宁，等．小儿支原体肺炎辨治经验 [J]．中医杂志，2004（09）：709．

[4] 崔京涛，吴叶丽，李倩，等．肺炎支原体感染者血清流行病学分析及其抗菌药物疗效评价 [J]．中华检验医学杂志，2011（09）：820-823．

[5] 潘璐，安效先．安效先教授治疗小儿支原体肺炎经验：北京中医药学会2012年学术年会 [C]．中国北京，2012：206-208．

[6] 衣晓峰．北方寒冷地区儿科疾病多从"寒"字来 [N]．中国医药报，2015-07-23（004）．

[7] 马鹏飞．寒邪及相关因素犯肺的定量模拟研究 [D]．济南：山东中医药大学，2014．

[8] 张葆青，张翠玲，刁娟娟．150例小儿支原体肺炎临床特点与中医辨证分型相关性研究 [J]．中国中西医结合儿科学，2010，5（2）：392．

[9] 吴振起，刘光华，王雪峰．从燥论治肺炎支原体感染 [J]．中医杂志，2012，53（21）：1879-1880．

[10] 吴艳明，汪受传．汪受传教授治疗小儿支原体肺炎经验 [J]．中华中医药杂志，2012，27（03）：649-651．

[11] 刘长红，冀晓华，戴兰芝．200例小儿支原体肺炎中医证型特点分析 [J]．中国民间疗法，1996（05）：2-3．

[12] 张巧，符州，田代印．儿童难治性肺炎支原体肺炎发病机制及治疗研究进展 [J]．儿科药学杂志，2019，25（6）：61-63．

[13] 吴小磊，张慧玉，田玲，等．电子支气管镜诊治儿童难治性肺炎支原体肺炎临床研究 [J]．中国实用儿科杂志，2015，30（3）：190-193．

[14] 刘璇，马融．马融治疗小儿重症支原体肺炎经验 [J]．湖南中医杂志，2014，30（07）：30-31．

[15] 张津，张卉．儿童肺炎支原体肺炎从"瘀"论治 [J]．现代中医药，2017，37（06）：114-116．

[16] 王文蔚，贾成祥，王用书．论"新病入络"与"久病入络" [J]．中华中医药杂志，2018，33（03）：1030-1033．

[17] 汪受传，朱先康，韩新民，等．小儿病毒性肺炎中医诊治规律的初步研究 [J]．中国医

药学报，2003，18（12）:729-731.

[18] 姜永红，虞坚尔，姜之炎 . 从"肺络"探讨小儿支原体肺炎的防治 [J]. 天津中医药，2012，29（01）:52-53.

[19] 姜永红，虞坚尔，姜之炎 . 从络病理论解析小儿支原体肺炎及其变证 [J]. 上海中医药杂志，2013，47（5）:27-28.

[20] 姜之炎 ."通补肺络法"的临床应用思考 [J]. 中国中西医结合儿科学，2011，3（3）:224-225.

[21] 吴振起，王贵帮 . 肺炎支原体肺炎中医论治名家说 [J]. 中国中西医结合儿科学，2016，8（04）:376-379+368.

[22] 贺红安，张葆青，王晓，等 . 小儿难治性肺炎支原体肺炎中医研究概述 [J]. 山东中医杂志，2021，40（03）:319-323.

[23] 舒静，陈芳，闫慧敏 . 儿童难治性肺炎支原体肺炎中医证型特点之理论探讨 [J]. 中国中医急症，2018，27（5）:871-873.

第三章
肺炎支原体诊断

第一节　肺炎支原体感染临床表现

MP 感染的临床表现多种多样。感染既可以发生在上、下呼吸道及肺脏，也可以累及肺外系统。MP 感染的临床症状不具有特征性，其疾病的严重程度可变度大，可能会危及生命或导致严重的后遗症，而部分患者可以自我缓解。

一、呼吸系统表现

MP 感染潜伏期为 2 ~ 3 周，一般起病较缓慢。MP 主要引起上呼吸道感染，部分可发展为支气管炎或肺炎。国外一项前瞻性研究显示有 3% ~ 10% 发生为肺炎。上呼吸道感染主要表现有咳嗽、咽部发红、疼痛和流涕、打喷嚏等症状。MPP 的主要临床特征是咳嗽和发热。不同作者所报道的咳嗽发生率为 80% ~ 100% 不等。病程早期以持续干咳为主，呈阵发性剧烈咳嗽，有时类似百日咳，咳嗽时间可长达数周以上，影响患儿睡眠和活动。后期多伴有白色或黄色黏痰，偶含少量血丝，部分患儿伴喘息。如果咳嗽时间过长，要注意合并百日咳感染的可能。Hallander 等研究发现当百日咳患儿咳嗽持续超过 100d，83% 的病例是百日咳杆菌和 MP 的混合感染。

发热是 MP 感染的重要临床表现，约 44.4% 的 MPP 患儿可出现发热，但对于重症 MPP

患者，几乎100%患儿可以出现发热，其中88.5%出现高热。由于MPP临床表现没有特征性，对于持续高热、咳嗽的患者，要怀疑MPP的可能，并及时给予相应的胸部X线及病原学检查。少数暴发性MPP患者在高热、咳嗽的同时可出现气急缺氧的临床表现，其中包括急性呼吸窘迫综合征（ARDS）。Wang等报道了52例暴发型MPP病例，所有患儿在第一次就诊时就有发烧，入院时大多数呼吸道症状明显，97.3%的患儿有咳嗽，83.3%的患儿有呼吸困难，放射学检查显示弥漫性肺间质病变。

MPP早期肺部体征常不明显。可有呼吸音减低，局部出现捻发音、喘鸣音等。肺部体征与临床症状及影像学表现不一致为其特征。婴幼儿的临床表现多不典型，病情可较严重，常表现为阵发性有痰咳嗽，伴喘息、气促，病变以间质性肺炎为主。若肺部病变范围广、伴有中等量以上的胸腔积液时可有呼吸困难。MP感染也可诱发哮喘。MPP可伴肺内并发症如胸腔积液、肺不张、坏死性肺炎、肺脓肿等，出现持续高热，胸部叩诊变实，呼吸音减低等临床征象。

MPP感染的临床过程差异较大，轻症患儿通常是自限性过程，预后良好，无明显后遗症。严重MPP引起的并发症如胸腔积液、肺不张、坏死性肺炎、肺脓肿等，可以遗留后遗症。MPP后还可发生慢性肺间质纤维化、闭塞性细支气管炎、单侧肺异常透亮综合征（单侧透明肺）以及肺弥散功能减低。

二、非呼吸系统征象

MP感染时全身各系统均可受累，患儿可直接以肺外表现起病。肺外表现多种多样，其中皮肤黏膜受损的发生率最高（20%～25%），其次为肝功能损害（10%～15%），神经系统损害（7%）。（1）皮肤黏膜：皮疹表现多样，如红斑、斑丘疹、水疱或大疱、麻疹样或猩红热样丘疹、荨麻疹及紫癜等，其中以斑丘疹、疱疹常见，大多见于发热期，一般持续1～2周消退，有的可表现为一过性皮疹。极少数可发生渗出性多形性红斑（Stevens-Johnson综合征）。（2）消化系统：以肝功能轻中度损害为主，血清胆红素升高少见，少数患者肝脏轻度肿大，随感的控制而恢复。还可有腹痛、呕吐、腹泻、消化道出血、胰腺炎、脾肿大等改变。（3）神经系统：神经系统损害轻重不一，表现从轻度脑膜刺激征到脑膜炎、脑膜脑炎、格林－巴利综合征、中枢性和周围性神经病变等，儿童以脑炎多见。病变程度以及部位不同可有不同的临床表现，如惊厥、昏迷、脑膜刺激症状、局灶性神经体征（共济失调、斜视、偏瘫或感觉异常），也可有精神行为异常。（4）心血管系统：可并发心肌炎、心包炎、心包积液、心律失常、充血性心力衰竭，表现为面色苍白、气短、发绀、心悸、胸痛、心电图及心肌酶学异常等，多数为一过性或症状轻微，有些患儿仅心电图显示异常。有研究显示MPP可并发川崎病或MP感染单独引起川崎病。（5）血液系统：以溶血性贫血多见。也可引起血小板减少、粒细胞减少、再生障碍性贫血、凝血异常、噬血细胞综合征、传染性单核细胞增多症,已有脑、肺、肢体血管栓塞及弥漫性血管内凝血的报道。(6)骨关节肌肉:表现为非特异性肌痛、关节痛、关节炎。呼吸系统症状消失后常会出现关节炎表现。非特异性肌痛多为一过性腓肠肌疼痛,肌红蛋白尿肌病;关节炎以大中关节多见,可游走,小关节受累少见。一般预后好,在数天或数周后可自然缓解。(7)泌尿系统:最常见的为急性肾小球肾炎综合征,类似链球菌感染后急性肾小球肾炎。MP 感染也可引起 IgA 肾病,少数可引起急性肾衰竭。

当肺外并发症作为单一体征存在而未伴有呼吸道病变时,诊断过程中就不一定会考虑到 MP 感染这一原因。这也提示临床医生,当一些与免疫反应相关的疾病如肾小球肾炎、间质性肾炎、溶血性尿毒症综合征、结缔组织疾病、溶血性贫血、血小板减少等,如病因不明确时,要注意有无 MP 感染的存在。

第二节　肺炎支原体检测方法

实验室检查 [来源于儿童肺炎支原体呼吸道感染实验室诊断中国专家共识及中国儿童肺炎支原体感染实验室诊断规范和临床实践专家共识(2019 年)]

MP 检测方法主要分为病原学检测和血清学检测两大类,需掌握不同检测方法的特点,依据不同需求和目的选择不同方法(表 2 ~ 表 6)。病原学与血清学联合诊断仍然是目前提倡的 MP 感染诊断策略。其中病原学检测方法包括培养法、MP 的直接检测、分子生物学检测法(DNA 及 RNA),各病原学检测的方法均需检测人员严格掌握检验前质量,尤其是标本采集、运输、保存、接种、培养方法及操作过程的规范,以期获得最准确的检测结果。血清学检测方法与病原学检测方法比较,抗体产生有时间窗和个体差异,但抗体检测结果不受抗生素治疗的影响。临床上 MP 血清学诊断常用方法有酶联免疫吸附试验(enzyme-linked immunosorbent assay,ELISA)、颗粒凝集法(particle agglutination,PA)、免疫胶体金技术(immune colloidalgold technique,GICT)、化学发光法(chemiluminescent immunoassay,CLIA)、间接免疫荧光试验(indirect immunofluorescence assay,IFA)及冷凝集法。用于抗体检测试剂的 MP 抗原选择非常重要,它决定了检测的敏感度和特异度。目前主要有 4 大类抗原:MP 全细胞裂解物(全菌体抗原)、蛋白提取物、膜制备物、糖脂提取物。

表 2　MP 病原学各检测方法的相关情况

检测方法	检测目标	标本种类	标本保存	结果判定	报告结果时间	方法学特点
传统培养法	病原体	咽拭子、肺泡灌洗液、痰	分离培养的标本应尽可能在1h内接种于培养基，24h不能接种者应于 -70℃ 冻存	培养出典型菌落	≥21d	低敏感度、高特异性，对操作者技术要求较高
快速培养法	病原体	咽拭子、肺泡灌洗液、痰		3d 后出现培养基颜色变化且呈极微弱浑浊	3～7d	可同时进行药敏试验，低敏感度，易受污染出现假阳性
定量 PCR（Q-PCR）	DNA	咽拭子、肺泡灌洗液、痰	DNA 检测标本送检时限为4h，如不能及时测定应置于 2～8℃保存，一般建议保存时间不超过3d，-20℃可保存1～2周；长期保存均应冻存于 -70℃	核酸载量超过阈值提示有MP感染	1～8h	可进行分子分型，并检测耐药位点，高敏感度、高特异性，对操作者技术要求较高。DNA 在MP停止繁殖后仍可在患儿体内存在一段时间，定量检测才具有判断价值
实时荧光核酸恒温扩增检测（RNA-SAT）	RNA	咽拭子、肺泡灌洗液、痰	RNA 检测需要新鲜标本，采集后需使用专用保存液送检，以阻止RNA酶对RNA的降解，应在4h内送至实验室并及时检测，如不能及时检测可置于 -20℃ 冷冻保存，否则容易造成假性，长期保存应冻存于 -70℃	阳性提示可能有现症的MP感染	1～8h	高敏感度、高特异性，对操作者技术要求较高。标本保存不当，RNA降解可导致假阴性
抗原检测	抗原	咽拭子、肺泡灌洗液、痰	保存要求基本同DNA检测标本	阳性提示可能有近期MP感染	3～4h	快速简便，敏感度较低

表 3　MP 血清学各检测方法的相关情况

检测方法	检测目标	标本保存	结果判定	报告结果时间	方法学特点
GICT	IgM	末梢全血，采集后立即测定	阳性提示可能有 MP 急性感染	20 ~ 30min	快速简便，灵敏度和特异性均高，适用于门急诊快速筛查，阴性结果不能排除 MP 的感染
PA	总抗体	离心分离血清，如不能及时测定应置于 2 ~ 8℃ 保存，一般建议保存时间不超过 3d	单份血清滴度 1∶160 以上提示有近期 MP 感染，恢复期、急性期双份血清滴度呈 4 倍及以上变化可确诊	3 ~ 4h	灵敏度和特异性均高，可进行抗体滴度检测，抗体滴度与疾病严重程度有相关性
ELISA	IgM、IgG 或 IgA		IgM 或 IgA 阳性提示可能有 MP 急性感染，IgG 阳性提示有既往感染，恢复期、急性期双份血清抗体水平呈 4 倍及以上变化可确诊	3 ~ 4h	灵敏度和特异性均高，可定性、可定量，可批量检测，还可进行抗体亚型测定
CLIA	IgM、IgG			1 ~ 2h	较 ELISA 方法具有更高的灵敏度和特异性，定量检测，自动化程度高，重复性好
IFA	IgM		阳性提示可能有 MP 急性感染	3 ~ 4h	灵敏度高，易受人为因素、类风湿因子、多种自身免疫抗体等的影响
冷凝集法	非特异性冷凝集素		凝集效价高于 1∶32 提示有 MP 感染	3 ~ 4h	除 MP 感染外，如流感病毒、立克次体和腺病毒等感染也会产生冷凝集素，造成假阳性

MP 血清学各检测方法的相关情况

实验室 MP 血清学检测结果的判读：

（1）颗粒凝集试验抗体滴度≥1∶160提示近期或现症感染。

（2）只有 IgM 抗体（＋）：提示近期感染。

（3）只有 IgM 及 IgA（＋）：提示现症感染。

（4）只有 IgG 抗体（＋）：提示既往感染。

（5）IgM、IgG 及 lgA 均为（＋）/IgM 及 IgG（＋）/lgA 及 lgG（＋）：提示现症感染或近期感染

（6）间隔2～4周双份血清抗体亚型转化 / 血清抗体水平4倍及以上增加或降低：确诊 MP 感染。

评价血清学检测结果时需要结合患者的临床病程、基础状况以及年龄等因素综合考虑，如：免疫功能低下、缺陷的人群、产生抗体能力较低的婴幼儿，可能不产生或产生低滴度的抗体。抗体在部分治愈患者体内会持续阳性，其间再次感染的确诊应做 MP 的抗体滴度或 RNA 检测以佐证。

表4　MP 感染分层推荐的实验室诊断方法

年龄与免疫状况	病程(d)	二级及以下医院		三级医院	
		门诊	病房	门诊	病房
＜6月龄或免疫	＜7	MP 抗原或抗体定性检测（GICT）	快速 MP 培养或 MP-DNA	MP 抗原或抗体检测（GICT）或 MP-DNA	MP-DNA 或 RNA 和 MP 固体培养
	≥7		MP-DNA 和 MP 抗体定量检测（PA）	MP-DNA 和 MP 抗体第1份血清定量检测（PA）	MP-DNA 或 RNA 和 MP 固体培养和 MP 抗体第2份血清定量检测（PA）
≥6月龄	＜7	MP 抗原或抗体定性检测（GICT）	快速 MP 培养或 MP-DNA	MP 抗原或抗体检测（GICT）或 MP 抗体第1份血清定量检测（PA）或 MP-DNA	MP-DNA 或 RNA 和 MP 固体培养和 MP 抗体第2份血清定量检测（PA）
	≥7	MP 抗体定性检测（GICT）或 MP 抗体第1份血清定量检测（PA）	MP 抗体第2份血清定量检测（PA）或 MP-DNA	MP 抗体第1份血清定量检测（PA）或血清 IgM、IgG 等亚型 MP 抗体测定或 MP-DNA	MP 抗体第2份血清定量检测（PA）或血清 IgM、IgG 等亚型 MP 抗体测定和 MP-DNA 或 RNA 和 MP 固体培养

表 5 对病原学与血清学联合开展的结果分析建议

病原学检测结果	血清学检测结果	结果解释
阳性	阳性	基本可确诊为 MP 感染,此类患者发病时间多超过 1 周,抗体已经产生,后期进行疗效观察时可采用 RNA 检测
阳性	阴性	基本可确诊为 MP 早期感染:(1)发病时间较短,抗体尚未产生。(2)免疫系统发育不完善、免疫功能低下,尚未产生抗体或抗体滴度较低。抗体效价 4 倍变化可进一步确诊 MP 感染
阴性	阳性	需依据抗体阳性类型和滴度来判断 MP 的现症或既往感染,多为治疗后的既往感染
阴性	阴性	MP 感染的可能性很小,需要进一步鉴别诊断时可监测抗体滴度或重新采样

根据患者现症和既往、门诊和住院、筛查和确诊等不同的感染情况选择不同的检测方法,结合患者临床症状、体征以及胸片等其他辅助检查,同时对患者年龄、全身状况、用药、病程等综合判断,对临床 MP 感染做出诊断。经归纳总结形成 MP 实验室诊断流程图(图 1):

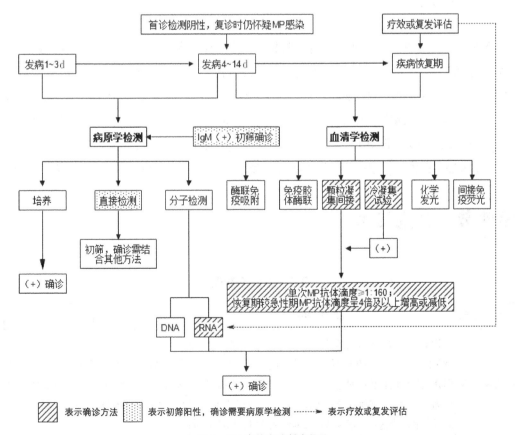

图 1 MP 实验室诊断流程图

第三节　影像学检查

MPP 时胸部影像学改变和临床表现并不吻合，MPP 早期肺部体征不明显而影像学改变较明显。MPP 的影像学改变呈现多样性，对感染病原体的提示缺乏特异性。

一、胸部 X 线平片

MPP 可以表现为节段性或大叶性肺炎、支气管肺炎、间质性肺炎、肺门淋巴结肿大等。重症 MPP 病变多表现为累及一叶或多叶的节段性或叶性实变，可伴有肺不张、胸腔积液、坏死性肺炎、肺脓肿、气胸等。不同年龄段 MPP 患儿的胸部影像学各有一定特点，婴幼儿主要表现为双肺间质性肺炎，学龄前及学龄儿以一侧的节段性或大叶炎为主，容易出现胸腔积液及肺不张等。暴发性 MPP 胸片上常表现为弥漫性间质性病变。胸部影像学异常一般在 4 周时大部分吸收，8 周时完全吸收；也有症状消失 1 年胸部 X 线才完全恢复的报道。

二、胸部 CT

MPP 的胸部 CT 检查表现也多样，常见的异常为伴有支气管充气征的大片实变影、结节状或小斑片状气腔实变影、磨玻璃密度影，其他有支气管壁增厚、马赛克征、肺不张、树芽征、淋巴结肿大等。目前国内外均已有 MPP 合并肺栓塞的报道，如果临床怀疑肺栓塞，则可以行肺动脉血管造影（CTA）和单光子发射计算机断层显像术（SPECT）辅助诊断。

总之，由于儿童 MP 感染的临床表现无特征性，当临床怀疑患儿有 MP 感染时，要及时进行相应的实验室检测，根据病原学及影像学检查结果进行综合分析，及时给予诊断和治疗。

第四节　鉴别诊断

表 6　鉴别诊断表

病原体名称	病原体特征	临床表现
肺炎链球菌	旧称肺炎双球菌或肺炎球菌，为革兰阳性双球菌，属链球菌的一种，包括 90 种不同血清型。此病一般为散发，但在集体托幼机构有时也有流行，可引起大叶性肺炎，皆为原发性，大多数见于 3 岁以上小儿，年长儿较多。病理以肺泡炎为主，很少涉及肺泡壁或支气管壁的间质	突发高热、胸痛、食欲缺乏、疲乏和烦躁不安。胸部体征为可闻及叩诊浊音、语颤增强及管性呼吸音等

病原体名称	病原体特征	临床表现
金黄色葡萄球菌	多见于幼婴及新生儿，以冬春两季多见，容易发生交叉感染引起流行，葡萄球菌能产生多种毒素和酶，一般认为凝固酶与细菌毒性有一定关系。其所致的原发性支气管肺炎以广泛出血性坏死、多发性小脓肿为特点，起病急	皮肤小脓疱、寒战、高热、呼吸和心率增快、呻吟、咳嗽、青紫等，可有黄脓痰或脓血痰。脓胸及脓气胸为本病特点
流感嗜血杆菌	流感嗜血杆菌为常见的细菌病原之一，呈多形性，有荚膜，以婴儿多见，儿童偶见，病理上肺部可见多形核白细胞浸润的炎性区域，支气管或细支气管上皮细胞遭到破坏，间质水肿常呈出血性	痉挛性咳嗽，颇似百日咳，脓痰、发热、全身症状重，中毒症状明显，胸片可呈线状渗出、过度通气及斑片状实变
克雷伯杆菌	为儿童院内获得性肺炎的最常见病原，易产生超广谱β内酰胺酶的耐药菌株，细菌呈中等大小，一般有荚膜，可发生于任何年龄	临床表现为寒战、发热、咳痰及血、呼吸困难、发绀、谵语，胸片示肺段或大叶性致密实变阴影，其边缘往往膨胀突出。可迅速发展到邻近肺段，以上叶后段及下叶尖段较多见
腺病毒	腺病毒感染为我国儿童较为常见的疾病之一，已知腺病毒有60多个型别，其中很多与人类上、下呼吸道感染密切相关，腺病毒是DNA病毒，主要在细胞核内繁殖，一般通过呼吸道感染，局灶性或融合性坏死性肺浸润和支气管炎为其主要病理变化	发热、咳嗽、呼吸困难及发绀，叩诊呈浊音，听诊有啰音，并常有肺气肿征象
流感病毒	多发生于婴幼儿，集中于6个月至2岁的年龄阶段，流行多见于冬春寒冷季节。病理变化以间质性肺炎为主，严重者有广泛出血性、坏死性支气管炎及肺炎，包涵体仅见于胞浆而不见于胞核	起病急，呼吸道症状显著，包括高热、咳嗽、咳痰，可有喘息、叩诊浊音、呼吸音变化及细小湿性啰音或捻发音，均于起病后逐渐发生，胸腔可见积液，部分患儿可出现多脏器功能损害
副流感病毒	副流感病毒广泛存在于自然界，全年均可发病，可引起小儿轻重不同的上下呼吸道感染，副流感病毒属副黏病毒科，RNA病毒，与人类有关的副流感病毒包括4型，未见副流感病毒有大的流行，各型均易于在短期内发生再感染，发病季节因地区和年份而不同	发热、咳嗽，部分患者出现呼吸困难、肺部啰音，X线均可见小片状阴影

病原体名称	病原体特征	临床表现
呼吸道合胞病毒	呼吸道合胞病毒属副黏病毒科，只有一个血清型，其感染极广，是引起小儿病毒性肺炎最常见的病原，可引起间质性肺炎及毛细支气管炎。多见于3岁以下，1～6个月可见较重病例，男多于女，病理表现为肺泡间隔增宽和以单核细胞为主的间质渗出，此外肺泡腔可见肺透明膜形成	发热、咳嗽、喘息、气促，严重时出现呼吸困难、喘憋、口唇青紫、鼻翼扇动及三凹征，肺部听诊多有细小或粗、中啰音，X线多有小点片状阴影，大片状者极为罕见
肺炎衣原体	衣原体是一类能通过细菌滤器、严格细胞内寄生、有独特发育周期的原核细胞性微生物，但同时具有细菌和病毒的特点，临床多见于5岁以上的年长儿，起病隐匿	以发热、咳嗽、呼吸加快为主要表现，肺部听诊可闻及中细湿啰音，X线可见弥漫性间质性病变及斑片状肺浸润伴肺气肿。由于其临床表现、X线及常规检查无特异性，临床需根据微生物学诊断标准进行诊断

参考文献

[1] 国家卫生计生委合理用药专家委员会儿童用药专业组. 中国儿童肺炎支原体感染实验室诊断规范和临床实践专家共识（2019年）[J]. 中华儿科杂志，2020，58(05):366-373.

[2] 中华医学会儿科学分会临床检验学组. 儿童肺炎支原体呼吸道感染实验室诊断中国专家共识[J]. 中华检验医学杂志，2019，42(7):507-513.

[3] 刘瀚旻，马融. 儿童肺炎支原体肺炎中西医结合诊治专家共识（2017年制定）[J]. 中国实用儿科杂志，2017，32（12）:881-885.

[4] 陈志敏，尚云晓，赵顺英，等. 儿童肺炎支原体肺炎诊治专家共识（2015年版）[J]. 中华实用儿科临床杂志，2015，30（17）:1304-1308.

[5] 赵德育，陈慧中，郑跃杰，等. 肺炎支原体感染的诊断[J]. 中华儿科杂志，2016，54（2）:98-100.

第四章
肺炎支原体所致疾病谱

第一节 上呼吸道感染

一、概述

感冒是感受触冒风邪，邪犯卫表而导致的常见外感疾病，临床表现以鼻塞、流涕、喷嚏、咳嗽、头痛、恶寒、发热、全身不适、脉浮为其特征。由外感六淫、时行病毒，导致卫表不和，肺气失宣而发病。临证应根据病情，区别风寒、风热和暑湿兼夹之证，还需注意虚体感冒的特殊性。凡普通感冒（伤风）、流行性感冒（时行感冒）及其他上呼吸道感染而表现感冒证候者，皆由此辨证论治。

本病一年四季均可发病，以冬春季节及气候骤变时发病率较高。任何年龄均可发病，由于小儿肺脏娇嫩，脾常不足，神气怯弱，心火易炽，肝风易动，感邪之后，易出现夹痰、夹滞、夹惊的兼证，本病若及时治疗，一般预后良好，如表邪不解，由表及里，可发展为咳嗽、肺炎喘嗽，或病邪内传，发生水肿、心悸等变证。

有关感冒早在《内经》已有对外感风邪引起感冒的论述，如《素问·骨空论》说："风者，百病之始也，风从外入，令人振寒，汗出头痛，身重恶寒。"感冒病名则出自北宋《仁斋直指方》。汉代张仲景《伤寒论》论述太阳病时，以桂枝汤治表虚证，以麻黄汤治表实证，提示感冒风寒有轻重的不同，这为感冒的辨证治疗奠定了基础。元代朱丹溪《丹溪心法》

提出本病病位在肺，治疗应分立辛温、辛凉两大法则。及至明清，多将感冒与伤风互称，对虚人感冒也有进一步的认识，提出扶正祛邪的治疗原则。至清代，不少医家进一步强化了本病之发生与感受时行之气相关。

二、中医病因病机

六淫病邪如风、寒、暑、湿、燥、火均可为感冒的病因，因风为六气之首，"百病之长"，故风为感冒的主因。由于气候突变，温差增大，感受当令之气，如春季受风，夏季受热，秋季受燥，冬季受寒等病邪而病感冒；再就是气候反常，春应温而反寒，夏应热而反凉，秋应凉而反热，冬应寒而反温，人感"非时之气"而病感冒。《诸病源候论·风热候》："风热病者，风热之气，先从皮毛入于肺也。肺为五脏上盖，候身之皮毛，若肤腠虚，则风热之气，先伤皮毛，乃入肺也。其状使人恶风寒战，目欲脱，涕唾出。"

六淫病邪或时行病毒能够侵袭人体引起感冒，除因邪气特别盛外，总是与人体的正气失调有关。或是由于正气素虚，或是素有肺系疾病，不能调节肺卫而感受外邪。即使体质素健，若因生活起居不慎，如疲劳、饥饿而机体功能状态下降，或因汗出衣裹冷湿，或餐凉露宿，冒风沐雨，或气候变化时未及时加减衣服等，正气失调，腠理不密，邪气得以乘虚而入。由于四时气不同，人体素质之差异，有风寒，在病程中还可见寒与热的转化或错杂。

由于小儿肺脏娇嫩，感邪之后，肺气失宣，气机不利，津液不得敷布而内生痰液，痰壅气道，则咳嗽加剧，喉间痰鸣，此为感冒夹痰；小儿脾常不足，感邪之后，脾运失司，稍有饮食不节，致乳食停滞，阻滞中焦，则脘腹胀满，不思乳食，或伴呕吐、泄泻，此为感冒夹滞；小儿神气怯弱，感邪之后，热扰心肝易致心神不宁，睡卧不实，惊惕抽搐，此为感冒夹惊。

三、西医病因及发病机制

西医病因以病毒为主，占原发上呼吸道感染的90%以上，常见有鼻病毒、柯萨奇病毒、流感病毒、副流感病毒、呼吸道合胞病毒、冠状病毒、单纯疱疹病毒、EB病毒、埃可病毒及腺病毒等。MP也可引起上呼吸道感染。细菌感染多为继发，溶血性链球菌、肺炎球菌、嗜血流感杆菌及葡萄球菌等多见。

四、临床诊断

（1）发热恶寒、鼻塞流涕、喷嚏等症为主，多兼咳嗽，可伴呕吐、腹泻，或发生高热惊厥。

（2）四时均有，多见于冬春，常因气候骤变而发病。

（3）血白细胞总数正常或减少，中性粒细胞减少，淋巴细胞相对增多，单核细胞增加。

（4）患病期间，多饮开水，给予易消化食物。高热患儿及时物理降温。做好口腔护理。

五、肺炎支原体与上呼吸道感染关系

MP 不仅能引起肺炎，亦能引起小儿上呼吸道感染（简称上感）如咽峡炎、扁桃体炎。从临床表现来看，MP 感染引起的上感咳嗽症状明显多于其他病原体引起的上感，以刺激性干咳为主，发热症状稍少，极少有其他症状及胃肠道症状，多数仅有扁桃体红肿体征，但无皮疹、眼结膜充血、口腔疱疹和溃疡等病毒性上感的常见表现，不易并发中耳炎、颈淋巴结炎 [1]。陶林辉等认为 MP 引起小儿呼吸道感染以秋季及冬季为主，以咳嗽和发热为主要表现 [2]。

六、肺炎支原体与上呼吸道感染的相关研究进展

上呼吸道 MP 感染是儿科常见的呼吸系统疾病，主要由 MP 感染所致，具有治疗难度大、潜伏期长等特点 [3]。研究认为，MP 是引起小儿上呼吸道感染的重要病原体，特别是在 1 岁以上的小儿中发病率较高 [1]。其发病机制为 MP 在一端有一种特殊的末端结构，能使其穿过宿主呼吸道黏膜纤毛层后黏附于宿主呼吸道上皮细胞表面，随后进入细胞间隙，导致呼吸道细胞损伤，进而引起呼吸道感染 [4]。MP 可黏附在宿主气管或支气管上皮细胞表面，引起细胞膜损伤，伸出微管吸取胞内营养、释放溶细胞酶和过氧化氢等引起细胞肿胀、坏死等，从而导致上呼吸道感染等疾病 [5]。李彦鹏经研究发现，阿奇霉素可缩短上呼吸道 MP 感染患儿临床症状消失时间，增强机体免疫能力，且不良反应少，安全性较高 [6]。彭杰林针对 MP 耐药性增加，大环内酯类抗生素单药治疗效果下降，进行了孟鲁司特联合阿奇霉素治疗上呼吸道 MP 感染的研究。二者联合用药发挥显著的抗炎效果，利于上呼吸道 MP 感染患儿的康复 [7]。

第二节 气管炎 / 支气管炎

一、概述

支气管炎是指气管、支气管黏膜及其周围组织的慢性非特异性炎症，其主要原因为病毒与细菌的反复感染形成了支气管的慢性、非特异性炎症，表现为咳嗽、咳痰等不适。发

病季节以冬春多见，发病率与年龄成正比，尤以我国北方农村为多发。根据病程的长短，分为急性和慢性两种。若反复感染常易导致阻塞性肺气肿，少数患者可并发支气管扩张。

本病属中医学"咳嗽""痰饮""咳喘"等的范畴。中医认为外邪侵袭以及肺、脾、肾三脏功能失常，是引起本病的主要原因。人体正气不足，卫外失职，感受外邪，外邪既可以是风寒之邪，也可是风热之邪，也可风寒之邪化热，侵犯肺脏，使肺失宣肃；或肺气虚弱，卫外不固，复感外邪；或因年老体弱，脾肺气虚，脾失健运，湿聚成痰，停蓄于肺；或肺有宿疾，复感外邪；或久病之后，由脾肺损及肾，导致肾气不足，纳气无权等。《内经》中言"五脏六腑皆令人咳，非独肺也"，就是中医对咳嗽的全面认识。刘河间谓："咳谓无痰而有声，嗽是无声而有痰，咳嗽谓有痰而有声"，其对咳与嗽做出了明确分析。《医宗金鉴》提出："大要皆在聚于胃，关于肺"，认为咳嗽虽与五脏六腑相关，但主要的是与肺胃相关，"脾为生痰之源，肺为贮痰之器"就说明了这个道理。近代医学中所称的急慢性支气管炎，是气管和支气管的黏膜以及支气管周围组织的局部炎症，其症状以咳嗽吐痰为主，应包括在中医的咳嗽范畴之中。

二、中医病因病机

中医学认为，慢性支气管炎的发生和发展，主要与外邪侵袭和内脏亏损有关，特别是与肺、脾、肾等脏腑的功能失调密切相关。

（一）外邪侵袭

六淫之邪侵袭肌表，或从口鼻而入，或从皮毛而侵，内合于肺，肺失肃降，肺气不宣，痰浊滋生，阻塞胸肺，可引起咳喘、咯痰。由于外邪性质的不同，临床又有寒、热的差异。

（二）肺脏虚弱

久咳伤肺，肺气不足，复因外邪侵袭，清肃失职而发病。肺气不足，气失所主，清肃无权，气不化津，积液成痰，痰湿阻肺，致使咳喘缠绵不愈。

（三）脾虚生痰

久病不愈，耗伤脾气，脾阳不足，脾失健运，水谷无以化生精微，聚湿生痰。痰浊上渍于肺，壅塞气道，肺失宣降，而致咳嗽痰多。

（四）肾气虚衰

肾主纳气，助肺以行其呼吸。肾气虚弱，吸入之气不能经肺下纳于肾，气失归藏，则肺气上逆而表现为咳嗽喘促，动则愈甚。久病不愈，必伤于阴，肾阴亏耗，津液不能上润肺金，或虚火上扰，灼伤肺阴，肺失滋润，而致咳喘。

总之，本病病因病机常因暴咳迁延未愈，邪恋伤肺，使肺脏虚弱，气阴耗伤，肺气不得宣降，故长期咳嗽、咯痰不愈，日久累及脾肾。病情多为虚实夹杂，正虚多以气虚为主或兼阴虚，痰饮停聚为实，或偏寒，或偏热，日久夹瘀。其病位在肺，涉及脾肾。

三、西医病因及发病机制

生物和非生物因素均可导致支气管炎的发生。其中病毒感染是最常见的病因之一，少部分患者可有细菌感染的情况。年龄、免疫等生物因素可能影响支气管炎发病或急性加重，支原体或衣原体感染亦可导致支气管炎。非生物因素包括季节变化、冷空气、粉尘、刺激性气体（或颗粒）、烟雾的吸入等，均可导致支气管黏膜的损伤和炎症反应。当气温下降、呼吸道小血管痉挛缺血、防御功能下降等利于致病；烟雾粉尘、污染大气等慢性刺激也可发病；吸烟使支气管痉挛、黏膜变异、纤毛运动降低、黏液分泌增多有利感染；过敏因素也有一定关系。

其中吸烟是支气管炎最主要的发病因素，吸烟和空气污染均可导致支气管上皮纤毛变短，不规则纤毛运动发生障碍。支气管杯状细胞增生，黏液分泌增加，气管净化能力减弱，支气管黏膜充血水肿，黏液聚集，削弱肺泡吞噬细胞的吞噬杀菌作用，平滑肌收缩引起支气管痉挛，增加气道阻力，这些因素均会降低局部抵抗力，使支气管容易受到细菌、病毒的感染。感染的病毒主要有鼻病毒、流感病毒、副流感病毒、腺病毒及呼吸道合胞病毒，呼吸道上皮因病毒感染造成损害。又容易继发细菌感染，常见的细菌为肺炎链球菌、流感嗜血杆菌、甲型链球菌和卡他莫拉菌。另外，寒冷空气刺激呼吸道，引起呼吸道防御功能降低，支气管平滑肌收缩，局部血液循环障碍有可能诱发慢性支气管炎急性发作，喘息型慢性支气管炎与过敏因素也有一定的关系，过敏反应造成支气管收缩痉挛组织细胞损害和炎症反应，引起慢性支气管炎。慢性支气管炎的发生，可能与机体内在因素参与有关，如自主神经功能失调；副交感神经功能亢进，气道反应增高；年老体弱呼吸道防御功能下降，喉头反射减弱；维生素A、维生素C等营养物质的缺乏，影响支气管黏膜上皮的修复功能，还可能与遗传因素有关。

四、临床诊断

（1）一般先有鼻塞、流涕、咽痛、头痛、畏寒、发热等上呼吸道感染症状。

（2）咳嗽为主要症状，开始为干咳，过 1 ～ 2d 后有痰。慢性者每年发病超过 2 个月，并连续 2 年或以上，或 1 年发病连续 3 个月以上。

（3）胸部听诊可闻及呼吸音粗糙，甚至可闻及干湿啰音。慢性支气管炎长期发作者可有肺气肿体征。

（4）X 线检查大多正常或肺纹理增粗。

五、肺炎支原体与气管炎 / 支气管炎

由 MP 感染所致的毛细支气管炎病程长，肺外并发症多，临床表现均有咳嗽、喘憋、呼吸困难，部分患儿伴发热、高热，胸部 X 线表现以片状阴影、云絮状阴影、肺门影增浓为主。其特征与一般毛细支气管炎临床表现相似，但是喘息较重，高热，易出现肺外并发症，病程相比一般毛细支气管炎较长 [8]。MP 感染在婴幼儿毛细支气管炎病原体感染占 30% 左右，MP 感染已成为婴幼儿毛细支气管炎的重要病原体之一，发病率逐年增加 [9]。塑型性支气管，既往也叫膜性支气管炎、管型支气管炎、纤维素性支气管炎等，是指内生性异物局部或广泛性堵塞支气管，导致肺部分或全部通气功能障碍的一种疾病。MP 塑型性支气管炎表现为咳嗽、高热，部分存在呼吸衰竭及肺外表现，影像学显示肺不张及肺实变。近年来，有关 MP 感染在塑型性支气管炎中的作用逐渐被重视，被认为是除病毒外的主要病原体 [10]。

闭塞性细支气管炎（BO）是一种小气道病变，引起慢性气流阻塞的临床综合征。儿童以感染后多见，称为感染后闭塞性细支气管炎（PBO）。最常见致病原为腺病毒，有报道显示 MP 感染是 PBO 的第二大病因，导致了 26% 的 PBO 的发生 [11-12]。目前普遍认为儿童 PBO 多发于婴幼儿时期，以男童多见。研究表明 MP 可通过黏附、分泌毒素等途径直接造成上皮细胞肿胀、坏死、柱状上皮纤毛减少甚至缺失，并通过介导多途径、多机制的免疫反应进一步造成组织损伤，从而导致上皮细胞修复功能障碍、终末小血管纤维化、小气道缺血缺氧性损伤，发生不可逆的纤维病变及气道阻塞。Li 等 [11] 经研究发现，在年龄较大的儿童中，BO 致病因素可能更复杂，在感染 MP 后产生过度的免疫反应，与某些药物的叠加可进一步促进 BO 的发生。

闭塞性支气管炎与闭塞性细支气管炎不同，是一种主要累及中小支气管、与纤维组织增生相关的慢性气流阻塞综合征，以肺不张和肺叶萎陷为主要表现，纤维支气管镜下可见亚段及次亚段支气管远端闭塞，部分伴有近端黏膜萎缩、软骨环明显、管腔扩张、常继发于重症肺炎，肺损伤后持续咳嗽、喘息、气促及运动不耐受为 MP 感染后闭塞性支气管炎最常见的临床表现 [13]。

六、肺炎支原体与气管炎/支气管炎的相关研究进展

目前塑型性支气管的病因及发病机制尚不明确。根据病理可将其分为2型：Ⅰ型（炎症型）及Ⅱ型（非炎症型），国内报道的MP塑型性支气管炎中多例经病理检查均为Ⅰ型塑型性支气管炎，提示MP引起的塑型性支气管炎以Ⅰ型为主[14-16]。推测可能与MP黏附、氧化应激和毒素共同作用于气道黏膜和纤毛，导致气道黏膜损伤及上皮纤毛活动障碍，分泌物难以排出有关[17]。MP塑型性支气管炎患儿经支气管镜检发现病变多局限于单侧段支气管，受累范围较小，提示MP塑型性支气管炎呼吸困难程度不重可能与阻塞气道较局限有关[18]。

研究认为MP引发闭塞性细支气管炎的发病机制为MP通过黏附细胞器上的P1黏附素等黏附于呼吸道上皮细胞，进而激活机体的免疫应答，诱导自身上皮细胞产生促炎症因子，同时分泌CARDS毒素，而CARDS毒素可引起靶向细胞非程序性死亡，同时宿主启动固有免疫应答，中性粒细胞趋化至感染部位并活化，通过释放多种酶引起过度炎症反应，对局部组织造成二次损害，进而出现小气道修复障碍，病灶组织灌注减少，最终导致BO的发生[19-20]。以往国内外关于MP感染所致的闭塞性支气管炎相关报道很少见，近年来随着疾病谱的演变，MP越来越成为社区获得性肺炎中重要的病原体。在临床中发现闭塞性支气管炎发病率较前增高，已经逐渐成为重症MP肺炎的常见肺部后遗症之一[13]。

患儿患有MP感染急性气管-支气管炎后，可表现为胸痛、啰音、头痛、咳嗽、咽部肿痛等，若不及时治疗，病情将继续发展，进而引起严重的后果，因此医生需要及时、准确地对该疾病做出诊断，并提出有效的治疗方法。黄志勇研究发现，采用喜炎平注射液与阿奇霉素联用治疗MP感染支气管炎患儿，有效促进了其临床症状的复常，改善了血清CRP水平，提高其临床疗效[21]。张丽等研究发现，阿奇霉素在小儿MP感染急性气管-支气管炎中的应用效果较好，可迅速缓解患儿的咳嗽等症状，且不良反应发生率低，值得推广应用[22]。岳苹经研究发现，采用阿奇霉素联合肺力咳合剂能够显著地对患儿支气管炎症状进行改善，提高患儿的睡眠质量，值得广泛推广使用[23]。黄永强通过临床研究发现，清金化痰汤联合阿奇霉素治疗小儿急性支气管炎伴MP感染的临床疗效显著，能有效改善患儿的中医证候，减轻炎症反应[24]。

第三节　慢性咳嗽

一、概述

咳嗽是临床中最为常见的儿科呼吸道疾病，可分为急性、迁延性和慢性咳嗽。慢性咳

嗽是一种病程超过 4 周，以咳嗽为主要或唯一临床表现且胸部 X 线无明显异常的疾病。儿童慢性咳嗽的病因比较复杂，其中感染后咳嗽（PIC）已成为慢性咳嗽的主要病因之一，PIC 常见的病原体有细菌、病毒、肺炎支原体、衣原体等。慢性咳嗽属于中医"燥咳""顽咳""久咳"范畴。其中医病因病机认识同"咳嗽病"，西医病因及发病机制认识同"支气管炎"。

二、诊断

（1）病程 >4 周；

（2）咳嗽为主要或唯一临床表现；

（3）肺部听诊两肺呼吸音粗糙，或闻及少量散在的干、湿性啰音；

（4）胸部 X 线检查显示无异常或仅显示肺纹理增粗模糊。

三、慢性咳嗽与肺炎支原体的关系

MP 感染后咳嗽，属慢性咳嗽，此时的咳嗽多表现为刺激性的咳嗽，病程长，迁延难愈，反复发作，时常兼有一些咽干，或五心烦热、潮热盗汗等症。MP 侵袭引起呼吸道黏膜的免疫应答，释放炎症因子，炎症因子会进一步刺激咳嗽感受器，从而引起慢性咳嗽[25]。

现代医家多认为其病因病机多与热、痰、燥、瘀等方面相关。孙丽平等[26]认为 MP 感染而导致的慢性咳嗽以热证为多，一者因小儿为"纯阳之体"且"阳常有余"，外邪侵入机体后易化热并伏于肺内；二者因生活条件的改善使得儿童食积内热体质增多，邪得热助，更易化热。故总结该病的基本病机为余热郁闭于肺，肺失宣降，上逆而咳。王雪峰教授[27]认为 MP 感染后慢性咳嗽的病因有风、热、痰、瘀、虚等，但以肺热为主要病因。程燕等[28]认为热郁肺络是 MP 感染后干咳的病机关键，无论是外感寒邪还是热邪，入里均易化热，热灼津液成痰，肺络郁阻，气血津液输布失常，肺气宣降失司，故致肺气上逆而咳。汪受传教授[29]在临床实践中对 MP 感染后咳嗽积累了丰富的经验。他认为痰、热是导致该病的重要病因，痰热内阻，肺气失于宣肃，肺气上逆则是本病病机关键。邓雪梅等认为小儿本身形气未充，肺常不足，易感外邪，又小儿为纯阳之体，遂外邪入里易从热化，痰热胶结于气道，从而咳嗽不止[30]。尹蔚萍等总结其病机主要是小儿乃"稚阴"之体，易致阴伤阳亢，外邪入里从热化，津伤而生燥，肺失濡润，而宣肃失常，故可见干咳无痰或少量黏痰[31]。

四、慢性咳嗽与肺炎支原体的相关研究进展

近年来有研究表明，MP 在慢性咳嗽患儿中的感染率有逐年增高的趋势[32]，虽这些研究非大样本，但是在一定程度上也说明 MP 是导致小儿慢性咳嗽的重要病原体[33]。且有研

究表明 MP 感染后可作为特异性抗原，引起机体免疫应答，大量炎症因子被激活，气道反应性增高，从而导致持续性咳嗽的发生 [34]。近代医家多从疏风止咳、清热化痰、泻肺清肝、补肺健脾、养阴清肺等多方面进行研究治疗 [35]。在治疗方面，有研究表示，阿奇霉素序贯疗法比红霉素序贯疗法临床疗效更为显著，安全性也更高，对 MP 感染后慢性咳嗽也有确切的疗效 [36]。临床研究表明 [37]，布地奈德与复方异丙托溴铵联合雾化吸入比单纯应用盐酸氨溴索注射能更有效降低咳嗽积率，改善患儿症状。布地奈德分别与硫酸沙丁胺醇、特布他林配合使用对 MP 感染后咳嗽的治疗均有明确的疗效 [38]。孟鲁司特钠在一定程度上可以改善 MP 感染后慢性咳嗽患儿血清 C- 反应蛋白水平，并改善呼吸道情况，有助于缓解病情 [34]。且有临床试验表明，在常规治疗的基础上加用匹多莫德可以更好缓解 MP 感染所致慢性咳嗽患儿的症状 [39]。

第四节　肺炎

一、概述

　　肺炎是由疾病微生物、理化因素、免疫损伤、过敏及药物等因素所引起的终末气道、肺泡和肺间质炎症。主要临床表现为发热、咳嗽、气促、呼吸困难和肺部固定中、细湿啰音。重症患者可累及循环、神经及消化等系统而出现相应的临床症状，如心力衰竭、缺氧中毒性脑病及缺氧中毒性肠麻痹等。

　　本病相当于中医病名中的"咳嗽""肺炎喘嗽""马脾风"是以咳嗽阵作为主症的肺系疾病，《景岳全书·咳嗽》说："咳证虽多，无非肺病，咳嗽渐重，可发为肺炎喘嗽"。肺炎喘嗽病名首见于《麻科活人全书》，该书叙述麻疹出现"喘而无涕，兼之鼻扇"症状时，称为"肺炎喘嗽"。肺炎喘嗽是小儿时期常见的肺系疾病之一，以发热、咳嗽、痰壅、气急、鼻扇为主要症状，重者涕泪俱闭、面色苍白发绀。《幼科要略·春温风温》："春月暴暖忽冷，先受温邪，继为冷束，咳嗽痰喘最多。……夫轻为咳，重为喘，喘急则鼻掀胸挺"。马脾风之名，首见于明代寇平《全幼心鉴》。在此之前，亦有将小儿肺胀喘满之危急重症称为脾风者。如朱丹溪《幼科全书》曰："小儿肺胀喘满，胸膈气急，两胁扇动，陷下成坑，两鼻窍胀，闷乱咳嗽……此为脾风也。"本病全年皆有，冬春两季为多，好发于婴幼儿，年龄越小，发病率越高，病情重者越多。一般发病较急，若能早期及时治疗，一般预后良好，若是发生变证，则病情危重。

二、中医病因病机

小儿肺炎喘嗽发病原因主要归于外因、内因两大类。外因主要为感受风邪，小儿寒温失调，风邪外袭而为病，风邪多夹热或夹寒为患，其中以风热为多见。内因为小儿肺脏娇嫩，卫外不固，如先天禀赋不足，或后天喂养失宜，久病不愈，病后失调，则致正气虚弱，卫外不固，腠理不密，而易为外邪所中。肺炎喘嗽的病变主要在肺。肺为娇脏，性喜清肃，外合皮毛，开窍于鼻。感受风邪，首先侵犯肺卫，致肺气郁闭，清肃之令不行，而出现发热、咳嗽、痰壅、气促、鼻扇等症。痰热是其病理产物，常见痰热胶结，阻塞肺络，亦有痰湿阻肺者，肺闭可加重痰阻，痰阻又进一步加重肺闭，形成宣肃不行，症情加重。肺主治节，肺气郁闭，气滞血瘀，心血运行不畅，可致心失所养，心气不足，心阳虚衰的危重变证。亦可因邪热炽盛化火，内陷厥阴，出现高热动风证候。若影响脾胃升降，浊气停聚，大肠之气不行，可出现腹胀、便秘等腑实证候。重症或素体虚弱之患儿，患病之后常迁延不愈，难以恢复，如体禀营虚卫弱者，可致长期不规则发热，或寒热往来，自汗；体禀阴液不足者，可形成发热以夜间为甚，手足心灼热、盗汗、夜寐不宁等症。

三、西医病因及发病机制

肺炎病因主要有感染及非感染因素。常见感染因素为细菌和病毒，发达国家中小儿肺炎病原以病毒为主，其中肺炎链球菌、金黄色葡萄球菌、流感嗜血杆菌是重症肺炎的主要病因，MP、衣原体和流感嗜血杆菌感染有增多趋势，此外临床上小儿肺炎病毒与细菌混合感染者并不少见，常见的非感染因素有吸入性肺炎、坠积性肺炎、过敏性肺炎等。

肺炎的发病机制主要是病原体由呼吸道入侵，少数经血行入肺。当炎症蔓延到细支气管和肺泡时，支气管黏膜充血、水肿，管腔变窄，导致通气功能障碍，肺泡壁充血水肿，炎性分泌物增多，导致换气功能障碍，通气不足引起缺氧和CO_2潴留，导致PaO_2降低，为代偿缺氧状态，患儿呼吸频率加快，呼吸深度加强，呼吸辅助肌参与运动，出现鼻翼翕动和三凹征，同时心率也加快。缺氧、CO_2潴留和毒血症，可导致机体其他系统器官的功能障碍和代谢紊乱。

四、临床诊断

（1）发病前常有感冒、咳嗽，或麻疹、水痘等病史。

（2）起病较急，常见发热、咳嗽、咯痰痰鸣、气喘等症。

（3）病情严重时，可见高热不退、喘促不安、烦躁不宁、面色苍白、四肢不温、口唇发绀、脉微细数，甚至昏迷、抽风等症。

（4）新生儿患肺炎时，常以不乳、精神萎靡、口吐白沫等症状为主，而无上述典型表现。

（5）肺部听诊可闻及较固定的中、细湿啰音，常伴行干性啰音，如病灶融合，可闻及管状呼吸音。

（6）X线检查见小片状、斑片状阴影，也可出现不均匀的大片状阴影，或为肺纹理增多、紊乱，肺部透亮度增强或降低。

（7）实验室检查：血常规：细菌性肺炎，白细胞总数可升高，中性粒细胞增多。病毒性肺炎，白细胞总数正常或偏低，淋巴细胞增多。病原学检查：细菌培养、病毒学检查、MP检测等，可获得相应的病原学诊断，病原特异性抗原或抗体检测常有早期诊断价值。

五、肺炎支原体与肺炎

MP感染引起的以间质病变为主的急性肺部炎症，为临床常见的肺炎类型之一。其临床表现常热度不一，可呈高热、中等度热或低热，病初有全身不适、乏力、头痛。2～3d后出现发热，体温常达39℃左右，持续1～3周，可伴有厌食、咳嗽、畏寒、头痛、咽痛、肌肉酸痛和胸骨下疼痛等，偶见恶心、呕吐及短暂的斑丘疹或荨麻疹。咳嗽为本病突出的症状，一般于病后2～3d开始，初为干咳，后转为顽固性剧咳，常有黏稠痰液，偶带血丝，少数病例可类似百日咳样阵咳，可持续1～4周。肺部体征多不明显，甚至全无。少数可闻及干、湿性啰音，但大多很快消失，故体征与发热及剧咳等临床症状不一致，为本病特点之一。幼儿起病急，病程长，病情较重，表现为呼吸困难、憋喘、喘鸣音较为突出，肺部啰音比年长儿多。MPP作为一种传染病，具有流行年和非流行年、年龄分布特征及季节高峰等流行病学特点[40]。MPP的发病主要是由飞沫传播，当病原体由呼吸道进入后，在黏膜表面与呼吸道黏膜上皮细胞的神经氨酸受体紧密结合而附着，从而造成黏膜上皮的破坏，这是MP的主要致病方式[41]。

血清特异性抗体检测是目前诊断MPP的主要手段。急性期及恢复期的双份血清标本中，MP特异性抗体滴度呈4倍或4倍以上增高或减低时，均可确诊为MP感染，这是目前国际上公认的标准。此外，颗粒凝集试验特异性抗体滴度≥1∶160，或补体结合试验特异性抗体滴度≥1∶64，或特异性IgM阳性，也可作为诊断MP近期感染或急性感染的依据。X线检查：本病的重要诊断依据为肺部X线改变。特点为：①支气管肺炎；②间质性肺炎；③均匀一致的片状阴影似大叶性肺炎改变；④肺门阴影增浓。上述改变可相互转化，有时一处消散，而另一处又出现新的病变，即所谓游走性浸润，有时呈薄薄的云雾状浸润影，亦可有胸腔积液，体征轻而X线改变明显是MPP的又一特点。

六、肺炎支原体与肺炎的相关研究进展

目前 MP 感染已成为儿童社区获得性肺炎主要的病原体之一，国内外研究报道导 MPP 的发病率占儿童社区获得性肺炎的 25% 左右，暴发流行年可达 40% 以上，以学龄前及学龄儿童最为多发。MPP 发病机制主要归于 MP 的黏附、MP 直接侵入、MP 直接造成细胞损伤及免疫炎症反应，其中免疫炎症反应对 MPP 的发生发展有着重要影响 [42]。MP 作为 MPP 主要感染源，经呼吸道飞沫传播，定植吸附于呼吸道上皮细胞，当细胞受到损伤刺激时产生内毒力，而内毒力达到一定水平时会产生毒性，造成上皮细胞破坏甚至死亡 [43]。MP 可刺激单核巨噬细胞、淋巴细胞等诱导产生多种细胞因子，包括 IL-6、IL-8、IL-10、IL-12、IL-18 以及 TNF-α 等，这些因子的变化可能与 MPP 发病机制有关。MP 可直接或者间接地损伤患者呼吸道黏膜，产生特异性免疫球蛋白 E（IgE），进而引发 MPP。中医药治疗 MP 感染通过多途径多靶点发挥药效，对改善咳嗽等症状，防治进展为哮喘等慢性呼吸道疾病，预防复发等疗效佳。此外，笔者根据 MP 感染后临床表现与燥邪伤肺后典型的干咳证症候相似，提出"从燥论治"MPP，并于临床诊治及动物实验研究中得到验证。

第五节　哮喘

一、概述

支气管哮喘简称哮喘，是儿童期最常见的慢性呼吸道疾病，是由多种细胞（如嗜酸性粒细胞、肥大细胞、T 淋巴细胞、中性粒细胞及气道上皮细胞等）及细胞组分共同参与的气道慢性炎症性疾病，这种慢性炎症导致气道反应性的增加，通常出现广泛多变的可逆性气流受限，并引起反复发作性的喘息、气促、胸闷或咳嗽等症状，常在夜间和（或）清晨发作或加重，多数患儿可经治疗缓解或自行缓解。

二、中医病因病机

哮喘的发病，内因责之于肺、脾、肾不足，痰饮内伏，以及先天禀赋遗传因素，成为哮喘之夙根；感受外邪、接触异物、饮食不慎、情志失调以及劳倦过度等，是哮喘的诱发因素。

三、西医病因与发病机制

哮喘的发病机制极为复杂，尚未完全清楚。除了过敏性哮喘，临床上还存在肥胖型哮喘，运动性、胸闷变异性哮喘和非过敏性哮喘等。目前认为哮喘的发病机制与免疫、神经、精神内分泌因素遗传学背景和神经信号通路密切相关。

四、诊断标准

哮喘的诊断主要依据呼吸道症状、体征及肺功能检查，证实存在可变的呼气气流受限，并排除可引起相关症状的其他疾病。

（1）反复喘息、咳嗽、气促、胸闷，多与接触变应原、冷空气、物理、化学性刺激、呼吸道感染、运动以及过度通气（如大笑和哭闹）等有关，常在夜间和（或）凌晨发作或加剧；（2）发作时双肺可闻及散在或弥漫性、以呼气相为主的哮鸣音，呼气相延长；（3）上述症状和体征经抗哮喘治疗有效，或自行缓解；（4）除外其他疾病所引起的喘息、咳嗽、气促和胸闷；（5）临床表现不典型者（如无明显喘息或哮鸣音），应至少具备以下1项：①证实存在可逆性气流受限：a.支气管舒张试验阳性：吸入速效β2受体激动剂（如沙丁胺醇压力定量气雾剂200～400μg）后15min第一秒用力呼气量（FEV1）增加≥12%；b.抗炎治疗后肺通气功能改善：给予吸入糖皮质激素和（或）抗白三烯药物治疗4～8周，FEV1增加≥12%；②支气管激发试验阳性；③最大呼气峰流量（PEF）日间变异率（连续监测2周）≥13%。

符合第（1）～（4）条或第（4）、（5）条者，可诊断为哮喘。

五、哮喘与肺炎支原体

MP感染诱发的哮喘临床主要表现为：（1）咳嗽：较为频繁，程度剧烈，以刺激性干咳为主。（2）中重度喘息：起病后3～4d后出现，持续时间长，对支气管舒张剂不敏感，常规治疗效果不理想。（3）易并发肺外脏器受累，最常见神经系统功能受损。（4）肺部听诊可闻及干、湿啰音和哮鸣音，早期部分患儿肺部可无干、湿啰音。研究发现哮喘患儿易感MP的相关因素包括性别、年龄及特应性体质，如有湿疹史、过敏性鼻炎、皮炎和（或）食物、药物过敏史及哮喘家族史等[44]。

MP感染诱发哮喘的患儿，其发热、喘息、咳嗽等临床症状以及并发症都比较严重，因此要及时做出临床诊断、调整用药方案、改善儿童症状，提高治愈率。其中急性期以大环内酯类抗生素合并β2受体激动剂、吸入性糖皮质激素治疗，阿奇霉素作为新型大环内酯类抗生素，可以抑制支原体蛋白质的合成，抗菌谱较红霉素广，口服吸收快，组织分布广，不良反应较轻，绝大多数患儿可以耐受。丙卡特罗作为第三代β2受体激动剂，具有高度的选择性，能有效地舒张支气管平滑肌痉挛，其具有强而持久的支气管扩张作用。糖皮质激素具有强大的抗炎和抗过敏的作用，是当前治疗哮喘最有效的药物。缓解期以阿奇霉素联合匹多莫德治疗。研究发现小儿哮喘合并 MP 感染的患儿，存在长期感染，MP 的继续清除有利于控制哮喘患儿的潜在感染，而控制感染有利于减少哮喘的急性发作[45]。联合应用匹多莫德、阿奇霉素治疗具有更好的抗炎、抗感染和提高患儿免疫力的效果。匹多莫德可以提高患儿自身免疫力，加强抗炎的作用，从而达到控制哮喘的效果。

六、哮喘与肺炎支原体相关研究进展

1970 年 Berkovich 等[46]首次报道 MP 与哮喘发病有关，此后 MP 感染与哮喘的关系成为国内外学者研究的焦点之一。随着临床对支气管哮喘的不断深入研究，研究发现 MP 与支气管哮喘的发生、发展有着极为密切的联系。MP 可直接或者间接地损伤患者呼吸道黏膜，产生特异性免疫球蛋白 E（IgE），进而引发支原体肺炎，支原体肺炎对机体免疫细胞具有一定的刺激作用，会增加感染率，进而引发气道高反应性炎症，因此在整个致病过程中，MP 不仅是传染源，而且是变应源[47]。近年研究提示 MP 感染后，除病原的直接损伤外，细胞免疫功能失调及 MP 作为变应源使机体致敏，均可能导致气道高反应和气道慢性炎症的持续存在。提醒临床医生今后重视对喘息性疾病患儿的病原学分析和相应处理[48]。

目前，MP 引发哮喘的机制尚不完全明确，主要有以下三方面：气道黏膜损伤机制，I 型变态反应和炎性细胞、介质的作用，呼吸道神经失衡。

（一）肺炎支原体对气道黏膜的损伤机制

MP 一般不侵入上皮细胞，其主要致病物质有 P1 蛋白、糖脂抗原、荚膜多糖。P1 为具有黏附作用的膜蛋白，主要位于 MP 的球状结构表面，其受体是呼吸道表面黏膜上皮细胞等表面的神经氨酸酶。MP 靠近黏膜上皮细胞后，通过 P1 蛋白与神经氨酸酶结合，帮助 MP 的黏附与定植，避免微纤毛运动将其排除。MP 黏附于宿主细胞的同时，会引起感染细胞在 RNA 转录层面的障碍，细胞对半乳糖、乳清酸和氨基酸等的吸收减缓，造成细胞功能障碍。此外，MP 还会在黏附端伸出微管插入细胞内，同时释放 H_2O_2 和超氧游离基，使宿主细胞发生病理性损害。

（二）肺炎支原体感染引发的变态反应、细胞因子和炎症介质对气道的损伤

哮喘是气道的一种慢性变态反应性炎症性疾病。气道炎症由多种炎性细胞（如 T 淋

巴细胞、中性粒细胞、嗜酸性粒细胞、肥大细胞等）、气道结构细胞（如气道上皮细胞、平滑肌细胞等）和细胞组分参与。其中的 T 淋巴细胞、嗜酸性粒细胞、肥大细胞是参与 I 型变态反应的主要细胞，说明哮喘的发生与 I 型变态反应相关。呼吸道感染的致病菌，包括 MP 也可能成为重要的过敏源。MP 作为一种特异性抗原，可通过刺激机体产生特异性 IgE，介导呼吸道 I 型变态反应的发生，引起气道的特异性损伤。此外，MP 感染后呼吸道黏膜上皮细胞周围存在着大量的嗜酸性粒细胞（EOS）浸润。EOS 是呼吸系统变态反应过程中关键的效应细胞，它具有强大的募集炎性细胞及炎性因子的作用，使感染的细胞周围为炎性介质浸润，引起感染及邻近细胞的损伤。EOS 性气道炎症是支气管哮喘的特征之一。高水平的 IgE 抗体可与 EOS 表面上的 IgE 受体结合，进而使其致敏，当感染持续存在或再次感染时，致敏的嗜酸性粒细胞发生脱颗粒，释放组胺、LT 等炎性介质，使气道的平滑肌收缩、血管通透性增加等，这些都可能致使喘息症状出现，是气道高反应形成的基础之一。陈志敏[49]认为 MP 感染与哮喘的发生发展及慢性症状有关。MP 可诱导诸如 IgE、P 物质、神经毒素、IL-5 等炎症介质。慢性 MP 感染可刺激 Th2 型为主的气道炎症反应，以利于微生物的存活，并与哮喘的症状有关。

（三）肺炎支原体感染与呼吸道神经失衡的关系

P 物质属于速激肽家族中的一种主要神经肽，可在中枢端和外周端末梢释放，与 NK-1 受体结合后发挥生理作用。在溃疡性结肠炎中，P 物质与 NK-1 受体的结合，能够增强 EOS 的增殖和趋化能力。在哮喘患者的呼吸道中，NK-1 和 NK-2 受体表达明显增加。这些都提示 P 物质与 NK-1 受体，在哮喘的发作、发展中，起着某种作用；有人提出速激肽（主要为 P 物质）在人类呼吸道疾病如支气管哮喘和慢性阻塞性肺疾病（COPD）发挥了重要的作用，因为已被证明外周端末梢释放的 P 物质，在与 NK-1 和 NK-2 受体结合后，能引起该神经支配区的血管扩张、管壁通透性增加、血浆蛋白渗出等神经源性炎症反应。

第六节　反复呼吸道感染

一、概述

反复呼吸道感染（以下简称"复感"），是指在单位时间内上、下呼吸道感染反复发作超过规定次数而言的一种临床综合征。流行病学统计发现，小儿反复呼吸道感染发病率高达 20%。小儿反复呼吸道感染，简称"复感儿"。该病的反复发作，不仅影响小儿的生长发育和身心健康，同时给父母养护小儿带来了难题。复感治疗不及时，则容易发展为咳喘、水肿、痹症等病症。中医中药在扶正祛邪、增强抗病能力、防治复感方面具有独特的优势。

二、中医病因病机

复感属于西医病名，在中医古籍中并无确切的对应名称，古代医家多将其归于"虚人感冒""虚证"等范畴。其病因病机主要为：一是先天禀赋不足，素体虚弱；二是后天调护失宜，乳食失节，损伤脾胃，气血不足；三是婴幼儿脏腑娇嫩，卫外不固，外感六淫之邪，发而为病，正是"邪之所凑，其气必虚"的道理，因此临床上的肺脾气虚证候较为常见。纵观历代医家对于复感病因病机以及小儿体质的不同认识，"虚、热、痰、瘀"致病说在小儿复感发生中占据着重要地位。

三、西医病因病机

小儿反复呼吸道感染病因复杂，除与小儿时期本身的呼吸系统解剖生理特点以及免疫功能尚不成熟有关外，微量元素和维生素缺乏、环境污染、被动吸烟、慢性上气道病灶，如鼻炎、鼻窦炎、扁桃体、腺样体肥大、慢性扁桃体炎等是反复上呼吸道感染常见的原因。有研究认为其西医病因病机首先责之于小儿呼吸道本身的生理特点；其次，先天性心血管疾病是导致反复呼吸道感染的一个不可忽视的病因；再次，还与抗生素的滥用以及免疫系统的异常有关[50]。

四、诊断

（1）按不同年龄每年呼吸道感染的次数诊断（表7）：

表7 不同年龄每年呼吸道感染的次数

年龄（岁）	反复上呼吸道感染（次/a）	反复下呼吸道感染（次/a）	
		反复气管支气管炎	反复肺炎
0 ~ 2	7	3	2
3 ~ 5	6	2	2
6 ~ 14	5	2	2

注：①两次感染间隔时间至少 7d 以上。②若上呼吸道感染次数不够，可以将上、下呼吸道感染次数相加，反之则不能。若反复感染是以下呼吸道为主，则定义为反复下呼吸道感染。③确定次数须连续观察 1 年。④反复肺炎指 1 年内反复患肺炎 ≥ 2 次，肺炎须由肺部体征和影像学证实，两次肺炎诊断期间肺炎体征和影像学改变应完全消失。

（2）按半年内呼吸道感染的次数诊断：

半年内呼吸道感染 ≥ 6 次，其中下呼吸道感染 ≥ 3 次（其中肺炎 ≥ 1 次）。

五、肺炎支原体与反复呼吸道感染

小儿反复呼吸道感染，分属于儿科感冒、咳嗽、肺炎、哮喘证中，但其内涵还包含了反复感染的内容。研究发现，MP 感染与幼儿反复呼吸道感染疾病之间存在一定因果关系，MP 感染易诱发严重肺外并发症，且难以进行彻底治疗，会导致反复呼吸道感染的形成。MP 作为一种介于病毒和细菌之间的非典型病原体，其能够以呼吸道飞沫的方式进行传播，在儿童中有着较高的易感率，是引起儿童反复呼吸道感染的主要致病因素。

对于反复呼吸道感染儿童而言，大部分患儿有 MP 感染现象，初期临床表现包括高热、支原体血症等，后期可能会因炎症，进而诱发咳嗽、喘憋等症状，可能导致肺炎疾病的形成，不过大部分间质性肺炎患儿症状体征并不明显，可以通过胸部 X 片确诊。MP 所诱发的反复呼吸道感染对患儿身体健康构成较大威胁，由于 MP 感染的潜伏性及感染病程较长，患儿会在症状消失后成为健康携带者，若出现免疫力下降的情况，便会发病。如有研究表明，部分患儿在采取治疗措施后，咽部仍然再带菌数月，若患儿治疗不够彻底，或者抵抗能力较弱，则易出现反复感染现象。

六、肺炎支原体与反复呼吸道感染的相关研究进展

大量研究显示，MP 感染会提高儿童出现反复呼吸道感染的概率，目前尚未完全明确其发病机制，可能与呼吸道上皮相关细胞吸附机制和免疫学发病机制有关[51]。

（1）呼吸道上皮相关细胞吸附机制：冀焕霞[52]认为由于患儿呼吸道上皮细胞吸附作用，MP 极易入侵患儿的呼吸道上皮细胞，而当 MP 入侵后，患儿的呼吸道上皮细胞黏膜就会与神经氨酸相结合，从而导致上皮黏膜损坏，这是导致儿童反复呼吸道感染的主要原因。

（2）免疫学发病机制：当患儿 MP 感染后，体内的细胞免疫系统与体液免疫系统也会受到不同程度的损伤，从而导致患儿细胞活动功能失调，免疫功能下降，这增添了患儿的易感性，导致反复呼吸道感染发病概率不断升高。MP 抗原可使 B 淋巴细胞、T 淋巴细胞减少，使细胞活化功能失调，抑制其防御功能和免疫应答，降低患儿的机体抵抗力，提高患儿的易感性，从而发生反复呼吸道感染[53]。

第七节　急性胃肠炎

一、概述

急性胃肠炎是胃肠黏膜的急性炎症，临床表现主要为恶心、呕吐、腹痛、腹泻、发热等。本病常见于夏秋季，其发生多由于饮食不当，暴饮暴食，或食入生冷腐馊、秽浊不洁的食品。中医根据病因和体质的差别，将胃肠炎分为湿热、寒湿和积滞等不同类型，属中医"呕吐""泄泻"范畴。中医认为本病的发生，系受暑湿之邪或贪凉感受寒湿，过食生冷肥腻，以致损伤脾胃，运化失常而致病。

二、病因

（1）有暴饮暴食或吃不洁腐败变质食物史；

（2）起病急，恶心、呕吐频繁，剧烈腹痛，频繁腹泻，多为水样便，可含有未消化食物，少量黏液，甚至血液等；

（3）常有发热，头痛、全身不适及程度不同的中毒症状；

（4）呕吐、腹泻严重者，可有脱水、酸中毒，甚至休克等；

（5）体征不明显，上腹及脐周有压痛，无肌紧张及反跳痛，肠鸣音多亢进。

三、发病因素

常以沙门菌属和嗜盐菌（副溶血弧菌）感染最常见，毒素以金黄色葡萄球菌常见，病毒亦可见到。常有集体发病或家庭多发的情况。如吃了被污染的家禽、家畜的肉或吃了嗜盐菌生长的蟹螺等海产品及吃了被金黄色葡萄球菌污染了的剩菜、剩饭等而诱发本病。

四、诊断要点

胃肠炎引起的恶心、呕吐通常发病较急，开始多腹部不适，继而恶心、呕吐。腹部阵发性绞痛并有腹泻，每日数十次水样便，黄色或黄绿色，含少量黏液。伴有不同程度的发热、恶寒、头痛等。少数病例可因频繁吐泻，导致脱水及电解质紊乱、酸中毒。

五、胃肠炎与肺炎支原体的关系

MP 相关性胃炎的临床表现主要为发热、恶心、呕吐伴发胃部疼痛不适，和一般急性胃炎的临床表现很相似。MP 相关性胃炎与一般急性胃炎在潜伏期的发病症状及恢复至正常所需时间比较起来有显著的差异性。MP 相关性胃炎较一般急性胃炎潜伏期长，症状重，恢复慢。MP 感染后，发病相对隐匿且持续较长，常见表现为消化道症状，包括腹泻、腹痛、恶心、呕吐以及肝脾肿大等，这是因为支原体侵袭，导致机体消化系统抵抗而产生的反应，MP 感染后患儿血液细胞因子水平也会出现变化，继而引起一系列并发症，而腹泻主要由多因素共同作用所致。

六、胃肠炎与肺炎支原体相关研究进展

小儿 MP 感染肺外中以消化道受累最为常见，占 85.4%，常表现为恶心、呕吐、腹痛、腹泻、肝脾大[54]。目前，关于 MP 相关性胃炎的确切机制尚不清楚，主要有两种学说：（1）MP 毒素直接侵入胃肠道，损害胃黏膜导致胃黏膜损伤；（2）MP 抗原与胃黏膜存在着部分共同抗原，感染后产生的抗体与胃黏膜抗体相结合产生免疫复合物损害胃黏膜[55]。

第八节　肠系膜淋巴结炎

一、概述

儿童肠系膜淋巴结炎是肠系膜淋巴结非特异性炎症，常表现为急性阵发性痉挛性腹痛，是儿童急诊就诊最常见的疾病之一，肠系膜淋巴结炎多见于儿童和青少年，以冬春两季为高发季节。患者常表现为腹痛、腹泻、便秘、呕吐、发热等症状。中医无肠系膜淋巴结炎的病名，依据其"反复腹痛"这一主要临床表现，可辨病归属于"腹痛"范畴。

二、中医病因病机

小儿脏腑娇嫩，形气未充，易受外邪侵袭。护理失当，寒邪内侵，凝滞中焦，寒凝气滞，气血不通而为痛。脾常不足，饮食无度，久则脾失健运，气滞食积生痰蕴热，壅滞气机，不通则痛。小儿卫外不固，屡感外邪，邪毒易下趋大肠，大肠传导失司，糟粕滞留，久则湿热毒停聚。小儿肝常有余，气郁化热或疏泄失常可致气血阻滞，出现脐周或少腹疼痛。

故小儿肠系膜淋巴结炎多由寒邪外袭、乳食积滞、脏腑虚冷、气滞血瘀等使脏腑经脉失调，气血运行不畅而为疼痛。

三、西医病因与发病机制

肠系膜淋巴结炎属自限性非特异性炎症病变，多为病毒感染，少数为细菌感染，常见于上呼吸系统感染后，季节交换是肠系膜淋巴结炎高发季节。其机制为上呼吸道感染病原菌或毒素随着血液或淋巴循环到达远端回盲区淋巴腺体，繁殖或刺激机体产生免疫反应使淋巴腺体局部炎性反应，炎性渗出物刺激腹膜引发腹痛、恶心、呕吐症状，甚至导致发热。病变主要侵犯回盲部淋巴结，原因为小儿肠系膜淋巴结丰富，故临床首发症状为右下腹腹痛，且随患病时间，疼痛转移或面积扩大。

四、诊断

其临床表现为常在呼吸道感染病程中并发，或继发于肠道炎症之后；典型症状为腹痛、发热、呕吐，有时伴有腹泻或便秘，腹痛部位不定，但因病变主要侵及末端回肠的一组淋巴结，故以右下腹痛常见，腹痛性质不固定，可表现为隐痛或痉挛性疼痛，两次疼痛间隙患儿感觉较好。压痛部位靠近中线或偏高，无固定位置，少有反跳痛及腹肌紧张，偶可在右下腹部扪及具有压痛的小结节样肿物，为肿大的肠系膜淋巴结。病理表现为淋巴结增生、水肿、充血，但培养常为阴性，起病后白细胞可正常或轻度升高。彩超检查表现为同一区域显像肠系膜上有两个以上淋巴结且呈弥漫性均匀性改变；长轴 >10mm，短轴 >5mm，纵横比 ≥ 2。排除急性阑尾炎、肠系膜淋巴结结核、恶性淋巴瘤、肠套叠、胃肠炎、肠道寄生虫等疾病。

五、肺炎支原体与肠系膜淋巴结炎

MP 具有致病力的结构为其终端结构，通过其表面蛋白尤其是 P1 蛋白，使 MP 能以宿主细胞膜表面的神经氨酸酶作为受体，紧密黏附在宿主细胞黏膜表面，进而破坏黏膜面的完整性。MP 与宿主细胞膜有相似的抗原成分而逃避宿主的免疫监视，同时牢固吸附于细胞黏膜表面，进而形成长期寄居状态。MP 感染后，可引起宿主细胞膜抗原结构改变，从而产生自身抗体，形成免疫复合物，与机体组织抗原发生交叉反应。所以 MP 感染后，可引起腹痛等症状。MP 感染致肠系膜淋巴结炎可引起消化道症状，主要临床表现为反复阵发性、痉挛性腹痛，每次持续数分钟，可自然缓解，最长者达数小时。发作次数不等，1d 发作数次或数天发作 1 次；疼痛以脐周及右下腹多见，偶见左下腹疼痛。临床研究发现，MP 干扰导致肠系膜淋巴结炎患儿出现明显的腹痛，且经常伴有呼吸道或消化道症状，外周血白细胞数量和 C- 反应蛋白不是很高，且应用红霉素或阿奇霉素进行治疗，效果较明显。对 MP 感染诱发儿童肠系膜淋巴结肿大应首选阿奇霉素治疗，同时配合超声导入仪治疗以增强疗效，以达到彻底治愈的目的。

六、肺炎支原体与肠系膜淋巴结炎相关研究进展

近年来，有关 MP 感染导致肺外疾病引起人们的重视，其中胃肠道受累占 25%[56]。多数认为其发病机制除与 MP 直接侵犯呼吸道产生毒素外，还与免疫介入密切相关[57]。姚梦霖等[58] 认为肠系膜淋巴结炎患儿与 MP 感染的关系存在年龄差异，其中 1 ~ 3 岁组肠系膜淋巴结炎与 MP 感染无密切相关性，3 ~ 14 岁组肠系膜淋巴结炎与 MP 感染有密切相关性。有研究指出[59]，MP 感染会导致腹腔积液的出现，年龄在 3 ~ 14 岁患儿肠系膜淋巴结炎的发生与 MP 感染关系密切。因此，对于上呼吸道感染后腹痛病例及 >3 岁肠系膜淋巴结炎患儿，应警惕 MP 感染引发，从而降低漏诊、误诊率。研究认为，肠系膜淋巴结炎主要由 MP 与溶血链球菌感染所致，高频彩超对 MP 感染所致肠系膜淋巴结炎有一定的诊断价值，其影响结果具有较高的特征性，能作为临床中有效的诊断方法，可有效提高肠系膜淋巴结炎的诊断效率，避免误诊情况发生[60]。

第九节　急性肾小球肾炎

一、概述

急性肾小球肾炎，简称急性肾炎。是儿童常见的免疫反应性肾小球疾病，多数由感染 A 族乙型溶血性链球菌引起，少部分因感染其他细菌或病毒而发病。该病表现为急性发病，多有呼吸道或皮肤感染的前驱感染病史，以尿血为主要特征，并伴有不同程度的蛋白尿、高血压、水肿或肾功能不全。患者发病后病情轻重差异较大，轻者除实验室检测无其他明显症状，重者可出现急性循环充血、高血压脑病及急性肾衰等严重并发症。中医无急性肾小球肾炎的病名，但依据其主要临床特征，将其归为"尿血"范畴。

二、中医病因病机

急性肾小球肾炎的病因主要由外感风邪、湿热和疮毒引起肺脾肾三脏功能失常所致。风、

湿、热、毒互结，使肺之通调、脾之运化和肾之开合功能失司，热伤血络发为尿血，水湿留滞发为水肿。若邪气亢盛而患者正气不足，则可会出现邪陷心肝、水凌心肺和水毒内闭的危重变证。

三、西医病因与发病机制

急性肾小球肾炎有多种病因，大多数是因感染 A 族乙型溶血性链球菌引起，其他细菌如金黄色葡萄球菌、肺炎链球菌、流感杆菌等，病毒如麻疹病毒、EB 病毒、巨细胞病毒、流感病毒、柯萨奇基病毒 B4 等，其他如 MP、血吸虫、钩端螺旋体、白色念珠菌等也会导致急性肾小球肾炎。

急性肾小球肾炎的发病机制比较复杂，尚不清楚。目前能够肯定的是急性肾小球肾炎是因感染引发的免疫反应，疾病的损害主要局限在肾小球上。

四、诊断标准

（一）临床表现

（1）大多数患者 1～4 周前有以呼吸道或皮肤感染为主的前驱感染史。

（2）起病急，主要特征为血尿（肉眼血尿或镜下血尿）、尿多泡沫、水肿（仅眼睑及颜面部或全身）、尿量减少、不同程度的蛋白尿、高血压、发热（低热或高热）。

（3）可伴见全身不适、乏力、头痛、头晕、鼻部出血、咳嗽、恶心呕吐、腹泻、排尿困难、腰痛等症状，

（4）重者可发生高血压脑病、急性肾功能不全、严重循环充血等并发症。

（二）实验室检查

（1）血常规：红细胞计数和血红蛋白稍低，白细胞计数正常或增高。

（2）血沉：血沉增快，提示肾炎病变活动，可在 2～3 个月内恢复正常。

（3）血清学检查：血清补体 C3 早期可下降，6～8 周时多恢复正常。脓皮病后可见抗脱氧核糖核酸酶抗体、抗透明质酸酶抗体升高，咽炎后可见抗双磷酸吡啶核苷酸酶抗体、抗链球菌溶血素 "O" 升高。

（4）尿常规：尿蛋白定性多在 +～++，少数可达 +++，红细胞 +～++++ 不等，若尿浓缩功能受损，则可见尿比重降低。

（5）尿沉渣检查：尿红细胞计数 >1 万 /mL 或 >5 个 / 高倍镜视野（HPF），相差显

微镜下尿红细胞≥60%扭曲变形，还可见白细胞、肾小管上皮细胞和红细胞管型。

（6）尿蛋白定量：尿蛋白定量一般<3g/d，一般持续3~4周，恢复先于血尿的消失。

（7）B超：肾脏B超急性期可见肾皮质回声增强。

五、急性肾小球肾炎与肺炎支原体

MP感染常造成多系统损伤，但国内对于泌尿系统损伤报道较少。国外资料显示，MP感染合并急性肾小球肾炎发病率明显上升，在MPP患者中出现血尿的比例为3.6%~16%。通过大量临床数据分析发现，MP感染合并急性肾小球肾炎症状较链球菌感染后肾炎轻，恢复快，较少出现并发症。在治疗上，红霉素是治疗MP相关性肾炎的有效药物。

六、急性肾小球肾炎与肺炎支原体相关研究进展

目前尚未有MP合并急性肾小球肾炎的统一诊断标准，关于MP感染合并肾小球肾炎的发病机制也尚不清楚。针对发病机制，目前主要有3种假说[61]：（1）MP直接侵害肾脏，导致肾实质损害。（2）MP抗原与肾小球有部分共同抗原，感染后产生的抗体与肾小球的自身抗原形成原位免疫复合物而导致肾损害，或者是由于支原体的毒素损害肾脏，使肾脏原本隐蔽的抗原显露或产生一些新的抗原引发自身免疫反应。（3）循环免疫复合物对肾脏的损害。

第十节　脑膜炎

一、概述

脑膜炎系指软脑膜的弥漫性炎症性改变，由细菌、病毒、真菌、螺旋体、原虫、立克次体、肿瘤与白血病等各种生物性致病因子侵犯软脑膜和脊髓膜引起。细菌性脑膜炎是一种特别严重的疾病需及时治疗，如果治疗不及时，可能会在数小时内死亡或造成永久性的脑损伤。病毒性脑膜炎虽比较严重但大多数人能完全恢复，少数遗留后遗症。脑膜炎可累及硬脑膜、蛛网膜和软脑膜。硬脑膜炎多继发于颅骨感染。自从抗生素广泛应用以来，硬脑膜炎发病率已大为减少。软脑膜炎则颇为常见，包括蛛网膜和软脑膜炎症。因此，目前脑膜炎实际上是指软脑膜炎而言。脑膜炎绝大部分由病原体引起，由脑膜炎双球菌引起的流行性脑膜炎是其中最主要的类型；少数由刺激性化学药品（如普鲁卡因、氨甲蝶呤）引起。脑膜炎

有3种基本类型：化脓性脑膜炎、淋巴细胞性脑膜炎（多由病毒引起）、慢性脑膜炎（可由结核杆菌、梅毒螺旋体、布氏杆菌及真菌引起）。

新生儿细菌性脑膜炎临床特点具有非特异性，多表现为易激惹、进食差、呼吸困难、皮肤苍白或花斑纹、高血压或低血压等，约有25%的病例误诊为脓毒性休克（证据级别2级）。其中呼吸困难为常见的新生儿细菌性脑膜炎初始症状之一，而发热（6%～39%）和癫痫发作（9%～34%）比较少见，其中癫痫发作主要多见于无乳链球菌脑膜炎患儿。出生后24h内发生的新生儿无乳链球菌脑膜炎初始症状中，以神经系统起病的比例仅为63%，主要是呼吸系统症状（72%），其次为心血管系统症状（69%）。因此，通过临床特征来评估新生儿细菌性脑膜炎诊断的准确性较低，容易出现误诊漏诊，需要行腰椎穿刺脑脊液（CSF）检查进一步明确诊断。

细菌性脑膜炎患儿最常见的临床特征是发热、头痛、颈项强直和呕吐，临床体征无特异性（证据级别2级）。通常以发热、寒战、呕吐、畏光和严重头痛起病。年长儿比年幼儿临床特征更典型，年龄越小，头痛、畏光、呕吐、颈项强直症状和体征越不明显。有报道头痛症状在1岁儿童所占比例仅为2%～9%，而5岁以上的儿童达到75%。发热是儿童期细菌性脑膜炎最常见的症状，发生率为92%～93%。其次是呕吐症状，发生率为55%～67%。癫痫发作占10%～56%。意识状态改变见于13%～56%患儿。此外，一些特殊症状或体征可能提示特定病原菌感染，如皮肤瘀点、紫癜样皮疹，通常是脑膜炎奈瑟菌感染的征象，而肺炎链球菌性脑膜炎皮疹相对少见。临床体征对诊断准确性的判断亦有所不同，有研究显示，颈项强直的诊断敏感度为51%、Kernig征为53%、Brudzinski征为66%。因此，不能依靠特殊体征做出细菌性脑膜炎的诊断（证据级别2级）。

二、中医病因病机

基于毒邪理论认识毒致脑病病因病机，认为主要是内外之毒，毒损脑络、脑膜、玄府，伤及脑髓；毒邪壅滞，损伤津、血、精、髓等。脑髓失养；由脑府神机受损致全身脏腑功能失调，神机失用。大脑是一个独立的稳定的生态系统，拥有与众不同的防御体系和独特的废物清除程序。一般情况下，由于血脑屏障的完整性，毒邪不容易侵入颅脑。《素问刺法论》谓："气出于脑即不邪干"，"神游失守……或有邪干"。只有气血亏虚，形体损伤，经脉闭塞，髓海至阴起亟失常，神窍玄府生化障碍，元神衰弱不聚失其守位，即使毒邪不亢盛也有可能为邪气所凑。

毒邪在神经感染性疾病及代谢性脑病中的致病特征：（1）六淫之毒对脑髓的侵犯程度不一致。《素问·太阴阳明论》云："伤于风者上先受之。"《素问·奇病论》曰："所犯大寒，内至骨髓，髓者以脑为主，脑逆故令头痛"。《素问·至真要大论》称："诸躁狂越，皆属于火"。《经方实验录·大承气汤证》说："毒者，因热而生也"，"有易犯脑者,有不易犯脑者"。容易侵犯神经的病毒现代称之为嗜神经病毒。正气不足,邪毒上犯,毒损脑络,通过"膜络一体"(《释名·释形体》)由脑络侵及脑膜,损伤"太一真元之气"以及"幕络一体之形"。《素问病机气宜保命集·原脉论》曰:毒邪侵"溃入血分,与血液合为一体","毒在血脉",菀毒滞着,即"邪气入脏入腑"(《读医随笔·病在肠胃,三焦大气流行空虚之部,与淫溢滞经脉膜络曲折深隐之部其治不同》)损伤脑髓玄府,热伤神明,发为脑炎、脑膜炎、脑脊髓膜炎等神经感染性疾病,出现神志症状如果神昏者确为至危至急之候,如急性重症感染后,病程中产生的毒性物质引起脑功能障碍或造成继发性病理改变,发为感染中毒性脑病。(2)内毒蓄积,上犯巅顶,阻抑清阳,蒙蔽神窍,或者损伤脑府的津、血、精、髓等,影响中枢系统神机失用,而出现神志改变,发为代谢性脑病。当然,代谢性脑病属于危重症,机体气血阴阳失调产生的内毒和外来之毒,共同导致疾病的恶化。疾病不是简单地停留在单脏器单部位上,病情也不是简单的虚实、寒热,更多地表现为多脏器多部位及寒热虚实夹杂之象。

三、西医病因病机

1. 化脓性脑膜炎

是由各种化脓菌引起的脑膜炎症,系细菌性脑膜炎中的一大类。为颅内的严重感染之一,常为化脓性脑炎与脑脓肿并存。常见致病菌为3种类型,即流感嗜血杆菌B型、脑膜炎奈瑟菌(双球菌)和肺炎链球菌(肺炎双球菌)。通常一小部分健康人鼻内或体表携带这些病菌并不侵害人体,通过咳嗽或打喷嚏传播。人们最易在患感冒时被病菌传染,因为鼻炎使细菌进入颅内变得极为容易。

2. 结核性脑膜炎

是由结核杆菌引起的脑膜非化脓性炎症,约占全身性结核病的6%,是最常见的中枢神经系统结核病,不仅是结核病中最严重的病型,也是小儿结核病死亡的最主要原因。结核分枝杆菌感染经血播散后在软脑膜下种植形成结核结节,结节破溃后大量结核菌进入蛛网膜下腔。近年来,结核性脑膜炎的发病率及死亡率都有增高趋势。早期诊断和治疗可提高疗效,减少死亡率。

3. 病毒性脑膜炎

系多种病毒引起的中枢神经系统的感染。能引起脑膜炎的病毒有虫媒病毒、肠道病毒、埃可病毒、脊髓灰质炎病毒、柯萨奇病毒A和B、埃可病毒、黏病毒和副黏病毒、疱疹病毒、砂粒病毒等,其次为流行性腮腺炎病毒、单纯疱疹病毒及腺病毒。病毒常侵犯脑实质而呈脑膜脑炎表现,属无菌性脑膜炎。

4. 隐球菌性脑膜炎

脑膜炎还可由真菌引起。最为常见的一种是隐球菌，可在鸽子粪中找到。隐球菌性脑膜炎是隐球菌属中某些种类或变种侵犯中枢神经系统引起的一种深部真菌感染。健康人不易患与真菌有关的脑膜炎，但对那些 HIV 病毒感染的人则不一样，感染隐球菌后可发生隐球菌性脑膜炎。

四、诊断

细菌性脑膜炎的诊断需要通过 CSF 检查来证实。CSF 培养结果阳性对于明确病原体有重要意义，并且体外药敏试验可更好地指导最佳抗生素的选择。当 CSF 培养阴性时，革兰染色、乳胶凝集、免疫层析抗原测试和 PCR 检测可提供额外的信息。如果没有 CSF 检查，血清炎症指标对诊断可能提供支持性依据。有个别研究评估了 CSF 趋化因子、细胞因子、补体和代谢物水平测定对诊断细菌性脑膜炎的诊断价值。这些指标相对于常规标准诊断指标而言，可重复性差，不能应用于临床。

腰椎穿刺术（腰穿）对于细菌性脑膜炎的诊断至关重要，不仅能够明确诊断而且可以明确致病菌，从而合理选用敏感抗生素。但腰穿之前，需了解是否存在禁忌证，如占位性病变患者腰穿后发生脑疝的风险增高。指导委员会达成共识：在儿童（除新生儿外）腰穿前进行颅脑计算机断层扫描（CT）检查的适应证应同成人。对于新生儿，目前还没有数据指导腰穿前的辅助检查应用。但如果在头颅影像学检查后行腰穿，又会延迟抗生素治疗，因此，需通过临床特征识别占位性病变高危患者（证据级别 3 级）。

五、脑膜炎与肺炎支原体的关系

随着近年来呼吸道病原学的变迁，支原体在儿童呼吸系统感染中逐年上升，目前已成为儿童和青少年时期最常见的引起呼吸道感染的病原体之一，同时，支原体可引起肺外损伤。肺外症状几乎累及各个系统，其中神经系统损害最常见，尤其是支原体脑炎 / 脑膜炎，约占 MP 感染合并神经系统疾病患儿的 70%。支原体肺炎好发于学龄儿童及青年人，文献报道以 5～14 岁最多见。支原体肺炎一般起病缓慢，但也有急性起病者。绝大多数患儿出现发热，所有患儿均有咳嗽，且持续时间较长。

以下指标作为诊断 MP 脑炎 / 脑膜炎的标准：

（1）有神经系统受损的表现；

（2）病毒性脑炎样脑脊液改变；

（3）脑电图检查示弥漫性或局限性慢波改变；

（4）血清或脑脊液中 MP-IgM 阳性；

（5）病程中可以有呼吸道 MP 感染症状，并可同时伴有其他脏器损害；

（6）除外病毒性脑炎等其他中枢神经感染。

重症 MP 脑炎在符合以上诊断标准基础上，符合下列条件 2 项以上：

（1）频繁抽搐或惊厥持续状态；

（2）存在明显意识障碍；

（3）肢体瘫痪；

（4）出现脑干症状；

（5）头颅 CT 或 MRI 显示脑实质或脑干异常病灶。

六、脑膜炎与肺炎支原体相关研究进展

关于 MP 所致神经中枢感染目前有 3 种学说[62]：（1）直接侵入学说；（2）自身变态反应学说；（3）神经毒学说。MP 约 0.1% 累及中枢神经系统，可引起脑膜炎或脑炎，约占住院 MP 感染患儿的 7%[63]。Lerer 等[64] 报告 50 例病例，其中 30% 为脑炎，30% 为脊髓神经根炎，20% 为脑膜炎，16% 为局限性脑炎，8% 伴有精神症状。MP 感染所致中枢神经系统表现为多发性神经根炎、脑膜脑炎、小脑损伤及精神障碍等[65]。在中枢系统受累表现早期，激素和静脉注射丙种球蛋白治疗有减轻免疫反应、封闭抗体作用，对控制病情发展、促进疾病恢复有一定疗效[66]。

第十一节　心肌炎

一、概述

心肌炎是指心肌中有局限性或弥漫性的急性、亚急性或慢性的炎性病变性疾病，由多种病原体（如细菌、病毒、真菌、支原体、衣原体、螺旋体、原虫等）、过敏或自身免疫疾病等引起。心肌炎的发病轻重有较大差异，轻者无明显症状或仅有轻微临床症状，重者可出现休克、心力衰竭，甚至猝死。心肌炎在中医古代典籍中无相关记载，根据其主要临床症状，可将其归为"胸痹""心悸"的范畴。

二、中医病因病机

目前对于心肌炎中医病因病机的研究较少，故以病毒性心肌炎为例，阐述病因病机。

本病的内因为素体正气亏损，外因责之于温热邪毒侵袭。外感温热毒邪犯于肺卫，蕴于肠胃；毒邪入里，痹阻心脉，久之耗气伤阴伤阳，致心之气阴阳亏虚。若迁延日久，可伤脾肺，导致痰浊内生，痰瘀互结。

三、西医病因与发病机制

心肌炎的病因主要为病原体感染、过敏或变态反应和理化因素导致，少数可见不明原因引发的心肌炎。

1. 病原体感染

多种病原体如病毒、细菌、真菌、支原体、衣原体、螺旋体、立克次体、原虫、蠕虫等均可引起心肌炎，但以病毒和细菌最为常见。

2. 过敏或变态反应

青霉素、链霉素、磺胺类等都可导致过敏引发心肌炎，结缔组织疾病（如风湿热、皮肌炎、系统性红斑狼疮等）属于变态反应疾病，常常引发心肌炎，其中风湿性心肌炎较常见。

3. 理化因素

某些化学毒物（如汞、铅、磷、一氧化碳、氯化物等）除可造成过敏性心肌炎，还可通过直接的毒性作用造成中毒性心肌炎。

4. 病因未明

目前间质性病变的特发性心肌炎和巨细胞性心肌炎尚未找到明确病因。

关于心肌炎确切发病机制，目前尚不清楚，可能与病原体感染或自身免疫反应有关。

四、诊断标准

（一）主要临床诊断依据

（1）心功能不全、心源性休克或心脑综合征。

（2）心脏扩大。

（3）血清心肌肌钙蛋白 T 或 I（cTnI 或 cTnT）或血清肌酸激酶同工酶（CK-MB）升高，伴动态变化。

（4）显著心电图改变（心电图或 24h 动态心电图）。

（5）心脏磁共振成像（CMR）呈现典型心肌炎症表现。

在上述心肌炎主要临床诊断依据（4）中，"显著心电图改变"包括：以R波为主的2个或2个以上主要导联（Ⅰ、Ⅱ、aVF、V5）的ST、T改变持续4d以上伴动态变化，新近发现的窦房、房室传导阻滞，完全性右或左束支传导阻滞，窦性停搏，成联律、成对、多形性或多源性期前收缩，非房室结及房室折返引起的异位性心动过速，心房扑动、心房颤动，心室扑动、心室颤动，QRS低电压（新生儿除外），异常Q波等。

在上述心肌炎主要临床诊断依据（5）中，"CMR呈现典型心肌炎症表现"指具备以下3项中至少2项

（1）提示心肌水肿：T2加权像显示局限性或弥漫性高信号；

（2）提示心肌充血及毛细血管渗漏：T1加权像显示早期钆增强；

（3）提示心肌坏死和纤维化：T1加权像显示至少1处非缺血区域分布的局限性晚期延迟钆增强。

（二）次要临床诊断依据

（1）前驱感染史，如发病前1～3周内有上呼吸道或胃肠道病毒感染史。

（2）胸闷、胸痛、心悸、乏力、头晕、面色苍白、面色发灰、腹痛等症状（至少2项），小婴儿可有拒乳、发绀、四肢凉等症状。

（3）血清乳酸脱氢酶（LDH）、α-羟丁酸脱氢酶（α-HBDH）或天冬氨酸转氨酶（AST）升高。

（4）心电图轻度异常。

（5）抗心肌抗体阳性。

在上述心肌炎次要临床诊断依据（3）中，若在血清LDH、α-HBDH或AST升高的同时，亦有cTnI、cTnT或CK-MB升高，则只计为主要指标，该项次要指标不重复计算。

在上述心肌炎次要临床诊断依据（4）中、"心电图轻度异常"指未达到心肌炎主要临床诊断依据中"显著心电图改变"标准的ST-T改变。

（三）心肌炎临床诊断标准

符合心肌炎主要临床诊断依据≥3条，或主要临床诊断依据2条加次要临床诊断依据≥3条，并除外其他疾病，可以临床诊断为心肌炎。

五、心肌炎与肺炎支原体

MP 所致的心肌炎是常见的肺外并发症之一，据相关文献报道，MPP 并发心肌炎的概率为 30% ~ 35%，可见 MPP 合并心肌炎的概率比较高。但 MPP 合并的心肌炎症状和体征均不明显，有部分患儿仅表现为精神不振、腹痛等不明显症状，医生容易漏诊。故对于 MPP 患儿进行心电图和心肌酶谱检查十分重要。其中 CK-MB 和 AST 对诊断心肌损害特别灵敏而有特异性，持续时间长，恢复慢，可用于心肌炎的早期诊断。MPP 合并的心肌炎，一般病情较轻，短期治疗预后良好。

六、心肌炎与肺炎支原体相关研究进展

目前 MPP 合并心肌炎的机制尚未清楚，多数专家认为其发病机制可能是 MP 感染直接侵袭或循环免疫复合物损伤心肌细胞导致的 [67]。但至今未能从活检的心肌组织分离出支原体来证实可因 MP 感染直接侵袭而造成心肌炎。MP 可能与人体心、脑、肺等组织有部分共同抗原，感染后可产生人体相对组织的自身抗体，形成免疫复合物，导致心肌损害 [68]。其他学者对于 MPP 合并心肌炎的机制也有进一步的研究。张忠浩认为 MPP 合并的心肌炎是由于炎症、肺水肿使气体交换面积减少，引发不同程度的缺血、缺氧，使心肌能量代谢产生变化，心率加快，心肌需氧量增加，心肌变性、坏死，引起心肌酶谱的升高 [69]。

黄海忠认为 MPP 合并的心肌炎是因为 MPP 引起的机体免疫复合物和中性粒细胞具有显著的趋化性，大量炎性因子趋向侵袭相同病变部位，到达病变部位后释放水解酶和其他引发心肌损伤的过敏物质，继而引起心肌的局部增生和破坏 [70]。周建林等 [71] 学者认为 MPP 合并的心肌炎是由 3 种原因造成的：一是 MPP 患者体内存在的炎性因子会造成肺泡巨噬细胞凋亡，进而损伤肺细胞，释放出部分心肌酶；二是支原体释放的毒素对心肌细胞也会有一定损伤，造成心肌酶释放到血液中；三是支原体肺炎患儿常有呼吸不畅的症状，引发心肌缺氧，造成心肌细胞受伤，造成心肌酶细胞升高。田维燕等 [72] 学者通过临床实验，发现 MPP 合并心肌炎的发生发展可能与合并感染柯萨奇病毒相关，严重时可危及患者的生命，需要积极有效地进行治疗。

第十二节　紫癜

一、概述

紫癜亦称紫斑，是小儿时期常见的出血性疾病之一，临床以血液溢于皮肤、黏膜之下，出现瘀点瘀斑、压之不褪色为特征，常伴有鼻衄、齿衄、尿血、呕血、便血等症状，属中医学血证范畴，其临床表现与西医学的过敏性紫癜和免疫性血小板减少症有相似之处。

本病属中医学血证范畴，血液溢出于肌肤之间，皮肤表现青紫、斑点或斑块的病症。紫斑多发生在四肢，尤以下肢多见皮肤呈点状或片状青紫，斑块大小不等，形状不一，用手指按压紫斑处，其色不褪，部分患者可伴有发热、头痛、纳差、腹痛、肢体关节疼痛等症，儿童及成人均会患本病，以女性居多，紫斑的治疗应根据紫斑的数量颜色及有无其他部位出血等情况辨识病情的轻重。紫斑面积小，数量少，斑色红赤者病情较轻；面积大，数量多，斑色紫黑者病情较重。紫斑还常伴有齿衄、鼻衄，少数甚至可见血尿或便血。本病由火热熏灼，血溢脉外所致者为多，其中属实火者当着重清热解毒，属虚火者，着重养阴清热，而凉血止血化瘀消斑的药物均可配伍使用，对于反复发作，久病不愈或气血亏虚气不摄血者，又当益气摄血，并适当配伍养血止血化瘀清斑的药物。

二、中医病因病机

过敏性紫癜属中医学血证的范畴，古代医家就对本病的病因病机研究颇多。《医宗金鉴·外科心法要诀·葡萄疫》有此证多因婴儿感受疠疫之气，郁于皮肤凝结而成的记载。《巢氏诸病源候论》云斑毒之病是热气入胃，而胃主肌肉，其热挟毒蕴积于胃，毒气熏发于肌肉，状如蚊蚤所啮，赤斑起，周匝遍体，凡荣卫大虚脏腑伤损，血脉空竭，因而恚怒失节，惊恚过度，暴气逆溢，致令腠理开张，血脉流散也。唐宗海于《血证论》中指出，既然是离经之血，虽清血鲜血亦是瘀，瘀血在经络脏腑之间，则周身作痛，以其阻塞气之往来故滞碍而痛，所谓痛则不通也。《丹溪心法》在总结以往外感发斑的基础上又明确提出了内伤发斑的理论，认为发斑有伤寒发斑、温毒发斑、内伤发斑、阴证发斑的不同。

三、西医病因病机

（1）感染。细菌或病毒感染与 ITP 发病密切相关，80% 的儿童患者在发病前 2 周左右有上呼吸道感染史，血中抗病毒抗体或免疫复合物浓度与血小板计数及寿命呈负相关，慢性患者常因感染而加重，部分患者与胃内 HP 感染有关。

（2）免疫因素，免疫因素是 ITP 发病的主要原因，80% 以上患者可测到血小板相关抗体，包括抗膜糖蛋白 GP Ⅱ b/ Ⅲ a，GP Ⅰ b/Ⅰ X 等抗体自身抗体与血小板结合可使血小板破坏增多，自身抗体还可致使巨核细胞成熟障碍，造成血小板生成减少。细胞毒性 T 淋巴细胞也参与了血小板集聚和细胞的免疫破坏作用。脾是血小板自身抗体产生的主要场所，也是血小板破坏的主要场所，与自身抗体结合的血小板，其表面性状发生改变，再通过脾窦时易被滞留，进而被单核吞噬细胞系统吞噬，肝脏也是血小板被破坏的部位之一。

（3）其他因素，慢性 ITP 多见于育龄妇女，现已发现雌激素具有抑制血小板生成，促进血小板破坏的作用。

四、诊断

（一）临床表现

（1）发病前 1 ~ 3 周常有低热、咽痛、上呼吸道感染及全身不适等症状。

（2）以下肢大关节附近及臀部分批出现对称分布、大小不等的斑丘疹样紫癜为主，可伴荨麻疹或水肿、多形性红斑。

（3）病程中可有出血性肠炎或关节痛，少数患者腹痛或关节痛可在紫癜出现前 2 周发生，常有紫癜肾炎。

（二）实验室检查

（1）血小板计数正常，血小板功能和凝血时间正常。

（2）尿常规可有红细胞、蛋白、管型，重症有肉眼血尿。

（3）大便隐血实验阳性。

（4）血沉轻度增快。

双下肢紫癜，伴腹痛、关节痛或肾脏损害等具有典型症状者诊断不难。但当全身症状如关节疼痛、腹痛等出现于皮肤紫癜之前时，容易误诊为风湿性关节炎或急腹症，临床上需与这些疾病及其他类型的紫癜和血管炎鉴别。

五、紫癜与肺炎支原体的关系

MP 感染目前已被证实为导致过敏性紫癜发病的关键原因。大部分过敏性紫癜患儿发病前有上呼吸道感染，刘利梅[73] 等对 30 例诊断为过敏性紫癜及 MP 感染的患儿进行回顾性分析，结果发现 MP 感染可并发过敏性紫癜，其临床特点是除典型紫癜外，多伴发热、呼吸道感染，且病情重，易反复。吴夕芳[74]对其医院收治的 78 例过敏性紫癜患者进行分析，发现血清特异性 MP-IgM 阳性 34 例占 44%，提示 MP 感染与过敏性紫癜发病相关。临床证据还表明，给予抗 MP 感染药物治疗后，过敏性紫癜预后良好。蓝晓光[75]等对 81 例过敏性紫癜住院患儿中 MP 抗体 MP-IgM 阳性的 22 例进行回顾性分析，结果 22 例中 18 例以过敏性紫癜为首发症状人员，所有病例确诊前常规应用青霉素或头孢菌素及脱敏剂治疗效果不佳；检出 MP-IgM 阳性或咽拭 MP 培养阳性后，应用大环内酯类药物有效。蔡勉珊[76]等经临床研究发现，过敏性紫癜患儿合并 MP 感染，其特征主要包括：（1）患儿出现皮疹，少数有皮肤坏死的情况；（2）患儿多有发热，体温高于 38℃；（3）患儿常有咳嗽、咽痛、鼻塞、胸痛、气喘，少数出现呼吸困难、口唇发绀等表现；（4）患儿某些器官、系统出现功能障碍，如出现关节症状、胃肠道症状、肾脏损害等，表现为关节痛、腹痛、呕血、便血等症状。

六、紫癜与肺炎支原体相关研究进展

目前研究认为，MP 感染引发过敏性紫癜的机制可能为[77]：（1）MP 作为过敏源导致了直接的速发型过敏反应；（2）间接导致自身免疫反应，造成免疫性的损害；（3）亦有可能与遗传易感性有关。

目前比较倾向于免疫紊乱学说，而 ITP 的发病机制目前主要集中在以下几个方面：（1）病毒及支原体等病原体感染机体后使机体产生相应的抗体，这类抗体可与血小板膜发生交叉反应，使血小板受到损伤而被单核 - 巨噬细胞所清除。（2）机体受到感染后，导致免疫反应，体内形成的抗原 - 抗体复合物可附着于血小板表面，使血小板被清除。钱宇等研究发现[78]，MP 感染与过敏性紫癜患儿免疫功能具有紧密的关系，包括细胞免疫及体液免疫，其是导致过敏性紫癜患儿免疫功能降低的主要原因之一。（3）血小板与巨核细胞有共同抗原性，抗血小板抗体同样作用于骨髓中巨核细胞，导致巨核细胞成熟障碍，使血小板进一步减少。同时，有学者进一步提出了共刺激信号理论及 T 细胞失衡、细胞因子异常、调节性 T 细胞数量减少、细胞毒 T 细胞直接溶解血小板的理论。目前国内外关于 MP 感染并发血小板减少的临床报道较多，但对其两者间的联系以及发病机制还不能很好地加以解释，目前细胞免疫在 MP 感染致 ITP 中的作用成了研究热点，并引起了国内外多数学者的兴趣。

夏小军等研究发现[79]，MP 感染与过敏性紫癜关系密切，且 MP 可能使过敏性紫癜患儿病情更加复杂。近年来，有学者提出[80]，过敏性紫癜反复发作与 MP 感染紧密相关，过敏性紫癜合并 MP 感染，可发展成为难治性 HSP，使病情更加复杂。胡光玉等通过研究发现[81]，应用阿奇霉素序贯联合多药治疗小儿 MP 感染致过敏性紫癜，可有效改善患儿临床症状，不良反应较少，安全性较高，值得临床推广。尚莹等研究发现，甲强龙联合阿奇霉素治疗 MP 感染致过敏性紫癜儿童临床症状发生率和过敏性紫癜消失时间显著低于单独阿奇霉素治疗，临床疗效显著[82]。

第十三节　重症肺炎支原体肺炎

一、概述

重症肺炎支原体肺炎（Severe mycoplasma pneumoniae pneumonia，SMPP）是一种常见的肺部感染性疾病，其临床表现重，中毒症状明显，病情进展迅速，多系统受损，并发症多见。其中小儿重症病例常常引发患儿肺不张、支气管扩张、闭塞性支气管炎和闭塞性细支气管炎等遗留症状，而且近年来重症病的发病率也在逐年升高。

二、中医病因病机

张葆青教授认为 SMPP 病程迁延，缠绵难愈；多呈持续稽留高热，发热而不欲饮；咳痰黏稠，不易咯吐；舌苔多白厚或黄腻，脉象多数而濡滑；且患病儿童多属痰热、湿热体质。其临床特点均与湿热致病特点相符合[83]。李新民教授也认为 SMPP 多属湿热内蕴之肺气郁闭，因热势高、稽留难退应考虑湿热并重。在方药选择上考虑治疗核心在湿而不在热，湿去热自孤[84]。

三、西医病因与发病机制

MP 侵入机体后可引起广泛的特异和非特异免疫反应，SMPP 引起多系统、多脏器损害的确切机制尚不十分清楚。目前研究认为主要是由 MP 感染后引发机体过度的炎症反应和自身免疫损伤所致。

四、诊断标准

目前对于 SMPP，国内尚无统一的诊断标准，参照参考 2006 年《儿童社区获得性肺炎管理指南（试行）》，将重症 MP 肺炎定义为：

（1）明显气促或心动过速，其中超过 5 岁的患儿，R ≥ 30 次 /min，HR ≥ 120 次 /min，可能有动脉血压下降（收缩压 ≤ 75mmHg）、鼻扇及发绀等；

（2）经大环内酯类抗生素合理治疗 7d 以上无效，或者持续发热 10d 以上；

（3）胸部影像学表现为多肺叶病变或大范围肺浸润；

（4）出现严重胸腔积液、肺不张等肺内并发症；

（5）伴有其他系统严重功能障碍。

以上标准满足前 3 条中任意 2 条和（或）满足后 2 条中任意 1 条即可诊断为 SMPP。

五、重症肺炎支原体肺炎与肺炎支原体

SMPP 是由 MP 引起的肺部急性炎症，也是儿童最常见的肺部感染性疾病之一。该疾病不仅会引发患儿出现发热、咳嗽、气促、心动过速、三凹征等症状，同时还易诱发闭塞性细支气管炎、肺不张、胸腔积液、肺脓肿、肺纤维化等并发症以及损伤其机体多项系统功能，从而对患儿身心健康、日常生活和生命安全均造成不良影响。

六、重症肺炎支原体肺炎与肺炎支原体相关研究进展

目前认为 SMPP 多为 MP 直接侵害后引起的免疫功能紊乱所致，主要体现在免疫球蛋白、T 细胞亚群、血清补体、细胞因子水平变化，尤其是免疫球蛋白及 T 细胞亚群的显著改变[85]。

免疫功能改变

1. 免疫球蛋白

当 MP 感染机体时会刺激机体 B 细胞分泌特异性的 IgG，同时 IgA 和 IgE 也有所改变，而 SMPP 会导致淋巴细胞过度激活、增殖，常表现出特异性 IgM、IgG 水平的大幅度升高。

2. T 淋巴细胞亚群

当 MP 感染机体后 T 细胞及其亚群识别抗原产生细胞因子并参与细胞免疫应答，既能及时清理抗原又不会对自身造成伤害。CD8+ 多数为抑制性 T 细胞，可抑制非己抗原诱发的免疫应答，同时具有一定的细胞毒性，可直接杀伤靶抗原，在抗病毒、抗肿瘤因子过程中发挥重要作用。CD8+ 水平则显著升高提示 SMPP 患儿 T 细胞活动受到抑制，存在细胞免疫功能紊乱，且在发病初期以及病情较重的情况下变化越明显[86]。

3. 血清补体

当 MP 感染机体后直接激活补体系统并刺激免疫细胞及炎性细胞出现大量增殖与活化促进局部组织的损伤，其中补体 C3 和 C4 为参加补体的经典激活途径与补救激活途径中的

重要免疫活性因子。MP 感染早期补体系统被激活并且随着病情的发展生成大量的 C3 和 C4 以对抗和清除病原体，恢复期补体不断被消耗，血清 C3 和 C4 水平逐渐趋于正常，随着病情加重，以上变化越明显[87]。

4. 细胞因子

细胞因子作为主要的炎症介质，在炎症反应中起重要作用。MP 侵入下呼吸道后刺激呼吸道的巨噬细胞和上皮细胞引起多种炎性因子的释放，重者导致机体的多个组织器官损伤，最终导致噬血细胞综合征，病情越重其水平越高，可用来判断 MPP 严重程度[88]。

第十四节 难治性肺炎支原体肺炎

一、概述

难治性肺炎支原体肺炎（refractory mycoplasma pneumoniae pneumonia，RMPP）即在机体感染 MP 状态下，若未采取有效救治而引起的肺部并发症和肺外临床表现，以胸腔积液、心肌炎、肺坏死等表现为主，使患儿面临多脏器衰竭危象，已成为危及患儿生命健康的疾病之一，其主要与机体免疫功能存在关联，以免疫损害、免疫炎性反应等形式对机体产生侵害，临床治疗以抗感染、抗炎、免疫等为主。

二、中医病因病机

儿童 RMPP 属于中医学"肺炎喘嗽""马脾风""风温"等范畴。小儿脏腑娇嫩，形气未充，卫外功能较差，六淫之邪易由鼻或皮毛而入，侵犯肺卫，郁闭肺气，正邪交争则出现发热，肺失宣肃，水液输化无权，则凝滞为痰，外邪侵袭入里化热，痰热互阻，气道壅遏，肺气上逆，故而出现热、咳、痰、喘等肺炎喘嗽的临床症状。

三、西医病因与发病机制

RMPP 的发病机制到目前为止还不是十分清楚。根据临床上相关的研究报告，其发病机制可能与多种炎症介质和细胞因子有关，与机体内相互作用的复杂过程有关，与病原微生物对宿主的作用有关。目前认为，按照病原体感染的一般规律，RMPP 与 MP 的直接侵袭、大环内酯类药物耐药、免疫反应、细胞毒性、血液高凝状态、NO 的影响、慢性病状态及机体合并其他病原体感染有关。

四、诊断标准

参照《诸福棠实用儿科学》中的诊断标准。

（1）发热、咳嗽、肺部啰音等；

（2）X 线显示小片状或扇状阴影；

（3）血清特异性支原体免疫球蛋白 M 抗体阳性（急性期滴度 ≥ 1 ：160）和（或）支气管肺泡灌洗液支原体核酸扩增技术 DNA 检测阳性；

（4）经大环内酯类抗菌药物正规治疗 7d 及以上，临床征象加重、仍持续发热、肺部影像学所见加重者。

五、难治性肺炎支原体肺炎与肺炎支原体

儿童与青少年是 MPP 的主要患病人群，并且在急性呼吸系统感染性疾病中，MP 也是常见病原体。通过统计研究发现，社区获得性肺炎病原体中 10% ~ 40% 为 MP，若患儿给予 5 ~ 7d 大环内酯类抗生素治疗后仍无显著效果，且出现持续发热症状，通过观察患儿肺部体征及影像学表现，病情呈现进行性加重，则需考虑患儿是否为 RMPP。

剧烈咳嗽、持续高热为 RMPP 主要临床表现，高热伴有咳嗽剧烈、呼吸困难、稽留热、胸部不适等临床症状。多数患儿病情呈进行性加重，并会出现肺不张、肺坏死、胸腔积液等一系列临床表现，部分患儿还会合并出现其他系统并发症，如心血管系统出现心律失常、心音低钝等，消化系统出现腹胀、呕吐、腹泻、血便等，泌尿系统出现蛋白尿、血尿等。病情严重患儿甚至会出现血液系统问题，表现为溶血性贫血症状，也会出现抽搐等神经系统症状，危重症患儿甚至会出现多器官功能衰竭危及患儿生命安全。RMPP 的独立危险因素有患儿年龄小于 2 岁、住院时间 > 11d、发热时间 > 15d 以及反复呼吸道感染等。年龄小于 2 岁的婴幼儿，其自身免疫功能较弱，抗感染能力不足，当出现肺部感染时，不能自行排出呼吸道中的炎性分泌物，极易发展成 RMPP。

六、难治性肺炎支原体肺炎与肺炎支原体相关研究进展

1. 免疫损害

MP 感染主要以侵入呼吸道为主，借助自身携带的 P1 黏附蛋白分泌黏附因子提高肺类胰蛋白酶敏感性，通过与宿主靶细胞间的融合逐渐降低脏器吞噬细胞功能，引起机体免疫损害。同时，MP 穿透性极强，可对宿主上皮细胞施以融合、侵入，且 MP 还可自主分泌免

疫原性细胞毒素致病因子，加快细胞凋亡 [89]。

2. 免疫炎性反应

（1）细胞免疫：当存在 MP 感染时，T 淋巴细胞会自动施行免疫保护（细胞毒 T 细胞的特殊抗原反应），而由此出现的肿瘤坏死因子 β（TNF-β）、白细胞介素 -12（IL-12）、肿瘤坏死因子 γ（IFN-γ）等促炎介质均可显著提高细胞毒性，起到诱导杀伤的效果。尤其是在实验室验证情况下，Th1 细胞因子与 RMPP 患儿疾病程度、病变范围、肺内外并发症呈正向关联，即 MP 感染不仅与细胞损伤相关，还取决于淋巴细胞诱导下的免疫炎性反应损伤情况。（2）体液免疫：在 RMPP 疾病进程中体液免疫的作用不容忽视，其主要借助组织器官内的 MP 类似抗原于脑或肝等脏器处生成免疫复合物，以激活免疫系统的方式，将白细胞引至病变部位，再通过溶菌酶的释放使水解酶呈增生状态，以强破坏性的特点诱发肺外损害。（3）细胞因子：若机体出现 MP 感染，可对免疫细胞予以广泛性激活，再通过对外周细胞（骨髓外血液内的细胞均称为外周细胞）的诱导，使之生成各类细胞因子，如 TNF-β、IL-12、IFN-γ 等，细胞因子反应越强，表明疾病越严重，机体损害风险越大。研究发现，在 MP 感染的进程中，体液免疫和细胞免疫共同参与 [90]。

3.MP 耐药

日本学者第 1 次分离出 1 种 MP 菌株，且该菌株的类型相对特殊，对于大环内酯类抗生素具有耐药性，之后多个国家报道了 MP 的耐药性。又有国外学者对 MP 感染者进行调查，发现美国 MP 感染者中 8.2% 患儿对大环内酯类药物存在耐药性，但在亚洲地区国家具有这种耐药性的患儿普遍存在，有统计表明我国患儿耐药率 >80%，并且发现核糖体 50S 亚单位的 rRNA 结构域 V 区基因突变是耐药的主要原因，该基因突变抑制核糖体与抗生素的结合，阻碍抗生素抑制细菌合成蛋白的过程，从而导致耐药现象出现。

4.MP 载量过多

临床治疗过程中发现，MP 的严重程度与患儿呼吸道 MP 载量密切相关，与 MP 的型别无相关性。若患儿 MP 载量过多，机体多会出现更为严重的免疫反应。

5. 高凝状态

在感染或缺氧情况下，机体炎性反应因子和炎性反应介质均会被激活释放，并对某些毛细血管的内皮组织造成损伤，在此过程中部分抗纤溶、促凝物质被释放，从而导致血栓出现，甚至会形成肺栓塞，肺栓塞的出现会导致局部肺组织缺血而出现坏死。

6. 社区获得性呼吸窘迫综合征毒素

社区获得性呼吸窘迫综合征毒素是由 MP 分泌的一种细胞毒素，此毒素为 MP 人表面活性蛋白 A 结合蛋白，具有较强的免疫原性，具备血清转化能力，会导致上皮细胞出现损伤，进而使 MP 与呼吸道黏膜产生一定相互作用，并形成空泡，进而导致细胞凋亡出现。通过研究发现，在动物模型内，MP 感染会导致 CARDSTx 浓度与 MP 菌落总数、肺组织炎性反应情况呈正相关。

参考文献

[1] 陆定，刘诗强，庄丽宝，等 . 肺炎支原体引起小儿上呼吸道感染的临床研究 [J]. 中国当代儿科杂志，2006（03）:205-207.

[2] 陶林辉，应丽娅，叶金花，等 . 肺炎支原体引起小儿呼吸道感染的临床分析 [J]. 中华医院感染学杂志，2013，23（09）:2133-2134，2137.

[3] 蔡亲武，杨子江，王昌乐 . 阿奇霉素治疗小儿上呼吸道肺炎支原体感染临床效果观察 [J]. 河北医学，2018，24（2）:214-216.

[4]KASHYAP S, SARKAR M.Mycoplasma pneumonia:Clinical features and management[J]. Lung India, 2010, 27（2）:75-85.

[5] KUTTY P K, JAIN S, TAYLOR T H, et al.Mycoplasma pneumoniae among children hospitalized with community acquired pneumonia[J]. Clin Infect Dis, 2019, 68（1）:5-12.

[6] 李彦鹏 . 阿奇霉素对上呼吸道肺炎支原体感染临床症状及免疫球蛋白水平的影响 [J]. 内蒙古医学杂志，2020，52（07）:836-837.

[7] 彭杰林 . 孟鲁司特联合阿奇霉素对小儿上呼吸道肺炎支原体感染的效果分析 [J]. 中医临床研究，2019，11（27）:67-68.

[8] 白玉霞 . 肺炎支原体感染致毛细支气管炎的临床特征 [J]. 中外医疗,2011,30（36）:76+78.

[9] 胡亚美，江载芳 . 诸福棠实用儿科学 [M].7 版 . 北京 : 人民卫生出版社，2002:1204.

[10] 焦安夏，马渝燕，饶小春，等 . 儿童肺炎支原体肺炎细菌性肺炎所致塑型性支气管炎 15 例临床分析 [J]. 中国循证儿科杂志，2010，5（4）:294-298.

[11] LI Y, CHENG H.Composite factors, including mycoplasmal pneumonia, hypersensitivity syndrome, and medicine, leading to bronchiolitis obliterans in a school-age child[J].Clin Pediatr（Phila）, 2014, 53（14）:1409-1412.

[12] WANG X, LIU C, WANG M, et al.Clinicalfeatures of post-infectious bronchiolitis obliterans inchildrenundergoing long-term azithromycin treatment[J].Exp Ther Med, 2015, 9（6）:2379-2383.

[13] 赵悦彤 . 肺炎支原体肺炎常见远期并发症的研究进展 [J]. 国际儿科学杂志，2019

（01）:36-39.

[14] 郦琳琳，赵德育，梁慧，等.儿童塑型性支气管炎7例[J].中华实用儿科临床杂志，2013，28（10）:768-771.

[15] 潘晓芬，张莉，林国模.儿童肾病综合征合并塑型性支气管炎三例报道并文献复习[J].中国小儿急救医学，2016，23（7）：492-494.

[16] 朱春梅，曹玲，常丽，等.儿童塑型性支气管炎五例并文献复习[J].中华全科医师杂志，2013，12（11）：911-913.

[17] BAJANTRI B, VENKATRAM S, DIAZ-FUENTESG. Mycoplasma pneumoniae: A Potentially Severe Infection[J]. J Clin Med Res, 2018, 10（7）：535-544.

[18] 江李莉，万姣，索风涛，等.肺炎支原体塑型性支气管炎5例临床分析[J].临床儿科杂志，2019，37（04）:273-276.

[19] SHIMIZU T, KIDA Y, KUWANO K.Cytoadherence-dependent induction of inflammatory responses by Mycoplasma pneumoniae[J].Immunology, 2011, 133（1）:51-61.

[20]KRISHNAN M, KANNAN T R, BASEMAN J B.Mycoplasma pneumoniae CARDS toxin is internalized via clathrin-mediated endocytosis[J].PLoS One, 2013.8（5）:e62706.

[21] 黄志勇.喜炎平与阿奇霉素联用对肺炎支原体感染支气管炎患儿的临床疗效评价[J].抗感染药学，2019，16（07）:1274-1276.

[22] 张丽，陈伟明，谢中勇.注射用阿奇霉素治疗小儿肺炎支原体感染急性气管－支气管炎的临床效果[J].临床医学研究与实践，2020，5（15）:85-86+92.

[23] 岳苹.肺力咳合剂对小儿肺炎支原体气管炎及支气管炎症状改善及睡眠质量的影响[J].世界睡眠医学杂志，2020，7（04）:635-637.

[24] 黄永强.清金化痰汤加减联合阿奇霉素治疗小儿急性支气管炎伴肺炎支原体感染临床观察[J].光明中医，2020，35（12）:1899-1901.

[25] 涂芳芳，曾绮丹，杨芳.孟鲁司特钠联合布地奈德在小儿支原体感染所致慢性咳嗽的临床应用[J].儿科药学杂志，2014，20（06）:33-36.

[26] 谢晓飞，孙丽平.哮咳饮加黄芩治疗小儿支原体肺炎后慢性咳嗽[J].中国中西医结合儿科学，2016，8（04）:460-462.

[27] 河智研.基于数据挖掘的肺炎支原体感染后儿童慢性咳嗽证治规律分析[D].辽宁中医药大学，2017.

[28] 程燕，张赛.清肺通络法治疗儿童肺炎支原体肺炎干咳[J].河南中医，2017，37（02）:257-259.

[29] 姜茗宸，戴启刚，徐珊，等.汪受传治疗肺炎支原体感染性咳嗽用药规律研究[J].中华中医药杂志，2017，32（11）:4893-4897.

[30] 邓雪梅，彭淑梅，陈凤媚，等.中医辨证分型论治对小儿肺炎支原体感染后咳嗽疗效

的治疗作用 [J]. 中医药临床杂志，2007（01）:32-33.

[31] 尹蔚萍，夏杰 . 养阴润肺法联合红霉素治疗小儿肺炎支原体感染后咳嗽 43 例临床观察 [J]. 云南中医中药杂志，2010，31（11）:20-21.

[32] LI W, BAN C, ZHANG J, et al. Correlation study of cough variant asthma and mycoplasma pneumonia infection in children[J]. Pakistan Journal of Pharmaceutical Sciences, 2017, 30 (3 (Special)):1099-1102.

[33] 董文晖，钱萌萌，肖青 . 小儿慢性咳嗽与肺炎支原体感染的相关性临床分析 [J]. 当代医学，2019，25（20）:173-175.

[34] 寻卫平 . 孟鲁司特钠治疗小儿肺炎支原体感染后慢性咳嗽的临床观察 [J]. 内蒙古医学杂志，2018，50（11）:1368-1369.

[35] 贾晓妍 . 养阴清肺汤加减治疗肺炎支原体感染后咳嗽（阴虚证）的临床疗效观察 [D]. 辽宁中医药大学，2020.

[36] 任德旭，王成 . 阿奇霉素与红霉素用于小儿肺炎支原体肺炎序贯治疗的临床效果及安全性比较 [J]. 临床合理用药杂志，2019，12（29）:89-90.

[37] 毛向群 . 布地奈德、复方异丙托溴铵雾化吸入治疗肺炎支原体感染后慢性咳嗽 90 例 [J]. 当代医学，2017，23（36）:19-22.

[38] 严大明 . 布地奈德与硫酸沙丁胺醇雾化吸入溶液用于小儿肺炎支原体感染后慢性咳嗽中的临床研究 [J]. 世界最新医学信息文摘，2017，17（98）:77-78.

[39] 蔡梦云，张宝忠 . 匹多莫德治疗小儿肺炎支原体感染所致慢性咳嗽的效果评析 [J]. 中国社区医师，2015，31（30）:66-67.

[40] 陆权，陆敏 . 肺炎支原体感染的流行病学 [J]. 实用儿科临床杂志，2007（04）:241-243.

[41] 董宗祈 . 肺炎支原体感染的致病机制与治疗的关系 [J]. 实用儿科临床杂志，2007（04）:243-245.

[42] 刘洋，李敏，徐佩茹 . 肺炎支原体肺炎发病机制研究进展 [J]. 临床儿科杂志，2011，29（02）:196-198.

[43] 朱祥 . 肺炎支原体感染的研究进展 [J]. 实用心脑肺血管病杂志，2020,28（02）:107-112.

[44] 冯帅，陈波，李芳君，等 . 肺炎支原体感染与儿童哮喘的关系研究 [J]. 安徽医药，2017，21（5）:844-846.

[45] 莫楚溪，杨晓东，郭溉宗，等 . 阿奇霉素联合匹多莫德治疗小儿哮喘合并肺炎支原体感染缓解期 100 例临床分析 [J]. 岭南急诊医学杂志，2015，20（6）:509-510.

[46]BERKOVICH S, MILLIAN S J, SNYDER R D.The association of viral and mycoplasma infections with recurrence of wheezing in the asthmatic child[J].Ann Allergy, 1970, 28 (2):43-49.

[47] SILVIA B, LORETO F, ALBERT B, et al.Comparison of 2 moleculeras says and a

serologic test in diagnosing Mycoplasma pneumoniae infection in paediatrics patients[J]. Diagn Microbiol Infect Dis, 2011, 71（4）:463-466.

[48] 许蔓春, 马恒颢, 欧巧群, 等. 呼吸道感染患儿肺炎支原体感染流行特点和临床分析[J]. 南方医科大学学报, 2009, 29（10）:2082-2083, 2087.

[49] 陈志敏. 肺炎支原体肺炎的再认识——从发病机制到临床治疗的探讨[J]. 中国实用儿科杂志, 2012, 27（04）:253-257.

[50] 赵朋飞. 小儿反复呼吸道感染与肺炎支原体关系的探讨及中西医结合治疗的临床研究[D]. 成都: 成都中医药大学, 2010.

[51] 王桢祥, 李照虹. 肺炎支原体与儿童反复呼吸道感染的关系及其临床重要性评价[J]. 中国处方药, 2019, 17（02）:121-122.

[52] 冀焕霞. 儿童反复呼吸道感染与肺炎支原体的相关研究[J]. 当代医学, 2018, 24（05）:29-32.

[53] 张海军, 董晓蕾. 儿童肺炎支原体肺炎治愈1年内反复呼吸道感染的发生情况及其相关因素分析. 山东医药, 2017, 57（22）:56-58.

[54] 宋嘉, 姚秀俊. 婴幼儿肺炎支原体感染的临床研究[J]. 中国妇幼保健, 2005, 20（2）:200-201.

[55] 李桂荣, 梁中立. 儿童肺炎支原体相关性胃炎16例临床分析[J]. 青岛医药卫生, 2009, 41（01）:21.

[56] VERVLOET, LETICIA ALVES, MARGUET C, et al. Infection by Mycoplasma pneumoniae and its importance as an etiological agent in childhood community-acquired pneumonias[J]. Brazilian Journal of Infectious Diseases, 2007, 11（5）:507-514.

[57] 赵敏, 薛建珍, 于式翠. 小儿肺炎支原体肺炎肺外临床表现76例分析[J]. 中国现代医药杂志, 2007, 9（010）:105-105.

[58] 姚梦霖, 连朝辉, 杨传忠, 等. 肺炎支原体感染与不同年龄小儿肠系膜淋巴结炎关系分析[J]. 中国实用医药, 2011, 6（16）:38-40.

[59] 郭振香. 肺炎支原体感染致小儿肠系膜淋巴结炎16例临床分析[J]. 中国社区医师: 医学专业, 2009, 11（24）:53.

[60] 仇美琴, 吴玉琴, 金建文, 等. 彩色多普勒高频超声检查在肺炎支原体感染所致肠系膜淋巴结炎患儿中的诊断价值[J]. 中华医院感染学杂志, 2018, 28（21）:3341-3344.

[61] SAD M H, LAYANI M P, COLON S, et al. Mycoplasma pneumoniae-associated nephritis in children. Pediatr Nephrol. 1999;13（1）:39-44.

[62] 霍怀仁, 韩英霞, 韩秋英. 肺炎支原体脑炎26例分析. 实用医学杂志, 1996, 12（12）:81-83.

[63] 梁东, 贾飞勇. 肺炎支原体P1蛋白和疫苗的研究进展[J]. 白求恩医科大学学报,

1998，24（2）:217-218.

[64] 李炳照 . 实用儿科难症点评 [M]. 北京 : 科学技术文献出版社，2006：251-253.

[65] 胡亚美 . 诸福棠实用儿科学 [M].7 版 . 北京 : 人民卫生出版社，2002：1204.

[66] 俞志凌，袁壮，刘春峰 . 肺炎支原体所致中枢神经系统损害 22 例临床分析 [J]. 中国实用儿科杂志，2000，15（8）.495-496.

[67] 赵慧芳，刘晓红，范慕蕾，等 . 小儿支原体肺炎的细胞免疫功能变化 [J]. 中国实用儿科杂志，1998，13（3）:166-167.

[68] 冯斌，何亚薇 . 肺炎支原体肺炎合并心肌损害 11 例临床分析 [J]. 四川医学，2003（09）:902-903.

[69] 张忠浩 . 支原体肺炎血清心肌酶谱的测定（附 120 例报告）[J]. 中国儿童保健杂志，2000，8（4）:215-216.

[70] 黄海忠 . 肺炎支原体感染患儿心肌酶学改变的临床意义分析 [J]. 中国当代医药，2011，18（18）:99-100.

[71] 周建林，苏成安 . 新生儿支原体肺炎血清心肌酶和肌钙蛋白 I 水平检测 [J]. 贵阳医学院学报，2013，38（5）:512-514.

[72] 田维燕 .56 例肺炎支原体肺炎肺外并发症的临床分析 [J]. 中国医药指南，2015，13（34）:20+22.

[73] 刘利梅，李晓红，潘家华 . 儿童过敏性紫癜与肺炎支原体感染的临床观察 [J]. 临床肺科杂志，2009，14（10）:1339-1340.

[74] 吴夕芳 . 支原体感染致过敏性紫癜 34 例 [J]. 现代中西医结合杂志，2008(21):3330-3331.

[75] 蓝晓光，王欣明，王蕾，等 . 肺炎支原体感染致过敏性紫癜 22 例临床分析 [J]. 中国中西医结合儿科学，2009，1（06）:554-555.

[76] 蔡勉珊，方炳雄，黄旭东，等 . 过敏性紫癜合并肺炎支原体感染患儿的特征表现及治疗结局分析 [J]. 中国当代医药，2019，26（04）:146-149.

[77] 高鲁燕，刘华林，王涛，等 . 特发性血小板减少性紫癜与肺炎支原体感染的关系 [J]. 中国小儿血液，2000（06）:29-30.

[78] 钱宇，王桂兰，吴小波，等 . 肺炎支原体感染与过敏性紫癜患儿免疫功能的关系研究 [J]. 临床肺科杂志，2020，25（05）:715-718.

[79] 夏小军，段赟 . 中医药治疗过敏性紫癜的思路与方法 [J]. 西部中医药，2016，29（5）:40-42.

[80] 杜川，董璇，陈铖，等 . 儿童紫癜性肾炎 244 例的流行病学特征与肾脏受累危险因素分析 [J]. 西部医学，2017，29（9）:1268-1271.

[81] 胡光玉，童和平，叶永灿 . 阿奇霉素序贯联合多药治疗小儿肺炎支原体感染致过敏性紫癜的临床研究 [J]. 实用中西医结合临床，2018，18（04）:156-157.

[82] 尚莹，杨成胜，崔怀亮，等.甲强龙联合阿奇霉素治疗肺炎支原体感染致过敏性紫癜的效果[J].中华医院感染学杂志，2019，29（14）:2224-2227.

[83] 孔高远.儿童重症肺炎支原体肺炎证治研究[D].济南：山东中医药大学，2018.

[84] 杜洪喆，李新民，晋黎，等.甘露消毒丹辅助治疗小儿重症支原体肺炎（湿热证）临床研究[J].天津中药，2015，32（08）:477-480.

[85] 宋丽君，李春艳.肺炎支原体感染免疫学的相关问题[J].中华实用儿科临床杂志，2016，31（09）:645-649.

[86] 许巍.儿童肺炎支原体肺炎与呼吸衰竭[J].中华实用儿科临床杂志，2018，33（12）:887-891.

[87] 陈秋雨.肺炎支原体肺炎免疫机制研究进展[J].国际儿科学杂志,2019,（04）:231-234.

[88] 余丽丽，赵德育.肺炎支原体肺炎发病机制研究进展[J].中国实用儿科杂志，2017，32（03）:234-238.

[89] 胡次浪，陈强.难治性肺炎支原体肺炎免疫与炎性反应机制与治疗进展[J].实用临床医学，2016，17（03）:104-105，107.

[90] 单敏.难治性肺炎支原体肺炎的免疫机制与治疗进展[J].临床合理用药杂志，2020，13（20）:177-180.

中篇

治疗篇

第一章　西医治疗

第二章　肺炎支原体感染的中医治疗

第一章
西医治疗

　　肺炎支原体肺炎（MPP）在儿童社区获得性肺炎中占 10% ~ 40%，因此 MPP 逐渐成为儿科医师广泛关注的临床疾病。近年来，随着我国医学的发展，对 MPP 临床研究逐步深入，对 MPP 的认识也发生了新的变化，并对其相关指导性文件进行了修订。目前治疗儿童 MP 感染的首选抗菌药物是大环内酯类抗菌药，该类药物作用于 MP 核糖体 50S 亚基的 23S 核糖体的特殊靶位及核糖体的蛋白质结合，通过阻断转肽酶作用，干扰 mRNA 移位，进而选择性地抑制 MP 蛋白质的合成。临床上用于治疗的大环内酯类药物有红霉素、克拉霉素、阿奇霉素等。红霉素曾作为治疗儿童肺炎支原体肺炎的首选大环内酯类药物，具有半衰期短，血清浓度高，能快速缓解支原体血症症状，抑制气管及支气管分泌物的形成，缓解气道高反应状态等优势，但存在对肺内支原体清除效果较差、具有肝毒性、易刺激消化道引起胃肠症状等不良反应、儿童依从性差等缺点。鉴于同是大环内酯类抗菌药的阿奇霉素具有在胃酸中稳定性强、组织渗透性强、组织摄取快、释放慢、半衰期长等特点，能使肺内浓度较高，可以更好地清除肺内支原体，并且具有较低的不良反应，因此将阿奇霉素作为现在治疗抗 MP 感染的首选药物。

第一节 常规治疗

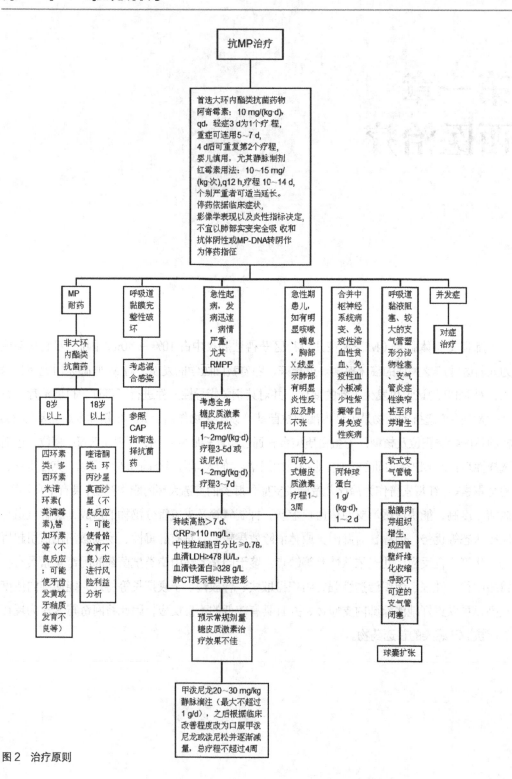

图2 治疗原则

一、抗菌药的使用

总体对于肺炎支原体感染的普通型治疗原则（图2）：普通MPP采用大环内酯类抗菌药物治疗。中华医学会儿科学分会呼吸学组和《中国实用儿科临床杂志》编辑委员会共同制定了《儿童肺炎支原体肺炎诊治专家共识（2015年版）》，其对MP感染的抗菌药物使用指导如下：（1）目前为治疗儿童MPP首选为大环内酯类药物，包括第1代的红霉素、第2代的阿奇霉素、克拉霉素、罗红霉素。其中阿奇霉素每日仅需1次用药，使用天数少，生物利用度高，细胞内浓度高，患儿的依从性和耐受性均较高，为治疗首选。（2）非大环内酯类抗菌药物：体外研究显示，四环素类、氟喹诺酮类抗菌药对MP有强大抑菌活性。临床应用于大环内酯类抗菌药耐药的患者，疗效十分显著。（3）混合感染的治疗：若有合并其他病原微生物的证据，则参考CAP指南选择联用其他抗菌药物。对难治性肺炎支原体肺炎患儿避免盲目联合使用其他抗菌药物。

（一）大环内酯类抗菌药物

大环内酯类抗菌药物主要包括第1代红霉素，第2代阿奇霉素、克拉霉素、罗红霉素，第3代酮内酯类如泰利霉素/塞红霉素等，用于治疗MP的主要是第1代和第2代大环内酯类抗菌药物，第3代目前尚未应用于儿童MP的治疗。阿奇霉素每日仅需用药1次，生物利用度和细胞内浓度较高，所以使用的天数较少，有较高的依从性和耐受性，已经成为治疗的首选。阿奇霉素的用法：10mg/（kg·d），qd，轻症3d为1个疗程，重症可连续服用5～7d。4d后可重复第2个疗程，但对于婴儿，阿奇霉素的使用，尤其是对静脉制剂的使用要慎重。其他大环内酯类药物可作为替代选择如红霉素、克拉霉素等。克拉霉素的用法：7.5mg/（kg·次），q12h，10～14d为一疗程。红霉素的用法：10～15mg/（kg·次），q12h，10～14d为1个疗程，个别病情严重者可以适当延长。是否停药要根据临床症状、影像学表现和炎症指标进行判断，不可以肺部的实变完全吸收和抗体阴性或MP-DNA转阴作为停药指征。

（二）非大环内酯类抗菌药物

近几年来，大环内酯类抗菌药物的耐药性日益凸显。国内外研究表明，四环素类、氟喹诺酮类具有很强的抑菌活性，临床疗效显著。四环素类药物能作用于支原体的核糖体30S亚基，从而抑制蛋白质合成的肽链延长。四环素类药物除四环素外还包括多西环素、替加环素、米诺环素（美满霉素）等。应用四环素类药物可能引起牙齿发黄甚则牙釉质发育不良等副作用，因此只应用于8岁以上患儿。喹诺酮类抗生素能通过作用于MP的DNA解旋酶和拓扑异构酶来干扰和抑制蛋白质合成，从而抑制 MP 复制。此类药物可能会影响骨骼发育，因此 18 岁以下儿童应谨慎使用。虽然有多篇文献报道难治性肺炎支原体肺炎应用环丙沙星或莫西沙星取得了显著疗效，但这些病例有联合应用糖皮质激素，且病例少，缺乏对照和正规的临床试验，因此使用这类药物时应谨慎的斟酌应用的风险与疗效。

（三）混合感染的治疗

MP 会损坏呼吸道黏膜上皮从而造成其他病原继发感染的条件。有其他病原体感染的证据，应参考 CAP 指南联合选择应用其他抗菌药物。对于 RMPP 联合应用其他抗菌药物应避免盲目使用。

（四）序贯疗法

序贯疗法是指患儿在病情稳定后停止静脉用药改为口服继续治疗的给药方法。序贯疗法应用：目前临床治疗中大环内酯类抗生素仍为首选：选择阿奇霉素静脉滴注，剂量 10mg/（kg·d），每日 1 次，用 2～3d，然后可根据情况适时改为阿奇霉素或红霉素口服（抗生素序贯疗法）。也可直接使用红霉素 10～15mg/kg，每 12h1 次静脉滴注。8 岁以上儿童则可换用米诺环素或多西环素，不能耐受大环内酯类者也可以选用米诺环素或多西环素口服，剂量 2mg/kg，每日 2 次。骨骼发育成熟的青少年可以选择左氧氟沙星口服 500mg/d，每日 1 次给药，或莫西沙星口服 400mg/d，每日 1 次给药。由于红霉素及罗红霉素的血清浓度较高，有研究表明通过序贯治疗先静脉滴注红霉素或罗红霉素 2～3d，具有提升血清红霉素浓度快速抑菌，起到退热，减少气道分泌物的效果，退热之后口服阿奇霉素，确保肺组织内的支原体的有效清除。该疗法能更有效的降低 IgM、IgG、IgA 的水平，相对于单纯使用阿奇霉素能更早地缓解患儿发热、咳嗽、肺部啰音等症状及体征。鉴于红霉素静脉胃肠反应剧烈、滴注液体量大、滴注速度较慢、输液时间长等缺点，有研究提出先用阿奇霉素静滴之后改用口服阿奇霉素的序贯疗法，阿奇霉素的序贯治疗可在不降低支原体肺炎患儿临床疗效的情况下，降低不良反应的发生率，提高临床治疗的安全性。肺炎支原体肺炎的治疗周期需要 2 周，阿奇霉素序贯治疗可显著缩短静脉使用阿奇霉素的时间，从而有效降低患儿发生静脉炎的风险。此外，由于减少了患儿静脉穿刺的次数，也有利于提高其治疗依从性。虽然疗效不及红霉素及罗红霉素的静滴治疗，但胃肠反应小，能减轻患儿痛苦，且具有更低的副作用，确有一定的应用价值。

二、糖皮质激素

对于发病急骤、发展迅速、病情危笃的MPP，特别是RMPP可考虑应用全身糖皮质激素，常规治疗无须使用，临床研究表明糖皮质激素应用于RMPP有显著疗效。应用于MPP治疗的糖皮质激素主要为肾上腺皮质激素，能有效调节机体的糖脂代谢和蛋白质合成，具有显著的抗病毒和抗炎作用。用量为甲泼尼松1～2mg/（kg·d），口服或静脉注射均可，疗程10～14d。

三、丙种球蛋白

丙种球蛋白不常推荐用于MP的治疗，但如果合并有免疫性溶血性贫血、免疫性血小板减少性紫癜等自身免疫性疾病时，可以考虑应用丙种球蛋白，常规用量1g/（kg·d），1～2d。

四、儿科软式支气管镜技术

近几年来，支气管镜诊疗技术发展迅速，支气管镜技术对于儿科呼吸系统的感染、过敏反应、间质性肺疾病、先天性发育异常等部分气道疾病的诊治和治疗发挥了推动作用。肺炎支原体感染容易造成气道黏膜的损伤，当疾病发展有阻塞征象时应及早应用呼吸内镜干预。虽然应用支气管镜有利于早期明确病原，缓解气道梗阻及炎症，但支气管镜治疗过程中支气管镜本身会引起一定程度的气道阻塞，有诱发气道痉挛，加重缺氧的可能，并且支气管镜过度吸引容易引起肺泡塌陷，加重呼吸衰竭。由于重症肺炎往往存在急性起病且可能伴有呼吸功能不全的情况，因此应严格把握重症肺炎的应用指征，并且规范操作。

以下情况存在时，可以使用支气管镜进行干预[1]：

（1）常规检查治疗后，疗效不显著、病原不明，疑似特殊病原感染、耐药菌感染或混合病原感染时，可以采用支气管镜检查，以明确病原诊断。（2）临床症状及影像学检查等提示有存在非感染病因的可能，如气道异物、肉芽增生、支气管塑形分泌物阻塞、呼吸道黏液阻塞等，应尽早干预。（3）存在明显气道阻塞的症状或体征（如呼吸音低或消失，管状呼吸音，反复固定的喘鸣音；常规治疗难以治疗的缺氧及二氧化碳增高）。（4）影像学检查提示肺不张、气道阻塞所致纵隔气肿、单侧肺气肿、单侧或双侧肺实变，特别是树芽征、实变内支气管充气征消失等小气道病变等，可以采取干预。（5）呼吸机治疗出现明显的峰压升高，潮气量下降，氧合不足，经常规解痉吸痰治疗无法缓解时，应注意观察是否存在气道阻塞，需尽早评估予以支气管镜干预。（6）肺炎支原体及腺病毒、流感病毒等感染都易造成气道黏膜损害，使气道分泌物增多，形成黏液栓阻塞气道，增加闭塞性支气管炎的可能，当病程发展出现阻塞征象时应及时尽早予以支气管镜干预。与金黄色葡萄球菌等细菌混合感染并出现重症细菌性肺炎时，如有广泛的气道黏膜糜烂、坏死上皮脱落或支气管塑形形成时需尽早采取支气管镜干预。（7）吸收缓慢经久不愈的难治性肺炎尽早干预可以避免后遗症的发生，或减轻其严重程度。

常用的支气管镜介入诊疗技术包括支气管镜下观察、支气管肺泡灌洗术、经支气管镜保护性毛刷刷检术、肺活检术、黏膜活检术、针吸活检术、毛刷刷取术、钳取术、内镜下给药术、球囊扩张术、支架植入术、消融术、内科胸腔镜术等，总体上以宁简勿繁为应用原则，必要时可将以上多种技术联合应用，以起到更好的诊疗效果。

针对具有应用指征的 RMPP 患儿，软式支气管镜具有提早降低气道炎症因子、减少炎症反应、迅速缓解呼吸道阻塞、控制感染、减少发热持续时间及热峰、缓解咳嗽、咳浓痰等临床症状的作用，根据治疗前后的气道通畅度及黏膜情况对于明确诊断、判断预后、减少或预防后遗症的发生具有积极意义。应用支气管肺泡灌洗术具有清除局部黏液、缓解管道阻塞，从而使呼吸道更加畅通，具有改善肺功能、减低气道高反应性及炎症，控制感染的作用。采用介入治疗能直接到达或接近病变部位，用细胞毛刷、活检钳、异物钳等对呼吸道黏液栓及支气管塑形进行干预。针对出现黏膜肉芽组织增生或由于管壁纤维化造成支气管收缩而闭塞的患儿可以在软式支气管镜的直视观察下采用球囊扩张气道成形术。针对呼吸道内炎症肉芽肿导致气道阻塞、狭窄、从而影响肺功能造成反复感染或呼吸不畅的患儿可以采用支气管镜激光、冷冻、高频电刀等介入治疗。

支气管镜下气道清理，主要包括分泌物、小型异物、血栓及黏液栓的清除。前者主要运用支气管肺泡灌洗（bronchoalveolar lavage，BAL）采用液体直接冲洗吸引来清除呼吸道和肺泡中的滞留物质，以改善气道阻塞，恢复呼吸功能，还可以减少局部炎症介质，减低损伤和控制感染。具体操作及其注意事项可参照《中国儿童难治性肺炎呼吸内镜介入诊疗专家共识》[2]。

对于塑形黏液栓单纯冲洗难以去除，需结合其他介入技术：（1）冲洗、吸引治疗术：先用液体冲洗使栓体松动，再采用吸引的方式，必要时可以旋转以加大吸引力。（2）细胞刷刷取、活检钳钳夹术：使用细胞刷旋转缠绕以黏住黏液栓，用钳子接触黏液栓的主干后，转动钳子的手把并回退，将黏液栓带进工作孔道，再吸引取出整条黏液栓，可以减少气道黏膜的损伤。使用标准型无齿活检钳操作时应力量适中，以免钳断栓子，不能整条取出，从而延长手术时间。（3）硬质支气管镜通气腔大，可以同时给氧通气，因为钳口大、抓力强，能更安全有效的清除主气道内阻塞物，但因为较硬难以弯曲不能用于远端支气管塑形黏液栓的清除，必要时要和弯曲支气管镜结合使用。（4）冷冻技术可以协助清除气道内的支气管塑形黏液栓和血栓等病理产物。应用冷冻技术清除异物的关键在于掌握冷冻探头的冷冻时间和，探入黏液栓的深度，不能过深或时间过长，以免结冰冻住气管和支气管黏膜，取出时损伤气道黏膜；不能太浅以免难以冻住黏液栓导致取出失败。探头不宜过粗过硬以免划伤及撕裂血管造成出血。（5）溶解塑形黏液栓治疗：采用重组组织型纤溶酶原激活剂

2mg/ 次通过支气管镜灌注于阻塞的呼吸道内，连续两次，每次持续 5 ~ 10min，使远端的塑性形黏液栓溶解成细小片段，然后用 37℃的生理盐水灌洗，使塑形黏液栓容易吸出。

五、并发症的治疗

当 MPP 患儿出现肺内外并发症时，当采取相应对症治疗。

第二节　指南与专家共识

一、《儿童社区获得性肺炎管理指南（2013 年制定）》

《儿童社区获得性肺炎管理指南（2013 年修订）》[3] 轻度 CAP 可以在门诊 / 家中治疗，由社区 / 乡镇医疗中心管理，如治疗 48h 无效高热不退，或病情恶化出现呼吸急促、呼吸困难、发绀等，必须及时转诊治疗；重度 CAP 应收住院治疗，择区 / 县级及以上医院。在强调儿童肺炎初始治疗均是经验性的，可以口服抗菌药物治疗，不强调抗菌药物联合使用。轻度社区获得性肺炎 5 岁以上者其中肺炎支原体肺炎、衣原体肺炎比率较高，均可首选大环内酯类，若疑及细菌混合感染，可联合阿莫西林口服。对患儿治疗期间一旦明确病原微生物，应立即开始针对性强的目标治疗。初始治疗 48h 后应作病情和疗效评估，儿童社区获得性肺炎抗菌药疗程一般用至热退且平稳、全身症状明显改善，呼吸症状部分改善后 3 ~ 5d，具体使用见表 8。

表 8　《儿童社区获得性肺炎管理指南（2013 年修订）》MP 治疗抗生素使用剂量

抗微生物药物	剂量及给药间隔 [mg/（kg·次）]	最大剂量（g/ 次）	给药途径
大环内脂类			
红霉素	10 ~ 15, q8h	0.5	口服
	10 ~ 15, q12h		静脉滴注
罗红霉素	2.5 ~ 5, q12h	0.15	口服
阿奇霉素	10qd，连用 3d	0.5	口服
克拉霉素	7.5, q12h	0.5	口服

《儿童社区获得性肺炎管理指南（2013 年修订）》中对支持治疗阐述：（1）若海平面、呼吸空气条件下，$SaO_2 \leq 0.92$ 或 $PaO_2 \leq 60mmHg$（mmHg=0.133kPa）应予吸氧；氧疗患儿应每 4h 监测体温、脉率、RR 和脉血氧饱和度；（2）鼻胃管可能影响小婴儿的呼吸，

尽可能选择小号胃管，少量多次喂食可减轻对呼吸的影响；（3）如必须静脉补液，总液量按基础代谢正常需要量的 80% 计算，应监测血清电解质；（4）胸部物理治疗无确切益处，不必常规使用；（5）患儿无常规使用糖皮质激素的指征；（6）有胸腔积液者应尽可能进行胸腔积液涂片染色与细菌培养；（7）儿科支气管镜对于儿童重症或难治性肺炎的诊治有效。

《儿童肺炎支原体肺炎中西医结合诊治专家共识（2017 年制定）》中强调轻症 MPP 可在门诊治疗。MP 感染有一定自限性，治疗中以阿奇霉素为首选的大环内酯类抗生素是抗 MP 感染的一线药物。口服阿奇霉素，第 1 天剂量为 10mg/kg，每日 1 次，连用 3d，停 4d 后重复 1 次。替代选择包括口服其他大环内酯类药物，如克拉霉素（7.5mg/kg，每日 2 次）或红霉素（10～15mg/kg，每 8h 1 次）。我国指南推荐疗程为 10～14d。对症治疗可根据临床症状严重程度适当给予退热、止咳、祛痰、平喘等药物。

二、《儿童肺炎支原体肺炎中西医结合诊治专家共识（2017 年制定）》

《儿童肺炎支原体肺炎中西医结合诊治专家共识（2017 年制定）》[4] 对重症 MPP 和难治性 MPP 西医认识大环内酯类抗生素仍为首选：选择阿奇霉素静脉滴注，剂量 10mg/（kg·d），每日 1 次，用 2～3d，然后可根据情况适时改为阿奇霉素或红霉素口服（抗生素序贯疗法）。也可直接使用红霉素 10～15mg/kg，每 12h 1 次静脉滴注。7 岁以上儿童则可换用米诺环素或多西环素，不能耐受大环内酯类者也可以选用米诺环素或多西环素口服，剂量 2mg/kg，每日 2 次。骨骼发育成熟的青少年可以选择左氧氟沙星口服 500mg/d，每日 1 次给药，或莫西沙星口服 400mg/d，每日 1 次给药。多西环素、米诺环素、左氧氟沙星和莫西沙星等主要针对重症或难治性 MPP，使用前须评估利弊与风险并取得家长同意。全身使用糖皮质激素是治疗重症 MPP 或难治性 MPP 的重要选择之一，首选甲泼尼龙或泼尼松。泼尼松常规剂量为 1～2mg/（kg·d），口服或静脉给药，疗程 3～7d。全身使用大剂量糖皮质激素冲击治疗仅限于危重症和用常规剂量治疗无效的 MP 感染，可选择甲泼尼龙 20～30mg/kg 静脉滴注（最大不超过 1g/d），之后根据临床改善程度改为口服甲泼尼龙或泼尼松并逐渐减量，总疗程不超过 4 周。预测对常规剂量糖皮质激素可能无反应的因素包括以下各项：持续高热超过 7d、初诊时 CRP ≥ 110mg/L、中性粒细胞百分比 ≥ 0.78、血清 LDH ≥ 478IU/L、血清铁蛋白 ≥ 328μg/L、肺 CT 提示整叶密度均匀的实变影。静脉注射用丙种球蛋白（IVIG）用于治疗重症病例并发高细胞因子血症，或者合并中枢神经系统病变、免疫性溶血性贫血、免疫性血小板减少性紫癜等自身免疫性疾病时，IVIG 对合并肺外损害者可能有益，特别是存在全身糖皮质激素应用禁忌或对其治疗无反应者。推荐剂量为每次 1～2g/kg，用 1～3 次，以抑制机体超强的免疫炎性反应。目前，使用 IVIG 多为病例个案报告，尚缺乏高质量证据支持。IVIG 价格昂贵且为血液制品，不推荐常规应用。

三、指南及专家共识的解读

《儿童社区获得性肺炎管理指南（2013 修订）》指出，肺炎支原体不仅是学龄期和学龄前期儿童社区获得性肺炎常见病原，也是 1 ~ 3 岁婴幼儿的可能病原。社区获得性肺炎患儿口服抗菌药物是有效而安全的，仅在重症肺炎或因呕吐等致口服难以吸收者，可考虑胃肠道外抗菌药物疗法。对于抗菌药物的治疗疗程，《2013 指南》修订了肺炎支原体肺炎的疗程，从《2006 版指南》的"使用 14 ~ 21d"更改为《2013 指南》的"平均使用 10 ~ 14d"，充分考虑了非难治性 MP 临床治疗疗效，也提醒临床医师在保证疗效前提下尽可能缩短疗程，以降低抗菌药物耐药性的产生，同时，《2013 指南》还强调了对于年龄 < 6 个月的 CAP 儿童，阿奇霉素疗效和安全性尚未确定，应谨慎使用[2]。

在对比 2015 年与 2017 年专家共识抗 MP 治疗中可以发现（表 9）：

表 9　对比 2015 年与 2017 年抗 MP 治疗中的发现

	相同点	不同点	
		大环内酯类抗菌药物用法	非大环内酯类抗菌药物用法
儿童肺炎支原体肺炎诊治专家共识（2015 年版）（简称"2015 年专家共识"）	大环内酯类抗菌药物为治疗儿童 MP 首选抗菌药物（阿奇霉素首选）	阿奇霉素：10mg/（kg·d），qd，轻症 3d 为 1 个疗程，重症可连用 5 ~ 7d，4d 后可重复第 2 个疗程。 红霉素用法：10 ~ 15mg/（kg·d），p12h，疗程 10 ~ 14d，个别严重者可延长	四环素类抗菌药物应用于 8 岁以上患儿（对患儿牙齿发育有影响） 喹诺酮类抗生素应用于 18 岁以下儿童限制使用（对骨骼发育有不良影响）
儿童肺炎支原体肺炎中西医结合诊治专家共识（2017 制定）（简称"2017 年专家共识"）[15]		抗生素序贯疗法：选择阿奇霉素静脉滴注，剂量 10mg/（kg·d），每日 1 次，用 2 ~ 3d，然后可根据情况适时改为阿奇霉素或红霉素口服	不能耐受大环内酯类者也可以选用米诺环素或多西环素口服，剂量 2mg/kg，每日 2 次骨骼发育成熟的青少年可以选择左氧氟沙星口服 500mg/d，每日 1 次给药，或莫西沙星口服 400mg/d，每日 1 次给药

对其进行总结：（1）《2015 年专家共识》及《2017 年专家共识》中均将阿奇霉素作为治疗儿童 MPP 的首选药物。（2）在大环内酯类抗菌药物治疗方面有一个显著的特点：《2017 专家共识》中增加了大环内酯类抗菌药物的序贯疗法，改变了以往的持续的静脉滴注，在患儿病情允许时适时改为口服用药。多个临床研究表明序贯治疗可在不降低 MP 患儿临床疗效的情况下，显著缩短静脉使用阿奇霉素的时间，有效降低患儿发生静脉炎的风险，降低不良反应的发生率，从而提高了临床治疗的安全性。此外，由于减少了患儿静脉穿刺的次数，也有利于提高其治疗依从性。（3）《2015 专家共识》与《2017 专家共识》中"预示常规剂量糖皮质激素治疗效果不佳"的标准相同：持续高热超过 7d、初诊时 CRP ≥ 110mg/L、中性粒细胞百分比 ≥ 0.78、血清 LDH ≥ 478IU/L、血清铁蛋白 ≥ 328μg/L、肺 CT 提示整叶密度均匀的实变影。《2017 专家共识》中显示：全身使用糖皮质激素是治疗重症 MPP 或难治性 MPP 的重要选择之一，首选甲泼尼龙或泼尼松。泼尼松常规剂量为 1 ~ 2mg/（kg·d），口服或静脉给药，疗程 3 ~ 7d。全身使用大剂量糖皮质激素冲击治疗仅限于危重症和用常规剂量治疗无效的 MP 感染，可选择甲泼尼龙 20-30mg/kg 静脉滴注（最大不超过 1g/d），之后根据临床改善程度改为口服甲泼尼龙或泼尼松并逐渐减量，总疗程不超过 4 周。（4）《2015 专家共识》与《2017 专家共识》都指出"静脉注射用丙种球蛋白用于或者合并中枢神经系统病变、免疫性溶血性贫血、免疫性血小板减少性紫癜等自身免疫性疾病"。《2017 专家共识》添加了应用于糖皮质激素治疗效果不佳者和用于治疗"重症病例并发高细胞因子血症"，并指出"对于肺外损害者可能有益，特别是存在全身糖皮质激素应用禁忌及其治疗无反应者"，"以抑制机体超强的免疫炎症反应"。剂量上略有差异，《2015 年专家共识》为"1g/（kg·d），1 ~ 2d"，《2017 年专家共识》为"1 ~ 2g/kg，用 1 ~ 3 次"。

第三节　难治性肺炎支原体肺炎的治疗概述

一、早期治疗

患儿的 MP 感染后治疗不及时是导致难治性支原体肺炎的主要原因。有研究表明约有 50% 的患儿在发病后半年内肺弥散功能明显降低（< 80%），经过对临床病史的分析可知，其中 66.67% 的患儿是起病 1 周后才采取大环内酯类药物的治疗，在治疗周期少于半个月的患儿也会出现肺弥漫功能不足，这说明肺弥漫能力与予以及时、足剂量和足周期的治疗关系密切。此外，糖皮质激素和丙种球蛋白等免疫抑制剂的足量应用也十分重要。有研究表明大剂量的激素治疗效果优于小剂量，但应根据儿童的承受能力和自身情况加

以综合考虑。

二、抑制过度的免疫反应

由于 MP 与人体某些组织存在相同的抗原，在 MP 感染后机体会产生严重的自身免疫反应，IgM、IgG 和 IgE 等抗体会攻击这些组织从而产生过敏反应炎症和组织损伤。在难治性支原体肺炎在持续高热和病情发展迅速的时期应用糖皮质激素和丙种球蛋白，能在短期内阻断激烈的免疫反应，从而达到辅助治疗的目的。丙种球蛋白具有缓冲 IL-6 和 TNF-α 等炎性因子的作用，减少炎性因子的释放，还能阻断抗原－抗体反应，以达到减少炎症损伤，缓解症状，预防难治性支原体肺炎的病程发展的作用。大环内酯和糖皮质激素类药物如未能使患儿体温下降，可以考虑使用丙种球蛋白初始剂量为 1g/（kg·d），2 ~ 3d/ 周期。

三、难治性支原体感染的耐药治疗

近几年来，支原体对大环内酯类药物的耐药性受到广泛关注，耐药支原体不能被及时治疗长期停留在呼吸道会造成支气管黏膜的持续性损伤，最终导致肺内的严重并发症，严重时危机儿童的生命安全。虽然《抗菌药物临床应用指导原则》提出，喹诺酮类药物由于影响软骨发育的考虑以及四环素出于抑制婴幼儿骨骼发育和牙釉质发育的考虑都不建议对小于 18 周岁的儿童使用，但对大环内酯类产生耐药的支原体感染应考虑及时更换 MP 药物种类如喹诺酮和四环素等，必要时超说明书剂量使用能获得显著的疗效。

四、难治性支原体感染的并发症的预防

（一）预防微血栓的形成

儿童难治性支原体肺炎患者体内的蛋白原及 D- 二聚体水平显著高于普通的支原体肺炎患者。D- 二聚体水平 > 5μg/mL 时表明体内的高凝状态，容易形成血栓和微血栓而导致危险的发生。D- 二聚体水平达到 15μg/mL 的部分患儿有发生脑血管栓塞、肺栓塞、周围血管栓塞，甚至死亡的风险。临床研究提出当患儿出现持续发热、胸腔积液、大面积肺实变等影像学表现时应及时排查 D- 二聚体和凝血筛查以及时判断 RMPP 合并凝血有无引起脑栓塞、肺栓塞等并发症的可能。小剂量的应用低分子肝素进行抗凝治疗有利于预防和减少脑栓塞、肺栓塞等并发症的发生。

（二）预防黏液栓的形成

支原体刺激呼吸道黏膜易产生黏液增多阻塞呼吸道导致通气不畅，形成黏液栓、塑形性支气管炎等，临床上常采用支气管镜灌洗的方式清除黏液栓，控制炎症和感染，改善呼吸功能。

（三）预后

多数肺炎支原体感染患儿预后良好，重症及难治性患儿可遗留肺功能和／或结构损害，需长期随访。MPP可导致感染后闭塞性细支气管炎、闭塞性细支气管炎伴有肺纤维化、机化性肺炎及单侧透明肺等。MPP在急性期过后在慢性期可表现为慢性咳嗽、反复呼吸道感染、哮喘，或累及其他系统的MPP患儿有遗留后遗症甚至危及生命的可能。

第二章
肺炎支原体感染的中医治疗

第一节　中医方向专家指南治疗肺炎支原体感染的解读

肺炎支原体肺炎（MPP）在儿童社区获得性肺炎中占 10% ~ 40%，因此 MPP 逐渐成为儿科医师广泛关注的临床问题。从概念上，MPP 是病因确切的西医诊断，在中医归属于"肺炎喘嗽""外感热病"范畴；随着中医学和现代医学的交流与相互渗透，中医在 MPP 急性期治疗及早期干预、改善预后等方面的独特作用正逐步显现。近年来，随着我国医学界对 MPP 临床研究的逐步深入，学术界对 MPP 的认识发生了新的变化，并对其相关指导性文件进行了修订。为了及时反映国内外研究进展，更好地指导我国 MPP 的临床诊疗，并及时规范和总结其诊疗中发现的问题，中华医学会儿科分会制定了多版的 MPP 诊治专家指南以作参考。

《儿童肺炎支原体肺炎中西医结合诊治专家共识（2017 年制定）》解读

中医治疗 MPP 大多采用内外合治的综合方案，包括中药辨证口服用药、外治疗法及静脉滴注疗法等，均具有良好的临床效果。参考《儿童肺炎支原体肺炎中西医结合诊治专家共识（2017 年制定）》总结如下：

中药辨证口服用药

中医医师根据患儿疾病的病因病机、发病时长及临床表现对疾病状态做出辨证分析，并循证进行辨证治疗用药（表10）。

（1）MPP初期：多为实证，常见风热闭肺症治以清肺开闭；方剂选用桑杏汤加减或麻杏石甘汤合银翘散加减；中成药可选用小儿肺热咳喘颗粒剂（口服液）、小儿咳喘灵泡腾片（口服液）等。

（2）MPP极期：常见里实热证，常见痰热闭肺及湿热闭肺症。痰热闭肺证治以清热化痰、开肺定喘，常用麻杏石甘汤合葶苈大枣泻肺汤加减；痰涎壅盛者中成药可选用小儿清肺化痰颗粒（口服液）等，痰热伴高热稽留不退者，中成药可选用金振口服液等。湿热闭肺证治以清热利湿，开肺定喘，常用麻杏石甘汤合三仁汤加减；中成药可选用清热化湿口服液等。

（3）MPP重症：多见毒热闭肺证，治以清热解毒，泻肺开闭；常用麻杏石甘汤合小陷胸汤加减；伴高热炽盛者中成药可酌情加用安宫牛黄丸，大便秘结者加小承气汤。本阶段若见瘀血阻络的临床表现，应适当加用凉血活血通络之品。

（4）MPP恢复期：多见阴虚肺热证及肺脾气虚证。阴虚肺热证治以养阴清热、润肺止咳；常用沙参麦冬汤加减；中成药可选用养阴清肺口服液等。肺脾气虚证治以补肺健脾，益气化痰；常用玉屏风散加减。

表10 MPP不同分期临床表现及用药方法

分期	证型	临床表现	常用方剂	常用中成药
MPP初期	风热闭肺证	发热、咳嗽、咽红、气急、有汗	桑杏汤加减或麻杏石甘汤合银翘散加减	小儿肺热咳喘颗粒剂（口服液）
MPP重症	热毒闭肺证	高热咳嗽、口渴咽干、舌红紫脉洪大	麻杏石甘汤合小陷胸汤加减	
MPP极期	痰热闭肺证	高热不退、咳嗽、痰黄黏稠、痰涎壅盛、气急鼻扇	麻杏石甘汤合葶苈大枣泻肺汤加减	痰涎壅盛：小儿清肺化痰颗粒 高热稽留：金振口服液
	湿热闭肺证	身热不扬、咳嗽、咯痰不爽、食少腹胀、大便黏腻，舌红脉滑数	麻杏石甘汤合三仁汤加减	清热化湿口服液

分期	证型	临床表现	常用方剂	常用中成药
MPP 恢复期	阴虚肺热证	盗汗，低热，手足心热，干咳，咳嗽频频，夜间尤甚，咳少量白痰，或咳痰艰难，喉间作痒，时见流清涕，不渴。舌淡红，苔薄白，脉浮缓	沙参麦冬汤加减	养阴清肺口服液
	肺脾气虚证	咳嗽无力，面白少华，自汗，食少纳呆、动则汗出，气短懒言，便溏，舌淡，苔腻薄白，脉细而无力	玉屏风散加减	玉屏风口滴丸
难治性 MPP	正虚邪恋证或虚实夹杂证	咳嗽气短、大汗淋漓	生脉散合六君子汤加减	生脉饮、槐杞黄颗粒及百合固金丸等

（5）难治性 MPP：多见正虚邪恋证或虚实夹杂证，治以扶正祛邪，即益气养阴，佐以祛痰化浊、解毒通络之品，常用生脉散合六君子汤加减；中成药选用生脉饮、槐杞黄颗粒及百合固金丸等。

第二节　中药单味药治疗肺炎支原体感染

肺炎支原体肺炎是儿童呼吸系统常见病、多发病，临床上治疗该病的首选抗生素为大环内酯类药物。大环内酯类药物在儿童呼吸系统疾病中的广泛应用，导致其耐药率日益增加，但同时也存在毒副作用，如引起胃肠道不良反应，对机体形成的免疫损伤及紊乱等。愈来愈多医家在使用

中医辨证论治治疗时发现其具有明显的优势，研究发现中医药抗肺炎支原体的机制主要有直接抑制肺炎支原体、调节免疫、保护和修复上皮细胞、改善微循环、缓解西药不良反应等。

一、百部

（一）中医概述

中药百部来源于百部科百部属植物直立百部、蔓生百部或对叶百部3个品种，以根入药。春、秋二季采挖，除去须根洗净，置沸水中略烫，或蒸至无白心，取出、晒干。百部性味甘、苦，微温，归肺经。本品甘润苦降，微温不燥，善于润肺、下气止咳。治疗咳嗽，无论新久、寒热均可配伍使用，尤以小儿顿咳（百日咳）、阴虚劳嗽（肺炎支原体肺炎阴虚证）等为宜。本品还有杀虫灭虱的作用，治头虱、体虱及疥癣。可制成20%乙醇液或50%水煎剂，外擦患处。治绦虫病，可单味浓煎，睡前保留灌肠。治阴道滴虫病，外阴瘙痒，常与蛇床子、苦参、龙胆等同用，煎汤坐浴外洗，以解毒杀虫，燥湿止痒。本品需煎服，用量为3～9g。外用适量。水煎或酒浸。久咳宜蜜炙用；杀虫灭虱宜生用。

百部始载于《名医别录》，列为中品，在我国用药历史悠久，为中医临床常用中药。百部的炮制品及其炮制方法较多，目前临床应用中以蜜炙为主。百部炮制历史久远，最早出现在南朝刘宋时代《雷公炮制论》记载"凡使百部，采得后，用竹刀劈破，用酒浸一宿，漉出，焙干，细剉用"。在晋代葛洪《肘后备急方》中首次提到了"百部汁"。之后，唐朝孙思邈的《备急千金要方》及王焘的《外台秘要》中也记载了取新鲜百部汁的方法。唐朝首次提到了"熬"的方法，《外台秘要》记载："百部，切，熬，疗积年咳"。宋朝首次出现酒制焙制炒制净制，且酒制炒制为当时主流炮制方法。《太平惠民和剂局方》云"以酒炮制"明朝与宋朝相比无太多变化，仅在时下以酒制为主流炮制方法，现代常用的蜜炙法古书中并无记载，只是在清代首次将蜜与百部联系到一起。

（二）西医化学成分

1929—1934年间，从蔓生百部的根部分离得到多种百部生物碱，如百部次碱、百部碱和异百部次碱，此后国内外对该科植物的化学和药理进行了研究，发现具有药理活性的主要成分为生物碱。目前研究发现百部生物碱类型主要为百部碱型生物碱、百部叶碱型生物碱、百部新碱型生物碱、金刚大碱型生物碱、狭叶百部碱型生物碱、对叶百部碱型生物碱、细花百部碱型生物碱、吡啶骈氮杂型百部生物碱等类型。研究表明，百部的主要活性成分为百部生物碱，是该科植物特有的具吡咯或吡啶骈氮杂型百部生物碱，有驱虫、杀虫、镇咳平喘、抗肿瘤和抗菌等作用。此外，百部还含有芪类、去氢苯并呋喃醇类、绿原酸类、类鱼藤酮类、醌类和香豆素类等非生物碱类成分。

（三）药理作用

1. 镇咳祛痰

药理实验表明，百部能降低呼吸中枢兴奋性，抑制咳嗽反射，达到镇咳的作用。在近代药理研究中发现百部的乙醇提取物对氨雾引起小鼠咳嗽的止咳活性强弱依次为：直立百部、蔓生百部、对叶百部；其中直立百部接近阳性药物可待因；直立百部乙醇提取物的不同提取组分的止咳活性按照脂溶性组分、总苷、多糖、总碱的顺序依次递减。发挥镇咳祛痰功效的有效部位为百部总生物碱。通过进一步对正品百部的生物碱类成分进行检索分析，发现只有1种生物碱（金刚大碱）是药典收载3种百部所共同含有的。在生物活性研究方面，Ⅰ、Ⅱ、Ⅲ型生物碱均有止咳作用，但以Ⅰ型最好。

2. 杀虫作用

对叶百部碱是第一个被测试生物活性的百部生物碱，该化合物在直立百部和对叶百部中均有发现。该生物碱对体内广州管圆线虫、犬复孔绦虫及肝片吸虫等消化道蠕虫表现出较好的驱虫活性。杀虫作用直立百部根中的己烷提取物对玉米象和赤拟谷盗具有一定的杀虫和拒食活性。对叶百部根的甲醇提取物对海灰夜蛾幼虫具有很强的拒食活性，对叶百部碱是其活性成分之一。蔓生百部根中的异原百部碱、新百部碱对斜纹夜蛾的末龄期幼虫具有弱的拒食活性。百部碱对四龄期家蚕幼虫具有很好的杀虫效果，但以上两种化合物对五龄期甘蓝夜蛾幼虫均没有活性。百部水浸液、水煎液在我国被广泛用于驱除人和家畜身上的寄生虫，比如对头虱、猪虱、牛虱、臭虫、椿象、天牛、烟螟、蝇蛆、桃象鼻虫、守瓜、凤蝶等十余种害虫均有接触性杀灭作用并且不同部位活性不同，块根最强，须根次之。百部的浸剂、煎剂对疥癣有疗效，可治疗人体钩虫、蛲虫及阴道滴虫。百部、除虫菊制成的酊剂对蛾类、螨类害虫有很强的杀灭作用，可作为保管中药的杀虫剂。

3. 抗菌、抗病毒作用

百部煎剂及酒浸剂对多种致病菌如大肠埃希菌、金黄色葡萄球菌和绿脓杆菌有不同程度的抑制作用。百部对革兰氏阳性菌有显著的抑制作用，对结核杆菌的抑制作用也较稳定持久。蔓生百部水煎剂对皮肤真菌如堇色毛癣菌、许兰氏黄癣菌、奥杜盎氏小芽孢癣菌、羊毛样小芽孢癣菌、星形奴卡氏菌等有抑制作用。现代药理研究直立百部、蔓生百部、大百部、金沙江百部、细花百部、小叶百部、天门冬、密齿天门冬、湖北大百部等9种百部类药材的抑制结核杆菌的实验，结果表明9种百部类药材和各提取物在1~4周内其抑菌作用无明显变化，说明它们的抑菌作用比较稳定持久。

4. 其他治疗作用

百部有一定的中枢镇静、镇痛作用。此外，对叶百部中分离得到的 3，5- 二羟基 -4- 甲联苯 10mg/mL 对 P388 瘤株及肝癌细胞株具有抑制作用，抑制率分别达 99. 7% 和 83.6%。抗肿瘤作用。从百部中分离得到的去氢苯并呋喃醇类物质能清除 DPPH 自由基的抗氧化活性，与 α-tocopherol 相当[6]，百部尚具有松弛支气管平滑肌的作用。直立百部水提取物可解除由碳酰胆碱、组胺和氯化钾引起的豚鼠气管平滑肌痉挛，其 IC50 值分别为（2.0±0.1）mg/mL、（41.2±0.8）mg/mL 和（18.6±0.9）mg/mL。从对叶百部的根中分离得到 stilbosteminB3'-β-D-glucopyranoside、stilbosteminH3'-β-D-glucopyranoside 和 stilbosteminI2″-β-D-glucopyranoside3 个二苄基苷类化合物具有保护人成神经细胞瘤 SH - SY5Y 细胞的活性，百部的非生物碱成分可在体外逆转 P - 糖蛋白介导的肿瘤多药耐药性，可用于具多药耐药癌症的相关治疗。

5. 毒副作用

百部有小毒。服用过量百部可降低呼吸中枢的兴奋性，进而致使呼吸中枢麻痹。研究表明，服用过量的金刚大碱将导致呼吸频率和幅度均明显下降，有可能是呼吸中枢麻痹的原因，并且对叶百部、蔓生百部蜜炙后毒性有所下降，而止咳作用增强。

（四）临床报道治疗案例

百部具有抗支原体的作用，百部抗肺炎支原体的优势品种为对叶百部，对叶百部的优势产区为河北省，在研究中[7]，应用血清药物化学理论进行大孔树脂富集，结果表明对叶百部各洗脱部位中 90% 乙醇洗脱部位抗 MP 活性最强，为抗 MP 活性部位。在对叶百部含药血清中检测到生物碱类成分如金刚大碱、百部新碱、百部碱、对叶百部碱、新对叶百部碱、对叶百部碱 H、对叶百部碱 J、N - 氧 - 对叶百部碱等成分的代谢产物，代谢途径多为氧化、羟基化、水合、烯炔形成二氢二醇，且这些成分为百部镇咳主要活性成分。

2017 年对百部临床应用的研究新进展[8]，指出百部内服可以治疗咳嗽如百部止咳糖浆、百部丸、百部止咳汤、百部止咳颗粒、百部止咳胶囊、复方百部片等百部各类剂型治疗咳嗽小儿百日咳、急慢性支气管炎等病症临床疗效满意，无不良反应，安全可靠。同时也有临床用于治疗疥疮、治疗酒糟鼻、治疗真菌等。

在 2019 年，在临床聚类分析文章中[9]筛选出中药治疗有关儿童支原体肺炎临床研究文章合计 392 篇，涵盖中药共计 193 种，其中使用中药频率最高达 83.42%，最低 0.10%。并且用药频率大于或等于 10% 有 30 种药物（15.54%）；用药频率介于 10% ~ 30% 有 46 种药物（23.83%）；频率小于 3% 有 117 种中药（60.62%）。现重点对用药频率大于 3% 的药物进行研究分析：在 193 味药里，共有 76 种中药用药频率大于 3%，用药频率大于或等于 25% 有 14 种药物（7.25%），见表 11，用药频率介于 ,10% ~ 25% 有 16 种药物（8.29%）。

表 11　用药频率 >25% 的药物情况

序号	药物	频数	百分比	序号	药物	频数	百分比
1	甘草	327	83.42%	8	桑白皮	145	36.99%
2	杏仁	322	82.14%	9	半夏	124	31.63%
3	麻黄	222	56.63%	10	百部	116	29.59%
4	黄芩	220	56.12%	11	陈皮	109	27.81%
5	桔梗	165	42.09%	12	连翘	107	27.30%
6	生石膏	158	40.31%	13	金银花	104	26.53%
7	鱼腥草	151	38.52%	14	川贝母	102	26.02%

注：使用频率大于 25% 的中药共计 14 种，这些中药为甘草、杏仁、麻黄、黄芩、桔梗、生石膏、鱼腥草、桑白皮、半夏、百部、陈皮、连翘、金银花、川贝母，其中百部使用频数为 116，百分比为 29.59%

二、板蓝根

（一）中医概述

中药板蓝根，又称为北板蓝根、大青根等，为十字花科菘蓝属植物菘蓝的干燥根，广泛分布于我国华北、西北和东北等地。其味苦性寒，具有清热解毒、凉血利咽等功效。据《本草纲目》记载，板蓝根主要治疗的是时气头痛、火热口疮、热病发斑、热毒下利、喉痹、丹毒、黄疸、疟腮等。而现代药理学研究表明，板蓝根有抗炎、抗病毒、解热和提高免疫力等作用。临床上多用于治疗流行性感冒、流行性腮腺炎、流行性乙型肝炎和单孢病毒性角膜炎等。用法为煎服，用量 9 ~ 15g。外用适量。

板蓝根是众多清热解毒类中成药的主要原材料，由于板蓝根品种较多，各地板蓝根药效、药材形状等均不相同，在选择原料方面很难控制，导致药效难以稳定。即使同一药方由于原材料的差异其治疗效果也会有一定的差异。因此，现代药理研究中 [10]，为观察不同产地、不同提取阶段板蓝根的抑菌和抗病毒作用的差异，先采用体外抑菌试验，比较大庆产板蓝根和泰来产板蓝根的浓缩液醇沉液和注射液对金黄色葡萄球菌和沙门菌的抑菌作用，然后再通过鸡胚法测定不同板蓝根对鸡新城疫病毒的抑制作用，结果显示大庆板蓝根浓缩液醇沉液和注射液在浓度为 0.25g/mL 时可显著抑制沙门菌和金黄色葡萄球菌的生长，泰来板蓝根浓缩液醇沉液和注射液在 0.25g/mL 时对金黄色葡萄球菌有显著抑制作用，对沙门菌无抑制作用，大庆板蓝根和泰来板蓝根浓缩液醇沉液和注射液在不同浓度时均可抑制鸡新城疫病毒的活性，此结果表明大庆板蓝根对金黄色葡萄球菌和沙门菌的抑制作用优于泰来板蓝根，泰来板蓝根注射液抑制鸡新城疫的活性优于其他板蓝根。

（二）西医化学成分

目前，关于板蓝根的化学成分报道主要集中在生物碱、苯丙素、有机酸、萜类和黄酮等，共计 200 余种。生物碱类成分被认为是板蓝根主要的有效成分之一，其新颖的结构骨架和良好的生物活性长期受到国内外学者的青睐。

1. 核苷类

核苷是一类糖苷胺分子，组成物为碱基加环状核糖或脱氧核糖，如胞苷、尿苷、腺苷、鸟苷与胸腺苷。板蓝根药材中的尿苷、鸟苷、腺苷等核苷类成分能干扰病毒核酸的合成，是中成药抗病毒的活性成分。

2. 木脂素类

木脂素是一类由 2 分子苯丙素衍生物氧化聚合而成的植物次级代谢产物，是板蓝根、连翘、厚朴、细辛、五味子、牛蒡子等中药的活性成分，具有抗病毒、抗炎、抗氧化、抗肿瘤和保肝等功效。木脂素类化合物中的直铁线莲宁 B 被证实具有体外抑制流感病毒复制的功效。

3. 氨基酸类

氨基酸是生物学上重要的有机化合物，是构成蛋白质的基本单位，赋予蛋白质特定的分子结构形态，使其分子具有生化活性。板蓝根大多以水煎方式入药，其水溶性成分中含有多种氨基酸类成分，板蓝根中的氨基酸类成分为其抗病毒的代表性有效成分。

4. 生物碱类

生物碱是一种主要包含碱性氮原子化合物，包括脂溶性的靛蓝靛玉红和水溶性成分表告依春等，现代药理试验表明，板蓝根的生物碱类成分能抗炎、抗病毒、解热。

5. 有机酸类

有机酸是指一些酸性有机化合物，板蓝根中的有机酸具有较强的抗内毒素活性。研究中对从板蓝根中分离得到的 31 个化合物的抗内毒素活性进行了筛选，发现丁香酸、邻氨基苯甲酸、水杨酸和苯甲酸等有抗内毒素作用[11]。

6. 多糖类

多糖由多个单糖分子脱水聚合，以糖苷键连接而成，可形成直链或有分支的长链，水解后得到相应的单糖和寡糖板蓝根多糖，具有免疫调节作用，对特异性免疫非特异性免疫均有一定促进作用。

（三）药理作用

生物活性研究结果表明，板蓝根提取物或者部分单体化合物具有抗病毒、抗内毒素、抗炎、抗菌、抗肿瘤及免疫调节等作用。

1. 抗病原微生物作用

板蓝根具有清热解毒的功效，现代药理研究表明，板蓝根的对病原微生物具有较强的抵抗力，主要表现在治疗急性感染性疾病方面。

2. 抗菌作用

据研究报道，板蓝根的抗菌有效成分主要是色胺酮。现代经实验研究发现，板蓝根的水提液对大肠杆菌、脑膜炎双球菌、表皮葡萄球菌、金黄色葡萄球菌、肺炎双球菌、流感杆菌、甲型链球菌均有抑制作用。

3. 抗病毒作用

在现代药理研究中表明，板蓝根对流感病毒、腮腺炎病毒、肝炎病毒、单纯疱疹病毒、肾病出血热病毒、乙型脑炎病毒、巨细胞病毒等均有抑制作用。

4. 抗内毒素作用

采用动态浊度法检测板蓝根三氯甲烷萃取物抗内毒素生物活性，得出板蓝根三氯甲烷部位有较好的体外抗内毒素作用[12]。

5. 抗炎作用

在小鼠试验研究中[13]等采用膜分离法得到板蓝根的不同有效部位，作用于二甲苯致耳肿胀的小鼠、醋酸致腹腔毛细血管通透性增加的小鼠，发现板蓝根中总生物碱、总氨基酸的抗炎效果明显，使造模动物的症状得以缓解。

6. 免疫调节作用

多糖是增强机体免疫的主要成分，研究发现，板蓝根多糖能明显增加正常小鼠脾重、淋巴细胞数、白细胞总数，从而提高小鼠的免疫功能。在研究中 [14] 用环磷酰胺腹腔注射造成小鼠免疫功能低下，给予不同剂量的板蓝根多糖，以 T 淋巴细胞亚群的比例和胸腺指数为参考指标，结果显示，板蓝根多糖可明显改善环磷酰胺模型小鼠的免疫抑制状态，提高其机体免疫功能。

7. 抗肿瘤作用

有实验证明，脂溶性板蓝根提取物对肝癌细胞、卵巢癌细胞等癌细胞都有较强的体外杀伤能力，同时也有研究表明，板蓝根二酮有使肿瘤细胞向正常细胞转化的能力，主要作用机制是板蓝根二酮能抑制端粒酶活性，且癌细胞与板蓝根二酮作用时间越长，则其端粒酶表达越弱，因此板蓝根有一定的抗肿瘤活性作用。

8. 对白血病的作用

板蓝根具有很高的药用价值，不仅有以上的多种药理活性，而且还对白细胞有积极的影响，板蓝根中的有效成分靛玉红能够有效地破坏白细胞生长分化，使其发生变性、溶解而凋亡，故可缓解白血病患者的病情。

9. 不良反应

不良反应多发于小儿，临床表现主要为过敏反应、溶血反应、消化道出血、多发性肉芽肿，严重者可出现过敏性休克。板蓝根的制剂剂型较多，其中以板蓝根注射剂为首的不良反应案例最多，占总量的 72%。因此，我们需加强板蓝根制剂的生产质量，优化工艺，严格控制用药剂量，尽量避免联合用药，将不良反应的发生率降到最低。

（四）临床研究

小儿支原体肺炎发生与免疫系统联系密切急性期肺组织受损，免疫系统被激活，大量释放炎症介质及免疫因子，调节介导机体炎症反应与免疫应答 TNF-α 可通过对适应性免疫的调节作用，诱导细胞凋亡，进而保护机体，其在正常机体中浓度较低，若浓度升高或过量时，可导致局部炎症反应对机体造成一定损伤。IL-6 为 T 细胞巨噬细胞等免疫细胞急性反应时产生的炎症因子，存在于自身免疫疾病及炎症反应患者血清中。IL-10 可阻碍单核细胞与活化 T 细胞释放免疫因子，当机体被肺炎支原体侵袭时，大量释放 IL-10，对免疫因子产生有明显抑制作用。IL-8 为多元性炎症因子，可趋化炎性细胞，释放大量活性物质对组织造成一定损伤。因此刘洋等 [15] 选取齐哈尔医学院 2014 年 3 月至 2015 年 12 月收治的 64 例小儿支原体肺炎患者，依据治疗方法分组，各 32 例，对照组予以阿奇霉素治疗，在此基础上，研究组加以板蓝根提取液治疗。观察统计两组患者治疗前后血清炎症因子（TNF-α、IL-6、IL-8及IL-10）浓度，来探究板蓝根联合阿奇霉素对小儿支原体肺炎患者血清中TNF-α、IL-6、IL-8及IL-10浓度的影响，结果显示，治疗后，两组血清炎症因子浓度均较治疗前明显下降，且研究组血清炎症因子浓度与对照组相比均较低，差异有统计学意义，因此得出结论，对小儿支原体肺炎患者予以阿奇霉素与板蓝根联合治疗，可明显降低患者血清炎症因子浓度。

三、重楼

（一）中医概述

滇重楼，属延龄草科植物，是著名道地云南中药材，主要生长于雨量充沛、气候凉爽、腐殖层丰富的路旁、草丛等阴湿处，其药性微寒，味苦，中医将其归于肝经，可治疗跌打肿痛、毒蛇咬伤、痈疮等症，临床疗效甚佳，现在医学工作者还将其用于抑制肿瘤细胞增殖等临床治疗中。重楼苦寒降泄，既有清热解毒之功，又有止咳平喘、活血散瘀之力，用治咳喘、肺胀等肺系疾病，属热毒痰火引起者，多获奇效。至于它因所致者，适当配伍，去性取用，疗实治虚，寒热皆宜，实为治肺系病难得之良药。临床应用时，常与野巴子相伍为用，以减轻用重楼后恶心欲呕之副作用。其用量：成人15～20g，小儿3～10g为宜；为末时成人每次3g，小儿0.3～1.5g。重楼是一味珍贵中药材，始载于《神农本草经》，谓之"蚤休"，列为下品，《滇南本草》始将其称为重楼，《云南植物志》将滇重楼归属为多叶重楼的1个变种，《中国植物志》又将其归为七叶一枝花下的1个变种，称为宽瓣重楼；对其药效，《神农本草经》有曰"蚤休，味苦微寒，主惊痫，摇头弄舌，热气在腹中，痈疮，癫疾，阴蚀，去蛇毒，下三虫，一名蚩休，生山谷"，《滇南本草》又曰"消诸疮，无名肿痛，利小便"。

（二）西医化学成分

国内外学者对重楼属植物的化学成分展开了深入研究。从中分离鉴定出甾体皂苷类、胆甾烷醇类、C21甾体化合物、植物甾醇类、植物蜕皮激素类、黄酮类、三萜类、脂肪酸类、多糖、氨基酸类和微量元素等多种化学成分。其中，甾体皂苷是重楼的主要活性成分。，近年来，学者们研究了不同炮制方法对滇重楼有效成分的影响。

1. 甾体皂苷类

甾体皂苷是由带螺甾边链的甾体苷元与糖的端基上碳羟基脱水而形成的一类化合物，广泛存在于重楼属植物内，是其主要活性成分。目前，已从重楼属17种植物中分离报道了共210个化合物，其中主要为甾体及其皂苷类，共计142个。甾体皂苷是重楼的主要化学成分，主要包括薯蓣皂苷元的糖苷和偏诺皂苷元的糖苷。甾体皂苷类是重楼抗肿瘤的主要活性成分，同时还兼具止血、消炎、抗氧化、保护血管内皮细胞和促进子宫收缩等多种药理作用。临床上，重楼内服用于止血、止痛、抗癌抗肿瘤等；外用用于抗感染、抗炎镇痛等。

2. 植物蜕皮激素类

研究显示，从云南重楼、四叶重楼等17个种（和变种）中分离测定到4种 β-蜕皮激素。其中，从北重楼中分离得到筋骨草甾酮、皮甾酮；从多叶重楼中分离得到新的蜕皮激素蚤休甾酮。有关植物蜕皮激素药理作用的研究较少，其作用机制暂不明确，有待进一步研究。

3. 植物甾醇类

植物甾醇类的营养价值高、生理活性强，可通过降低胆固醇以达到减少患心血管疾病风险的药理疗效。目前，在重楼中已分离检测到豆甾醇、胡萝卜苷、β-谷甾醇、豆甾醇-3-乙酸酯、β-谷甾醇-3-乙酸酯、谷甾醇-3-O-葡萄糖苷、Δ5-22-豆甾醇-3-O-β-D-葡萄吡喃糖苷等共植物甾醇。其中，七叶一枝花主要有 β-谷甾醇、麦角甾-7、22-二烯-3-酮、3β，5α，9α-三羟基-麦角甾-7，22-二烯-6-酮；滇重楼主要含7α-羟基-豆甾醇-3-O-β-D-葡萄吡喃糖苷和7β-羟基-谷甾醇-3-O-β-D-葡萄吡喃糖苷等甾醇苷类化合物。

4. 黄酮类

黄酮类是重楼属植物的脂溶性成分，多数具有生物活性。黄酮类物质的主要结构类型是黄酮醇类，苷元有槲皮素、山柰酚和异鼠李亭等，且在 C1-OH 位与糖基相连成苷。有研究提取分离得到22种黄酮类成分，广泛存在于滇重楼、五指莲、毛重楼、长药隔重楼和四叶重楼中[16]。

5. 其他类化合物

根据相关药学研究成果显示，除上述成分外，重楼属植物还含有糖类、醌类、脂肪酸类、生物碱类及苯丙素类等化合物。其中，多糖可增强人体内抗体水平，促进血清补体C3的生成，从而增强人体免疫力。

（三）药理作用

重楼具有广泛药理活性和较高的临床价值，在治疗蛇虫咬伤、癌症、跌打损伤等方面有显著疗效，因此成为当前国内外学者关注的热点。

1. 抗肿瘤作用

重楼皂苷是重楼皂苷的主要单体成分,从化学结构方面来说,其归属于薯蓣皂苷类,具有较强的生物活性。文献报道重楼皂苷的抗肿瘤活性确切,对许多肿瘤的生长具有明显的抑制作用,常用于肺癌、肝癌、胃癌、乳腺癌、结肠癌等多种癌症的药理研究。研究表明,重楼皂苷联用,对肝癌有较好的协同治疗效果。关于重楼抗肿瘤的共性作用机制,均与调节肿瘤细胞凋亡蛋白的表达,抑制肿瘤细胞的有丝分裂,改变肿瘤蛋白的生物活性抑制内皮细胞的迁移及调节机体免疫功能等多个环节有关。

2. 止血作用

从20世纪80年代开始,研究人员对重楼皂苷的止血作用和作用机制进行了系统研究,研究发现滇重楼茎叶果实与根茎总皂苷都具止血作用,且根茎总皂苷止血作用强于茎叶和果实总皂苷,同时重楼甾体总皂苷能够直接激活血小板引起变形释放等反应,且肾上腺素能够增强重楼甾体总皂苷诱导的血小板聚集。

3. 镇痛镇静作用

重楼镇痛镇静作用显著,临床上可用于恶性肿瘤化疗渗漏所引起的疼痛及惊风抽搐的治疗[17]。

4. 免疫调节作用

重楼提取物或单体皂苷具有免疫调节作用,其作用机制与激活免疫系统杀死外源病毒等方面有关重楼皂苷作为免疫调节剂,药效作用强,对PHA诱导的人外周全血细胞有促进有丝分裂的作用,能够诱导干扰素产生,并可抑制S-抗原诱导的豚鼠自身免疫性眼色素层炎的发生和发展。

5. 抗心肌缺血保护心脏及抗氧化作用

重楼提取物能增加细胞内钙离子外流,降低Na^+K^+和Ca^{2+}通道的三磷酸腺苷酶(ATPase)的活性。重楼皂苷可抑制小鼠内皮素(ET)的分泌作用,从而降低血压保护心血管系统。

6. 抗菌抗病毒和抗炎作用

刘银花等研究重楼的根茎愈伤组织提取物,对其宋内氏痢疾杆菌、金黄色葡萄球菌和铜绿假单胞菌的最小抑菌浓度分别为15.63mg/mL、31.25mg/mL和31.25mg/mL。文献报道滇重楼内生真菌的无孢菌群菌株LRF4具有抑制白色念珠菌的作用。滇重楼的乙醇提取物在体外对痤疮发病相关菌,如痤疮丙酸杆菌表皮葡萄球菌和金黄色葡萄球菌具有明确的抑制作用。

7. 其他作用

除以上作用之外，重楼还能杀死利什曼虫和有效对抗指环虫。重楼皂苷能够对抗体外生育功效，为高活性抗生育物质。当然，如果过量使用重楼药材，对消化系统和神经系统等多个系统会产生毒性作用，皂苷类成分超过常用量可致肝肾功能损伤。

（四）临床报道治疗案例

运用网络药理方法[18]，以分子对接法探索中草药七叶一枝花治疗新型冠状病毒 SARS-CoV-2 的活性化合物，SARS-CoV-2 主要通过其 S 蛋白与人体细胞表面的 ACE2 受体结合，本研究通过分子对接模拟预测了七叶一枝花中富含的 3 种重楼皂苷（I VI VII）与 ACE2 的结合亲和力，结果表明：三种重楼皂苷均能够与 ACE2 结合，结合自由能均低于 −8kcal/mol。3 种化合物共同结合的氨基酸残基包括：Pro-346、Thr-347、Ala-348、Asp-350、Asn-394、His-401、Glu-402。3 种药物结合以上位点的结构主要是共同的母核结构起着关键作用，另外，重楼皂苷 I 与 ACE2 结合所需能量最低，而重楼皂苷 VI 与靶蛋白作用的关键氨基酸数量最多及形成的氢键数量最多。

四、贯众

（一）中医概述

贯众为常用中药，历代本草均有记载，始载于《神农本草经》，列为下品。贯众药用部位为干燥根茎及叶柄残基，其味苦、涩，性微寒，有小毒。归肝、胃经，具有清热解毒、凉血止血、杀虫的功效。用量 5 ~ 15g，水煎服。有人用 30g 水煎煮后，临睡前洗肛门，可治蛲虫病。民间常将贯众洗净泡于水缸中，饮其水，以预防流行性感冒及乙型脑炎等，恰如《别录》中有"故时疫盛行，宜侵入水缸中，常饮则不传染，而井中沉一枚，不犯百毒，则解毒之功，尤其独著，不得以轻贱而忽之"。临床上用于治疗风热感冒、温毒斑疹、血证、崩漏、血痢、肠寄生虫病。《本草正义》记载："贯众，苦寒沉降之质，故主邪热而能上血，并治血痢下血，甚有捷效，皆苦以燥湿、寒以泄热之功也。然气亦浓厚，故能解时邪热结之毒。"

（二）西医化学成分

国内外许多学者做了大量关于绵马贯众化学成分方面的工作，得到了多种活性成分，阐明了许多重要的化合物结构，为绵马贯众的研究与开发作了许多铺垫，提供了许多可靠的依据。迄今为止，已从绵马贯众分离鉴定的化合物中确定，化合物的类型最主要是间苯三酚类，其余的还有黄酮类、萜类、苯丙素类、脂肪族类和糖苷类等。

1. 间苯三酚类

间苯三酚类化合物为绵马贯众的特征性化学成分，同时也是产生包括抗病毒流感抗真菌感染等药理作用的有效成分[19]。该类化合物分别通过不同数目的绵马根酸环和绵马酚环以及各级脂肪链取代组合而成，种类繁多。目前鳞毛蕨属植物分离得到的间苯三酚类化合物已达 80 多种，其中从绵马贯众分离得到的间苯三酚总达 24 个。

2. 黄酮类

从该植物分离得到的黄酮类化合物比较少，目前已知主要有 4 个黄酮化合物。分别为：① crassirhizomoside A、② crassirhizomoside B、③ crassirhizomoside C、④ sutchuenoside A。

3. 萜类及甾体类

根据文献报道[20]，目前已经从绵马贯众中分离出多种萜类和三萜化合物。其中三萜类化合物，主要为：①茶烯 -b、②铁线蕨酮、③ diplopterol、④ filicen、⑤ hydroxyhopane、⑥ 17-α-H-trisnorhopanone、⑦ isoadianton、⑧ fern-9（11）-en-12-one、⑨ hop-22（29）-ene、⑩ fern-9、（11）-ene 等。除三萜化合物意外，在绵马贯众中还分离得到单萜类化合物，主要为：①石竹烯、②a- 姜黄烯、③橙花叔醇，④（-）-3,7,7- 三甲基 -11- 亚甲基 - 螺 [5.5] 十一 -2- 烯等。也有文献报道，从绵马贯众中分离出甾体类化合物，主要为：①牛膝甾酮 A、②坡那甾酮 A、③ β - 谷甾醇。

4. 脂肪族类

通过硅胶色谱分离，得到的油状物质后经 GC-MS 分析，鉴定了 12 个化合物，主要为脂肪族类化合物。分别为：①二十六烷酸、②二十五烷醇、③3- 羟基 - 二十七烷醇、④1-（乙炔基乙酸）-3-（3- 己块酸）- 甘油酯、⑤1，3- 二（3- 己块酸）- 甘油酯、⑥1-（3- 己炔酸）- 甘油酯、⑦2-[（2,R）- 羟基 - 正二十一碳酰基]-（3R,4S）- 二羟基 -（2S,3R，4S）- 正十八烷三醇、⑧丁基环己烷、⑨1- 甲基乙基 - 环己烷、⑩9-（1- 甲基亚乙基）- 二环 -[6.1.0] 壬烷、（11）3，7，11- 三甲基 -2，6，10- 三烯十二烷 -1- 醇、（12）环己烷基环己烷。

5. 其他类

对于绵马贯众的分离，诸多学者还通过不同方法，从该植物分离得到过不同类型的化合物，如糖苷类，包括 β -D- 吡喃果糖、3- 甲基 -2,6- 二羟基 -4-0-β -D- 半乳糖基苯乙酮等；芳香烃类，如2，3，4，4a，5，6- 六氢 -1，4a- 二甲基 - 萘等，此处不一一赘述。

（三）药理作用

1. 抗病毒、抗菌

抗病毒：本品有显著的抗病毒作用。其水煎剂 1：800～1600 在试管内能抑制各型流感病毒。在人胚肾上皮细胞培养基上，贯众对流感病毒、副流感病毒、腺病毒、脊髓灰质炎病毒、埃可病毒、柯萨奇病毒、乙脑病毒、单纯疱疹病毒等，均有显著的抗病毒作用。本品提取物能抑制流感病毒 69-1 株、ECHO11 病毒、疱疹病毒等对原代人胚肾培养细胞的致细胞病变作用；对流感病毒、疱疹病毒呈直接的杀灭作用；还能抑制病毒在小鼠肺内的增殖，缓解流感病毒性肺炎的严重程度。贯众还能抑制乙肝表面抗原、HIV 等。抗菌：体外试验贯众有显著的广谱抗菌作用。数百种植物中以绵马鳞毛蕨和香叶鳞毛蕨等数种的抗菌活性最强。对真菌也有抑制功效。抗菌、抗病毒的有效成分与间苯三酚化合物有关。

2. 驱虫

绵马类药材所含间苯三酚类化合物均有显著的驱虫作用，在体外对猪蛔虫、水蛭等有效，并以驱绦虫作用最强。绵马素驱绦的作用机制为使虫体麻痹，不能附着肠壁，继服泻药而排出体外。绵马素、绵马酚等对无脊椎动物平滑肌有显著毒性，能使绦虫、钩虫麻痹变硬而达驱虫效果。东北贯众还有强的抗血吸虫作用，并有杀虫作用。紫萁也有抗寄生虫作用，能抑制猪蛔虫、人体蛔虫、钩虫、鞭虫等。

3. 兴奋子宫和抗早孕

可兴奋豚鼠离体子宫，使收缩频率和紧张度增加，幅度减小，剂量加大可致痉挛性收缩。绵马酸混合物 1mg 静注，可使在体子宫明显兴奋。东北贯众提取物小鼠注射、灌服、给药，均有抗早孕效果。可使中、晚孕小鼠堕胎。

4. 抗癌

东北贯众有显著的抗癌活性。其提取物腹腔注射对 UI4、SI80、脑瘤 22 和 ARS 腹水型均有显著的抑制作用。东北贯众素 60～70mg/kg 小鼠腹腔注射，对 Lewis 肺癌和 P388 白血病也有显著的抑制作用。东北贯众的抗癌机制为，药物于体外接触癌细胞后，可引起 DNA 单链断裂，DNA 合成受阻，并可使线粒体损伤，干扰细胞呼吸。提示不同于一般的化疗药物。研究还表明东北贯众素在杀伤癌细胞的同时，不损伤宿主的骨髓造血细胞。

（四）临床报道治疗案例

根据小儿支原体肺炎的临床表现特点及小儿为纯阳之体"肺常不足、肝常有余"，肺金之肃降有制约肝火上升的作用，肺失肃降，即出现肝气偏旺、木火刑金，临床上出现刺激性频繁性痉咳。白英杰[21]等人认为本病的病机主要为风热闭肺，肺失清宣肃降，水液输化无权，气逆痰阻，肝失条达，气火上逆，故以清泻肺热、止咳平喘，平肝解毒法为原则，拟订中药复方苓百颗粒，方中以贯众清热平肝。将90例肺炎支原体肺炎患儿随机分为两组，其中试验组例采用中药苓百颗粒口服治疗。对照组例采用西药罗红霉素颗粒口服治疗。疗程均为10d。观察两组治疗前后的临床症状、体征和X线变化及治疗过程中的不良反应。结果显示，试验组总有效率98.18%，对照组总有效率94.29%，试验组与对照组疗效相当但在改善咳嗽、咯痰、喘促、肺部体征等方面均优于对照组，不良反应率有明显差异，试验组明显低于对照组。

五、黄柏

（一）中医概述

黄柏为芸香科植物黄皮树干燥树皮，习称"川黄柏"，黄檗的干燥树皮入药称"关黄柏"。临床常用生黄柏、盐黄柏、黄柏炭等。黄柏味苦，性寒，归肾、膀胱经。具有清热燥湿、泻火解毒、除骨蒸等功效。现今被广泛认可的黄柏之名，在本草记载中可追溯至明《本草纲目》："黄檗……俗作黄柏者，省写之谬也。"由此可知，当时记录"黄柏"之名，是提醒医家"柏"字是"檗"字的错误省略写法。"黄柏"在当时应被称为"黄檗"，而"黄檗"在唐宋时期为"檗木"的别名。檗木的历史可追溯至《神农本草经》。《神农本草经》作为一部较早的本草著作已经载有"檗木"，列为中品："主五藏，肠胃中结热。黄疸，肠痔，止泄利，女子漏下赤白，阴阳蚀创。一名檀桓。"通过搜集古医籍及现代医家临床经验，总结出黄柏具有以下特点：（1）临床用量范围3～45g。（2）结合疾病、证型、症状选择黄柏最佳剂量，如黄柏发挥清热泻火解毒功效时，治疗高血压病、病毒性肝炎、急性肾炎、尿路感染等代谢性、传染性、泌尿系统疾病，为6～30g；发挥滋肾降火功效时，治疗糖尿病、甲状腺功能亢进症等内分泌疾病，少精、阳痿、月经不调等生殖系统疾病，为3～45g；发挥清热燥湿功效时，治疗溃疡性结肠炎、泄泻等消化系统疾病，银屑病、疱疹、尖锐湿疣等皮肤黏膜疾病，口服剂量为3～20g，外用剂量为9～30g。（3）根据疾病、证型及症状，配伍相应中药，如清热泻火解毒常配伍大黄、黄连、栀子；滋肾降火常配伍芍药、仙灵脾、知母、五味子；清热燥湿常配伍枳壳、苍术、草薢等。

（二）西医化学成分

黄柏的主要化学成分为黄酮类和生物碱类，其中生物碱是黄柏的主要有效成分且含量最高。此外生物碱类含有小檗碱、药根碱、木兰花碱、黄柏碱、掌叶防己碱及内酯甾醇黏液质等。黄柏中除生物碱和黄酮类外还含有黄柏酮、黄柏内酯、白鲜交酯、黄柏酮酸、青荧光酸、7-脱氢豆甾醇、P-谷甾醇、菜油甾醇等成分。

1. 黄酮类化合物

黄柏中含有大量黄酮类化合物且具有较高的药用价值，因此黄酮类化合物提取工艺优化可为合理开发及利用黄柏资源提供科学的理论依据。药理研究中，在不同因素的影响下得出关黄柏中总黄酮的最佳提取工艺是提取温度为70℃，料液比20：1，提取时间40min，乙醇体积分数为70%，在此最佳工艺条件下黄酮的提取率为2.31%。对关黄柏中总黄酮清除 OH.O2-. 和 DPPH 自由基能力进行测定结果说明关黄柏中总黄酮提取液对 DPPH 有很强的清除作用。

2. 生物碱类化合物

黄柏含有多种生物碱主要成分为小檗碱，其他生物碱为巴马汀药根碱、黄柏碱、蝙蝠葛碱、白瓜蒌碱、木兰花碱等。通过不同采收期试验以小檗碱作为考察指标，黄柏药材含量均以5月至6月上旬为最高，6月下旬开始下降，以黄柏碱含量作为考察指标，5月至6月上旬为最高，7、8月含量稍低相对稳定。结果表明黄柏的最佳采收时间在5月至6月上旬，此时小檗碱与黄柏碱含量皆为最高。

（三）药理作用

黄柏与关黄柏的药理作用包括以下几个方面：抗菌、抗癌、降血糖、抗心律失常、降血压等作用。其药理作用的活性成分除提取物、总生物碱外，还包括小檗碱、药根碱、巴马汀、非洲防己碱、木兰花碱、蝙蝠葛碱、黄柏酮、黄柏内酯等单体化合物。

1. 抗菌

有研究表明黄柏的水煎液或醇浸剂对金黄色葡萄球菌、脑膜炎球菌、炭疽杆菌、痢疾杆菌、白喉杆菌、破伤风杆菌、溶血性链球菌等具有抑制作用，同时黄柏叶中的黄酮苷对金黄色葡萄球菌、柠檬色葡萄球菌及枯草杆菌也有抑制作用。

2. 抗癌

一些体外研究中 [22] 以人肝癌细胞 HepG2、人乳腺癌细胞 MCF、人结肠癌细胞 HT29、人胃癌细胞 MKN28 为研究对象，进行体外抗肿瘤活性试验，结果表明黄柏具有一定的抗癌活性。为了探索黄柏中小檗碱的抗癌活性，对小檗碱作用于鼻咽癌细胞 NPC/HK1 的杀伤作用进行了研究；同时，在用台酚蓝拒染法测定小檗碱对细胞系的细胞毒作用，发现小檗碱在 200μmol/L 浓度下以剂量相关方式诱导肿瘤细胞死亡，体外细胞活力的研究表明，经过 24h 孵育，小檗碱可提高 As_2O_3 介导的抑制胶质瘤细胞生长，研究者认为黄柏中的小檗碱通过转录调节、酶抑制和与 DNA 和 RNA 的相互作用来抑制某些致瘤微生物和病毒的增殖和繁殖，该药能抑制肿瘤细胞生长和转移，并克服体内和体外的多药耐药，显示出在肿瘤化疗中的应用潜力。

3. 抗糖尿病

黄柏中的小檗碱具有明显的降血糖作用。研究发现黄柏提取物可通过激活细胞外信号调节激酶 2（ERK2）和磷脂酰肌醇激酶（PI3K）促进肝糖原合成，降低血糖水平。小檗碱对碳水化合物和脂质代谢有显著影响。最近的临床研究表明其对葡萄糖稳态有很强的影响。小檗碱通过激酶 C 依赖性蛋白在培养的人肝细胞和骨骼肌中增加胰岛素受体 mRNA 的表达，在糖尿病大鼠的线粒体空泡化过程中观察到胰腺中 β 细胞内质网的肿胀和扩张。小檗碱已被证明能保护胰腺 β 细胞损伤的糖尿病大鼠，该结果对于治疗糖尿病有积极作用。

4. 保护心血管系统

黄柏对心血管系统的作用主要是通过保护缺血心肌、抗心律失常及降血压等方面产生综合作用。在大鼠实验 [23]，检测了心肌损伤大鼠模型血清中肌酸激酶（CK）、乳酸脱氢酶（LDH）活性、心肌组织超氧化物歧化酶（SOD）活性和丙二醛（MDA）含量，结果表明黄柏水提液 0.06g/mL 和醇提液 0.06g/mL 对垂体后叶素和盐酸异丙肾上腺素诱导的大鼠心肌缺血有保护作用，其作用机制可能与抑制氧自由基生成、降低脂质过氧化有关。现代药理研究证明黄柏不仅具有扩张冠状动脉作用，而且对心脏有双向调节作用，临床可用于治疗冠心病、心动过速、高血压等。大量研究和试验表明两种药材具有多种生物活性，临床应用广泛，尤其在保护缺血心肌、抗心律失常、降血压、抗癌、抗菌、降血糖等方面，具有开发新药的潜力。

5. 抗真菌作用

临床上常用炉甘石煅石膏等共研粉末用麻油调成糊状后可以治疗足癣。刘春平 [24] 在沙堡琼脂培养基中移种 5 种常见皮肤真菌研究证实，黄柏的现有化学成分特别是盐酸小檗碱等对皮肤癣有较强抑制作用，且粗提品的抑菌效果强于精制品，可见发挥抗真菌作用的并非单一成分。其他研究证实黄柏饮片也有较好的除螨效果。

6. 抗氧化作用

中草药的天然抗氧化作用包括抗衰老、减少皮肤皱纹、祛斑等。主要是其化学成分黄酮类酯类物质通过与氧自由基结合清除自由基或阻断自由基的运输通道。

7. 抗痛风作用

一些研究发现[25]黄柏生品和盐制品均有抗痛风作用，可降低高尿酸血症。小鼠血清尿酸水平降低，肝脏黄嘌呤氧化酶活性小剂量和大剂量对正常小鼠血清尿酸水平无显著影响。同时，一些学者发现[26]，在小鼠腹腔注射尿酸的前体物质次黄嘌呤制备高尿酸血症动物模型，连续1周持续给予黄柏提取物，检测结果发现黄柏提取物组血清尿酸水平显著降低。

8. 抑制关节软骨细胞的凋亡

在实验研究中[27]用四妙丸以盐黄柏为主要成分给予膝骨关节炎模型兔灌胃治疗，研究证实其可以抑制膝骨关节炎软骨细胞的凋亡，减缓软骨病变，其作用机制可能与减少IL-1释放，上调bcl-2基因，下调bax基因表达从而抑制滑膜炎症有关。

（四）临床报道治疗案例

黄柏对一些革兰阳性球菌、革兰阴性杆菌、衣原体、支原体甚至病毒都有一定的抑制作用。在药理研究中[28]等采用醇提法，黄柏提取物中盐酸小檗碱高达18.524mg/mL，并按盐酸小檗碱对常见微生物的MIC值来配制黄柏提取物系列浓度，在体外测定抗野生和突变MP临床分离株敏感性；并且结合盐酸小檗碱对目前常见细菌及真菌的MIC基本上在0.5~1.0mg/ml范围，结果表明本实验中15株野生及30株突变MP株对黄柏提取物均敏感，提示黄柏提取物可以作为MP感染的有效药物，特别是可以针对耐大环内酯类抗菌药物。MP菌株本研究选取MPN421作为黄柏提取物可能作用的靶点，MPN421作用是MP生长繁殖所必需的甘油和磷脂的转运体，同时针对野生和突变株作用6h和9h后，经实时荧光PCR检测MP野生和突变株MPN421mRNA表达均显著下调，提示MPN421可能是黄柏提取物抗MP的作用靶点之一，通过抑制甘油和磷脂的转运来实现抗菌作用，因此通过该实验初步发现黄柏提取物无论对野生还是突变MP株均具有抗菌作用，其主要有效成分为盐酸小檗碱，通过抑制MPMPN421mRNA表达可能是其药理机制之一。

也有现代学者[29]研究8味中药水提物体外抗MP的作用时，以水提法制备8味中药原液，应用微量稀释法测定其对MP标准株的MIC值，结果得出8种中药水提液抗MP的MIC值范围（生药mg/mL）分别为：黄柏0.97~1.95，黄芩0.97~3.90，苦参3.90~15.62，金银花0.48～0.97,麦冬1.95～7.81,枇杷叶7.81～31.25,桔梗0.97～1.95,紫菀7.81～31.25,8味中药均具有清热解毒、润肺止咳的功效,其煎剂在体外对MP均有不同程度的抑制作用,其中黄柏、黄芩、金银花与桔梗的作用效果显著,苦参与麦冬作用效果次之,而枇杷叶与紫苑则较弱。

六、黄芩

（一）中医概述

黄芩始载于《神农本草经》,别名山茶根、土金茶根,为唇形科植物黄芩的干燥根,性寒,味苦,归肺、胆、脾、小肠、大肠经,有清热燥湿、泻火解毒、止血、安胎的功效。

（二）西医化学成分

黄芩中的主要药效成分为黄酮类化合物,如表12所示[30]黄芩中的甾类化合物有 β-谷甾醇、β-谷甾醇-3-O-β-D-葡萄糖苷、α-菠甾醇等;苯丙素类有苯甲酸、苯丙烯酸等;微量元有 Ca、Mg、Cu、Zn、Fe、Pb、Mn 等;挥发油中含有辛烷、苯甲醛、正己酸、柠檬烯、龙脑、正壬酸、十八碳烯酸、8-十八碳烯酸等。

表 12　黄芩中的主要药效成分

类别	化合物名称	化合物结构	分子式
黄酮及黄酮醇类	黄芩苷	5,6 -OH; 7-O-Glu A	$C_{21}H_{18}O_{11}$
	黄芩素	5,6,7-OH	$C_{15}H_{10}O_5$
	汉黄芩苷	5-OH; 8-OCH₃; 7-O-Glu A	$C_{22}H_{20}O_{11}$
	汉黄芩素	5,7 -OH; 8-OCH₃	$C_{16}H_{12}O_5$
	二氢黄芩苷	5,6 -OH; 7-O-Glu A	$C_{21}H_{20}O_{11}$
二氢黄酮及二氢黄酮醇类	7,2',6'-三羟基-5-甲氧基二氢黄酮	7,2',6',-OH; 5-OCH₃	$C_{16}H_{10}O_6$
	5,7,2',6'-四羟基二氢黄酮醇	5,7,2',6'-OH	$C_{15}H_{12}O_6$
	4',5,7-三羟基-6-甲氧基黄烷酮	4',5,7-OH; 6-OCH₃	$C_{16}H_{16}O_5$
黄酮	2',6',5,7-四羟基黄烷酮	2',6',5,7 -OH	$C_{15}H_{14}O_5$
查尔酮	2,6,2',4'-四羟基-6'-甲氧基查尔酮	2,6,2',4'-OH; 6-OCH₃	$C_{16}H_{14}O_6$

（三）药理作用

1. 解热、抗炎

黄芩苷及黄芩素具有广泛的抗炎活性。在实验中[31]通过灌胃给予酵母诱导的发热大鼠黄芩苷后，测定其血浆、下丘脑及脑脊液中的细胞因子含有量，证实黄芩苷具有明显的解热作用，并推测其机制可能与减少肿瘤坏死因子 - α（TNF-α）、白介素 -1β（IL-1β）的量有关。另一些实验研究 [32] 等通过测定二甲苯诱发急性炎症的小鼠耳郭肿胀度及血清中 TNF-α 及 IL-1 的量，表明黄芩素可明显抑制模型小鼠耳郭的肿胀，具有体内抗炎作用。近年来对黄芩及其成分的解热抗炎机制进行了较为深入的研究。发现黄芩苷和黄芩素能够通过干扰花生四烯酸的代谢通路、抑制细胞因子的活性等产生解热抗炎作用。一些学者 [33] 建立了脂多糖诱导的 RAW264.7 细胞炎症模型，研究黄芩苷及黄芩素的抗炎机制，发现黄芩素能够抑制环氧合酶 COX-2 基因的表达，以阻止转录因子 C/EBPβ 与 DNA 结合，从而抑制花生四烯酸的代谢而产生抗炎作用。NF-κB 是炎症和免疫应答的关键介质，黄芩素通过抑制细胞内 ROS 的产生和 p38/NF-κB 通路的失活，在静脉注射兔模型中对 VRB 诱导的内皮破坏发挥保护作用，导致促炎细胞因子的产生减少 [34]。

2. 抗微生物

黄芩水煎液具有广谱抑菌作用，能抗多种细菌、真菌、病毒、支原体、衣原体等微生物。一些学者研究了黄芩素与氨苄青霉素和或庆大霉素联合治疗口腔细菌的抗菌活性，结果显示黄芩素与抗生素的组合作用对口腔细菌具有协同作用（FIC 指数 <0.375 ~ 0.5，FBCI<0.5） [6]。黄芩苷也有抗病毒的作用，黄芩素、黄芩苷均能不同程度地抑制流感病毒 A/FN1/1/47（H1N1）增殖。实验发现，其主要通过抑制 HBV RNAs 的产生（3.5kb，2.4kb，2.1kb）、病毒蛋白模板和 HBV-DNA 的合成而发挥作用，同时，黄芩苷还可通过下调 HBV 复制依赖性肝细胞核因子（HNF1-α 和 HNF4-α）来阻断 HBV RNA 的转录和表达 [35]。

3. 清除自由基、抗氧化

黄芩中的黄芩苷抗氧化能力十分显著，对黄嘌呤氧化酶具有一定的抑制效果，同时具有较强的清除自由基和超氧阴离子的能力。黄芩不同溶剂提取物中的黄酮含量越高，抗氧化活性越强。研究证明，黄芩苷可通过调节 Bax、Bcl-2 和裂解的 caspase-3 的表达，激活 ACE2/Ang-（1-7）/Mas 轴来保护内皮细胞免受 AngII 诱导的内皮功能紊乱和氧化应激。

4. 抗肿瘤

黄芩苷及黄芩素对各种癌症例如口腔癌、乳腺癌、膀胱癌等具有一定的抗癌作用。黄芩素可通过调节某些通路对口腔癌细胞产生抑制作用来发挥疗效。AhR 在调节细胞周期中发挥重要作用，研究显示，黄芩素以剂量依赖性方式抑制细胞增殖并增加 AhR 活性，使细胞周期在 G1 期停滞，使 CDK4、细胞周期蛋白 D1 和磷酸化视网膜母细胞瘤的表达降低，导致细胞增殖受到抑制。

5. 其他作用

黄芩苷具有强效的抗抑郁作用。α-氨基-3-羟基-5-甲基-4异恶唑丙酸（AMPA）受体表达的变化可能影响抑郁症病理生理学中关键脑结构中神经元活力和脑源性神经营养因子（BDNF）的表达水平，研究表明黄芩苷具有强效抗抑郁作用，可通过上调 CUA 处理的大鼠 AMPA 受体的表达和抑制神经细胞凋亡[36]；黄芩素通过抑制胃黏膜中相关分泌蛋白的活性而发挥胃保护作用。黄芩素治疗可减少总酸分泌量，并且还增加幽门后的 pH 值而发挥保护作用[37]；黄芩苷具有神经保护作用，通过以依赖于 AMPK 的方式调节线粒体功能来防止高血糖症加剧的脑 I/R 损伤[38]。黄芩素通过依赖氨基丁酸能的非苯二氮位点起到抗焦虑和镇静的作用，这个作用不依赖羟色胺系统[39]。黄芩苷不仅能降低缺血再灌注后脑梗死体积，改善神经功能状态，而且还能降低脑组织 MDA、NO 含量、脑水肿程度及提高 SOD 活性，具有较强的保护脑缺血再灌注损伤的作用。黄芩素和黄芩苷在体外和体内均减轻 APAP 诱导的肝毒性。不同浓度的黄芩素以及黄芩茎叶总黄酮对 CD8+T 和 CD4+T 细胞的细胞因子有不同程度的表达上调，在体内对 T 淋巴细胞的活化具有较强的作用，具有免疫调节作用[40]。

（四）现代临床研究

采用液体培养基稀释法，测定黄芩苷对解脲支原体体外抑菌效应，结果显示黄芩苷对解脲支原体有明显抑制作用，最低抑菌浓度（MIC）为 1.87～4.32mg/mL[41]。现代研究发现，黄芩苷具有体内外抗肺炎支原体作用，肺炎支原体感染细胞和小鼠给予低剂量和高剂量的黄芩苷后，利用 Real-time PCR、荧光染色和 MTT 等方法测定药物对感染肺炎支原体的实验模型的治疗作用，结果与空白组比较，黄芩苷高剂量组和低剂量组都能降低肺炎支原体浓度，但高剂量组作用更加显著[42]。并且一些研究发现[43]对经 MP 和黄芩素处理后的 BALB/c 小鼠肺组织进行 HE 染色，并进行病理组织学评分；采用 Real-time Quantitative PCR 测定黄芩素对 MP 的最小抑菌浓度（MIC）；用 Realtime Quantitative PCR 及 WesternBlot 分别检测 BALB/c 小鼠肺组织 P1 黏附分子 mRNA 及蛋白的表达情况；用 Reverse Transcription-PCR 和免疫荧光法检测小鼠肺组织表皮生长因子（EGF）mRNA 和蛋白的表达，结果显示，黄芩素对 MP 有明显的抑制能力，并能通过抑制 P1 黏附分子的表达及促进 EGF 蛋白的表达来保护机体免受支原体的损伤。另外黄芩也具有其他作用，一些研究选用了临床上常用来治疗滴虫性阴道炎、痢疾、痛肿等配伍用的中药——苦参、黄连、黄芩的主要成分苦参碱、氧化苦参碱、小檗碱和黄芩苷进行要药敏实验，结果显示，小檗碱和黄芩苷对解脲支原体有抑制作用，低抑菌浓度为 0.047mg/mL，且 a 株菌对其较敏感[44]。

七、虎杖

（一）中医概述

虎杖为蓼科植物虎杖的干燥根茎和根。味苦，性微寒，归肝、胆、肾经。能活血散瘀、祛风除湿、清热解毒。主治女性闭经、痛经、产后瘀血腹痛、癥瘕积聚、跌打损伤、湿热黄疸、毒蛇咬伤、烧烫伤等。虎杖最早出自《名医备录》谓："主通利月水，破留血癥结"。《本草纲目》《滇南本草》《日华子本草》等本草著作也记载虎杖可用于治疗"痹症"、慢性支气管炎等各种疾病。

（二）西医化学成分

1. 蒽醌类

虎杖中主要含有大黄素、大黄素甲醚、大黄酚、大黄酸、蒽苷 A（大黄素甲醚 -8-O-β-D- 葡萄糖苷）、蒽苷 B（大黄素 -8-O-β-D- 葡萄糖苷）、大黄素 -1-O-β-D-葡萄糖苷、6- 羟基芦荟大黄素、大黄素 -8- 甲醚、6- 羟基芦荟大黄素 -8- 甲醚 [45]。

2. 黄酮类

据报道，虎杖中黄酮类成分包括槲皮素、槲皮素 -3- 阿拉伯糖苷、槲皮素 -3- 鼠李糖苷、槲皮素 -3- 葡萄糖苷、槲皮素 -3- 半乳糖苷、木犀草素 -7- 葡萄糖苷及芹菜黄素的 3 个衍生物。

3. 二苯乙烯类

虎杖中含有白藜芦醇、白藜芦醇苷等二苯乙烯类成分。据报道，很多学者都对其成分进行了分离提取及含量测定进行研究。

4. 其他

金雪梅等从虎杖中新分离出黄葵内酯、β- 谷甾醇、齐墩果酸、2- 乙氧基 -8- 乙酰基 -1，4- 萘醌（命名为虎杖素 A）等。沈路路等从虎杖中分离提取出 2,5- 二甲基 -7- 羟基 - 色原酮、7- 羟基 -4- 甲氧基 -5- 甲基 - 香豆素和 5, 7- 二羟基 - 异苯并呋喃酮。肖凯等用 60% 丙酮从虎杖根茎中分离得到（＋）- 儿茶素、大黄素 -8-O-β-D- 吡喃葡萄糖苷等 10 个化合物，其中色氨酸、没食子酸、2,6- 二羟基苯甲酸、1-（3-O-β-D- 吡喃葡萄糖基 -4,5- 二羟基 -苯基）- 乙酮、tachioside、isotachioside 为首次从虎杖中分得；另外虎杖中还含有多糖成分，虎杖嫩茎中含有酒石酸、苹果酸、柠檬酸、维生素 C、草酸和一种有促性激素作用的物质 [45]。

（三）药理作用

1. 抗炎

吕婷婷等研究发现，虎杖苷可以通过调节 Hedgehog 信号通路，从而减轻溃疡性结肠炎的病理损伤。刘峻承等通过研究发现红藤虎杖复方免煎剂对急性痛风性关节炎有较好的抗炎、镇痛和降低血尿酸的功效。高友光等研究发现，虎杖苷可以通过降低炎性细胞因子 TNF-α、IL-1β、IL-6 和血清肌酐、尿素氮、超氧化物歧化酶、丙二醛、谷胱甘肽的浓度，来治疗脓毒症引起的大鼠急性肾损伤，增强其肾功能。谢彤等的研究表明，虎杖不但可以调节磷脂代谢，而且能减轻呼吸道合胞病毒感染的 BALB/c 小鼠的肺部炎症。李润东选择 450 例湿热型黄疸性肝炎患者，随机选择 300 例患者为给药组和 150 例患者为阳性药组。阳性药组给药利胆片而给药组则给药虎杖四草颗粒进行治疗。观察两组患者的肝功能变化发现，虎杖四草颗粒对于湿热型黄疸性肝炎有非常好的疗效[46]。

2. 抗病毒

Xie 等的研究表明，白藜芦醇能够阻碍呼吸道合胞体病毒的复制，抑制 TLR3 信号通路，并下调气管上皮细胞中的 TRIF 蛋白的表达，从而产生抗病毒作用，张莉发现白藜芦醇可以抑制 NF-κB 信号通路和炎性细胞因子的分泌从而达到阻碍 EV71 病毒复制的目的；Evers 等研究发现，白藜芦醇可以减少人类巨噬细胞病毒 DNA 的复制，并且屏蔽病毒传导的细胞致病信号。它还能够阻碍甲型流感病毒在 MDCK 细胞中的复制，阻止病毒核蛋白在细胞核与细胞质间的传递，以达到抗病毒的目的。另外，白藜芦醇也能够让已经被乙肝肝炎病毒感染了的细胞发生凋亡，以此来杀灭病毒；雷湘等通过研究发现大黄素配伍姜黄素和苦参碱后能抑制 CVB3 病毒在小鼠心、肺、肾等脏器中的增殖，对小鼠脏器具有较强的保护作用。吴常裕等研究发现大黄素可以显著下调 IL-23、IL-17、sCD40L 蛋白的表达，提高心肌酶学水平，增强心功能，对于治疗病毒性心肌炎，有很好的临床疗效[46]。

3. 抗菌

李娜通过研究发现虎杖水煎液在对 4 种常见致病菌大肠杆菌、铜绿假单胞菌、白色念珠菌、金黄色葡萄球菌均具有明显的抑菌作用；王鑫等人研究发现白藜芦醇可以破坏金色葡萄球菌的细胞膜通透性，抑制金黄色葡萄球菌的生长繁殖。张瑞研究发现白藜芦醇能够显著地抑制须癣毛癣菌的生长和繁殖，可以用来治疗有皮肤癣所导致的皮肤病。苏俊华等人研究发现白藜芦醇还可以对肠球菌的菌体结构产生破坏。殷网虎等的研究表明白藜芦醇能够破坏鲍曼不动杆菌的生物膜，并且抑制其生长繁殖。而董波等研究发现大黄素也可以抑制白假丝酵母菌的生长繁殖[46]。

4. 调血脂

莫恭晓等人研究发现，虎杖能明显降低三酰甘油，下调机体血脂水平，其单用或与大黄配伍合用均对血瘀症大鼠异常的血流动力学有不错的改善；孔晓龙等通过实验发现，虎杖降脂颗粒可以通过增强大鼠的抗氧化能力、降低由自由基介导引起的脂质过氧化，调节脂蛋白酯酶和肝酯酶的活性并改善血液流变学，来治疗患有高脂血症的大鼠。丁亚南等研究发现，白藜芦醇能通过提高高密度脂蛋白的含量，下调甘油三酯和非酯化脂肪酸水平，来改善高脂饲粮饲养的大鼠的血脂代谢[46]。

5. 抗氧化

茛沛森研究发现，虎杖总蒽醌可以显著的升高患有糖尿病肾病小鼠的血糖，下调其尿微量蛋白，减轻小鼠由氧化应激反应造成的肾脏损伤，缓解其肾组织病变。胡婷婷等人研究发现虎杖苷能够明显的下调活性氧自由基的表达水平，提高超氧化物歧化酶的活力，增强患有动脉粥样硬化 ApoE-/- 小鼠的抗氧化能力，并减弱动脉粥样硬化血管组织的损伤，降低血管内的脂质沉积。白藜芦醇则能通过 Nrf2/ARE 通路降低 Nrf2 蛋白表达，增加佐剂性关节炎大鼠脾脏抗氧化应激蛋白的表达，减轻氧化应激。白藜芦醇还可以通过抑制细胞氧化损伤来降低 Ni_2O_3 诱导 NIH/3T3 的细胞损伤[46]。

（四）现代临床研究

虎杖清热解毒、散瘀止痛、止咳化痰、清利湿热，具有抗病毒、抗菌、抗血栓、扩张血管、抗氧化、保护心肌等作用[47]。虎杖的有效成分白藜芦醇苷具有显著的抗血栓形成作用，同时能降低 PLT 的外钙内流和内钙释放，减少胞内 Ca^{2+} 的浓度，抑制 PLT 聚集。研究表明[48]，虎杖苷可以改善心肌缺血大鼠心脏功能，减轻高脂血症大鼠心肌纤维结构的异常改变。由此可推测虎杖可有效降低难治性肺炎支原体肺炎患儿的炎症反应水平。张葆青教授[49]认为湿热内蕴是难治性肺炎支原体肺炎的病理基础，痰、瘀、闭、虚 为其病机关键，治疗上应清热祛湿与化痰通络相结合，则湿热得解，痰瘀得消，病症得除。拟祛湿通络方，在甘露消毒丹清热、芳化、利湿的基础上加上桃仁、虎杖活血通络，与难治性肺炎支原体肺炎的湿 - 毒 - 瘀互结的病理机制更加契合。诸药合用，共奏清热解毒、化痰祛湿、祛瘀通络之效。采用回顾性分析方法，收集山东中医药大学附属医院和山东省立医院在 2017 年 1 月 1 日至 2018 年 12 月 31 日收治的难治性肺炎支原体肺炎（湿热闭肺证）住院患儿 102 例，对其临床症状、实验室检查、影像学特点及临床疗效进行统计分析。结果显示，祛湿通络法对改善发热、咳嗽、咯痰症状和调节炎症反应、微循环障碍方面具有积极作用。

八、金银花

（一）中医概述

金银花，别名双花、忍冬，为忍冬科忍冬属植物干燥花蕾。三月开花五月出，花初开其色白，时经一至两日而色黄，故称之金银花。叶纸质，矩圆状卵形或倒卵形，长 3～5cm，顶端尖或渐尖，基部圆或近心形。花蕾呈棒状花萼细小，果实圆形，直径 6～7mm，有光泽，种子卵圆形或椭圆形，长约 3mm，花期在 4—6 月，气清香，味淡，微苦，以未开放色黄白而无枝叶者佳。其性甘寒，归肺、心、胃经，具有清热解毒、消炎退肿等功效。金银花的适应性较强，喜阳耐寒耐阴，且在潮湿及干旱的地方均可生长，金银花的种植历史已超过 200 年，我国多分布于广东、山东、河南、河北、海南、喜马拉雅山等地，其中山东的济银花、河南的密银花道地性最强。

（二）西医化学成分

由于金银花的化学成分较为复杂，从而使其成为研究的重点内容之一，截至目前，通过鉴别得到的金银花化学成分超过 60 种，在这些成分中，具有药理活性的有以下几种：

1. 黄酮类化合物

黄酮类化合物为金银花的主要成分之一，亦是其药物效应发挥的主要成分。经研究表明，黄酮类化合物具有多种生物活性，并对各脏腑器官具有较好的保护作用，由金银花所提取的木樨草苷、木樨草素、苜蓿苷、槲皮素、苜蓿苷、芦丁等均属于黄酮类化合物。

2. 有机酸类

金银花中主要的有机酸类化学成分为绿原酸类化合物，其亦主要分为绿原酸及异绿原酸。张家燕[2] 研究表明金银花中以占比例 3%～5% 的绿原酸含量最多。

3. 挥发油类

金银花中提取分离种类最多的化学成分即挥发油类，且其主要发挥功效的化学成分为芳樟醇和棕榈酸。一些研究中发现其 46.3% 的成分为烷烃类，22.2% 的成分为酯类，其余还包含烯烃类、醇类、醛类等化学成分。

4. 环烯醚萜类

此类化合物现已在金银花中提取分离出 70 余种，且其主要包括裂环以及闭环环烯醚萜两种基本碳骨架，其中 7- 表马钱素、8- 表马钱素为闭环环烯醚萜类，裂环马钱酸、裂环氧化马钱素、裂环马钱苷为裂环环烯醚萜类。

（三）药理作用

金银花属于典型的中药材，其活性成分较多，且具有多种药理作用，具有抗炎、解热、抗菌、抗病毒、保肝利胆、抗氧化、抗血小板聚集、抗肿瘤、增强免疫等作用，临床应用应结合具体病情，选用适宜的配伍方案，以取得最佳的治疗效果。

1. 抗炎解热作用

金银花具有抗炎、解热、抗内毒素等作用，被广泛应用于胀满下疾、温病发热、热毒等疾病中。现代药理研究[50]主要对金银花所提取的酚酸类成分的抗炎作用进行研究，并将脂多糖诱导的小鼠巨噬细胞 RAW264.7 炎症反应作为模型，探讨酚酸类成分对炎症因子的影响，以评价其抗炎效果，结果发现乙酸乙酯部位的酚酸类化合物对炎症因子具有抑制作用。

2. 抗菌作用

已有研究主要探讨甘肃金银花对金黄色葡萄球菌及大肠埃希菌的体内及体外抗菌作用，结果发现，甘肃金银花及正品金银花对感染金黄色葡萄球菌及大肠埃希菌小鼠的死亡率分别为 45%、40%，而对照组小鼠死亡率为 95%，存在明显差异，表明甘肃金银花具有良好的抗菌作用[51]。同时，一些研究指出金银花、连翘配伍对抗多药、耐药、耐甲氧西林金黄色普通球菌具有良好的抗菌作用，且对临床分离的 11 种致病菌均具有抗菌作用[52]。

3. 抗病毒作用

在研究中通过对金银花进行多糖提取纯化，探讨其多糖的抗病毒活性，结果发现，金银花多糖对单纯疱疹病毒、柯萨奇病毒、B5 柯萨奇病毒、B3 肠道病毒 71 型均具有抑制作用，治疗指数分别为 51.25、4.84、4.77、63.85。表明金银花多糖的抗病毒效果显著[53]。并且一些研究发现[54]，金银花具有良好的抗甲型流感病毒的作用，金银花具有良好的清热解毒功效，其对流感病毒、单纯疱疹病毒、柯萨奇病毒、肠道病毒 71 型等均具有良好的抑制作用。

4. 保肝利胆作用

在一些研究主要探讨代谢组学法考察金银花醇提取物对 DMN 诱导大鼠肝损伤的保护作用，利用金银花醇提取物对大鼠进行干预，结果发现其尿液代谢表型趋向正常，且代谢网络修复结果显示，金银花醇提取物对 DMN 染毒大鼠的生理及代谢均具有保护作用[55]。

5. 抗氧化作用

现代研究主要对金银花水煎剂对 D- 半乳糖致衰模型小鼠的抗氧化作用进行分析，结果发现金银花给药后小鼠各项指标明显改善，且小鼠体重增加，血清肝肾等水平均改善，表明金银花对 D- 半乳糖致衰小鼠具有良好的抗氧化作用，且以剂量为 5g/kg 效果最佳[56]。并且一些研究发现[57]，金银花不同提取物均具有良好的抗氧化作用，且以 95% 乙醇提取物的抗氧化能力最强。国外一些专家也发现[58]，蓝果忍冬果实及其叶提取物成分对红细胞及脂质具有较好的保护作用，且具有较强的抗氧化作用。综上金银花具有抗氧化效果，且其不同提取物均具有良好的抗氧化作用。

6. 抗血小板聚集

同时，对金银花及其有机酸类化合物的体外抗血小板聚集作用及作用强度进行研究，结果表明，金银花及其有机酸类化合物、绿原酸的同分异构体、咖啡酸、异绿原酸类均具有良好的抗血小板聚集作用[59]。金银花中的有机酸类化合物可有效抑制血小板聚集，其作用机制为：有机酸类化合物可有效抑制因诱导剂产生的血小板聚集情况；抑制血小板聚集的关键在于阻断 GP Ⅱ b/ Ⅲ a 通路，进而清除聚集剂引发的血小板聚集，而机酸类化合物具有抑制血小板膜上的 GP Ⅱ b/ Ⅲ a 受体活性的作用；有机酸类化合物具有良好的生物抗氧化作用，其与过氧自由基快速发生反应后，使血小板不产生活化作用，进而抑制血小板聚集；有机酸类化合物还可有效保护血管内皮细胞，避免因过氧化产生损伤，避免对血管内皮功能造成影响，进而阻止血小板激活，阻断血小板聚集。

7. 抗肿瘤作用

一些学者[60]研究通过建立小鼠 S180 实体瘤模型，分别给予低中高剂量的金银花多糖，分别测定小鼠肿瘤的生长抑制率胸腺指数脾脏指数等并测定肿瘤组织中的 Bax 及 Bcl-2 蛋白的表达情况，测定肿瘤坏死因子 - α（TNF- α）的含量，结果发现，中高剂量的金银花多糖对 S180 肉瘤的抑制率较高，分别为 23.95% 及 30.02%；高剂量的金银花多糖可有效提升小鼠的脾脏指数；中高剂量的金银花多糖可有效提升 TNF- α 水平；金银花还可有效上调肿瘤组织中的 Bax 及 Bcl-2 蛋白的表达；结果表明金银花多糖可有效抑制肿瘤的生长，且不会影响小鼠的生长，有效促进 TNF- α 的分泌金银花具有良好的细胞类抗肿瘤作用，其可有效诱导癌细胞分化，抵抗癌细胞侵袭，并使癌细胞转移，有效拦截信息传递，改善肿瘤的多药耐药性，还可使端粒酶的活性受到有效抑制，是临床上常用的抗癌性增效剂，在抗癌性疼痛方面也具有重要意义。

8. 增强免疫作用

研究主要探讨金银花黄铜对小鼠免疫调节作用进行研究，结果发现，金银花黄酮可有效提升免疫抑制小鼠的脏器指数，增加其血浆酸性磷酸酶、碱性磷酸酶及溶菌酶的活性，提升其脾脏胸腺组织总氧化能力及超氧化物歧化酶活性，降低脾脏匀浆中单胺氧化酶及丙二醛含量，结果表明，金银花黄体可有效调节小鼠血清免疫酶的活性，提升淋巴器官的抗氧化能力，具有良好的免疫调节作用[61]。

（四）临床医案报道

在基于分子对接和网络药理学探讨金银花防治新型冠状病毒性肺炎（COVID-19）的潜在作用机制，利用 AutoDockVina 将金银花中 14 种化学成分与新型冠状病毒 S 蛋白受体结合结构域与血管紧张素转化酶 II（ACE2）蛋白酶结构域复合物（SARS-CoV-2-S-RBD-ACE2）进行分子对接，利用中药系统药理学数据库与分析平台（TCMSP）获取上述 14 种化学成分的作用靶点，使用 GeneCards 及美国国家生物技术信息中心（NCBI）数据库获取 COVID-19 靶点，将药物与疾病交集靶点导入 Cytoscape 3.7.0 软件建立药物 - 化学成分 - 靶点 - 疾病网络，导入 STRING 数据库获取靶点蛋白质相互作用网络，导入 Bioconductor 进行基因本体功能注释和京都基因与基因组百科全书通路富集分析，结果分子对接结果显示金银花中 14 种化学成分与 SARS-CoV-2-S-RBD-ACE2 均有较好的结合活性，其中 12 种成分结合活性优于诊疗方案中 4 种 COVID-19 治疗药物；网络药理学结果显示金银花 8 种成分可通过干预 46 个靶点、149 条通路发挥防治 COVID-19 的作用，因此得出结论：金银花中多种化学成分可能通过与 SARS-CoV-2-S-RBD-ACE2 结合，影响复合物的稳定性，从而发挥治疗 COVID-19 的作用，金银花治疗 COVID-19 具有多成分、多靶点、多途径的特点，对 COVID-19 引起的免疫系统紊乱、炎症等具有潜在的治疗作用，研究结果可为金银花防治 COVID-19 作用机制提供一定的理论基础与科学依据[62]。

在临床研究中[63]为探讨金银花口服液治疗新型冠状病毒性肺炎（简称新冠肺炎，COVID-19）的临床疗效，将 120 例 COVID-19 普通型患者按照 1:2 随机分为两组。对照组 40 例，仅给予洛匹那韦 / 利托那韦或阿比朵尔、α - 干扰素等常规治疗；治疗组 80 例，在常规治疗的基础上加用金银花口服液治疗。比较两组患者治疗前（V1）和治疗 5d（V2）、10d（V3）的临床症状消失率、呼吸道样本新型冠状病毒（SARS-CoV-2）-qRT-PCR 转阴率、胸部 CT 检查影像学评分及不良反应发生率。结果两组患者基线资料比较，差异无统计学意义。与对照组治疗后比较，治疗组 V2 时临床发热（77.94%：56.67%）、乏力（75.86%：57.14%）、咳嗽（67.74%：45.83%）消失率明显提高，治疗组 V3 时临床咳嗽消失率（90.32%：66.67%）明显提高，治疗组 V3 时胸部 CT 检查影像学评分 [（10.95±1.43）分 VS（12.92±2.02）分] 明显降低（$P<0.01$）；治疗组临床发热、乏力消失率 V3 时（100% VS 100%，91.38% VS 85.71%），SARS-CoV-2-qRT-PCR 转阴率 V2 时（81.25%VS 77.50%）与 V3 时（93.75% VS 92.50%），以及胸部 CT 检查影像学评分 V2 时 [（15.09±2.56）

分：（15.12±3.371）分]的差异无统计学意义，但显示出有改善趋势。治疗组和对照组与用药相关的不良反应发生率分别为 1.25% 和 0，差异无统计学意义，因此得出结论：在常规治疗基础上加用金银花口服液，可以显著改善新冠肺炎患者的发热、乏力、咳嗽症状，减轻肺部病变，对病毒核酸检测转阴也显示出良好的改善趋势。

九、鱼腥草

（一）中医概述

鱼腥草为三白草科植物蕺菜的新鲜全草或干燥的地上部分，因茎叶碾碎后有鱼腥味得名，其性微寒，味辛，归肺经，具有清热解毒、消痈排脓、利尿通淋等功效。鱼腥草全草入药，属药食两用品种，始载于《名医别录》下品，其性微寒、味苦。《滇南本草》记载其能"治肺痈咳嗽带脓血，痰有腥臭，大肠热毒，疗痔疮"。李时珍《本草纲目》言其："散热毒痈肿"。

（二）西医化学成分

鱼腥草化学成分复杂，包括挥发性成分、黄酮类、生物碱类、氨基酸类、萜类、甾醇类和有机酸类等，其中主要药效成分为挥发油，鱼腥草约含 0.05% 的挥发油，其主要成分为癸酰乙醛，即鱼腥草素，具有抗菌抗病毒作用，鱼腥味就是该成分所致的。其次是黄酮类化合物，鱼腥草中含有多种黄酮类化合物，多以苷类形式呈现。有研究对鱼腥草的黄酮类成分进行分离纯化，共鉴定出金丝桃苷、异槲皮苷、槲皮苷及槲皮素 4 种黄酮类化合物，其中以槲皮素含量最高。因此鱼腥草于 2002 年被国家卫生部正式确定为既是药品又是食品的极具开发前景的植物资源。

（三）药理作用

1. 抗炎抑菌

鱼腥草中多类化学成分均具有一定的抗炎抑菌作用，鱼腥草挥发油能降低 LPS 诱导的小鼠腹腔巨噬细胞 COX-2m RNA 和蛋白质表达，并抑制 PGE2 释放，实现抗炎活性。鱼腥草乙醇提取物对耐甲氧西林金黄色葡萄球菌（MRSA）具有抗菌作用。从鱼腥草乙醇提取物中分离出来的黄酮类，可显著抑制肺上皮细胞（A549）和肺泡巨噬细胞（MH-S）中炎性生物标志物 IL-6 和 NO 的产生。鱼腥草萜类化合物可以结合细菌体内一些参与感染和炎症过程的蛋白质或酶，从而起到抗炎作用，鱼腥草生物碱类化合物能抑制 LPS 刺激的RAW 264.7 细胞中 NO 产生，显示抗炎活性。鱼腥草素对大肠埃希菌、金黄色葡萄球菌、铜绿假单胞菌、白色念珠菌、假丝酵母等均有一定的抑菌效果。

2. 抗结核

在聚类分析中，通过万方医学网检索了 20 年间有关中药治疗结核病的论文报道[64]，利用中医传承辅助平台 V2，输入相关组方数据，依据改进的互信息法和复杂系统熵聚类法对数据进行整理归纳发现使用频次最高的药物分别为百部（47.7%）、鱼腥草（34.9%）和麦冬（34.9%）。使用频率最高的组合为鱼腥草和百部。

3. 抗肿瘤

鱼腥草对多种肿瘤均具有抑制作用，其醇提取物可通过激活胱天蛋白酶依赖性途径和与 HMGB1 还原相关的 p38 磷酸化，诱导人黑色素瘤 A375 程序性细胞死亡。鱼腥草生物碱对人大细胞肺癌细胞株 H460 的生长具有抑制作用，并诱导其发生凋亡。鱼腥草总黄酮提取物能抑制 SiHa 肿瘤细胞生长，并诱导凋亡，为鱼腥草的抗子宫颈癌提供了科学依据，鱼腥草挥发油对淋巴瘤细胞表现出良好的抑制作用，并呈现一定的量效关系[65]。

（四）临床报道治疗案例

使用鱼腥草对支原体肺炎患者进行治疗时发现，主要作用机制是调节细胞因子水平，促进炎症的消退。在动物实验中同样是细胞因子的变化，因此，可以认为鱼腥草对支原体感染肺炎的作用机制为减少炎症因子的产生[66]。在研究中[67] 观察鱼腥草、地龙、桑白皮组成的小复方单味药以及药物两两配伍的水提物醇提物体外抑制肺炎支原体的作用，研究发现各组中药提取物对肺炎支原体均有一定的抑制作用，且小复方组抑菌效果优于两两配伍及单味药组，且复方醇提物的抑菌作用最强。药物两两配伍及三味药联用体现了协同作用，无明显拮抗作用。鱼腥草、地龙、桑白皮对肺炎支原体均有一定的抑制作用。

在实验研究中[68] 为探讨鱼腥草总黄酮对肺炎支原体感染小鼠肺组织 Bcl-2、Bax 蛋白与 mRNA 表达水平及血清炎症因子的影响及作用机制，选取 50 只 BALB/c 小鼠随机分为对照组、模型组、鱼腥草总黄酮低、中和高剂量组（0.5、1.0、2.0g/kg），滴鼻给予肺炎支原体。HE 染色观察肺组织病理变化，Western blot 法与 RT-PCR 法分别检测各组小鼠肺组织 Bcl-2、Bax 蛋白与 mRNA 表达水平，ELISA 法检测各组小鼠血清炎症因子 TNF-α、IFN-γ 和 IL-6 水平，结果发现，与对照组相比，模型组小鼠肺湿重指数明显升高，肺组织出现炎症病变、肺泡壁增厚、肺泡间隔变宽、可见炎症细胞浸润，肺组织 Bcl-2 蛋白与 mRNA 表达水平明显降低（$P<0.05$），Bax 蛋白与 mRNA 表达水平明显升高，Bcl-2/Bax 值明显降低，血清 TNF-α、IFN-γ 和 IL-6 水平明显升高，与模型组相比，鱼腥草总黄酮低、中和高剂量组小鼠肺湿重指数明显降低，炎症细胞浸润情况改善，肺组织 Bcl-2 蛋

白与 mRNA 表达水平明显升高，Bax 蛋白与 mRNA 表达水平明显降低，Bcl-2/Bax 值明显升高，血清 TNF-α、IFN-γ 和 IL-6 水平明显降低，因此得出结论：鱼腥草总黄酮可上调 Bcl-2 蛋白与 mRNA 表达，下调 Bax 蛋白与 mRNA 表达，降低炎症因子水平，减少细胞凋亡，对肺炎支原体感染小鼠起抗感染作用。

鱼腥草注射液是临床常用的一种清热解毒的传统中药，主要用于治疗支气管炎肺炎，也被用于治疗严重急性呼吸系统综合征。有研究[69]对 40 例呼吸系统疾病患者进行观察分析，观察组给予鱼腥草注射液，治疗有效率为 95%，退热时间（2.05±1.23）d；对照组给予头孢唑林钠治疗，治疗有效率为 75%，退热时间（3.69±1.46）d；该结果表明鱼腥草注射液可以有效改善临床症状，疗效明显。临床观察[70]对 60 例门诊肺炎患儿进行观察，佐治组用青霉素联合鱼腥草注射液静脉滴注，对照组用青霉素联合病毒唑静脉滴注，佐治组的有效率明显高于对照组，差异有统计学意义，治疗后未见相关并发症发生。

第三节　中医经典方治疗肺炎支原体

一、达原饮

（一）溯源及组方特点

1. 溯源

达原饮首次出现在吴又可编著的《瘟疫论》中，"瘟疫初起，先憎寒而后发热，日后但热而恶寒也。初得之二三日，其脉不浮不沉而数。昼夜发热，日晡益甚，头疼身痛。其时邪在夹脊之前，肠胃之后，虽有头疼身痛，此邪在经，不可认为伤寒表证，辄用麻黄、桂枝之类强发其汗，此邪不在经，汗之徒伤表气，热亦不减。又不可下，此邪不在里，下之徒伤胃气，其渴愈甚。宜达原饮"，能开达膜原，辟秽化浊，治疗温疫效果显著，是中医的经典方剂之一。

2. 组方特点

原文中记载达原饮由槟榔（6g）、厚朴（3g）、草果仁（1.5g）、知母（3g）、芍药（3g）、黄芩（3g）、甘草（1.5克g）组成，见图 3，上用水二盅，煎八分，午后温服。

达原饮全方有开达膜原，辟秽化浊之功，使燥热除而肺津复，适于 MPP 湿热郁伏膜原证，有开达膜原、燥湿化痰、健脾理气和中的作用。草果具有芳香避秽、行气化浊之功效，化浊之力尤强，能透脾脏而达膜原，是湿浊疫病之专药；槟榔辛散之功兼具苦泄，性温而沉降，虽属阳明经，但能透肠胃而达膜原，为清膜原滞邪之专药；厚朴具有行气破结之功，能够延续草果、槟榔的逐邪化浊之效，能借肠胃之道引秽浊之邪下出。可见，草果芳香温燥，槟榔可助草果开通膜原，使秽浊之邪速离膜原；槟榔辛温苦燥，草果可助槟榔疏利气机，开达膜原；厚朴得草果、槟榔相助，清理膜原伏邪。3味药合力，除伏邪、破戾气所结，除伏邪盘踞，直达膜原，使邪气速离巢穴，故名达原。另外4味为调和之剂，并非拔病之药：知母；白芍养血，助营气以和血；黄芩清热燥湿，清燥热之余；甘草和中之用。全方合用，使秽浊疬气得化，热邪去，阴津复。

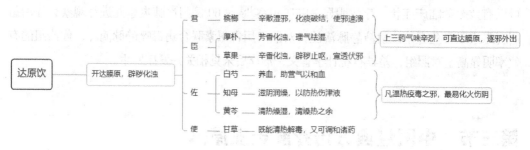

图3　达原饮

（二）肺炎支原体与达原饮

小儿MPP常于秋冬季节高发，发病初期多见乏力头痛、发热、咽部肿痛、肌肉酸痛、干咳少痰等症状。从发病季节和症状可以分析出，MPP在中医辨证属燥邪伤肺的范畴，发病初期为燥邪初袭肺卫。《难经集注》曰："肺为华盖"，其中"华盖"本指帝王的车盖或指画上文彩的伞，因肺在体腔内位居最高，并有覆盖和保护诸脏抵御外邪的作用，故称"肺为华盖"。肺为娇脏，更易受邪，温燥之邪由口鼻或皮毛而入，燥热闭肺，肺气壅滞，失于宣降，则见发热咳嗽、胸闷心烦；邪阻肺络，灼伤肺络，炼液为痰，痰阻气道，壅遏于肺则致，喉间痰鸣、气促咳嗽；燥热灼津则见咽喉干痛、无痰或痰黏不易咳；燥热伤及肺络，故见痰中带血。

（三）达原饮的现代研究

桑杏汤的主要组成是槟榔、厚朴、草果仁、知母、芍药、黄芩，其中槟榔抗菌作用突出，近些年的研究表明槟榔中的多个成分具有良好的抗菌效果。从槟榔果实中提取得到的槟榔碱对变形杆菌、白色念珠菌、炭疽芽孢杆菌等多种细菌具有抑制作用，药理实验研究表明，厚朴的主要化学成分厚朴酚对实验动物急性肺损伤具有保护作用，厚朴主干、根、枝的皮以及其叶与花的水提物，均具有一定镇咳作用；知母具有抗炎、解热作用，芍药具有镇痛、抗炎、抗菌作用，黄芩及其成分可以治疗呼吸系统等炎症相关疾病。近年来开展了多个相关临床研究，开始采用达原饮治疗小儿支原体重症肺炎，取得了满意的效果。

临床以达原饮加减治疗MPP患儿，患儿4岁，于10余天前无明显诱因出现咳嗽，咳痰，无发热、气喘，血常规：WBC 5.6×10^9/L，N 50.2%，L 45.4%，hs-CRP 6mg/L。肺炎支原体抗体1：1280。胸部X线片示：支气管炎。阿奇霉素注射液静脉滴注及雾化对症治疗。刻诊：咳剧，痰黄稠，质黏不易咳出，纳欠佳，平素喜食水果，喜荤少素，寐安，二便可，舌淡苔白腻，脉浮滑查体：面色欠华，两肺呼吸音粗，可闻及少许痰鸣音。西医诊断：小儿肺炎支原体感染。中医诊断：咳嗽，证属湿热痰浊郁伏肺络。治以清热化湿、祛痰止咳，予达原饮加味。处方：槟榔9g、厚朴9g、苹果6g、白芍6g、知母9g、黄芩6g、甘草3g、干姜3g、细辛3g、五味子3g，5剂，每日1剂，水煎，分2次温服。二诊时咳嗽好转，痰易咳出，质黄稠，伴流清涕。一诊方去干姜、细辛、五味子，加半夏5g、茯苓6g、陈皮4g、桃仁5g、川芎5g、葛根10g，3剂，用法同上。痊愈告终[71]。由此可见，小儿先天禀赋不足，饮食不知自节，过食瓜果生冷及肥甘厚味，导致脾阳受损，脾气虚弱不能运化水湿，湿邪内停中焦，脾虚生痰，肺为贮痰之器，本案患儿病程已有半月之久，湿邪久郁化热，故辨证为湿热痰浊郁伏肺络患儿虽非温病之湿热，但症状特征与湿热邪伏膜原一致，根据异病同治的原则，故予达原饮疏利透达肺络之湿热痰浊。

达原饮是治疗瘟疫初起邪伏膜原的要方，也是治疗湿邪内伏膜原证的要方。临床上通过加减化裁，除了广泛应用于小儿肺炎支原体肺炎的治疗，更因其开达膜原、透邪外出的功效，可用于治疗重症急性呼吸综合征SARS、新型冠状病毒性肺炎、肝炎、发热等疾病。现代研究表明达原饮具有抗病毒、解热、抗炎等药理作用。有研究表明，发热是感染性或非感染性疾病触发的一种保守系统反应，它通过上调体温调定点引起体温升高，现代临床研究表明：达原饮化裁对感染性发热、湿热型发热、持续性发热、高热等多种类型的发热都具有较好的疗效。

二、甘露消毒丹

（一）甘露消毒丹溯源及组方特点

1. 溯源

甘露消毒丹方为清代叶天士所创，首载于医家魏之琇所著的《续名医类案》中，后被王孟英收于《温热经纬》，并言之为："治湿温时疫之主方"。

2. 组方特点

全方具有宣、清、降、利制方之意，遵三焦分消走泄之原则，兼顾清上、畅中、渗下之效。

其中，君滑石以通水利淋，清暑解热；茵陈清利湿热，退黄；黄芩可清热燥湿，泻火解毒；三药同奏清热利湿之效。臣石菖蒲以化湿和胃，涤痰辟秽；白豆蔻能化湿行气，温中止呕；藿香芳香化湿，辟秽和中止呕，三者均辛温，宣泄气机，芳香化湿，齐做臣药，尤宜于湿遏中焦之证。佐木通以清利通淋、泄热为用，又助滑石、茵陈引湿热外达；射干可清热解毒，祛痰利咽；川贝母可化痰止咳，清热散结，配射干能强清肺利咽之功；连翘善清热解毒、消痈散结，其轻浮可透达内外，携黄芩可强化彼此之效；薄荷能疏散风热，清利头目，利咽；上五药共为佐药，彼此配伍尤能利咽化痰，开解散毒，畅达气机，水湿通利，见图4。诸药联用，共奏利湿化浊、清热解毒之功。

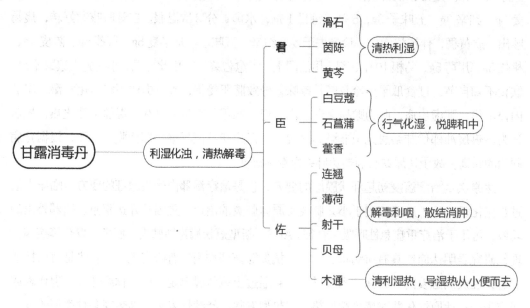

图4　甘露消毒丹

（二）肺炎支原体与甘露消毒丹

目前教材的肺炎喘嗽病中尚未有湿热闭肺证，但临床中儿童MPP病例中确实有一部分表现为湿热证型，症状典型，热势缠绵，高热持续或身热不扬，舌苔厚腻，纳差，恶心呕吐，或伴腹胀，病程较长。湿热为湿邪与热邪相互裹挟而成，同时兼具这两种邪气的属性。湿热相合，闭阻肺气，气失运行，水停痰生，聚而生湿，与热互结，热灼津液，酝酿成痰，此为小儿MPP湿热闭肺的主要病机。因此，对于湿热证MPP的治疗应以清热利湿化痰为主要治法，方选甘露消毒丹加减。有临床研究[72]对40例重症MPP（湿热证）患儿进行分组治疗，结果表明在西医治疗基础上，运用甘露消毒丹可显改善患儿的临床症状，缩短病程，降低治疗费用。也有临床研究[73]对60例MPP湿热证患儿，随机分为试验组与对照组，每组30例，治疗结果表明给予甘露消毒丹的试验组患儿退热时间明显优于对照组。在另一证型的临床研究[74] 将 80 例湿热蕴肺型 MPP 患儿随机分为对照组和治疗组，对照组给予常规抗感染对症治疗，治疗组在对照组治疗方法的基础上予甘露消毒丹加减，治疗前两组患儿指标无差异性，但治疗 2 周后，治疗组患儿的 TNF-α、CRP 及 IL-6 水平较对照组患儿显著下降。

（三）甘露消毒丹的现代研究

甘露消毒丹具有抗炎、调节免疫、抗病毒及保肝利胆、调整胃肠功能等作用，已被广泛应用于各科的临床治疗，尤其对手足口病、肝炎、流感、腮腺炎等疾病疗效显著。在动物实验中，甘露消毒丹可增加柯萨奇 16 病毒（CoxA16）感染模型小鼠脾组织中 IL-10、TGF-α 含量，以及下调脑组织 NF-κB 相对表达量，从而起到抗炎作用[75]。甘露消毒丹可通过抑制 RIG-I/NF-κB 信号通路活化，减少 TNF-α、IL-4 分泌，以及上调 IFN-α/β 含量从而改善流感病毒感染小鼠模型的免疫炎症损伤[76]。此外，甘露消毒丹还可通过调节 miR-146a、TLR4 mRNA 表达从而影响肠道病毒 71 型感染人恶性胚胎横纹肌瘤细胞（RD 细胞）所致免疫反应[77]。

三、藿香正气散

（一）藿香正气散溯源及组方特点

1. 溯源

藿香正气散出自《太平惠民和剂局方》卷二："治伤寒头痛，憎寒壮热，上喘咳嗽，五劳七伤，八般风痰，五般膈气，心腹冷痛，反胃呕恶，气泻霍乱，脏腑虚鸣，山岚瘴疟，遍身虚肿；妇人产前、产后，血气刺痛；小儿疳伤，并宜治之。"[78] 适用于湿邪为患的多种病症，被尊为"祛湿圣药"。

2. 组方特点

原文中药量记载为大腹皮、白芷、紫苏叶、茯苓（去皮）各一两，半夏曲、白术、陈皮（去白）、厚朴（去粗皮，姜汁炙）、苦桔梗各二两，藿香（去土）三两，甘草（炙）二两半（上为细末，每服二钱，水一盏，姜钱三片，枣一枚，同煎至七分，热服，见图 5。如欲出汗，衣被盖，再煎并服）。

藿香正气散功能解表化湿，理气和中。适用于 MPP 初期咳嗽痰多，肺部湿罗音明显的患者。《本草正义》载："藿香芳香而不嫌其猛烈，温煦而不偏于燥烈，能祛除阴霾湿邪，而助脾胃正气，为湿困脾阳，倦怠无力，饮食不甘，舌苔浊垢者最捷之药"。白芷辛温解表散寒，祛风止痛，通鼻窍，燥湿。《本草汇言》载："白芷，上行头目，下抵肠胃，中达肢体，遍通肌肤以至毛窍，而利泄邪气"。紫苏叶能散表寒，发汗力较强，亦可行气宽中。《本草纲目》言："行气宽中，消痰利肺，和血，温中，止痛，定喘，安胎。"三药合用，既能辛温发散于表，又能芳香化湿于里，表里同治。脾胃居中焦，中焦运化正常，才能保持正常的升清降浊功能。桔梗宣肺利咽，祛痰排脓。《珍珠囊药性赋》言其"止咽痛，兼除鼻塞；利膈气，仍治肺痈；一为诸药之舟楫；一为肺部之引经"。藿香、紫苏叶辛香化湿，发散脾胃阳气；桔梗引清阳之气上升；半夏辛温降逆，《医学启源》言半夏"治寒痰及形寒饮冷伤肺而咳，大和胃气，除胃寒，进饮食"。陈皮、厚朴苦温而燥湿，又下气除胀满。脾主运化，若脾气不足，运化失健，往往水湿内生。《本草通玄》言："土旺则能胜湿，故患痰饮者，肿满者，湿痹者，皆赖之也。土旺则清气善升，而精微上奉，浊气善降，而糟粕下输，故吐泻者，不可阙也"。白术、茯苓、甘草、大枣同用可健脾燥湿，培土生金，恢复脾胃正常运化功能，水湿自除[79]。

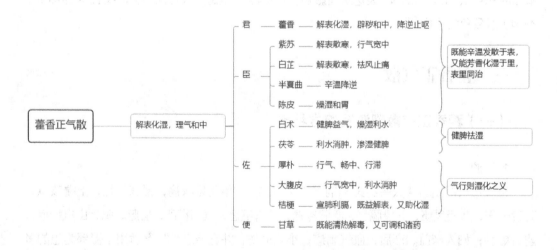

图5 藿香正气散

（二）肺炎支原体与藿香正气散

部分MPP初期患者亦出现咳嗽痰多，胸腔积液等症状[80]。李燕宁教授认为，当发热为主症，应辨温热、湿热之偏重，采用卫气营血、三焦辨证方法从热论治。偏于湿者，以三焦辨证，首先辨湿之所在，采用上焦芳化，中焦苦燥，下焦淡渗。根据病变时期及湿热偏重之不同，湿邪偏盛的初期，治宜芳化宣透。外邪从口鼻而入，导致肺系受病，肺气壅遏不畅，本方解表化痰，恢复肺的正常宣降。本方表里同治而以治湿为主，脾胃同调而以升清降浊为要，尤宜于MPP表证未除、湿邪明显的患者[81]。

（三）藿香正气散的现代研究

韩晓平将 78 例流行性感冒患者，随机分为对照组和治疗组。对照组采用磷酸奥司他韦口服治疗，治疗组在治疗组基础上加用藿香正气液治疗，结果发现治疗组的治疗总有效率为 97.44%，显著高于对照组的 82.05%；此外治疗组在症状缓解时间及不良反应发生率等治疗表现上均显著优于对照组。刘艳璟选取 120 例胃肠型感冒患者，随机将其分为对照组和治疗组，对照组给予常规治疗，治疗组在前者基础上加用藿香正气胶囊口服，结果发现对照组的治疗总有效率为 73.33%，显著低于治疗组的 91.67%，两组差异具有统计学意义（$P < 0.05$）。孙亚萍等采用藿香正气软胶囊治疗急性上呼吸道感染 23 例，总有效率为 91.3%。李梅等选取 80 例感冒患者随机均分为对照组和观察组，对照组采用西药利巴韦林颗粒和复方氨酚烷胺胶囊进行治疗，观察组采用中药藿香正气散进行治疗，结果发现观察组的总有效率显著高于对照组，且藿香正气散在改善症状表现上存在显著优势。藿香正气散作为解表化湿、理气和中的代表方，其君药藿香辛温散寒，芳香化湿，理气和中，白芷、紫苏皆为辛温芳香发散之物，可助君药解表化里，半夏曲燥湿化痰、和胃降逆，厚朴行气除满，陈皮畅中祛湿，桔梗宣肺，白术、茯苓健脾，且能促进水的吸收和转化，诸药合用外解风寒、内化湿浊，对于因感受六淫时邪所致上呼吸道感染及因寒所致的肺系病症上具有确定的疗效，另一方面，其提高免疫力的功效能够大大缩减疗程并降低复发率[82]。

四、加味五虎汤

（一）加味五虎汤溯源及组方特点

1. 溯源

加味五虎汤源于朱丹溪的《幼科全书》，为发散之重剂，其基础方为杏仁、麻黄、石膏、甘草和细茶，方中以麻黄为君药，宣肺平喘、解表发汗；石膏为臣药，除烦止渴、清热降温；杏仁为佐药，祛痰止咳、宣利肺气，增强麻黄止咳平喘的作用；甘草为使药，调和诸药。加味五虎汤由炙麻黄、杏仁、枳壳、法半夏、桑白皮、重楼、甘草、毛冬青、石膏、细辛组成。

2. 组方特点

加味五虎汤全方谨守病机，配伍严谨，宣肺开闭、清热平喘之效尽收，其中炙麻黄辛苦微温，善入肺经润肺止咳平喘；苦杏仁宣降肺气，增强麻黄止咳平喘之效；石膏清散肺热；桑白皮、蚤休，平喘作用效佳；枳壳理气宽中、行滞消胀；法半夏味辛、性温，善燥湿化痰、降逆止呕；细辛祛风散寒，通窍止痛，温肺化饮；毛冬青清热解毒，活血通脉；

甘草性甘温和，可补中益气、润肺止咳，在方中兼调和药性，见图6。全方组方通调肺气、温寒并用，共奏清泄肺热、止咳化痰、疏经通络、活血解毒之效，适用于痰热闭肺型小儿支原体肺炎患者。

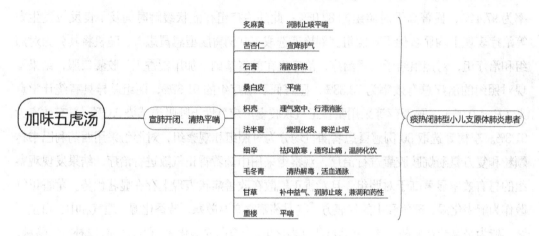

图6　加味五虎汤

（二）肺炎支原体与加味五虎汤

MPP基本病机主要为小儿形气未充，肺常不足，卫外不固，风热之邪更易侵袭肺系，致使郁热化火，痰液滋生，肺气不宣，气逆作咳；表现为发热、气急、咳嗽、咯痰、肺部啰音、憋喘等临床症状。中医认为，痰热闭肺型小儿支原体肺炎的发病过程主要是"热""闭""痰""瘀"，瘀热互结，导致肺气更闭，痰邪更甚，肺络瘀阻严重，见图7。肺朝百脉主行气，气行则血行，气滞则血瘀，肺气郁闭，致气行不畅，痰瘀之邪互结，阻闭肺络，加重肺气郁闭，故气机郁闭、痰瘀阻络。热邪灼津成痰，痰热互结阻塞肺络，致肺气不利，咳嗽不止，故痰热是小儿支原体肺炎的致病因素，同时也是该病的病理产物。因此，治疗上应以宣肺开闭、清热平喘为主要指导治则。

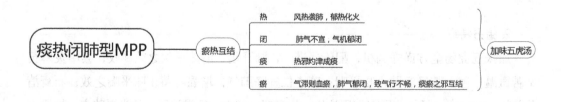

图7　痰热闭肺型MPP

（三）加味五虎汤相关研究

现代药理研究表明，石膏中含有水硫酸钙，可有效调节体温中枢，促使患儿体温下降，此外还具有镇静与抗过敏作用。杏仁中含有苦杏仁苷，作用于机体后可产生氢氰酸，具有止咳平喘作用。甘草中含有甘草酸，可有效提高机体免疫力，提高免疫细胞 CD3+、CD4+ 水平，并降低 CD8+ 水平，且降低气道阻力。细辛中有 β－细辛醚可有效解除气管平滑肌痉挛，具有祛痰平喘、抗炎作用，还可在一定程度上提高机体免疫力。炙麻黄、桑白皮具有抗炎作用，可有效抑制急性炎症反应，增加毛细血管通透性。有学者经研究证实，五虎汤具有抑制哮喘患儿 Th2 类细胞因子 IL-4、IL-5 的产生，提高 IL-2 水平，调节 Th1/Th2 的作用[83]。通过观察临床加味五虎汤对痰热闭肺型小儿支原体肺炎的疗效及其对 T 淋巴细胞亚群和细胞因子的调节作用，发现治疗组 T 细胞亚群和细胞因子下降比对照组更为显著，且治疗组总有效率高于对照组[84]。临床选取痰热闭肺型小儿支原体肺炎，采取随机数字表法分为对照组与观察组，各 45 例，对照组给予阿奇霉素治干混悬剂治疗，观察组在对照组治疗基础上加用加味五虎汤治疗，观察结果可发现 2 组治疗后与治疗前比较 CD4+ 水平升高、CD8+ 水平降低、CD4+/CD8+ 水平升高，观察组治疗后与对照组治疗后比较上述指标改善更加显著，得出在常规西药治疗的基础上加用加味五虎汤治疗痰热闭肺型小儿支原体肺炎，能够明显缓解临床症状，改善免疫因子水平的结论[85]。除此之外，加味五虎汤联合药物贴敷可有效提高痰热闭肺型小儿支原体肺炎患儿的治疗效果，可明显改善患儿临床症状，缩短住院时间，提高患儿免疫功能[86]。通过五虎汤加减与阿奇霉素序贯疗法联合治疗，可以明显调节抗炎因子与促炎因子的平衡，显著改善 MPP 患儿呼吸功能，从而达到治疗的目的[87]。

五、麻杏石甘汤

（一）麻杏石甘汤溯源及组方特点

1. 溯源

麻杏石甘汤出自《伤寒论》，其言："汗出而喘，无大热者，可与麻黄杏仁甘草石膏汤"，为《麻黄汤》的变方。即以石膏易桂枝，变辛温之法为辛凉之法。本方由麻黄、杏仁、石膏、甘草 4 种中药组成。"上四味，以水七升，煮麻黄，减二两，去上沫，内诸药，煮取二升，去滓，温服一升。"《伤寒论》原文是治太阳病，误治后，风寒入里化热，而见"汗出而喘，无大热者"。后世医家多用于治疗风寒化热，或风热犯肺，以及内热外寒，但见肺中热盛，身热喘咳，口渴脉数等证。

2. 组方特点

麻杏石甘汤为治疗表邪未解，邪热壅肺而致咳喘的基础方。本方的组方特点：辛温与寒凉并用，共成辛凉之剂，宣肺而不助热，清肺而不凉遏。麻杏石甘汤具有辛凉疏表、清肺平喘之功。方中麻黄宣肺平喘、解表散邪配合清泻肺热以生津的石膏，共为君药。二药配伍，一以宣肺为主，一以清肺为主，合而用之，既宣散肺中风热，又清宣肺中郁热。杏仁苦温，既助石膏之重降，又协麻黄之轻宣，一降一宣，相反相成，宣利肺气以平喘咳，为臣药。炙甘草既能益气和中，又防石膏寒凉伤中，调和于寒温宣降之间，为佐使药。四药合用，共奏辛凉宣肺、清热平喘之功，是治疗肺热闭阻证的经典方剂，见图8。

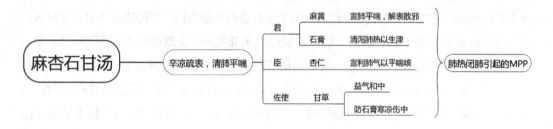

图8　麻杏石甘汤

（二）肺炎支原体与麻杏石甘汤

机体外感时邪后，邪气合于肺卫，肺气郁闭不宣，风热之邪与体内湿邪搏结，引起气动痰升。表邪入里化热，则身热不解、汗出；小儿肺常不足，热壅于肺，肺失宣降，故咳喘气急，甚则鼻翼煽动；热毒之邪耗气伤津，损伤正气，则口渴咽干；脾为生痰之源，肺为贮痰之器，脾虚不运则内生痰饮，循经上传于肺，炼液为痰，故痰多；若表邪未尽，或肺气郁闭，则毛窍闭塞而无汗；苔薄白、脉浮亦是表证未尽之征。治则以清肺化痰、宣泄止咳为法。麻杏石甘汤具有辛凉宣泄、清肺平喘之功效，是治疗风热闭阻证的经典方剂，开肺泄热功效显著。故对于由肺热郁闭引起的初期及中期有发热、咳嗽、有痰、喘息等可辨证为痰热壅肺证型的MPP患儿采用麻杏石甘汤加减治疗均可有较好效果，见图9。

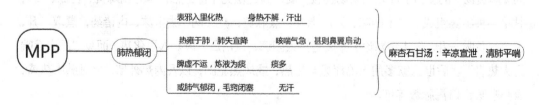

图9　MPP

临床研究 [88] 中，以小儿支原体肺炎患者 86 例作为研究对象，对比观察麻杏石甘汤加减治疗与单纯西药治疗的疗效优势，通过观察对照组及观察组治疗前后免疫功能指标 CD3+、CD4+、CD8+ 的变化；比较 2 组治疗期间的退热时间、止咳时间、X 线阴影消失时间、啰音消失时间、住院时间，研究观察发现：治疗后 2 组患儿 CD3+、CD4+ 均较治疗前显著升高，且观察组患儿高于对照组，而 CD8+ 值显著下降，观察组患儿低于对照组，观察组患儿退热时间、止咳时间、X 线阴影消失时间、啰音消失时间、住院时间均明显低于对照组，完成治疗后观察组患儿治愈率、总有效率明显高于对照组，由此得出结论：麻杏石甘汤能提高小儿支原体肺炎疗效，抑制炎性反应，缩短病程，提高免疫力。也有临床研究 [89] 用加味麻杏石甘汤佐治小儿支原体肺炎 48 例，对照组：阿奇霉素 10mg/（kg·d）溶入 5% 葡萄糖溶液中静滴 10d，并给予对症治疗，治疗组：在对照组治疗的基础上，加服麻杏石甘汤合丹参（根据患儿体重调节药量）：麻黄 3 ~ 9g、杏仁 3 ~ 9g、甘草 2 ~ 6g、石膏 6 ~ 18g、丹参 3 ~ 15g，每日 1 剂。两组疗程均为 10d，治疗组在症状体征改善、显效率方面明显优于对照组，证明加味麻杏石甘汤对小儿支原体肺炎有较好的辅助治疗作用。在免疫方面，麻杏石甘汤可降低 CD3+、CD4+、CD8+、CD4+/CD8+，抑制共刺激分子 CD137 的分泌 [90]。除了支原体肺炎，其在小儿肺炎上也有运用，临床试验将小儿肺炎患儿 150 例，通过随机数字表法分成对照组和观察组各 75 例，对照组接受阿奇霉素序贯治疗，观察组接受麻杏石甘汤加减治疗，比较治疗后 2 组患儿的临床症状恢复时间和住院时间、不良反应发生率，得出结论，麻杏石甘汤加减治疗小儿肺炎能够更好地促进患儿临床症状的改善，减少不良反应发生率，具有显著的治疗效果 [91]。在阿奇霉素联合麻杏石甘汤中西医结合治疗效果显著，有临床采用中西医结合治疗小儿支原体肺炎（喘嗽）辩证风热闭肺，早期 MPP 感染以实热为主，治以宣肺泄热、化痰定喘，方用麻杏石甘汤加减配合阿奇霉素；用药 2d 后，患儿热退、咳嗽明显缓解 [92]。也有临床探讨麻杏石甘汤加减治疗小儿支原体肺炎的临床效果，将临床上 80 例支原体肺炎患儿作为研究对象随机分组，对照组给予阿奇霉素治疗，研究组在对照组治疗的基础上加用麻杏石甘汤加减治疗，研究结果表现研究组患儿治疗后治愈率为 45.0%(18/40)，总有效率为 90.0%（36/40），对照组治愈率为 37.5%(15/40)，总有效率为 77.5%（31/40），研究组治疗效果明显优于对照组，故得出结论：小儿支原体肺炎在阿奇霉素治疗的基础上加用麻杏石甘汤加减治疗可明显改善患儿临床症状，疗效显著，值得在临床推广应用 [93]。在血清学水平上研究结果显示，观察组 hs-CRP、IL-6 水平均低于对照组，说明麻杏石甘汤有助于降低小儿支原体肺炎患儿血清中 hs-CRP、IL-6 水平，可减轻全身炎症反应，平衡调节免疫应答 [94]。

（三）麻杏石甘汤的最新研究

现代药理学称，麻黄中的麻黄碱、伪麻黄碱能解除支气管痉挛，松弛支气管平滑肌，作用持久且较缓。杏仁中的苦杏仁碱能产生氢氰酸，能镇咳祛痰、润肺止咳，且杏仁油能润肠通便。石膏中的硫酸钙对支气管神经、肌肉有抑制和镇静作用，且钙类物质能降低支气管通透性，解除支气管痉挛。甘草中的甘草次酸有肾上腺素样作用，可抗炎、抗过敏反应和抑制平滑肌活动，从而达到解痉的作用。麻杏石甘汤能抑制支原体活性，调节免疫，保护呼吸道上皮细胞，促进损伤修复，改善症状。

麻杏石甘汤治疗急性支气管炎在咳嗽时间、肺部啰音消失时间、炎症指标 CRP、IL-6、IL-8、TNF-α 恢复时间[95]，亦对总有效率均优于西医常规治疗，可有效改善患者肺活量、呼气峰流速[96]。临床采用麻杏石甘汤配合鲜竹沥治疗小儿外感咳嗽，进行临床数据分析观察，试验组总有效率为 100.0%，高于对照组总有效率 76.7%，差异有统计学意义，故得出结论：应用鲜竹沥雾化配合麻杏石甘汤治疗小儿外感咳嗽（风热犯肺型）取得良好效果，值得临床推广[97]。在一些研究中[98]发现老年痰热郁肺型吸入性肺炎可有效缓解患者临床症状，整体疗效显著。麻杏石甘汤结合西药治疗支气管哮喘发现，麻杏石甘汤的使用可明显降低肺部啰音、咳嗽、喘息等症状改善时间[99]，提高患者血氧分压、降低患者血二氧化碳分压[100]，降低呼出气一氧化氮（NO）水平，改善肺功能 FEV1/PEF，减少 IgE 水平[101]。除此之外，有研究实验数据显示麻杏石甘汤治疗口腔溃疡比使用地塞米松、维生素 C、维生素 B_2 片效果更好[102]。

六、清燥救肺汤

（一）清燥救肺汤溯源及组方特点

1. 溯源

清燥救肺汤由清代医家喻昌首创，记录在《医门法律》卷四中，用于治疗"诸气膹郁，诸痿喘呕"。诸气郁之属于肺者，属于肺之燥也。喻昌言："古今治气郁之方，用辛香行气，绝无一方治肺之燥者。诸痿喘呕之属于上者，亦属于肺之燥也。而古今治法，以痿呕属阳明，以喘属肺，是则呕与痿属之中下，而唯喘属之上矣。所以千百方中，亦无一方及于肺之燥也。即喘之属于肺者，非表即下，非行气即泄气，间有一二用润剂者，又不得其旨矣。"

2. 组方特点

清燥救肺汤为治燥经典名方，主要以甘凉滋润之品来清金保肺，慎用苦寒之品。清热止咳行气，以麦冬等养阴清热之药来"以水灭火"，达到清燥润肺、益气养阴的功效。在治疗的过程中，此方集清、润、补、泻为一体，益气阴、清虚热、通肺络，强调了疾病的病机应为"燥""郁""虚"三点。"燥"：肺为娇脏，喜润恶燥，此燥或为外感燥邪伤阴化火，或邪热久伏伤阴化燥，或阴虚之体，虚火自灼而伤津化燥；"郁"：为肺气郁闭，肺失宣降而致气逆咳喘；"虚"：为阴虚气虚，然以阴伤为主。

综上，无论外感或内伤致病，无论六淫或七情致病，清燥救肺汤的治疗病机一定是以"燥热阴伤之内燥"为主，临床表现多为"干咳、少痰、舌红少津"三大症。对比 MPP 极期头痛身热，干咳无痰，气逆而喘，咽喉干燥等临床表现，可以将 MPP 极期的治疗归于清燥救肺汤的治疗范围之中。临床治疗上，医者可根据病情需要，按照"燥者濡之""热者清之""虚者补之"的原则应用本方加减化裁进行治疗。清燥救肺汤由桑叶、石膏、杏仁、人参、阿胶、甘草、胡麻仁、麦冬、枇杷叶组成。方中重用"肺家肝药"，质轻性寒之桑叶，清透肺金燥热，又防肝木反侮，止咳而清外燥，为君药；石膏甘寒清肺，麦冬甘寒润肺，共为臣药，治内燥；人参生津益气，枇杷叶、杏仁味苦，降泄肺气止咳，共为佐药；甘草调和，为使。桑叶配石膏，清内外燥邪，肺金燥热得以宣清。桑叶配枇杷叶，升降有序，肺司宣肃。气行则不郁，诸喘自除矣。要知诸气膹郁，则肺气必大虚，见图 10。《难经》曰："损其肺者益其气"，配伍人参，实乃培土生金之意；麻仁、阿胶助麦冬润肺滋阴，肺得滋润，治节有权。诸药合用，方能清热润燥。

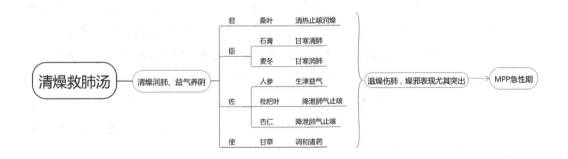

图 10　清燥救肺汤

（二）肺炎支原体与清燥救肺汤

MPP 急性期的临床特征性症状为"干咳"，类似于燥邪伤肺所致，可见头痛身热、干咳无痰、气逆而喘、咽喉干燥等临床表现。MPP 急性期较初期病情进一步发展，燥热症状表现尤为突出。燥邪进一步深入，故发热，甚或高热不退。邪伤肺气，肺失宣降，故出现咳嗽，气逆而喘。燥邪犯肺，而肺喜润恶燥，易伤肺津，肺失滋润，清肃失职，则干咳无痰，或痰少而黏，难以咯出；"燥胜则干"，燥邪伤津，失于滋润，则见口、唇、鼻、咽干燥；肠道失润，故大便干燥。热灼肺津，耗气伤阴，则见汗出气短无力。此为为燥热伤肺之重症，应清燥润肺，益气养阴以治疗，见图 11。

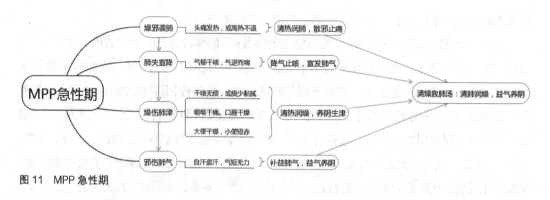

图 11　MPP 急性期

（三）清燥救肺汤的现代研究

应用清燥救肺汤治疗 MP 在临床上有很大的优势，有减轻 MP 耐药性、抗生素不良反应、改善临床症状、提高生活质量等优点，中医药治疗逐渐成为防治 MP 感染的趋势。故临床及科研方面针对清燥救肺汤治疗感染 MP 的机制、药理等各方面的研究也是日益增多。

以从"燥"论治 MP 的角度出发，结合清燥救肺宣清降润、祛邪扶正的中医功效及清燥救肺汤在临床上应用治疗 MP 效果良好的特点，从多个角度展开了对于清燥救肺汤治疗 MP 的机制的一系列实验研究。从 MP 感染小鼠肺组织炎症、超微结构及水通道蛋白及肺表面活性物质表达变化从而探讨 QJT "润燥"作用的分子机制的角度进行研究，通过对大鼠分组、造模、分别给药后检测分析，探究"清燥救肺汤及其分解剂对肺炎支原体感染小鼠肺部炎症相关因子的影响"，研究得出如下结论：清燥救肺汤具有清肺润燥，益气养阴的功效，能够抗 MP 感染，表现为抑制炎症因子的释放，减少 MP 细胞毒素的产生及其黏附蛋白的表达，同时可以修复 MP 对肺部的损伤，也间接证实了外感燥邪和感染 MP 在致病机制上可能存在一定的相似性 [103]。

七、桑杏汤

（一）桑杏汤溯源及组方特点

1. 溯源

桑杏汤首次出现在吴瑭编著的《温病条辨》中，"秋感燥气，右脉数大，伤手太阴气分者，桑杏汤主之"，能清宣温燥，润肺止咳，主要用于治疗外感风燥证，是中医的经典方剂之一。

2. 组方特点

原文中记载桑杏汤由桑叶 3g、杏仁 4.5g、沙参 6g、象贝 3g、香豉 3g、栀皮 3g、梨皮 3g 组成，以水 400mL，煮取 200ml，顿服之，见图 12。重者再作服。原方中强调"轻药不得重用，重用必过病所。再一次煮成三杯，其二、三次之气味必变，药之气味俱轻故也。"

桑杏汤全方有清热润肺、化痰止咳之功，用辛凉甘润之法，为轻宣凉润之方，使燥热除而肺津复，适于 MPP 初期，燥热初袭肺卫之表证阶段，有轻宣凉润、宣肺止咳的作用。桑杏汤中沙参具有养阴清热、润肺化痰、益胃生津之功效，杏仁具有止咳平喘、润肠通便之功效，桑叶具有疏散风热、清肺润燥、凉血止血之功效，浙贝母具有化痰止咳、散结解毒之功效，栀子具有泻火除烦、清热利湿、凉血解毒之功效，豆豉具有和胃除烦之功效，梨皮具有清心润肺、降火生津之功效。诸药合用，外以清宣燥热，内以凉润肺金，可对症治疗 MPP 初期因燥邪初袭肺卫，营卫不和，肺气失于宣降而出现的咳嗽发热、头痛乏力及食欲减退等症状

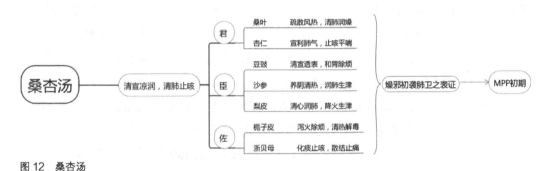

图 12　桑杏汤

（二）肺炎支原体与桑杏汤

小儿 MPP 常于秋冬季节高发，发病初期多见乏力头痛、发热、咽部肿痛、肌肉酸痛、干咳少痰等症状。从发病季节和症状可以分析出，MPP 在中医辨证属燥邪伤肺的范畴，发病初期为燥邪初袭肺卫，见图 13。《难经集注》曰："肺为华盖"，其中"华盖"本指帝王的车盖或指画上文彩的伞，因肺在体腔内位居最高，并有覆盖和保护诸脏抵御外邪的作用，故称"肺为华盖"。肺为娇脏，更易受邪，温燥之邪由口鼻或皮毛而入，燥热闭肺，肺气壅滞，失于宣降，则见发热咳嗽、胸闷心烦；邪阻肺络，灼伤肺络，炼液为痰，痰阻气道，壅遏于肺则致，喉间痰鸣、气促咳嗽；燥热灼津则见咽喉干痛、无痰或痰黏不易咳；燥热伤及肺络，故见痰中带血。

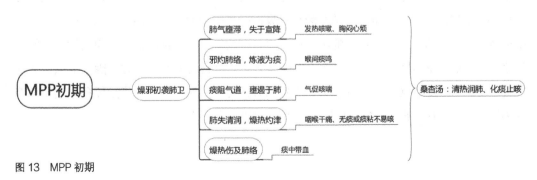

图 13　MPP 初期

（三）桑杏汤的现代研究

桑杏汤的主要组成是桑叶、杏仁、沙参、淡豆豉、栀子、梨皮、浙贝母，其中桑叶中的桑叶醇具有镇咳的作用，槲皮素能降低肠、支气管平滑肌的张力功效；杏仁具有镇咳、祛痰作用，沙参具有免疫调节作用，栀子具有抗菌作用，浙贝母具有祛痰、镇咳作用。近年来开展了多个相关临床研究，采用加减桑杏汤联合阿奇霉素治疗小儿支原体肺炎，取得了满意的效果。

现通过查阅大量文献总结出，多个研究组均通过设立观察组和对照组建立临床实验，对两组患儿均进行退热、吸氧、补液、镇静及纠正水电解质紊乱等治疗。在此基础上，对照组单纯使用阿奇霉素治疗或阿奇霉素序贯治疗，观察组则采取桑杏汤联合阿奇霉素治疗，且在观察指标与疗效判定标准相同情况下，临床数据显示：在痊愈率、显效率、有效率以及整体有效率等方面，观察组明显优于对照组；且不良反应发生概率及无效率明显降低。阿奇霉素组织渗透性较强，在肺组织中作用时间持久再联合桑杏汤，中西结合内外双向作用，效果显著，有效改善患儿临床症状，缩短体征的消失时间，降低了患儿证候积分和血清中的炎性因子和不良反应的发生率，以及有效改善了患儿的肺功能，从而使治疗效果得到显著提高。由此总结：桑杏汤联合阿奇霉素治疗小儿肺炎支原体肺炎可明显缩短发热时间、咳嗽时间，消除肺部啰音，缓解了患儿咳嗽、恶心、发热、头痛等症状，降低了不良反应的发生率，以及有效改善了患儿的肺功能，从而使治疗效果得到显著提高，其疗效好于单纯阿奇霉素治疗或阿奇霉素序贯治疗，且用药安全。

通过对比大量的实验数据分析我们可以体会到，单纯使用阿奇霉素治疗支原体肺炎，患者常遗留咳嗽、胸痛症状，迁延难愈；而从中医辨证考虑，风燥及久咳均能损伤肺津，进而加重咳嗽、胸痛等症状，因此，采用中药辨证论治结合西药治疗，可以最大限度地缩短病程，改善症状，减少后遗症，但在桑杏汤随症加减、各味药与阿奇霉素之间的相互作用及用量等方面，仍然有待进一步的研究，我们需要在不断的探索和深入研究中，促进桑杏汤联合阿奇霉素治疗小儿肺炎支原体肺炎的临床疗效。

桑杏汤在临床上除了应用于小儿肺炎支原体肺炎的治疗，更因其清热润肺、化痰止咳的功效，广泛地应用于肺炎、哮喘、呼吸道感染的治疗，或联合其他外治法治疗肺炎，且研究均有明显的效果。有研究"桑杏汤对呼吸道感染引起的干咳的治疗作用分析"，对比临床数据分析发现：桑杏汤治疗的小组在治疗总有效率方面远远超过单纯使用抗生素治疗的小组，可高达20%[104]。王兰娣[105]认为风燥之邪为感染后咳嗽的主要外因，疏风润燥祛邪为首要之务，桑杏汤为治疗外感风热燥邪名方，切中病机，故王兰娣主任多次选用桑杏汤为基础方，治疗桑杏汤治疗感染后咳嗽病，治疗效果良好。

八、桑菊饮

（一）桑菊饮溯源及组方特点

1. 溯源

桑菊饮出自清代医家吴鞠通所著的《温病条辨》，是治疗风热在表之轻症的代表方剂，亦是风热犯肺之咳嗽症的常用方。原文记载："太阴风温，但咳，身不甚热，微渴者，辛凉轻剂桑菊饮主之"。风温初起，温热病邪从口鼻而入，邪犯肺络，肺失清肃。对于上焦温病来说，透邪不可过辛，清热不可过凉。吴鞠通云："盖肺为清肃之脏，微苦则降，辛凉则平，立此方所以避辛温也。"临床上以咳嗽，发热不甚，微渴，脉浮数等为主症。

2. 组方特点

桑菊饮采用疏风清热透表法，达到邪祛表解的目的，解表之力弱而不伤阴。升降合用，助肺宣发肃降，补肺而不伤气。其组方特点为：辛凉透表，辛宣凉清，启玄府而透邪外达；辛凉佐微苦，辛宣苦降，理气肃肺止咳，因势利导；辛凉复辛甘，甘寒并用，开泄皮毛，疏散风热。桑菊饮有清疏热风、宣降肺气、祛痰止咳之功。方中桑叶、菊花甘凉微苦为君药，二者可清上焦风热，清泄肺热；桔梗与杏仁，一升一降相结合，可宣降肺气而止咳为臣药；佐以芦根甘寒清热；紫苑、百部、枇杷叶三者共为使药，以加强下气消痰止咳作用，本方配伍重在清泄肺热，止咳化痰，因此对于风热咳嗽疗效显著，见图14。

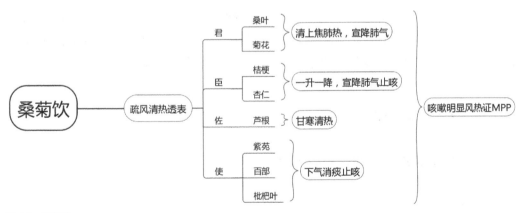

图14 桑菊饮

（二）肺炎支原体与桑菊饮

中医学认为，儿童感染肺炎支原体主要是由于外邪侵袭进而导致脏腑功能失衡所致，且"肺为娇脏"，不耐寒热，易被外邪所侵袭。肺脏一旦受累，则导致肺失肃降之职，肺气上逆，发而为咳。加之本病好发于冬春季节，且春季风木当令，阳气升发，最易于形成风热病邪。《宣明方论·小儿门》："小儿病者……热多寒少也"。清代温病学家吴鞠通亦认为：初春阳气开始升发，风邪易夹温热之邪侵袭机体。冬春季节气候反常，加之小儿体质纯阳，阳常有余的特点，容易从热化火，因此感邪后易于化热。

小儿感染肺炎支原体后，以咳嗽为主症者可归属于中医学"咳嗽"范畴，以风热证为主要证型，治疗应以宣肺化痰、疏风清热为主，可用桑菊饮治疗。现代药理学研究指出桑菊饮具有发汗、退热、抗炎之效，还能调节免疫系统，用于小儿肺炎支原体感染中疗效显著，临床上有桑菊饮合止嗽散共同治疗咳嗽症状明显的小儿 MPP 患者，效果显著。止嗽散出自《医学心悟》，由桔梗、荆芥、紫菀、百部、炙甘草等组成，具有止咳化痰、宣肺理气之效。临床研究小儿肺炎支原体感染采用桑菊饮合止嗽散加减治疗的临床疗效及安全性，得出结论：桑菊饮合止嗽散加减治疗 MPP 治疗临床疗效显著，且安全性高 [106]。也有临床研究 [107] 通过对 72 例肺炎支原体感染风热咳嗽患儿进行随机分组治疗，对照组采用阿奇霉素治疗，观察组采用桑菊饮加减辨证联合阿奇霉素治疗，证实在阿奇霉素基础上联合桑菊饮加减辨证治疗小儿肺炎支原体感染风热咳嗽的效果明显，临床症状可有效缓解，有利于疾病恢复。

（三）桑菊饮的最新研究

现代药理研究表明，桑菊饮有退热、发汗及抗炎等作用。一些研究表明 [108]，桑菊饮能够明显抑制 NF-κB 的表达，同时可以降低 IL-6 和 IL-8 的表达水平，从而起到抗炎和止咳化痰作用。并且研究表明 [109]，桑菊饮发挥抗炎和免疫调节作用可能与促进 Toll 样受体表达有关。在运用体外试管稀释法证实桑菊饮具有良好的抗菌和抗病毒作用 [110]。实验也证明了 [111]，桑菊饮可以显著提高小鼠的胸腺和脾脏指数，从而发挥对机体的免疫调节功能，同时还能够增强淋巴细胞增殖和巨噬细胞的吞噬能力，进而发挥抗菌、抗感染的治疗效果。

九、沙参麦冬汤

（一）沙参麦冬汤溯源及组方特点

1. 溯源

沙参麦冬汤出自于清代温病学家吴瑭所著的《温病条辨》中，《温病条辨》上焦篇第 56 条："燥伤肺胃阴分，或热或咳者，沙参麦冬汤主之。"该方由沙参、麦冬、天花粉 / 桑叶、生扁豆、玉竹、生甘草组成，根据《内经》"燥者濡之"的原则而制定，来滋补肺胃之阴，原方主要治疗温热和燥热之邪伤肺胃阴分之证。近年来，随着医家的不断临床实践和深入研究，其临床效果得到了广泛认可。

2. 组方特点

沙参麦冬汤全方以甘寒养阴药为主，配伍辛凉清润和甘平培土药品，药性平和，清不过寒，润而不呆滞，而清养肺胃之功甚宏。方中沙参、麦冬均有滋阴润肺、清热生津之功，为保肺清金的要药，故用以为君。南沙参性味苦寒，清肺火而益肺阴，适用于兼有风热感冒而肺燥热者，北沙参性味甘凉，主用于养阴清肺、生津益胃，有外感症者不宜使用；玉竹甘平，养阴润燥；花粉甘寒，清热生津。二药合用，生津止渴的功能可倍增，共为臣药；扁豆、甘草益气培中，甘缓和胃；桑叶轻宣燥热，疏达肺络。三药合为佐使，诸药共用，共奏养阴清热、化痰止咳之功。胃阴不足，则肺津难继，故本病虽证见在肺，但其开源在胃，即胃阴耗损，津液不足，肺失濡润，则久咳难愈，治疗时当兼顾肺胃之阴。正如叶天士治疗"久咳"，亦善用"虚则补其母"之法，以甘味药补益中焦，以沙参麦门冬汤等甘缓之剂达到培土生金的目的，以甘凉濡润之法滋养肺阴达到止咳的目的，见图15。

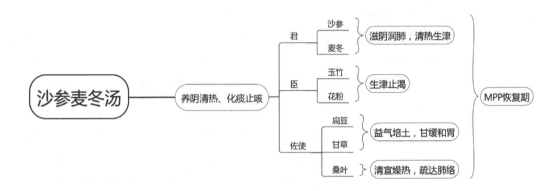

图 15 沙参麦冬汤

（二）肺炎支原体与沙参麦冬汤

小儿感受燥邪迁延不愈，易致阴阳气血津液和五脏六腑俱伤。因小儿为纯阳之体，阴常不足，阳常有余。燥邪侵袭久之不除，深入灼伤肺气，以肺阴耗伤者居多。临床上凡见干咳无痰，或咳痰甚少，或伴潮热盗汗、手足心热、口唇干红、舌红少苔或花剥、脉细数等证均为肺阴受伤之证。治疗应施以养阴清肺润燥法，方用沙参麦冬汤加减。而 MPP 恢复期，燥热或去，但燥热日久，耗伤肺阴，阴虚未复，肺燥失润，为阴虚肺热证。此阶段临床表现中"阴伤"的表现尤为明显，多见干咳无痰或少痰，或伴潮热盗汗、手足心热、口唇干红、舌红少苔或花剥、脉细数等证。疾病后期，燥热日久耗伤肺阴，干咳仍会持续，需滋养肺胃阴液，兼以清肃，方能痊愈；燥热灼伤阴津则无痰或少痰；肺胃阴伤严重更可伴潮热盗汗、手足心热、舌红少苔或花剥、脉细数等阴虚常见表现。故可用沙参麦冬汤进行治疗，见图16。

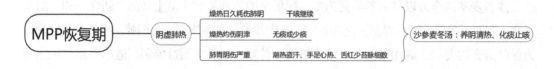

图 16　MPP 恢复期

（三）沙参麦冬汤的现代研究

现代药理研究证实，沙参麦冬汤中沙参含多种甾体，可促进干扰素、抗体、溶菌酶产生；玉竹含丰富维生素、蛋白质，可促进肠道细胞修复；麦冬含胡萝卜素，可提升机体免疫力。临床医学同时也发现，在治疗小儿支原体肺炎时，使用沙参麦冬汤能够有效降低不良反应发生率，调节机体免疫，改善微循环，具有更高的临床疗效。临床上有沙参麦冬汤合泻白散联合西药治疗小儿支原体肺炎的效果的研究，对于阴虚肺热型患儿，选择沙参麦冬汤合泻白散。在本次研究中，观察组在大环内酯类抗生素治疗的基础上，再运用中药汤剂联合治疗，即对于阴虚肺热型患儿，运用沙参麦冬汤合泻白散联合治疗，对照组采用大环内酯类抗生素治疗。研究结果显示观察组的有效率为 94.34%，高于对照组的 81.23%，并且与对照组比较，观察组的临床症状缓解时间短、不良反应发生率低，疗效显著 [112]。有临床研究开展了关于"小儿肺炎支原体肺炎恢复期气道高反应的中医治疗"的研究，应用简易呼吸峰流速仪对所有受试患儿于入组当天、用药 3d 后和 7d 后分别检测 PEF 值，研究结果表明，中药干预手段对小儿 MP 感染所致的气道高反应有较理想的疗效，能明显提高 PEF 和降低 PEF 的变异率 [113]。

除 MPP 之外，近年来沙参麦冬汤对于治疗慢性支气管炎、放射性肺损伤、感冒后阴虚肺燥咳等呼吸系统疾病均取得广泛应用，现代医学也已经证明沙参麦冬汤能有效调节患者体内 IL-6 和 SIgA 水平，可保护人体呼吸系统。有学者证明沙参麦冬汤对人体胃黏膜具有一定的保护作用，能抑制胃蛋白酶以及胃酸活性，降低胃黏膜损伤。同时沙参麦冬汤具有一定的减毒作用。沙参麦冬汤治疗肿瘤患者时，会调控肿瘤转移时基质降解、黏附以及血管生成相关分子表达，进而控制疾病发展。沙参麦冬汤药方中，沙参、麦冬、生地以及玉竹具有益胃的功效，另外，元参和麦冬可成增液汤，胃阴虚便结患者服用效果极佳；燥痰难化患者，可加川贝清化燥痰；肺热患者，可加黄芩清肺；针对咽喉痛疼痛患者可加生地、桔梗，起到预防和治疗作用；胃有实热患者，可加知母和石膏清胃降火。以上药物能使我们熟练掌握沙参麦冬汤的治疗和常见兼夹症，对临床有一定指导意见。临床研究对 106 例肺癌患者进行分组治疗，结果表明加减沙参麦冬汤方辅助 GP 化疗方案治疗 NSCLC（阴虚内热型）患者疗效显著，可改善患者临床症状，提高患者机体免疫功能，减轻化疗毒副反应，具有临床推广应用价值[114]。同时研究发现，沙参麦冬汤参与治疗的晚期肺癌气阴两虚型患者的生活质量评分和免疫指标明显增加。临床对感染后咳嗽的研究，通过对 58 例肺阴亏虚证感染后咳嗽患者随机分组治疗，观察组予以沙参麦冬汤加味，对照组予以盐酸氨溴索及孟鲁司特，实验结果显示观察组总有效率为 93.33%，高于对照组的 71.43%，差异有统计学意义；不良反应：观察组不良反应 3 例，对照组不良反应 8 例，观察组不良反应发生率低于对照组，差异有统计学意义，由此可以分析出沙参麦冬汤加味对于肺阴亏虚证感染后咳嗽具有较好的临床效果[115]。通过"沙参麦冬汤治疗慢性支气管炎随机平行对照研究"发现，沙参麦冬汤治疗慢性支气管炎，疗效显著，加快临床症状消退时间，降低并发症发生率[116]。

沙参麦冬汤治疗范围可涉及内科、外科、儿科、妇产科、五官科、肿瘤科等多个科室的疾病，疾病种类多达 60 种，但主要涉及的还是消化道疾病、呼吸道疾病、五官科疾病以及肿瘤疾病等，其中肿瘤放疗损伤以及急性感染性疾病的使用频率较高。但总结多项资料发现，沙参麦冬汤治疗时存在双向治疗作用，例如可治疗便秘，但又可治疗久泻；可治疗癃闭，又可治疗尿崩症，可见在临床使用沙参麦冬汤治疗时，需要从辨证考虑。

十、泻白散

（一）泻白散溯源及组方特点

1. 溯源

泻白散出自《小儿药证真诀》，原著卷下篇曰："泻白散（又名泻肺散）治小儿肝盛，气急喘嗽。地骨皮、桑白皮（炒）各一两、甘草（炙）一钱，上为散，入粳米一撮，水二小盏，煎七分，食前服。"

2. 组方特点

泻白散是治疗肺热喘咳的经典方剂，由桑白皮、地骨皮、甘草、粳米组成。方中桑白皮专入肺经，辛甘而寒，辛能泻肺气之有余，甘能固元气之不足，寒能清肺热，为方中君药。地骨皮性寒味甘，性寒可泻肺中之伏火，甘寒淡泄肝肾之虚热，凉血退蒸，为方中臣药。甘草甘平，一可益脾，二可调和诸药；粳米味甘，性平，能益脾胃，除烦渴，并能泻热从小便出，两者共为方中佐使药。全方宣降肺气，泻热除烦，被李时珍称之为"泻肺诸方之准绳"。泻白散出自《小儿药证直诀》，原著卷下篇曰："泻白散（又名泻肺散）治小儿肺盛，气急喘嗽，见图 17。地骨皮、桑白皮（炒）各一两、甘草（炙）一钱，上为散，入粳米一撮，水二小盏，煎七分，食前服。"同时，泻白散的主要组成药味与《银海精微》中泻肺汤的主要组成药味基本一致，主治病机也均可概括为肺热。"泻肺汤"方名虽提示汤剂，但实际记载应为煮散，因此，两方剂型亦相同。《银海精微》中泻肺汤治疗肺脾热甚所致的目疾，方中配伍黄芩可加强清肺热之效，寓有"实则泻其子"之意；泻肺汤主治病位在头面之目，又配桔梗以载药上行。钱乙平生刻意方药，无论是化裁古方还是创制新方都非常重视小儿的生理病理特点，用药讲究柔润，轻清灵动。推测钱氏泻白散可能是从唐代"泻肺汤"化裁而来。钱氏虑小儿脏腑娇嫩，多用苦寒之品恐伤其脏，故去易于化燥伤阴之黄芩。又因其病位在肺，相较头面之目病位偏下，故去引药上行的桔梗，又考虑到小儿"脾常不足"的生理特点，又在煮散中加入"粳米"同煮，以成米汤之饮顾护小儿脾胃。

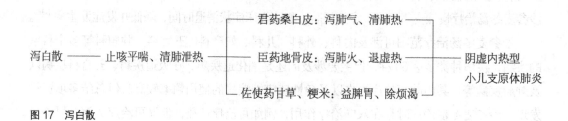

图 17　泻白散

（二）肺炎支原体与泻白散

MPP 属于"肺炎喘嗽"范畴，小儿机体精力旺盛，一旦感邪多表现咳嗽、发热，其初期外邪于表，宜宣通肺气及疏散外邪，切忌滥用抗生素或胡乱辨治，如此可能造成阴液耗损伤及肺络，导致久咳不止、声音嘶哑及干咳无痰。泻白散由粳米、炙甘草、地骨皮及桑白皮等药物共同组成，具有止咳平喘及清肺泄热等作用，适用于治疗肺中伏火所引发的肺热咳嗽、气急发热及舌红苔黄，并且该方配伍清中有润，着重强调泻中有补及清泻肺中伏火消除郁热，对于缓解 MPP 患儿临床症状，改善肺的生理功能有显著疗效。

（三）泻白散最新研究

临床研究发现，由于小儿感染 MPP 后机体释放大量组胺及白三烯等炎症因子，促使气道始终处于高反应状态，造成患儿持续性咳嗽，并且感染前期往往为干咳，直至后期才演变发展为顽固性咳嗽。在临床研究中 [117]，将泻白散加减作为干预措施，与对照组常规治疗比较临床疗效，最终发现小儿 MPP 后久咳实行泻白散加减治疗的效果良好，能明显提高临床疗效，改善临床症状，有利于机体恢复。而更有临床研究 [118] 发现在阿奇霉素治疗的基础上，给予泻白散治疗，能够显著提高 MPP 患儿的临床疗效，缓解患者临床症状。

泻白散药理研究报道较少，研究机制大多集中在抗炎方面。亦有采用整合药理学方法，整合药理学平台研究该方治疗小儿肺炎的分子机制，研究发现该方对小儿肺炎的干预作用可能与多种化合物相关，涉及过氧化物酶体增殖物激活受体（PPAR）信号通路、能量代谢、炎症介质对瞬时受体电位（TRP）通道的调节等多条相关通路。处方中桑白皮为君药，发挥镇咳平喘作用[119]。国内学者对于桑白皮药理研究较多，在桑白皮药效成分研究方面，药理研究发现[120]通过泻白散 HPLC 谱效关系筛选发现，桑白皮中有 2 个峰显示与祛痰作用和抗炎作用呈正相关，初步推断为二苯乙烯苷类成分。同样也有研究表明，桑皮苷 A 是桑白皮中一种主要的二苯乙烯苷类活性成分，具有较强的镇咳作用和一定程度的平喘作用，与泻白散主治功能相吻合[121]。除此之外，桑白皮中总黄酮类物质同样具有镇咳平喘的药理作用，可以拮抗乙酰胆碱对支气管的收缩作用，可延长组胺、乙酰胆碱引喘潜伏期和卵蛋白性哮喘潜伏期，嗜酸性粒细胞（EOS）的浸润，同时对支气管痉挛显示出解痉作用。

十一、银翘散

（一）溯源及组方特点

1. 溯源

银翘散为清代医家吴鞠通所创，载于《温病条辨》："但热不恶寒而渴者，辛凉平剂银翘散主之"。银翘散是该书治疗瘟病的第一方，其意在辛凉清宣、透热外达。吴鞠在书中言："本方谨遵《内经》风淫于内，治以辛凉，佐以苦甘；热淫于内，治以咸寒，佐以甘苦之训"。

2. 组方特点

银翘散方中所用之药均为轻清之品，又宗芳香逐秽之用，体现了"治上焦如羽，非轻不举"之原则。方中重用金银花、连翘为君，二药气味芳香，既可疏散风热，又可清热解毒，达透邪于外之功。薄荷、牛蒡子功善疏散上焦风热，兼可清利头目，解毒利咽；风温之邪居于卫表，若只用辛凉之品则恐难开其表，故入辛而微温之荆芥穗、淡豆豉协君药开腠理以解表散邪，以上俱为臣药。芦根、竹叶可作清热生津之用；桔梗合牛蒡子宣肃肺气而止咳利咽，同为佐药。生甘草合桔梗利咽止痛，又可调和药性，是为佐使之药。全方共奏辛凉透表，清热解毒之用。

（二）肺炎支原体与银翘散

MPP 可归属于祖国医学"咳嗽"范畴，中医辨证有风热闭肺之证，为感受外邪，郁而生热，灼津成痰，伤及肺系，肺失宣肃，肺气上逆所致，即《医学三字经·咳嗽》中言："肺为脏腑之华盖，呼之则虚，吸之则满……受不得脏腑之病气，病气干之亦呛而咳矣"。风热闭肺见于 MPP 早期，证见发热恶风，呛咳，痰少不易咯出，咽赤，舌苔薄白微黄，脉浮数等。治当辛凉解表，疏风清热，宣肺止咳，可用银翘散加减，配以宣肺止咳之类。黄珍在西医基础上运用银翘散加减，对风热闭肺型 MPP 患儿进行治疗，结果表明其疗效优于单纯西医治疗组[71, 122]。而且银翘散联合阿奇霉素治疗 MPP 患儿，可明显降低患儿血清细胞因子 IL-6、IL-10、TNF-α 水平，与单纯阿奇霉素治疗相比具有显著差异[123]，见图18。

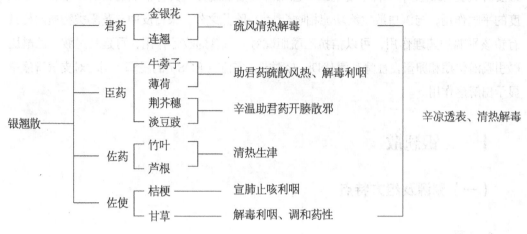

图 18　银翘散

（三）银翘散的临床现代研究

现代研究发现，银翘散方能抗炎止痛、防止过敏以及杀灭细菌、抑制病毒等作用，对流感、扁桃体炎、腮腺炎、肺炎等属于中医温热病范畴的病毒性感染疾病疗效显著。其中，银翘散治疗流感病毒性肺炎存在一定的量效关系，其机制可能是抑制流感病毒 NS1 以及 JAK/STAT 信号通路的活化，刺激 MxA 蛋白表达，从而降低肺部组织的损伤[124]。对于呼吸道合胞病毒感染小鼠模型，银翘散可降低其肺泡灌洗液中的 TNF-α、IL-1β、IL-6 的表达，并且抑制肺组织中的 NALP3、ASC、caspase-1 mRNA 和蛋白表达，以改善呼吸道合胞病毒感染引起的呼吸道系统炎症损伤[125]。

十二、玉屏风散

（一）溯源及组方特点

1. 溯源

现存古籍中最早记载"玉屏风散"方名的书籍是《丹溪心法》。玉屏风散为补益剂，具有益气固表止汗、扶正祛邪的功效，主治表虚自汗证，症见汗出恶风，面色白，舌淡苔薄白，脉浮虚。亦治虚人腠理不固，易感风邪。柯琴称此方："此欲散风邪者，当倚如屏，珍如玉也"。

2.组方特点

玉屏风散药味精简,组合严谨,以补气固表药为主,配合小量祛风解表之品,以甘温为主,辛散为辅,补中有散,散中寓补,相反相成,药简效专,见图19。玉屏风散由黄芪、白术、防风3味药组成,具有益气固表止汗之功。方中黄芪甘温,内可大补脾肺之气,外可固表止汗,为君药。白术益气健脾,培土生金,协黄芪以益气固表实卫,为臣药。二药相合,使气旺表实,则汗不外泄,风邪不得侵袭。佐以防风以祛风邪,黄芪得防风,则固表而不留邪。三药相配伍,固卫气,实腠理,兼疏风邪,共奏固表止汗之功。

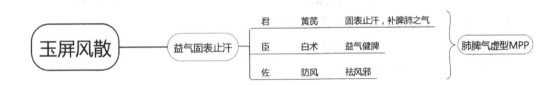

图 19 玉屏风散

(二)肺炎支原体与玉屏风散

《素问·评热病论》曰:"邪之所凑,其气必虚。"正气不足,无力抗邪,病易缠绵难愈,反复发作。根据中医五行相生学说,肺与脾为母子相生关系,脾为肺之母即"土生金""母病及子,子病及母""脾气散精,上归于肺"。卫气根源于下焦,滋养于中焦,升发于上焦,临床研究卫气强弱直接受中焦脾胃的影响,治疗原则为"虚则补其母,实则泻其子"。MP侵袭患儿,痰热内伏,气血痰瘀交织。患儿在MPP恢复期时虽然病邪已经祛除大半,但久病过后,且小儿"脏腑娇嫩""易虚易实",以致肺脾气虚,病情迁延反复。故本病恢复期以阴虚邪恋、肺脾气虚为主。治疗上恢复期应以健脾益气、扶正固本为主。MPP恢复期肺脾气虚证患儿症见:咳嗽无力,面白少华,自汗,食少纳呆、动则汗出,气短懒言,便溏,舌淡,苔腻薄白,脉细而无力。疾病后期邪气留恋或肺气虚弱,则咳嗽无力;久病耗气,肺脾气虚,肺气虚而致自汗、动则汗出、气短懒言;脾气虚则食少纳呆、便溏。此时用玉屏风散加以治疗,可以固卫气,实腠理,兼疏风邪,固表止汗,见图20。

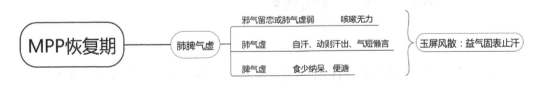

图 20 MPP 恢复期

（三）玉屏风散的最新研究

现代药理学证实，玉屏风颗粒可以增强机体免疫防御、免疫监视及免疫稳定的功能，改善机体体液免疫能力，对促进患儿病情恢复、降低合并症发生、增强抵抗能力有重要意义[126]。有研究表明在痰热清、阿奇霉素的基础上，联合玉屏风颗粒联合治疗小儿MPP，总有效率要明显提高，并且咳嗽、发热、肺部啰音及胸片等临床体征消失时间明显降低[127]。临床研究[128]采用加味玉屏风散治疗小儿肺炎支原体感染后反复发作50例，取得较好疗效。并且临床研究[129]发现MPP患儿可伴有不用程度的心肌损害，氧化应激反应的激活可能参与了心肌的损害的过程，玉屏风散在辅助常规治疗MPP中能够抑制患儿氧自由基产生从而降低患儿血浆心肌酶水平，玉屏风散发挥这种抗氧化应激反应的可能机制与调节非特异性免疫功能，提高免疫功能，抑制炎症反应以及各种炎症介质有关。除此之外，近年来，玉屏风散在临床上的应用范围不断扩大。

除了用于本书中提到的MPP恢复期治疗外，还可以用于表虚自汗、免疫力低容易感冒和过敏性鼻炎、肾小球肾炎、原发性血小板减少性紫癜、口腔溃疡、慢性荨麻疹、美尼尔综合征、病毒性心肌炎、慢性结肠炎、面神经麻痹、支气管哮喘、皮肤瘙痒症、习惯性便秘、原发性多汗症等病的治疗。报道显示[130]，玉屏风散对儿童过敏性紫癜淋巴细胞亚群细胞CD3+、CD4+、CD3+/CD8+等有着重要的调节平衡作用，显著改善了患儿的免疫状态。玉屏风散加减联合孟鲁司特钠、西替利嗪糖浆治疗儿童AR，疗效可靠，无明显不良反应，值得临床应用[131]。使用玉屏风散合消风散加减治疗方式，可以有效改善患者的慢性湿疹状况，减少了皮疹出现面积，明显提高了治疗的成效，不良症状出现率低，用药安全，对慢性湿疹患者的治疗有极大的帮助[132]。并且研究发现[133]，加味玉屏风散敷脐联合推拿比单纯推拿治疗婴幼儿湿疹在总显效率（包括治愈与显效）上效果显著。试验组在治疗后10d及随访28d后EASI评分结果优于对照组，提示可能在治疗后加味玉屏风散敷脐联合推拿效果相对持续且稳定。在采用Meta分析法分析了用玉屏风散治疗小儿腹泻的临床疗效及安全性，研究的结果显示：试验组患儿治疗的总有效率明显高于对照组患儿，其病情的复发率明显低于对照组患儿[134]。

十三、养阴清肺汤

（一）养阴清肺汤溯源及组方特点

1. 溯源

养阴清肺汤首次出现在郑梅涧编著的《重楼玉钥》，文中言："经治之法，不外肺肾，总要养阴清肺，兼辛凉而散为主"。此方能养阴清肺，解毒利咽，主治白喉之阴虚燥热证。

喉间起白如腐，不易拭去，并逐渐扩展，病变甚速，咽喉肿痛，初起或发热或不发热，鼻干唇燥，或咳或不咳，呼吸有声，似喘非喘，脉数无力或细数等证属阴虚燥热者，是中医的经典方剂之一。

2. 组方特点

原文中记载大生地二钱、麦冬一钱二分、生甘草五分、玄参一钱半、贝母去心，八分、丹皮八分、薄荷五分、白芍炒，八分。

养阴清肺汤养阴清肺，解毒利咽，见图21。方中生地黄甘寒养阴生津，凉血清热，为君药。热迫阴血，以玄参养阴生津，泻火解毒，善利咽喉；热伤阴津，以麦冬清热养阴生津，助生地黄养阴清热凉血，共为臣药。热瘀肿痛，以丹皮清热凉血，散瘀消肿；白芍敛阴缓急，养血泄热；痰热内生，以贝母清热润肺，化痰散结；辛能行津，以薄荷辛凉轻散，行津润燥，疏利咽喉，共为佐药。生甘草益气泻火，解毒利咽，调和诸药，为佐使药。诸药配伍，以奏养阴清肺，解毒利咽之效。全方生津药配化痰药，生津不助痰，化痰不伤津；养阴药配辛散药，养阴不留邪，辛散不伤阴。

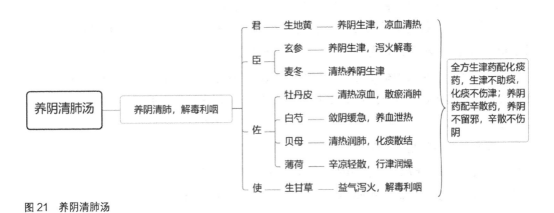

图21　养阴清肺汤

（二）肺炎支原体与养阴清肺汤

小儿MPP常于秋冬季节高发，发病初期多见乏力头痛、发热、咽部肿痛、肌肉酸痛、干咳少痰等症状。从发病季节和症状可以分析出，MPP在中医辨证属燥邪伤肺的范畴，发病初期为燥邪初袭肺卫。《难经集注》曰："肺为华盖"，其中"华盖"本指帝王的车盖或指画上文彩的伞，因肺在体腔内位居最高，并有覆盖和保护诸脏抵御外邪的作用，故称"肺为华盖"。肺为娇脏，更易受邪，温燥之邪由口鼻或皮毛而入，燥热闭肺，肺气壅滞，失于宣降，则见发热咳嗽、胸闷心烦；邪阻肺络，灼伤肺络，炼液为痰，痰阻气道，壅遏于肺则致，喉间痰鸣、气促咳嗽；燥热灼津则见咽喉干痛、无痰或痰黏不易咳；燥热伤及肺络，故见痰中带血。

（三）养阴清肺汤的现代研究

现代药理研究表明，养阴清肺汤具有增强机体免疫力、抗炎、抗菌、抗病毒、调节内分泌等作用，其组成药物为生地、麦冬、玄参，生甘草、薄荷、贝母、丹皮、白芍、浙贝母具有祛痰、镇咳作用；麦冬含胡萝卜素，可提升机体免疫力；甘草中的甘草次酸有肾上腺素样作用，有抗炎、抗过敏反应和抑制平滑肌活动从而达到解痉作用。近年来开展了多个相关临床研究，开始采用加减养阴清肺汤联合孟鲁司特治疗小儿支原体肺炎，取得了满意的效果。

于世华[135]等为观察养阴清肺汤联合孟鲁司特运用到治疗小儿支原体肺炎（MPP）后慢性咳嗽患儿的疗效，收治山东省日照市莒县中医医院 MPP 后慢性咳嗽患儿 74 例，平分两组，组 1 患儿施以孟鲁司特，组 2 施以养阴清肺汤联合孟鲁司特，比较两组疗效、治疗前后血清炎性因子表达，结果发现，组 2 的疗效、血清炎性因子表达都好于组 1，因此得出养阴清肺汤联合孟鲁司特运用到治疗 MPP，能够抑制患儿身体中炎性因子的表达，舒缓患儿发热、咳嗽的症状，且不良反应较少，安全性极高的结论。林柳廷[136]为观察养阴清肺汤联合孟鲁司特在小儿支原体肺炎后慢性咳嗽治疗中的临床效果与安全性，收集广西南宁市武鸣区中医医院儿科门诊于 2018 年 9 月至 2019 年 9 月期间收治的 60 例支原体肺炎后慢性咳嗽患儿作为研究样本，采用平行随机抽样法将其分为对照组与观察组各 30 例，对照组给予孟鲁司特治疗，观察组给予养阴清肺汤联合孟鲁司特治疗，对比两组的临床治疗效果与血清炎性因子表达变化情况，并记录两组用药期间不良反应的发生情况。结果是：（1）观察组中，显效 13 例，有效 24 例，无效 3 例，总有效率为 90%，明显高于对照组；（2）治疗后，观察组的各项血清炎性因子表达水平均明显低于对照组；（3）用药期间，观察组的不良反应发生率为 6.67%，对照组的不良反应发生率为 6.67%，两组之间比较无明显差异，不具有统计学意义。因此得出结论：养阴清肺汤联合孟鲁司特在小儿支原体肺炎后慢性咳嗽治疗中的临床效果，而且联合用药不会提高不良反应的发生风险，安全性较高。

十四、止嗽散

（一）止嗽散溯源及组方特点

1. 溯源

止嗽散出自《医学心悟》，系清代程钟龄创立用于治疗咳嗽的代表方，配伍严禁、精密得当，温润平和、不寒不热，主要用于外感风寒咳嗽。其组成为桔梗、荆芥、紫菀、百部、白前、甘草、陈皮，以上为末，每服三钱，开水调下，食后临卧服。初感风寒，生姜汤调下（现代用法：做汤剂，水煎服）。

2. 组方特点

止嗽散温润平和，不寒不热，见图22；重在治肺，兼解表邪，治疗表邪未尽，肺气失宣之为咳嗽通剂。方中紫菀、百部甘苦而微温，专入肺经，为止咳化痰要药，对于新久咳皆宜，故共用为君。桔梗苦辛而性平，善于宣肺止咳；白前辛苦微温，长于降气化痰。两者协同，一宣一降，以复肺气之宣降，合君药则止咳化痰之力尤佳，共为臣药。荆芥辛而微温，疏风解表，以祛在表之余邪；陈皮行气化痰，二者共为佐药。甘草合桔梗以利咽止咳，兼能调和诸药，是为佐使之用。诸药配伍，肺气得宣，外邪得散，则咳痰咽痒得瘥。诚如《医学心悟》所谓："本方温润和平，不寒不热，既无攻击过当之虞，大有启门驱贼之势。是以客邪易散，肺气安宁。"

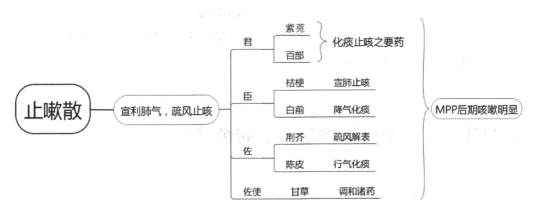

图22 止嗽散

（二）肺炎支原体与止嗽散

咳嗽乃外感或内伤之邪犯肺，使肺宣降功能异常，气机上逆。止嗽散原方疏风止咳，宣利肺气，主治风邪犯肺证。所主之证为咳嗽咽痒，咳痰不爽，舌苔淡白，脉浮缓。对新久咳嗽，咳痰不爽者，加减运用得宜，均可获效。

从中医的角度来看，肺炎支原体感染后期咳嗽病机为肺失清肃、表邪未解，因此在治疗时就当以疏风解表、降逆止咳为主。然万全在《育婴家秘》中曰"娇肺遗伤不易愈"，肺为娇脏，若外感咳嗽失治、误治、损伤肺气则病久难愈，故临床治疗应谨慎。肺炎支原体感染后期咳嗽持续的时间相对较长，多表现为阵发性刺激性咳嗽，且咳痰，量少，性黏。现代药理研究表明止嗽散可有效延长咳嗽潜伏期，减少咳嗽次数，有明显的化痰作用[137]。

（三）止嗽散的最新研究

临床上多个研究发现：止嗽散合三拗汤对肺炎支原体感染后期所致的咳嗽具有确切的临床疗效。其中，三拗汤出自《太平惠民和剂局方》，由《伤寒论》麻黄杏仁甘草石膏汤去石膏而来，主要用于外感、风寒咳嗽证。方中，麻黄辛温入肺、发汗解表以散风寒为君药，但发热甚者，用量不宜大；杏仁宣降肺气，为臣药；甘草调和诸药，为使药。临床上，止嗽散合三拗汤两方合用，用于支原体肺炎，尤为有效。其中紫菀、百部、白前三味为治咳良药，紫菀性温而润，用量可适当重一些，与百部配合，有肺热者亦无妨，百部性寒味苦而润，白前温润降逆，再与甘润之品配合，取效更为满意。动物实验表明，止嗽散可以明显延长小鼠引咳潜伏期，减少咳嗽次数，配合三拗汤可以降低气道高反应性。

除此之外，研究发现百合固金汤合止嗽散治疗肺癌咳嗽（肺阴亏虚证）疗效比磷酸可待因片疗效好[138]。药理学发现桔梗中所含的皂苷类具有抗炎、化痰、止咳、抗肿瘤作用，具体机制有待研究[139]。有研究表明止嗽散原方基础上黄芪、党参、杏仁、紫苏等药物，健脾益气，调节气机，同时联合西药阿莫西林、盐酸氨溴索片，可有效缓解慢性支气管炎相关症状，改善肺通气功能[140]。亦有临床研究[141]用桑菊饮合止嗽散加减治疗喉源性咳嗽，可有效缓解临床症状，减少复发，改善患者生活质量。

第四节　对肺炎支原体治疗的特色疗法

一、塌渍疗法

中药塌渍是中医学特色防治方法，此法以中医"内病外治"及"天人相应"理论为根据，辨证治疗多种疾病。中药塌渍是将多种药物调成膏状涂满纱布后敷于患处，使药物成分通过玄府，进入毛窍，达到疏通经络，止痛消瘀的作用。药理研究表明，中药塌渍在湿敷过程中，表皮角化膨胀，有利于药物透入皮内，达到活血通络之功效。经皮给药系统可以不经过肝脏的"首过效应"和胃肠道的破坏，不受胃肠道酶、消化液、pH等诸多因素的影响，可提高生物利用度，提供可预定的和较长的作用时间，降低药物毒性和不良反应，维持稳定而持久的血药浓度，提高疗效，减少给药次数等，具有超越一般给药方法的独特优势。中药塌渍疗法对于肺炎支原体感染患儿，可有效改善其呼吸道症状，例如促进呼吸道炎症的吸收，减少肺部片影消散时间，使咳嗽、发热减轻。

敷胸散

（1）药物组成：由大黄、玄明粉、大蒜泥按比例配制而成。大黄味苦性寒，直降下行，具有清热泻火、化痰逐瘀之功；配以咸寒的玄明粉软坚散结，佐以辛温的大蒜共消胸膈壅盛之痰涎，且大蒜具有引药达里之功效。

（2）操作方法：

①根据病变部位取敷胸散 30 ~ 50g 加入适量水调成糊状。在冬天温度较低时，可用温开水调制。

②将调好的敷胸散均匀地平摊在敷料上，薄厚适中。

③患儿取俯卧位或侧卧位，暴露敷药部位，将摊好的膏药敷在病变部位上。

④敷药时间：30min 以内。

⑤治疗结束后，用温水擦净敷药部位的皮肤，观察皮肤情况，以皮肤潮红为度。

（3）注意事项：

①为防止膏药外溢污染衣服宜加盖治疗巾，保持原来卧位，同时注意背部保暖。

②对婴幼儿敷药时哭闹要注意观察是否与敷药局部皮肤有关；对个别患儿自觉灼热、痒痛明显，应立即取下。

③对敷胸散过敏、或出现皮疹者，应停止用药。

④嘱患儿的饮食应以清淡为主，不可食用生冷、肥甘、厚味等食物。

二、拔罐疗法

拔罐疗法又名"角法""火罐气""拔火罐"，是一种以杯罐为器具，利用热力排出罐中空气从而产生负压吸着于皮肤，刺激患部致使皮肤瘀紫的一种民间广为流传的传统治疗方法。现代医学认为拔罐疗法主要由负压机械作用和温热作用产生临床效果：拔罐一方面使局部毛细血管充血甚至破裂，随即产生组胺类物质，随体液周流全身，刺激各个器官，增强其功能活动，能提高机体的抵抗力；另一方面能使局部血管扩张，促进局部血液循环，改善充血状态，加强新陈代谢，改变局部组织营养状态，增强血管壁通透性及白细胞吞噬活动，最后负压对局部部位的吸拔，能加速血液及淋巴液循环，加快肌肉和脏器对代谢产物的消除排泄。现有的研究[1]也表明，拔罐疗法能缩短肺炎支原体肺炎的疗程，改善患儿免疫功能，对于肺部啰音、咳嗽、退热等体征均有显著的疗效。

（一）留罐法

（1）穴位选择：肺俞、脾俞、肾俞。

肺主气，司呼吸；脾主运化，主水谷津液输布，乃后天之本；肾藏精，主纳气，为先天之本；同时脾为生痰之源，肺为贮痰之器。故选取肺、脾、肾俞穴进行拔罐治疗，可以通过补益患儿先后天之本，调整患儿津液输布代谢，以达健脾益气、止咳化痰的作用。

（2）操作方法：

①依据患儿年龄、身材，选取合适的罐具。

②患儿取仰卧位，充分暴露穴位部位。

③用镊子或止血钳夹住 95% 的酒精棉球，点燃，湿棉球在罐内壁绕 1 ~ 3 圈，或暂停留后迅速退出。

④迅速将罐体扣在穴位上，轻微挪动罐体，以观察是否吸附。

⑤留罐时间以皮肤红润，轻微充血为度，一般为 10 ~ 15min。

⑥起罐时，一手握罐体，另一手手指按压罐口周围皮肤，使之凹陷，空气进入罐内，罐体自然脱下。

（3）注意事项：

①婴儿皮肤更为娇嫩，患儿哭闹依从性差可能导致拔罐治疗失败甚至出现烫伤的情况，故此法适用于 1 岁以上儿童。

②闪拔时避免火焰在罐口停留时间过久，以防罐口过热而烫伤皮肤。

③吸拔时应依靠负压自然吸附，不应为增加吸拔力而用力将罐具按压在皮肤上。

④留罐过程中，若患儿因吸力过大而有不适感，可采用起罐时的动作往罐内放进少许空气。

（二）走罐法

（1）穴位选择：大椎、风门、肺俞、阿是穴。

大椎为清热要穴，取之可治疗肺炎发热；风门可治上气喘气，咳逆胸背痛；肺俞乃肺脏经气输注于背腰部的腧穴，可治肺部之疾患。

（2）操作方法：

①依据患儿年龄、身材，选取合适的罐具。

②患儿取仰卧位，充分暴露穴位部位。

③在施术部位涂抹适量的润滑剂，如凡士林、姜汁、水等。

④用闪罐法将罐吸拔在穴位上，然后用单手或双手握住罐体，在施术部位进行上下的往返推移。

⑤走罐时，可将罐口的前进侧的边缘稍抬起，另一侧边缘稍着力，以利于罐子的推拉。

⑥反复操作，至患儿皮肤红润、充血为度。最后将火罐在水泡音密集部位留罐 5min，每天 1 次，疗程 5 ~ 7d。

⑦起罐时，一手握罐体，另一手手指按压罐口周围皮肤，使之凹陷，空气进入罐内，罐体自然脱下。

（3）注意事项：

①婴儿皮肤更为娇嫩，患儿哭闹依从性差可能导致拔罐治疗失败甚至出现烫伤的情况，故此法适用于 1 岁以上儿童。

②闪拔时避免火焰在罐口停留时间过久，以防罐口过热而烫伤皮肤。

③吸拔力、推拉速度要合适，以皮肤潮红、患儿可耐受为原则。

④罐口以光滑弧圆者为佳。

三、推拿疗法

小儿推拿是一种非药物、痛苦小、临床疗效高的纯绿色手法治疗。主要是根据小儿的形体、生理、病理以及特定穴位的功效位置等特点，通过特定手法作用于患儿体表穴位，使经络疏通、气血通畅，调节机体的功能，达到儿童常见疾病的预防治疗。肺炎支原体作为儿童最常见病原体之一，感染后患儿易出现反复咳嗽、咯痰、神疲乏力等症状，临床中常用的药物抗感染治疗效果无法在短时间显现，也可能出现消化道反应，药物过敏等副作用。因此结合推拿手法治疗儿童支原体感染可改善治疗效果，减轻患儿痛苦程度，并且目前临床中已经广泛应用。

（一）推拿穴位

1. 选取原则

肺炎支原体感染后咳嗽属中医学"咳嗽"范围，肺为华盖，外邪犯之则咳，肺脏功能失调，水液失布，凝滞成痰出现咳嗽，而肺为贮痰之器，脾为生痰之源，因此在推拿中的穴位选取应以运脾理肺为目的，痰湿内化，咳嗽自止。

2. 常用穴位选取

①列缺：肺经络穴，可通行表里，引邪外出。

②经渠：肺经经穴，可疏风解表，宣降肺气。

③太渊：肺经之原气流注之处，可滋阴补肺，降浊通逆。

④膻中：八会穴之气会，可宽胸理气，化痰止咳。

⑤肺俞：肺之背俞穴，可化痰止咳，清泻肺热。

⑥商丘：脾经经穴，可健脾化湿祛痰。

⑦太白：脾之原穴，可清利湿热、和胃调中。

⑧公孙：脾之络穴，可运化脾经之气。

（二）推拿手法

小儿推拿是一种复合手法的操作，临床中常用揉法、揉法、按法、推法、拿法。

1. 手法类型

①滚法：以第五掌骨指关节背侧吸附于体表施术部位，通过腕关节的屈伸运动和前臂的旋转运动，使小鱼际与手背在施术部位左持续不断地来回滚动。

②揉法：以手掌大鱼际或掌根、手指罗纹面着力，吸定于体表施术部位上，做轻柔和缓的上下左右或旋环动作。

③按法：以指或掌着力于体表，逐渐用力下压。

④推法：以指、掌、拳或肘部着力于体表一定部位或穴位上，做单方向的直线或弧形推动。

⑤拿法：用拇指和其余手指相对用力，提捏或揉捏肌肤。

2. 注意事项及禁忌证

但各种急性传染病、急性骨髓炎、骨折、传染性皮肤病、皮肤湿疹、水火烫伤、皮肤溃疡、肿瘤以及各种疮疡等症禁用此疗法，另外因小儿皮肤娇嫩，接受刺激较敏感，故在操作中不易力度太大，应根据选小儿的耐受程度，选择合适的操作手法，以达到治疗目的。除局部皮肤潮红外，一般无不良反应，如穴位附近皮肤已经有损伤，则不宜再用推拿疗法。

四、灌肠疗法

中药灌肠疗法是一种常用中医外治疗法，是在中医理论的指导下选配中药汤剂并将其通过肛门灌入或滴入肠道内，从而达到治疗作用的一种方法。中药灌肠的历史较悠久，古时称之为导法，归属于中医外治法范畴。肺与大肠相表里，从经脉复归于肺，经大肠吸收入血液内，临床疗效值得肯定，因其操作简便，创伤性小，毒副作用甚微，患者较易接受，故被广泛应用于临床治疗中。

支原体肺炎临床表现多样，以咳嗽、发热、咯痰、喘促为主要症状，单纯西医治疗很难同时快速缓解全部症状，因此特色传统中医外治疗法作为常用辅助治疗显现出优势。而灌肠疗法作为传统中医外治法之一，在支原体肺炎的临床治疗中也得到了广泛的应用。据现代研究，直肠周围布有丰富的淋巴丛、动脉、静脉，肠道的这一生理特点创造了优越的条件用于药物的吸收。另外，大肠肠壁是一种具有选择性吸收与排泄的半透膜，具有很强的吸收能力。肠道给药时，药物溶于肠道分泌液中，然后透过黏膜而被吸收。经直肠的黏膜吸收事先直肠给药，减轻肝肾负担，会直接进到循环，减少药物对胃肠道刺激。研究显示，经中、下直肠静脉，直肠给药实施大循环后会到下腔静脉，避免肝脏消除效应，迅速发挥药物效应，减轻胃肠消化酶对药物破坏。其亦可经直肠静脉经门静脉到肝脏。药物吸收后不进门静脉，适用于口服有困难、胃肠反应重者，减少破坏。针对小儿而言，保留灌肠疗法的不良反应少、操作简便，是小儿理想的选择，无痛、安全、灵活。

1. 作用机制

药物灌肠的作用部位在直肠、结肠，属中医学大肠范围，大肠为中医六腑之一，与肺相为表里，通过经络相互连属，药物保留灌肠虽作用在大肠，但通过脏腑表里、经络连属，均通过肺而发生作用。肺者，五脏六腑之华盖，百脉之所朝会，通过肺的宣发与肃降，药物可布达各个脏腑而达到治疗全身疾病和症状的目的。

2. 操作方法

（1）灌肠药物选取：目前临床用的中药灌肠剂多是临时制备，将饮片粉碎水溶灌肠或煎煮、浓缩成灌肠液灌肠。该方法可以对处方临证加减，符合中医辨证论治要求，但需要专业人员对饮片进行煎煮、浓缩，以确保有效成分提取完全得到适宜剂量，并符合灌肠液的质量要求。也有将中成药丸、散、膏、丹等加水溶解成一定浓度，灌肠药物的选取应根据患儿的疾病特点配制，经过煎煮或其他操作浓缩后装入容器备用。

（2）操作方法：制备肛管并在其外部涂抹适量液体蜡，避免插入肛门时对肛门或肠黏膜产生损伤，将肛管插入患儿肛门（插入深度应依据患儿病情及身体状况而定），然后将制备好的药物由注射器或滴管经肛管导入肛门（药量及保留时间应根据患儿病情及反应而定）。

3. 临床应用

（1）清热灌肠液治疗儿童支原体肺炎发热情况，灌肠液药物组成：柴胡、黄芩、连翘、石膏、知母等。

（2）麻杏石甘汤、清燥救肺汤保留灌肠，改善支原体肺炎患者咳嗽、发热情况。

（3）药物保留灌肠替代药物口服治疗婴幼儿肺炎。

4. 注意事项

（1）选取灌肠药物不宜刺激性较大或有腐蚀性，以免损伤肠道黏膜。

（2）灌肠操作时手法应轻柔，避免不必要的损伤。

（3）灌肠液温度应适宜，不宜过高或过低，一般以 42℃为宜。

五、刮痧疗法

刮痧是中国传统的外治法之一，是中医特色的非药物外治技术，与针灸、按摩、拔罐并列为中医临床四大特色，是以中医皮部理论作为基础，通过玉石、水牛角等作为刮痧工具在皮肤表面进行刮拭的一种疗法。医务人员通过刮痧使患者活血透痧，以达到防治疾病的目的，其具有疏经活络、活血化瘀、改善微循环、促进新陈代谢、气血流通之功效。在刮痧后，相应皮肤部位会出现皮肤潮红，或红色粟粒状，或暗红色的血斑、血疱等出痧变化，使皮肤不美观，而且因其治疗时患儿哭闹剧烈，所以在儿科临床应用受限，但在实际临床应用中，有学者发现[2]其结合基础治疗后对儿童肺炎喘嗽的疗效显著。

1. 操作方法

取穴：任脉、中府、天突、膻中、足太阳膀胱经、肺俞（双）、心俞、列缺、气喘、风门、尺泽。

2. 选取工具和介质

（1）刮痧板：牛角、玉石、瓷器等。

（2）介质：香油、红花油、刮痧乳、凡士林等。

3. 操作手法

运用腕力，刮板与皮肤成45°～90°，用刮板后1/2刮，刮前先涂润滑剂，用刮板拉匀。刮拭面尽量拉长，采用单向反复刮动，由上而下，由内而外（胸部、腹部、肩部），力量均匀、适中。可见轻者皮肤鲜红，痧点散在分布，重者皮肤暗红，痧点密集成团、块状，甚至呈现紫色肿疱。刮后未出痧的切不可强求出痧，可在重点穴位和压痛点用刮板棱角按压。

刮时必须遵循"刮前刮后，阴阳对刮"，"宁失一穴，不丢一经"的原则。刮后可嘱患儿稍饮热水，以微微出汗为宜。

4. 注意事项

刮痧疗法具有严格的方向、时间、手法、强度和适应证要求，如果操作不规范就容易出现不适反应，甚至病情加重。有出血倾向、皮肤高度过敏、极度虚弱、严重心衰者应禁刮或慎刮。

六、经皮疗法

经皮给药系统是近几年研究比较热门的制剂之一，它不同于传统外用制剂，通过特殊技术，使药物以恒定速度通过皮肤各层或黏膜，进入机体组织而发挥药物的治疗作用。此方法可避免口服给药发生胃肠道消化液对药物的灭活的肝脏首过效应及，提高药物利用度的同时，也可减少药物对胃肠的刺激。中药的经皮给药制剂是以中医药基础理论为指导，结合现代经皮吸收技术及方法研制的一种起到全身治疗作用的中药外用制剂，是传统中药学的重要组成部分。其具见效快，治愈率高，使用方便等优势，尤其易被患儿接受，易被推广。

第五节　治疗肺炎支原体的临床医案

医案一

祝某，男，7岁，于 2011-03-10 初诊。

患儿发热咳嗽 2d。患儿发热，体温最高 39.0℃，咳嗽，呈刺激性干咳，无痰，咽干，鼻塞流涕，打喷嚏，食少，睡眠实，二便正常。既往：健康。查体：神清状可，舌质红，苔薄黄，脉浮数，咽赤，听诊双肺呼吸音粗，未闻及干湿啰音。辅助检查：MP 快速培养法（+）；血常规示白细胞计数 7.43×10^9/L，中性粒细胞 48.5%，淋巴细胞 33.4%，单核细胞 12.1%。西医诊断：（1）急性支气管炎；（2）肺炎支原体感染。中医诊断：咳嗽（燥咳）。治宜轻宣凉润，宣肺止咳，拟用桑杏汤加减。如下：

桑叶 10g	杏仁 10g	象贝母 10g	沙参 10g
芦根 10g	金银花 10g	黄芩 10g	茯苓 10g
薄荷 6g	辛夷花 6g	胖大海 3g	甘草 3g

2 剂，每日 1 剂，水煎服。

2011-03-12 二诊：患儿仍咳嗽（阵发痉挛性），痰少而黏不易咯出，无发热，咽干，鼻燥，大便干。查体：咽赤，舌质红，苔黄，脉数。听诊双肺呼吸音粗，胸片示双肺纹理增强，右肺可见斑片影；MP-IgM：1:320（+）。西医诊断：肺炎支原体肺炎；中医诊断：肺炎喘嗽（燥热伤肺），治宜清燥润肺。改用清燥救肺汤加减。如下：

桑叶 15g	石膏 30g	麦冬 10g	杏仁 10g
枇杷叶 10g	胡麻仁 10g	太子参 10g	桑白皮 10g
前胡 10g	茯苓 10g	黄芩 10g	阿胶 5g
炙甘草 5g			

5 剂，服法同前。同时，加用阿奇霉素干混悬剂口服。

2011-03-18 三诊：患儿现偶咳，手足心热，舌干少苔，脉细数。中医辨证为阴虚肺热。治宜养阴清肺，生津润燥，沙参麦冬汤加减。如下：

沙参 10g	玉竹 10g	麦冬 10g	天花粉 10g
桑叶 10g	白芍 10g	知母 10g	杏仁 5g
甘草 5g			

7 剂，服法同前。

2011-03-26 四诊：患儿咳嗽消失，无其他不适症状。随访 2 个月病情无复发。

按：该患儿在发病初期主要表现为外感燥邪，具有表证特征，是燥热袭肺之轻症；二诊时，患儿病情加重，表现为燥邪由表入里，携热邪灼伤肺脏，为燥热伤肺之重症；三诊时患儿病情已缓解，遗有肺阴不足，阴虚肺热之征象。燥邪初袭，与肺卫相争，故发热，甚或高热不退；肺喜润恶燥，职司清肃，燥邪犯肺，易伤肺津，肺失滋润，清肃失职，故干咳无痰，或痰少而黏，难以咯出；"燥胜则干"，燥邪伤津，失于滋润，则见口、唇、鼻、咽干燥；肠道失润，故大便干燥；尿源不足则溲少且色黄。故在中医治疗上，初诊以桑杏汤为主，酌加清热、解表药，如金银花、黄芩、薄荷、辛夷花等；二诊以清燥救肺汤为主，酌加清肺热和止咳药，如桑白皮、黄芩、前胡等；三诊以沙参麦冬汤为主，酌加清热敛阴和止咳药物，如知母、白芍、杏仁等。

【吴振起，刘光华，王子 . 从燥论治儿童肺炎支原体肺炎临床经验 [J]. 中国中西医结合儿科学，2012，4（6）：508-510】

医案二

吴某，女，6岁，2018年10月28日初诊。

患儿咳嗽1月余。患儿1个月前无明显诱因始咳嗽，曾于外院诊断为急性支气管炎、肺炎支原体感染，给予阿奇霉素静点5d、红霉素静点15d（具体用量不详）。患儿仍咳嗽，患儿家长为求进一步治疗，今来辽宁中医药大学附属医院就诊。现症见：咳嗽，痰少而黏不易咯出，鼻燥，咽干，大便偏干，无发热，无喘促。查体：咽赤，舌质红，少苔，脉沉细。听诊双肺呼吸音粗，未闻及干湿啰音。诊断：咳嗽（温燥咳嗽）。治以清热宣肺，润燥止咳。如下：

桑叶 10g	沙参 10g	麦冬 10g	黄芩 10g
浙贝母 10g	百部 10g	前胡 10g	百合 10
地骨皮 10g	款冬花 10g	菊花 6g	辛夷 6g
半夏 6g	紫菀 6g		

7剂，每日1剂，水煎服。

二诊：患儿咳嗽症状较前有所缓解，偶咳，无喘促，纳欠佳，手足心热，易汗出，舌干红，少苔，脉沉细。听诊双肺呼吸音略粗。治以润肺止咳，滋阴健脾。如下：

沙参 10g	麦冬 10g	桑叶 10g	白芍 10g
浙贝母 10g	百合 10g	茯苓 10g	白术 10g
太子参 10g	五味子 6g	陈皮 6g	炙甘草 6g

7剂，每日1剂，水煎服。

2018年12月随访1次，患儿基本恢复正常。

按：本案以清肺滋阴、润燥止咳为治疗原则。初诊时患儿以久咳、痰少而黏不易咯出为主诉，以鼻燥、咽干、大便偏干为主要症状，结合患儿舌质红，少苔，脉沉细辨为燥热伤肺、阴液耗伤之证。中医治则以清热宣肺、润燥止咳为主。患儿久咳不愈，病程缠绵，但上焦燥热之象仍然存在，方中桑叶性寒入肺经，可疏散风热、清肺润燥；菊花性微寒，可疏风清热解毒；黄芩性苦寒，主入肺经，清热除烦兼润燥，三药共用以清宣上焦燥热。沙参养阴清热、润肺生津，麦冬善滋肺胃之阴，二者同用，可养阴润肺止咳。肺宣降失司，气逆于上不易沉降，则发为咳，方中的地骨皮、前胡、款冬花、半夏可肃降肺气以止咳。肺的宣降异常同时可导致津液输布异常，凝成黏痰，方中浙贝母清热理肺化痰，紫菀、百合、百部润肺止咳化痰，四药同用以加强此方药化痰的功效。再佐助以辛夷宣通鼻窍，以解决患儿鼻燥这一临床表现。纵观全方，标本兼治，上焦燥热得以清除，肺胃阴津得以濡养，患儿症状遂得以好转。

复诊时患儿咳嗽的症状较前明显改善，但又出现了食欲下降，手足心热，易出汗的症状，舌质干红少苔，此皆因患儿病程日久，阴液耗伤较重所致，故治以润肺止咳，滋阴健脾。患儿阴虚之象较为突出，故予沙参、麦冬以滋养肺胃之阴。因患儿咳嗽较前好转，鼻燥、咽干症状也基本消失，故单留一味桑叶以行清肺润燥之力，佐以百合养阴润肺止咳，浙贝母清热理肺化痰。患儿易汗出，方中的白芍味酸苦敛阴，与炙甘草相配伍又可酸甘化阴；五味子味酸，可敛肺益气、生津收汗。《临证指南医案》云："脾胃一虚，肺气先绝……肺无所资，至咳不已"，脾胃乃后天之本，燥咳久久不愈者，可采用培土生金法，方中予茯苓、太子参、白术、陈皮以健脾益气，脾胃健运则肺气充沛，肺宣发肃降功能正常，咳嗽则愈。

【贾晓妍，李欣，吴振起.肺炎支原体感染所致燥咳临床治验[J].亚太传统医药，2020，16（5）:84-86】

医案三

范某某,女,4岁,辽宁沈阳人,2018年1月26日初诊。患儿4天前无明显诱因出现发热,体温最高达38.6℃,咳嗽,频咳,咳黄痰,1天前出现气促,家长自予阿奇霉素干混悬剂口服(具体服法不详),效不显。于辽宁中医药大学附属医院门诊查血常规示:WBC:14.61×10⁹/L,NE:76.2%,LY:15.6%,MO:3.7%。诊见:高热,频咳,气促,咽痛,痰多色黄质黏,腹胀,无呕吐;精神尚可,食少纳呆,睡眠不实,小便正常,大便不通。查体:舌质红,苔黄腻,脉滑数,咽赤,双肺听诊呼吸音粗,可闻及湿罗音。既往史:否认其他疾病。印诊:肺炎喘嗽,属肺热腑实证。治以清肺泄热,宣肺通腑。拟方:宣白承气汤加减。方药组成:

石膏 30g	酒大黄 6g	苦杏仁 10g	瓜蒌 10g
黄芩 10g	蜜百部 6g	蜜紫菀 6g	桑白皮 10g
葶苈子 10g	鱼腥草 10g	前胡 10g	浙贝母 10g

上方7剂水煎服,水煎2次混合,早晚分2次饭后服,日1剂;清肺膏(杏仁、瓜蒌、大黄、石膏打粉)水调外用贴敷7d,嘱患者密切关注病情,变化随诊。无其他合并用药。

二诊:2018年2月3日。患儿咳嗽减轻,少痰,咽喉稍肿、无气促,纳少,睡眠尚可,大便好转，舌质红苔黄，脉滑。上方去酒大黄、石膏、瓜蒌、苦杏仁、加莱菔子10g，陈皮10g，半夏6g，茯苓10g。7剂水煎服，水煎2次混合，早晚分2次饭后服，日1剂。

三诊：2018年2月10日。患儿咳嗽减轻，无痰，大便质软，睡眠尚可，食少纳呆，舌质红，苔略少，脉滑。上方去款冬花、葶苈子，加北沙参10g，五味子6g，麦冬10g、百合10g。7剂水煎服，水煎2次混合，早晚分2次饭后服，日1剂。

四诊：2018年2月16日。患儿咳嗽消失，无其他不适症状。2018年3月、4月电话随访各1次，病情无复发。

按：小儿为属纯阳之体，脏气清灵，外感病邪后极易化热化火，而致阳明热结，腑气不通。症见发热、咳嗽、气促，可诊断为肺炎喘嗽。痰多色黄，大便不通，腹胀即为热结肠腑，痰热胶着，耗津伤液之腑气不通之象，兼见舌红苔黄腻，脉滑数，辨证为肺热腑实证。治宜宣肺化痰，泄热攻下，选方宣白承气汤加减合并清肺膏贴敷。《难经本义》："阴阳经络，气交相贯，脏腑腹背，气相通应"[16]，脏腑之气相互贯通，故取背俞穴区外敷，具有祛风理气、宣肺化痰之功，肺气顺畅，宣肃正常，腑气畅通。透皮使药力直达脏腑，起效快而持久。二诊患儿声咳、咽痛、痰少、质黏、舌红苔黄，饮食欠佳，虑其外邪留滞已久，正气已损，脾胃虚弱，运化失司，痰凝阻滞，故加莱菔子、陈皮、半夏、茯苓行气化痰，健脾和胃。三诊患儿咳嗽无力，食少纳呆，当是久病体虚，气阴两伤，上方减款冬花、葶苈子，加北沙参、五味子、麦冬、百合滋阴润肺，寓培土生金之意。承气之法，久伤肺之气阴，当中病即止。肠为肺之腑，肺气下达，津液得布，濡养肠腑。刘河间曰："冷热相并，均能使阳气怫郁，不能宣散而生热"。因而"宣肺"是本病治疗的关键，正如吴鞠通所云："杂感混淆，病非一端，乃以气不主宣四字为扼要"。宣白承气汤作为治疗肺系疾病的经典方剂，其组方精简，配伍得当，对于肺热腑实证所致的小儿肺炎疗效显著。现代研究证实，宣白承气汤中生石膏的主要成分是硫酸钙，可抑制神经的应激性，具有解热、抗炎、解痉以及增强免疫的作用。大黄的有效成分是蒽醌类衍生物，包括大黄酸、大黄素、大黄酚等，具有抗感染、抗炎、免疫抑制以及改善微循环及血液流变学的作用。杏仁中苦杏苷具有祛痰止咳、抗炎、解痉作用，也能促进肺泡表面活性物质的合成，有利于改善肺部呼吸功能；瓜蒌皮有扩张冠状动脉、抗菌、抗癌等作用。宣白承气汤通腑泄热，可减少肠道黏膜对细菌内毒素和氨类物质的吸收，改善机体内环境，减少内毒素对肺组织的损伤作用，起到了调节体液平衡，排出毒素的作用。

【韩冬阳，吴振起，李晓菲，等. 宣白承气汤干预儿童肺炎的应用体会 [J]. 中国中西医结合儿科学 ,2020,12（3）:218-221. DOI:10.3969/j.issn.1674-3865.2020.03.010.】

医案四

马某，女，2岁4个月，2010-10-01初诊。

咳嗽2个月。患儿于2个月前无明显诱因始发热2d，咳嗽，喉间痰鸣。曾就诊于外院，诊断为肺炎支原体感染，予口服易坦静（氨溴特罗口服溶液），静脉滴注红霉素、喜炎平针剂2周。仍咳嗽，痰少难咯，大便干，喑哑。既往反复呼吸道感染病史。查体：神情状可，双肺听诊呼吸音粗，可闻及干鸣音，心音纯，节律整。舌红，苔黄，指纹紫于风关。诊断：咳嗽。辨证：温燥咳嗽。治以清肺润燥，宣肺止咳。处方：桑杏汤加减。方药如下：

桑白皮 10g	炒杏仁 10g	前胡 10g	芦根 10g
金银花 10g	黄芩 10g	麦冬 10g	玄参 10g
淡竹叶 10g	桔梗 5g	胖大海 5g	牛蒡子 5g
甘草 5g	辛夷花 6g	生煅龙牡各 30g	

共6剂，每日1剂。

煎煮方法：中药浸泡30min后，用武火煮沸后改成文火再煎30min，将药汁倒出，再加入冷水煎煮，武火煮沸后改成文火再煎20min，将药汁倒出与前次药汁混合，少量频服。

2010-10-07复诊。鼻塞，偶咳，盗汗，大便干。查体：神清合作，呼吸平稳，面色萎黄，舌红，苔白厚腻。上方去金银花、胖大海、淡竹叶、牛蒡子，加荆芥7.5g，茯苓、瓜蒌各10g，山药15g。每日1剂，煎煮方法同前。6剂后痊愈。随访2个月，病情无反复。

按：本案以清肺润燥、宣肺止咳为治则。患儿证属温燥咳嗽，初诊时患儿咳嗽喑哑，痰少难咯，加用前胡、桔梗宣肺理气；玄参、芦根生津润肺；辛夷花、金银花疏散表邪；淡竹叶、牛蒡子、胖大海以清热利咽。二诊时患儿咳嗽减轻，但有脾虚之象，故山药、茯苓以健脾补中，生津益肺，寓以"培土生金"之意，加荆芥以祛风解表，瓜蒌以清热润肠通便。

【秦胜娟，王雪峰，吴振起.王雪峰教授中医治疗小儿秋燥咳嗽经验撷萃[J].中国中西医结合儿科学，2011，3（6）:499-500】

医案五

周某，女，3岁，1984年12月4日初诊。

患儿因受凉而感，发热3d，咳嗽2d，喘1d入院。因抗生素过敏而出院于门诊治疗。现症：身热、咳嗽、气急、食纳减少，夜不安，大便干，小便黄。查体：神烦、面赤、唇干红、鼻润息平，咽红不肿。舌苔白厚、舌质红。心音纯，肺背下可闻及干湿性细小啰音。腹满，肝脾未触及。脉数有力。检验：白细胞数5.0×10^9/L，中性粒细胞45%，淋巴细胞55%。X线胸片示，肺纹理增强，右肺中有小片状阴影。诊治：西医诊断：病毒性肺炎。中医辨证：为痰热闭肺型肺炎。治用泻肺解毒，化痰止咳。处方：小儿肺炎汤。

| 黄芩 10g | 紫苏子 10g | 射干 5g | 紫草 5g |
| 葶苈子 10g | 桑白皮 10g | 瓜蒌 10g | |

水煎服。合用小儿肺热平（紫草、黄芩、射干、牛黄、羚羊角、冰片等），每次3粒（0.75g），

1d3 次。经治 2d 热降,不喘,咳嗽减少。

用药 4d,症状基本消失。更方:

天冬 10g	麦冬 10g	沙参 10g	橘红 10g
莱菔子 5g	桔梗 10g	麦芽 10g	山楂 10g

水煎服。服 8d 不咳嗽,血常规、X 线胸片复查均常而愈。

按:小儿肺热平与肺炎汤,方药结构相似,药性类同,仅剂型不一。本组方药专为肺炎而立。肺炎的主证是喘,喘而气促及肺主气、司呼吸的功能障碍,况且喘证多变,乃临床重证。所以,小儿肺炎汤旨在救肺平喘,方中用紫苏子降气下痰;瓜蒌宽胸行气缓解气急,平息气促,此乃应急治标。肺炎多由邪毒与痰结而化火、闭塞肺窍所致,故方中用紫草解毒凉血控制变证;黄芩、射干、桑白皮泻肺火;葶苈子祛痰、利水、振心。小儿肺炎汤主要解除肺炎之苦,由肺炎而致的诸多症状,尚应结合具体情况加减用药。应用小儿肺热平和肺炎汤治疗,要注意辨证,根据肺炎的病情变化而立法。据本文所见肺炎的征象变化规律是初为感、渐而咳、发为喘,可见喘继发于热咳。所以辨证可分为 3 期,初期以热咳为主,极中期见喘,末期热咳喘等减退,病入恢复阶段。因此,辨证的关键是极期,此期又是肺炎的典型期。临床症状较重,辨证分寒热两型,其中寒型见于幼小婴儿和较大儿童,与热型比之为少。热型最多见,尤以婴幼儿为多。寒型症见喘促气粗,动则尤甚,少咳,痰白,形寒面白,鼻翼扇动,唇淡,舌苔白厚、舌质淡。脉迟有力。肺部可闻及湿性啰音。热型症见喘促气急,夜间甚,多伴咳嗽,痰稠色黄,身热面赤,鼻扇唇红,舌苔黄薄或厚,舌质红。脉数有力。肺部可闻及细小水泡音。肺炎除辨证而外,尚应注意变证之辨,肺炎极期,若正气不足,邪毒炽烈时常可导致变证,如邪毒动肝则见惊风发搐;累及心阳则见虚衰;肺气大伤每可导致气竭而气息微弱。变证是危及生命的重要病变,所以,辨证时当慎重。治疗应根据病情的变化,在基本方的基础上尚可随证用药。本文经验对肺炎之喘而热高者,加柴胡 10g,石膏 20g;喘而热高久者,加柴胡 10g,寒水石 15g;喘而热低者,加知母 10g,青蒿 10g;喘而吐者,加竹茹 10g,芦根 10g;喘而大便干者,加积实 10g,番泻叶 2g 或大黄 5g;喘而大便稀者,加白术 10g,白芍 10g;喘而腹胀者,加积壳 10g,佛手 10g;喘而咳甚者,加杏仁 5g,桃仁 3g;喘而衄血者,加牡丹皮 10g,白薇 10g;喘而口舌生疮者,加木通 5g;喘而面浮者,加车前子 10g,淡竹叶 10g;喘而惊搐者,加羚羊角(代,水浸频饮)3～5g,钩藤 10g,尚可合服安宫牛黄丸,每次服 1/6 丸,日服 3 次;而心悸、心阳虚衰者,加人参 5g,附子 2g;喘而气微、脉弱者,加人参 5g,麦冬 10g,五味子 5g。小儿肺热平和小儿肺炎汤为本文在 20 世纪 80 年代用于小儿各类肺炎的常规方剂。在应用中结合病情对症,轻度肺炎单纯应用疗效可靠,若随证用药得当,其效更佳。对较重病例多用双黄连、穿心莲等中药制剂静脉滴注疗效也很好。口服本剂与抗生素类亦有结合之例。其对住院的肺炎,几乎是抗生素、中药针剂与口服药并用合治。而本文病例因不宜用抗生素治疗,故用中药治之则疗效单纯而捷。

【王烈. 婴童医案 [M]. 北京:中国中医药出版社,2017,12】

医案六

陈某，男，6岁，1994年12月5日就诊。

诊前6天起病。症见：发热，伴有咳嗽、不喘、无痰，时有头痛，咽干不适。饮食及睡眠尚可，大便干，小便黄。经某医院以感冒用抗生素治疗5d，热稍降。咳嗽渐重，呈阵发性，夜间尤甚，有痰，其间带血丝1次。查体：神疲乏力，体温37.6℃，咽红。舌质红，舌苔薄白，脉数有力。心音正常，肺部听诊呼吸音粗，未闻及啰音。腹软，肝脾未触及。检验：X线胸片示肺纹理增强，右侧肺门阴影较浓。白细胞数7.0×10⁹/L，中性粒细胞45%，淋巴细胞55%。血清冷凝集试验滴度为阳性（1：64）。诊治：诊断为支原体肺炎。辨证：肺热咳嗽，为毒热阻肺，肺失宣散致之重咳。治用泄肺解毒，清热化痰，止咳之法。处方：

黄芩 10g	葶苈子 19g	紫草 5g	重楼 10g
射干 10g	杏仁 4g	贝母 5g	柴胡 10g
白屈菜 10g	冬瓜子 10g	芦根 10g	

水煎服。抗毒灵，每次1.0（4粒），1日3次。经治3d热退，咳嗽减少，有痰。服药6d，咳嗽明显好转，痰少。治疗8d不咳，体温正常。临床获愈。为了善后患儿曾服天冬10g，麦冬10g，沙参10g，莱菔子10g，橘红10g，黄芩15g，桔梗10g，水煎服，巩固用药8d而止。

讨论：支原体性肺炎临床常见，中医疗效好，至少可缩短病程，如若确诊必求其据，但临床特点足可供证治参考，拟三字诀：支原体，四季发，儿童多，起病急，热程长，咳嗽重，肺征轻，状态可，肺透视，变化多，冷凝集，一周末，确诊尺，征象宜，诊治误，易变证，诱哮喘，并心肾，病程长，中治优，治不善，有反复，坚持治，预后佳。

本文所用方药，去热解毒，平息咳嗽。方中紫草、射干、重楼、黄芩等皆解支原体之毒；杏仁、贝母、白屈菜均有镇咳效果；柴胡退热；冬瓜子、芦根清热化痰。相伍之剂，如抗毒灵、退热膏均起协同作用。由于本病之热有高有低，可长可短，但皆毒所起故解毒除热为临证之要，热去毒解而咳嗽无源。

本病之咳嗽，随毒热消长而起伏。咳伏不算愈，必愈治咳嗽之余，再清其里，旨在善其后，杜其复燃。本文病例用黄芩小量除热，余皆养阴、祛痰之品，以促进疾病恢复而避免复发，或不并他证。

【王烈.婴童医案[M].北京：中国中医药出版社，2017.】

医案七

周某，男，10月，1992年2月22日初诊。

因发热3d，咳嗽2d，喘1d就诊。现症：咳喘，喉间痰鸣，气急，食纳减少，夜不安，大便干，小便黄。查体：T：38.5℃，神烦、面赤、鼻扇，唇干红，咽赤。双肺底可闻及干湿性啰音，心音有力，心率144次／min，节律规整无杂音。腹满，肝脾未触及。舌质红、苔白厚，指纹紫滞。实验室检查：WBC：$5.0×10^9$/L，Sg：45%，LY：54%，MON：%。X线片示双肺纹理增粗，右肺有小片状阴影。诊断：病毒性肺炎。辨证：肺炎喘嗽（痰热闭肺）。治法：泻肺解毒，化痰止喘。处方：小儿肺热平（主药紫草、黄芩、射干、牛黄、羚羊角、冰片等），每次3粒（0.75g），1日3次口服。合服肺炎汤，处方：

黄芩 10g	紫苏子 10g	射干 10g	紫草 5g
葶苈子 10g	桑白皮 10g	瓜蒌 10g	

水煎服，2日1剂。

二诊：经治2d热降，不喘，咳嗽减少，痰鸣减轻。用药4d，偶咳，少痰，舌红，少苔。更法止咳化痰、润肺。处方：

麦冬 10g	沙参 l0g	橘红 10g	莱菔子 5g
桔梗 10g	麦芽 10g	山楂 10g	

4剂，水煎服，2日1剂。

三诊：8d后患儿无咳嗽，血象、X线复查均正常，痊愈。

按语：肺炎为小儿时期的常见多发病，亦为我国儿科重点防治的四大疾病之一。《内经》虽然很少论及儿科专病。但在《通评虚实论》中专门提出"乳子中风热、喘鸣肩息……"的病状，元代《幼科全书》述有"胸高气促肺家炎"，其症状描述与今之肺炎相同。直至清代《麻科活人全书》才在麻疹变证中首"肺炎喘嗽"之称，至今在中医儿科学教材沿用。肺炎喘嗽多由邪毒与痰结化火、闭塞肺窍，致肺主气、司呼吸之功能障碍。主证是喘，喘而气促，况且喘证多变，乃临床重证。所拟小儿肺炎汤旨在救肺平喘，方中用紫苏子降气下痰；瓜蒌宽胸行气，缓解气急，平息气促，此乃应急治标；用紫草解毒凉血防治变证；黄芩、射干、桑白皮泻肺火；葶苈子祛痰、利水、振心。诸药合用，平喘降气，止咳化痰，可结合具体情况加减用药。本病例征象变化分为3期：初期以热、咳为主；极期见喘；末期热、咳、喘等减退，患者恢复阶段。本病例患儿在末期出现肺阴伤之象，故以养阴润肺收功。治疗中需时时据证变法，方能中病。

【孙丽平．王烈教授病案选读（二）[J]．中医儿科杂志，2010,6（3）:45-46.】

医案八

患儿某，女，6岁，初诊时间：2015年1月26日。主诉：间断发热、咳嗽近1个月。现病史：患儿于2014年12月底开始发热、咳嗽，就诊于山西省儿童医院，行肺炎支原体抗体检测示1：640，胸部X线示肺炎，诊断"支原体肺炎"。住院治疗10余天，热退，咳减出院。出院后仍咳嗽不愈，时有发热，且复诊胸部X线示右肺中段阴影，建议行支气管镜手术治疗。家长恐手术创伤，遂来诊。来诊时患儿精神欠佳，低热，咳嗽，有痰，难咳，纳呆，大便干结。舌红苔白厚，脉沉弦细。体格检查：精神不振，面色不华，唇红，双肺呼吸音减低。辅助检查：胸部 X 线（2015 年 1 月 21 日，山西省儿童医院）：右肺中段大片阴影。西医诊断：支原体肺炎；中医诊断：肺炎喘嗽（痰热闭肺）；治法：清肺开闭，化痰止咳。处方：

炙麻黄 8g	杏仁 10g	生石膏（先煎）15g	黄芩 10g
瓜蒌 10g	枳实 10g	胆南星 8g	陈皮 10g
姜半夏 8g	茯苓 10g	鱼腥草 10g	桔梗 10g
金银花 12g	连翘 12g	太子参 10g	甘草 6g

6 剂，每日 1 剂，水煎服。

二诊：2015 年 2 月 2 日。患儿于山西省儿童医院复诊示右肺中段大片阴影，范围明显缩小。现咳嗽明显减少，体温正常，鼻衄，纳呆，大便偏干，舌红苔白，脉细缓。处方：原方去枳实，加黄芪 10g、炒三仙各 12g、炒莱菔子 10g，10 剂，每日 1 剂，水煎服。

三诊：2015 年 2 月 16 日。咳嗽大减，食欲渐增，复查胸片已近正常，大便偏干，舌淡红苔白，脉细缓。处方：

太子参 10g	炒白术 10g	茯苓 10g	陈皮 10g
姜半夏 8g	黄芩 10g	杏仁 8g	瓜蒌 10g
枳实 10g	胆南星 8g	黄芪 10g	紫苏子 8g
郁李仁 10g	火麻仁 10g	甘草 10g	

6 剂，每日 1 剂，水煎服。随访痊愈。

按语：患儿支原体肺炎诊断明确，住院治疗十余天，热渐退、咳有减，但肺部阴影表现仍然明显，西医欲行手术治疗。患儿初诊时贾师识病辨证，病机以余邪不尽，痰热闭肺为主，方用麻杏甘石汤合清气化痰汤，开肺闭，清肺热，化痰止咳。因患儿病至 1 个月，邪毒未尽，正气有伤，故初诊佐太子参扶正固本。二诊复查胸片肺部阴影缩小，病灶明显减轻，谨遵原方清肺涤痰，又加黄芪补益肺气，扶正祛邪。三诊病情明显减轻，贾师以益肺法合清肺法，方选六君子汤合清气化痰汤，健脾益气并清肺化痰，咳嗽已祛，纳呆便干均蠲。本案选用有开肺法、清肺法、益肺法，并体现治肺六杰之中麻黄、黄芩、黄芪的应用，病势不同阶段，贾师选择相应的治法，体现纵横识病，动态辨证的学术思想。

【张焱，秦艳虹，贾六金 . 贾六金"治肺六杰十二法"经验述要 [J]. 中华中医药杂志 ,2016,09:3586-3588.】

医案九

李某，女，8 个月，1958 年 12 月 12 日初诊。

患儿因气喘于 12 月 1 日而住院，入院前一周，发热咳嗽，经过 3d 热势增高，气喘不平，曾服氨茶碱及磺胺类药物与注射青霉素而未见好转。入院时体温 38℃，气喘鼻扇，不发绀，两肺有弥漫性细小水泡音，肝肋下 2cm 脾肋下 1cm，血常规检查：白细胞总数 10.2×10⁹/L，中性粒细胞 64%，淋巴细胞 35%，单核细胞 1%；胸片示：两肺中下野见有大片模糊阴影，不甚致密，诊断为病毒性肺炎。入院后即按肺炎治疗，给以青、链霉素及对证疗法，仍然持续高烧，气喘加甚，增用金、氯、红霉素治疗，至 12 月 12 日，一般情况恶化，最高体温 39.2℃一日间升降变化很大，嗜睡不哭，面色发青，气喘痰壅，大便稀黄，两肺有弥漫性啰音，血液检查：白细胞总数 7.3×10⁹/L，中性 13%，淋巴 82%，单核 5%，胸透两肺大片阴影，右肺上野及中野，左肺中野阴影模糊，下午进行会诊，采用中药治疗。患儿咳嗽不畅，气喘痰鸣，息高撷肚，口干溲清，苔色白腻，纹暗不明，兼之口角青气浮浮，山根露青，审因感寒挟滞互遏，肺胃转输机能失职所致，治当疏宣升降。处方：

薄荷 2.5g	防风 5g	葛根 5g	橘皮 3g
橘络 2g	清半夏 5g	砂仁米 1.5g	川连 0.6g
淡干姜 1g	川郁金 3g	上建曲 10g	葱头 3 个

生姜 2 片。

生莱菔汁 1 酒杯加姜汁 3 滴兑服，水煎 80mL，分 4 次服之。

二诊：药后得汗未透，体温降而复升，气喘较平，痰涎壅甚，苔纹无变化，前药尚合病机，再拟疏肺降痰治之。处方：

薄荷 2.5g	姜皮 1g	橘皮 3g	橘络 1.2g
法半夏 5g	砂仁米 1.5g	川连 1g	淡干姜 1g
川郁金 3g	整枳壳 3g（磨汁冲服）		

生莱菔汁一酒杯加姜汁三滴兑服。

三诊：身热已平，痰喘亦定，临床症状消失，胸透未见吸收，仍然大片阴影，再拟原方加减调治，以待功能恢复。处方：

薄荷 2g	茯苓 6g	炒白术 5g	橘皮 3g
清半夏 5g	枳壳 2.5g	川郁金 2.5g	砂仁米 1.5g
焦三仙各 12g	莱菔子 3g		

四诊：胸透肺炎吸收好转，由于病久体虚，胸透感寒，加以乳水不运，以致日来身热不扬，气喘复作，痰声辘辘，腹膨溲少，审属胃阳不振，水停心下，拟以苓桂术甘汤加味。处方：

云茯苓 10g	桂心 1.5g	炒白术 5g	炙甘草 1.5g
橘皮 3g	炒半夏 5g	淡干姜 1g	莱菔子 3g
姜皮 1g			

五诊：药后痰化喘平，诸证均解，再拟温振胃阳，以作善后处理。处方：

云茯苓 6g	桂心 1.2g	炒白术 5g	炙甘草 1.5g

按语：该证初起，本系外感挟滞，由于绵延未解，以致痰阻胸中，支塞肺胃，故先用干姜辛开，继以川连苦降，开中焦之痰塞，正所以通宣肺气之闭，迅即热解痰化，喘平满减，后因胸透感寒，乳水不运，因而气喘复作，乃以苓桂术甘汤温振胃阳而愈，若执"不可妄用温补之剂，如参芪术附姜砂等药……"，又何能奏功。因此，我们认为病毒性肺炎一证，应属于外感病的范畴，临床上应该灵活辨治，有是证则用是药，庶可左右逢源，辨证论治，因病制宜，掌握自如。

【刘昌燕，陈继寅.刘弼臣中医儿科医案百例[M].北京：中国医药科技出版社，2013.7】

医案十

董某，女，2岁，1959年1月14日初诊。

主诉：发热1周。

现病史：证经1周，因发热、咳嗽、便泻而入院，入院时体温39.3℃，咳嗽无喘急，大便未泻，肺部听诊呼吸音粗，没有啰音，心音快而有力，胸透两肺野无明显实质性病变，但肺门阴影增大，以右侧为著，下部并有片状模糊阴影，血常规检查：白细胞总数 6.9×10^9/L，中性粒细胞66%，淋巴细胞34%，西医诊断为病毒性肺炎。给予青、链霉素治疗，住院后病情逐渐趋重，体温始终稽留在40℃不退，且增鼻扇气喘、昏睡、口唇干燥、肺部呼吸音微弱，有微细捻发音，胸片示左边胸部全边性透过不佳，为均匀性密度较高之阴影，纵隔中等度向左移位，血常规检查：白细胞总数 5.2×10^9/L，中性粒细胞58%，淋巴细胞41%，单核细胞1%，遂改用金霉素，并给予支持疗法，证情日趋恶化，于14日下午会诊，采用中药治疗。患儿体温40.2℃，神昏嗜卧，面色青滞，喘促便秘，溺赤如血，唇燥口干，苔呈干腻，舌质红绛，脉象细数，势属高热日久，营阴大伤，证势异常危殆，治当增液养阴。处方：

黑玄参 6g	麦冬 6g	鲜生地 10g	钗石斛 6g
石菖蒲 2.5g	川郁金 3g	麻仁 3g	大白芍 6g
嫩白薇 6g	细木通 5g	灯芯草 3尺	

水煎取100毫升，分三四次服。

另：安宫牛黄散1瓶（1.2克），分2次服。

二诊：隔两日未视，身热虽有下降，体温38℃，但喘咳鼻扇未定，口唇仍然干燥，大便曾解二次，而无痉挛征象，苔干舌绛，脉仍细数，阴伤之征甚著，再拟增液养阴治之。处方：

黑玄参 6g	麦冬 6g	鲜生地 10g	钗石斛 6g
生石膏 25g	川郁金 3g	嫩白薇 6g	细木通 5g
天花粉 5g			

另：安宫牛黄散 1 瓶，分 2 次服。

三诊：叠进之剂，身热已平，体温 36.2℃，喘势亦定，苔白而润，脉数亦靖，阴液已趋回复，唯余邪痰热未尽，致有咳嗽频仍，再拟养阴清肃为治。处方：

南沙参 5g	麦冬 5g	霜桑叶 5g	杏仁 6g
金银花 5g	连翘 6g	大生地 6g	生薏苡仁 10g
生粉草 1.5g	炙杷叶 6g		

按语：上面所举的病案，均属邪热陷营，营阴大伤，又出现阴涸肾绝之征，这时的治疗，亟宜采用大剂滋阴增液，以挽垂亡于俄顷，正如王孟英所云"津未耗竭，尚有一线之生机……"但临床上尤贵掌握阴亏的程度，给予轻重不同的治疗，方免病轻药重，则药过病所，病重药轻，则有疗效不卓之弊。

【刘昌燕，陈继寅 . 刘弼臣中医儿科医案百例 [M]. 北京：中国医药科技出版社，2013.7】

医案十一

马某，男，6 个月，1980 年 12 月 16 日初诊。

主诉：患儿咳嗽 8d 伴发热 5d。

现病史：入院时咳嗽气喘，精神萎靡。诊断为支气管肺炎，使用抗生素治疗。住院第 4 天，发现患儿两目上翻，鼻翼扇动明显，面部、口角有抽动现象，口唇发乌，萎靡嗜睡，体温持续在 40℃左右。白细胞总数 4.8×10^9/L。体检：发育营养较差，有轻度失水貌，重病容，两眼瞳孔等大，反射存在，肝右肋下 2.5cm，心率 180 ~ 200 次 /min，律齐，肺有湿性啰音，左下肩胛部可听到管状呼吸音。西医诊断：病毒性肺炎，合并心力衰竭、中毒性脑病？治疗上除按对症处理外，停用抗生素，改用中医中药。

辨证：面色青灰，高热有汗不解，四肢末端厥冷欠温，舌苔干白不华，舌尖红而少津，神萎气促，脉来细数无力。病虽在肺，而气阴并见衰竭。治法：以救逆扶正、育阴潜阳之法为治。处方：

乌附块 10g	东北洋参 10g	龙骨 30g	牡蛎 30g
北沙参 10g	麦冬 10g	鳖甲 12g	原金斛 12g

煎成 120mL，每次 20mL，每 4h 服 1 次。

第 2 天症状改善，体温下降至 39℃，四肢末端转温，面色青灰好转，汗出减少，气急鼻扇缓解。原方再服 1 剂。体温逐渐下降至 37.5℃，呼吸平匀，面见红润，精神好转，舌苔转黄，舌液亦回。由病久正伤，脉仍细数无力，寐则自汗，气阴虽有回复之机，但毕竟婴儿骨小肉脆，小舟重载，真元已损，还须继续巩固，以防复发。再服原方 8 剂。调治数日，病愈出院。

按语：本证在发病之初，具有发热、咳嗽气喘等风温症状，邪机并不严重，但由于患儿机体较弱，正气不足，留邪日久，损及气阴，而出现气阴两衰证。其主要表现为：体温虽高，然面现青灰，四肢不温，脉来细数无力，舌红少津而舌苔干白。此属风温之败症也。治宜救阴为急，助阳亦须及时。终以扶正救逆、育阴潜阳之法为治而取效。

【汪受传．江育仁儿科学派 [M]．北京：中国中医药出版社，2020.5】

医案十二

王某某，男，5岁，2001年9月19日初诊

主诉：发热咳嗽5d

现病史：发热咳嗽5d，咳嗽阵作，咯吐少量黄痰，不喘，喉中偶有痰鸣，二便调，舌质红，舌苔黄腻，脉数。WBC：$9.88×10^9$/L，中性65%，淋巴35%，血沉23mm/h，冷凝集试验为阳性，X线检查为肺部斑片状阴影。现症：阵发性呛咳，痰黄黏，中等热，面赤，气促。舌红，苔薄黄，脉数。西医诊断：支原体肺炎，中医诊断：肺炎喘嗽，辨证：痰热壅肺，治则：清肺化痰，处方：

桑白皮 10g	黄芩 10g	杏仁 10g	浙贝母 10g
鱼腥草 10g	桔梗 10g	瓜蒌皮 10g	桃仁 10g
百部 10g	法半夏 5g		

7剂。并加用红霉素静脉滴注。1周后，患者症状明显好转，热退咳减，但咳嗽时作。上方加用枇杷叶10g，又服5剂后，咳嗽已止，复查胸片正常。

按语：支原体肺炎由感染肺炎支原体引起，肺炎支原体可经血行播散到全身任何组织和器官。肺炎支原体抗原与人体某些组织存在共同抗原，感染后可产生相应组织的自身抗体，形成免疫复合物，导致多系统的损伤，部分患儿可出现全身多系统的损害。该证中医辨证多属邪热犯肺，集液成痰，痰阻气道，肺失宣降。治疗重在清热肃肺，化痰止咳。中药方中麻黄宣肺止咳平喘；桑白皮、鱼腥草、黄芩清泻肺热；桃仁、杏仁、虎杖活血化瘀，止咳化痰，润肠通便；瓜蒌、贝母清热化痰；生甘草调和诸药。诸药合用，清、宣、降并行，使邪热得除，恢复肺之宣降功能。加用红霉素对因治疗，中西医结合可明显提高治愈率，缩短疗程，减少副作用。

【万力生．汪受传儿科医论医案选 [M]．北京：学苑出版社，2008.7（2013.5重印）】

医案十三

患儿某，女，6岁。

初诊时间：2015年1月26日。

主诉：间断发热、咳嗽近 1 个月。现病史：患儿于 2014 年 12 月底开始发热、咳嗽，就诊于山西省儿童医院，行肺炎支原体抗体检测示 1∶640，胸部 X 线示肺炎，诊断"支原体肺炎"。住院治疗 10 余天，热退，咳减出院。出院后仍咳嗽不愈，时有发热，且复诊胸部 X 线示右肺中段阴影，建议行支气管镜手术治疗。家长恐手术创伤，遂来诊。来诊时患儿精神欠佳，低热，咳嗽，有痰，难咳，纳呆，大便干结。舌红苔白厚，脉沉弦细。体格检查：精神不振，面色不华，唇红，双肺呼吸音减低。辅助检查：胸部 X 线（2015 年 1 月 21 日，山西省儿童医院）：右肺中段大片阴影。西医诊断：支原体肺炎；中医诊断：肺炎喘嗽（痰热闭肺）；治法：清肺开闭，化痰止咳。处方：

炙麻黄 8g	杏仁 10g	生石膏（先煎）15g	黄芩 10g
瓜蒌 10g	枳实 10g	胆南星 8g	陈皮 10g
姜半夏 8g	茯苓 10g	鱼腥草 10g	桔梗 10g
金银花 12g	连翘 12g	太子参 10g	甘草 6g

6 剂，每日 1 剂，水煎服。

二诊：2015 年 2 月 2 日。患儿于山西省儿童医院复诊示：右肺中段大片阴影，范围明显缩小。现咳嗽明显减少，体温正常，鼻衄，纳呆，大便偏干，舌红苔白，脉细缓。处方：

原方去枳实，加黄芪 10g、炒三仙各 12g、炒莱菔子 10g，10 剂，每日 1 剂，水煎服。

三诊：2015 年 2 月 16 日。咳嗽大减，食欲渐增，复查胸片已近正常，大便偏干，舌淡红苔白，脉细缓。处方：

太子参 10g	炒白术 10g	茯苓 10g	陈皮 10g
姜半夏 8g	黄芩 10g	杏仁 8g	瓜蒌 10g
枳实 10g	胆南星 8g	黄芪 10g	紫苏子 8g
郁李仁 10g	火麻仁 10g	甘草 10g	

6 剂，每日 1 剂，水煎服。随访痊愈。

按语：患儿支原体肺炎诊断明确，住院治疗十余天，热渐退、咳有减，但肺部阴影表现仍然明显，西医欲行手术治疗。患儿初诊时医者识病辨证，病机以余邪不尽，痰热闭肺为主，方用麻杏甘石汤合清气化痰汤，开肺闭，清肺热，化痰止咳。因患儿病至 1 个月，邪毒未尽，正气有伤，故初诊佐太子参扶正固本。二诊复查胸片肺部阴影缩小，病灶明显减轻，谨遵原方清肺涤痰，又加黄芪补益肺气，扶正祛邪。三诊病情明显减轻，医者以益肺法合清肺法，方选六君子汤合清气化痰汤，健脾益气并清肺化痰，咳嗽已祛，纳呆便干均蠲。本案选用有开肺法、清肺法、益肺法，并体现治肺六杰之中麻黄、黄芩、黄芪的应用，病势不同阶段，选择相应的治法，体现纵横识病，动态辨证的学术思想。

【贾六金 . 贾六金中医儿科经验集 [M]. 北京：人民卫生出版社，2018.】

医案十四

王某，女，5岁，因"咳嗽7d"于2014年9月20日就诊。

患儿7d前因起居不慎出现咳嗽，无发热，伴流涕，家长予服"肺力咳"治疗2d后患儿咳嗽加剧，后至本市医院儿科就诊，诊断为"肺炎"，静脉滴注头孢类药物（具体不详）5d仍无好转。诊：患儿无发热，咳嗽阵作，喉中有痰，晚间咳嗽不断，影响睡眠，咳剧引吐胃内容物及痰涎，胃纳不佳，二便尚可；体检：神清，精神可，面色欠华，咽红，双扁桃体Ⅰ°肿大，双肺呼吸音粗，可及湿啰音，心率100次/min，律齐，未及病理性杂音，腹软，无压痛，无反跳痛，未触及包块，肝脾肋下未及肿大，神经系统检查（-）；舌红，苔薄白，脉滑数。四诊合参，证属肺炎喘嗽病（风热闭肺证），治以辛凉宣肺、化痰通络。方药：

桑白皮 5g	地骨皮 5g	桃 仁 5g	杏 仁 5g
紫苏子 5g	葶苈子 5g	白芥子 5g	莱菔子 5g
全瓜蒌 5g	郁 金 5g	薤 白 5g	象贝母 2g
鱼腥草 5g	天竺黄 5g	平地木 5g	

采用农本方，共7剂，每次1包，每日2次，温水饭后冲服

同时住院治疗，肺炎支原体抗体检查（+），滴度1∶320，提示支原体感染，以"阿奇霉素"静脉滴注治疗。

复诊（2014-10-16）：患儿无发热，咳嗽少作，但时有反复，有痰难咯，胃纳可，二便调；神清，精神可，咽淡红，双扁桃体Ⅰ°肿大，双肺呼吸音粗，未闻及啰音，心率92次/min，律齐，未及病理性杂音，腹软，无压痛，无反跳痛，未及包块，肝脾无肿大，NS（-）；舌淡红，苔薄白，脉细。四诊合参，证属肺炎喘嗽后期（正虚邪恋、痰瘀留伏），治以扶正化痰、理气通络。方药：

黄 芪 4g	炒白术 4g	防 风 3g	甘 草 2g
姜半夏 4g	陈 皮 5g	茯 苓 6g	桃 仁 5g
杏 仁 5g	紫苏子 5g	葶苈子 5g	丹 参 5g
莱菔子 5g	五味子 3g		

采用农本方，共14剂，每次1包，每日2次，温水饭后冲服

按语：此案中，患儿为支原体肺炎，急性期在阿奇霉素抗感染基础治疗上用清肺通络方加用全瓜蒌、郁金、薤白以增强理气之效，在其恢复期则以扶正通络方加用五味子以益气养阴，紫苏子、葶苈子化痰清肺。按语初诊时根据患儿的病史、症状体征诊断为肺炎。此患儿为学龄期儿童，肺炎支原体的感染概率较大，加之前期连续运用β内酰胺类抗生素疗效欠佳，考虑为肺炎支原体感染。中医辨证为肺炎喘嗽病（风热闭肺证）。故初期治疗给予静脉滴注阿奇霉素合用清肺通络方加全瓜蒌、郁金、薤白以增强宽胸理气之效。住院

中医治疗肺炎支原体的研究与实践

期间患儿血清肺炎支原体抗体为阳性，明确为支原体肺炎。复诊时患儿处于支原体肺炎的恢复期，一方面存在病后正虚的表现，另一方面还有如咳嗽反复、喉中有痰、舌略暗、苔薄白、脉细等痰瘀未化的表现，因而采用扶正通络方进行治疗，并酌加五味子以益气养阴、紫苏子和葶苈子加强化痰清肺的功效，以助其康复。

【张婧延，姜之炎．姜之炎运用通络法治疗儿童支原体肺炎经验 [J].上海中医药杂志，2016，50（7）:26-27】

医案十五

患儿，朱某，3岁4个月，2015年10月23日初诊。

咳嗽1月余。因支原体肺炎住院治疗2周好转后出院。现咳嗽仍有，故寻中医治疗。症见单声咳嗽，白天咳多，以干咳为主，频频清嗓，咽干而痛，偶有痰黏不易咳，胃纳欠振，大便偏干，舌淡红苔花剥，脉细滑。西医诊断：肺炎支原体感染后慢性咳嗽。中医辨证：风寒被遏、肺气失宣。治拟：疏宣肃肺化痰。治疗以六味汤加减：

荆 芥 6g	防风 6g	桔梗 6g	甘 草 6g
蝉 衣 6g	生地 9g	玄参 9g	麦 冬 9g
炒白芍 10g	浙贝 10g	杏仁 9g	北沙参 9g

水煎服，每日1剂，服用7剂。

7剂药后患儿基本不咳，大便正常，症状明显好转。

按：患儿肺炎后干咳较久，咽痒频繁清嗓，痰黏而不易咳，舌苔花剥，中医辨证为风寒被遏、肺气失宣。治疗以疏宣肃肺为主。方拟六味汤加减，去僵蚕、薄荷加蝉衣以疏宣肺气患儿大便偏干，舌苔花剥，咽痒，配以生地、玄参、麦冬，润肺又滋肾；加炒白芍滋养脾阴，上归于肺，洒陈于咽，咽喉得津液濡养而咳自止。

【王珊珊，王熙芝，朱永琴，等．盛丽先教授诊治儿童呼吸道感染后咳嗽经验 [J].黑龙江中医药，2016，45（02）：30-31】

医案十六

闫某某，女，5岁1月，2009年3月17日入院。

患儿主因"发热伴咳嗽5d"于2009年3月17日由门诊以"肺炎"收入院。入院时日最高体温达39℃，恶寒明显，伴咳嗽，呈顿咳，少痰，食欲欠佳，大便干，小便调，查胸片示右下肺大片状淡云雾状阴影，血常规大致正常，病程中曾口服希克劳治疗3d无效。查体见生命体征平稳，营养可，反应可，三凹征（-），咽充血，扁桃体Ⅰ°肿大，双肺呼吸音粗，右下肺减弱，心腹未及阳性体征，舌红苔黄，脉浮数。急查 CRP 30mg/L、PCT 正常、

186

相关生化检查未见异常。入院后结合患儿病情特点给予静脉滴注阿奇霉素 [10mg（kg·d）] 抗感染及对症治疗，中药治以辛凉宣肺、清热化痰法，方选麻杏石甘汤和银翘散加减，药用：

生石膏 30g	白茅根 30g	麻黄 6g	甘草 6g
杏仁 10g	桃仁 10g	桔梗 10g	枳壳 10g
炒莱菔子 10g	炒苏子 10g	葶苈子 10g	黄芩 10g
大贝 10g	前胡 10g	金银花 10g	连翘 10g
牛蒡子 10g	射干 10g	芦根 15g	

治疗 3d 后病情无缓解，仍未排便，查胸 CT 示：右肺下叶实变影，左肺下叶渗出性炎症，双侧支气管开口正常；MP-IgM 检查结果：1：160；复查血常规示：WBC：11.39×10^9/L，N70%；CRP：74mg/L；PCT 1mg/mL，考虑患儿肺部炎症进展，结合炎症指标加用静脉滴注罗氏芬 [80mg（kg·d）] 联合抗感染，甲强龙 [2mg（/kg·次），Q12h] 对症治疗，中药汤剂继前方加用大黄 5g 后下，开塞露 1 支射肛后排出大量燥屎。2d 后患儿仍持续高热，8h 左右服用 1 次退热药，咳嗽稍减轻，夜咳仍较重，呼吸 35 次 /min，轻度烦躁，食欲差、腹胀、时有疼痛，大便每日 1 次、偏干。考虑患儿肺炎病情控制不佳，需进一步明确病原体并评估病情，故再次复查血培养、痰培养、MP-IgM、血常规、PCT、PCR、血气分析。结果：血常规 WBC：10.2×10^9/L，N68%；CRP：110mg/L；PCT 2ng/mL；血气分析 pH 7.33，PO_2 54mmHg，PCO_2 58mmHg，SO_2% 89%。提示目前感染控制不佳、机体存在较强炎症反应和呼吸衰竭。因病情危重，在痰培养及血培养尚未回报结果的情况下更换注射用亚胺培南西司他丁钠（泰能）继续抗感染治疗，因阿奇霉素已使用 5d，改用了红霉素，并且给予 IVIG[1g（kg·次）、2d] 免疫支持，甲强龙继前，面罩吸氧（4L/min）。2d 后患儿病情仍无明显好转，仍发热，日体温波动于 37～39℃，咳嗽，有痰、无力咯出，吸氧下呼吸尚平稳无青紫，食欲差，大便 2～3 次 /d，稀水样便，量较大，有尿，舌红、苔黄腻，脉滑数。中医辨证应属湿热证，治以清利湿热法，方选甘露消毒丹合三仁汤加减，药用：

白豆蔻 10g	炒薏米 10g	浙贝母 10g	藿香 10g
姜厚朴 10g	黄芩 10g	泽泻 10g	连翘 10g
清半夏 10g	砂仁 10g	射干 10g	石菖蒲 10g
炒杏仁 10g	小通草 5g	茵陈 20g	六一散 15g
薄荷 6g			

停用泰能，将甲强龙减至每日 1 次，2 剂后患儿日体温波动于 37～38.5℃，咳嗽减轻，痰量增多，呈白色黏稠痰液，双肺出现较密集中小水泡音，复查 CRP 63 mg/L、PCT 0.82 ng/mL，均较前下降，提示目前治疗有效，故中药汤剂继予甘露消毒丹合三仁汤 3 剂，患儿体温正常，间断吸氧无胸闷、青紫等不适，食欲改善，舌红，苔由黄转白，厚腻苔减退，脉滑，病情趋于平稳。

结合目前舌脉中医辨证为痰热闭肺，治以清热宣肺，化痰止咳。改为麻杏石甘汤合小陷胸汤加减，药用：

炙麻黄 5g	桃 仁 10g	杏 仁 10g	枳 壳 10g
桔 梗 10g	芦 根 10g	半 夏 10g	黄 芩 10g
苏 子 10g	葶苈子 10g	浙贝母 10g	炒薏米 10g
瓜 蒌 12g	杷 叶 12g	生石膏 20g	白茅根 15g
黄 连 3g	甘 草 6g		

后继此法加减治疗共 15d，咳嗽逐渐消失，肺部啰音完全吸收，复查胸片炎症较前吸收，肺炎临床痊愈出院，住院期间 2 次血培养、痰培养均阴性，复查 MP-IgM 1：1280，支持支原体肺炎诊断。

本病的发生发展过程与瘟病的卫气营血传变规律相符，湿邪内生、湿热互结是病情加重的病机关键。该患儿临床的证候特点是热势缠绵、汗出而热不解、周身乏力、倦怠易睡、食欲差、口干而不欲饮、腹胀、便秘或腹泻，舌红、苔黄腻、脉濡滑，而呼吸道症状以频咳、痰少难咯为特点，而胃肠功能紊乱也正是产生湿邪之源，因热势高、稽留难退，常常为湿热并重，治疗要点为清热利湿。方药选择上考虑治疗核心在湿而不在热，湿去热自孤，正如吴鞠通所说："徒清热而湿不退，徒祛湿而热愈炽"，故选用甘露消毒丹为主方加减治疗。

【杜洪喆，李新民，唐温，等.小儿重症支原体肺炎验案分析[J].山西中医，2014，30（12）:30-35】

医案十七

患儿王某，5 岁，2017 年 3 月 20 日初诊。

主诉：咳嗽伴间断发热半月余。

患儿半月因发热伴咳嗽至当地医院予抗感染治理 1 周，效果不佳，仍反复发热、咳嗽，遂转至上级医院。查肺部 CT 示：左下肺实变，左侧胸腔积液；肺炎支原体 IgM（+），予阿奇霉素、甲泼尼龙、头孢哌酮舒巴坦、电子纤维支镜肺泡灌洗等治疗 8d，病情好转出院。患儿出院当日再次发热，遂至我院。入院症见：发热，体温 37.5℃，阵发性咳嗽，喉中有痰，无喘息，纳眠一般，大便偏干，1～2d1 次。舌质红，苔厚腻，脉浮数。双肺听诊呼吸音粗，可闻及细湿啰音及痰鸣音。查血常规显示：白细胞 13.0×10^9/L，中性粒细胞比率 71.7%，淋巴细胞比率 21.8%，CRP：59.46mg/L。中医诊断：风温肺热病，风热壅肺兼瘀型；西医诊断：难治性支原体肺炎。治宜清宣肺热，消痰化瘀，达邪外出，方选清肺解毒汤加减：

苇茎 15g	大青叶 15g	鱼腥草 15g	桃仁 6g
金荞麦 15g	蒲公英 15g	金牛根 10g	炒薏苡仁 10g
炒僵蚕 10g	蝉蜕 6g	黄芩 10g	枇杷叶 10g
海浮石 15g	甘草 6g		

7剂，水煎服，日1剂。并配合口服阿奇霉素干混悬剂及布地奈德、特布他林雾化液雾化等治疗。

治疗7d后，体温稳定，咳嗽明显减少，少痰，舌红苔腻，脉细数。双肺听诊未闻及明显湿啰音及痰鸣音，复查肺部CT较以前明显好转。患儿处于RMPP恢复期，以阴虚肺热为主，宜滋阴清热、润肺化痰，予清肺解毒汤合沙参麦冬汤加减：

苇茎 15g	大青叶 15g	鱼腥草 10g	金牛根 10g
桃仁 6g	南沙参 10g	北沙参 10g	玉竹 10g
麦冬 10g	蜜桑白皮 10g	地骨皮 10g	炒薏苡仁 10g
炒白术 6g	甘草 6g		

10剂，水煎服，日1剂。

后门诊随诸症消失，复查肺部CT，未见明显异常。

按语：目前有研究表明RMPP病例呈逐年增多趋势，其病理改变主要为大叶性肺炎并肺不张、肺实变、胸膜炎等，严重影响儿童身心健康和生长发育。应用大环内酯类抗生素治疗，仍是当前控制MP感染、预防疾病反复发作的首选药物。但本病病程长，抗生素、激素长期使用易造成不良反应。宋桂华教授擅长将辨证论治与体质辨证相结合，从"热、毒、痰、瘀、虚"出发，根据RMPP发病特点及演变过程，自拟"清肺解毒汤"，临证加减，分期论治，急症期以解毒清肺化瘀为法，恢复期重视滋阴补肺化瘀，并配合正规大环内酯类抗生素治疗疗效，效果良好。

【彭明浩，宋桂华.宋桂华治疗儿童难治性支原体肺炎经验[J].中医药临床杂志，2018，30（2）:225-227】

第六节　中医各家学说及治疗肺炎支原体经验谈

中医系统的完善发展，为小儿支原体肺炎的认识和治疗提供了新思路。中医认为热、燥、痰、瘀、虚作为单一致病因素可引发MPP，诸多因素亦可混合致病。病变过程中，痰、瘀等病理产物互为因果，胶相互结，故诸多名家从病因病机等不同角度出发，辨证论治MPP，提出自己的独到见解。

一、中医名家论治肺炎支原体经验

王雪峰教授在提出从风温伏肺论治儿童肺炎支原体肺炎风温的病名首见于东汉·张仲景的《伤寒论》，是因冬季气候异常，应寒反暖，或春季气候晴燥，温风过暖，形成风热之邪而发生温病。多发生于冬、春两季。风热病邪从口、鼻、皮毛而入侵犯肺卫，则见肺卫病症。若肺卫邪热不解，病邪入里，则见邪热壅肺、热结胃肠及气分热盛证。"温邪上受，首先犯肺，逆传心包"，肺卫之邪亦可逆传心包，入营入血或损伤肝肾之阴。风温伏肺的发病特点为四季皆可发病，但以冬春为主，有明显的季节性。风温伏肺的病因为风温（风热）之邪，基本病机特点为风热之邪闭阻，肺失宣肃，肺络受损，痰瘀为病理产物。风温之邪由口鼻而入，若邪气轻，侵犯肺卫，则见发热、咳嗽、舌尖红、苔薄白、脉浮数等肺卫表证。若邪气重，内伏于肺，蕴结不结，肺气闭塞，肺失宣肃，肺气上逆则咳；邪气炽盛，肺受邪迫则发热；温邪亦可灼津损络，津伤液少，气道干涩，故痰少而黏，涩而难出；肺络受损，故咳嗽剧烈，呈类百日咳样咳嗽；若邪热炽盛，充斥内外，则见高热持续、喘憋等毒热闭肺的肺本脏重症表现。"风邪善行而数变"。风温之邪亦可损伤皮肤血络，症见发热、皮疹等风热损络证；损伤心脉，心之气血受损，心失所养，则见心悸等风热损心证；损伤胃肠，影响气机升降，则见呕吐、恶心及便秘等症状。

同时，王雪峰教授在临床上基于肺炎支原体肺炎的发病特点、感邪途径，发现支原体肺炎在病理变化及临床表现过程中与风温之邪初起侵犯肺卫见发热、咳嗽、舌尖红、苔薄白、脉浮数等肺卫表证，继之邪气内伏于肺，蕴结不结，肺气闭塞，肺失宣肃，肺络受损见高热、咳嗽剧烈等邪热壅肺证；若邪热炽盛，则见高热持续、喘憋等毒热闭肺的肺本脏重症的病机证演变过程相符。同时，MP感染人体后，产生的循环免疫复合物所致的组织或器官出现各器官系统的病变与风温之邪损伤皮肤血络、心脉、胃肠及肝肾证候特征相似。肺络受损，痰瘀为病理产物，采用清肺透邪法清热透邪法是将清解和透散融合于一体的治法，"火郁发之"，是在温病治疗时应用寒凉药物，以寒胜热，清除热邪；同时佐以疏利、透达的药物，引邪外出的治法。清即清热，有清凉解热之意，是应用寒凉的药物，治疗热邪亢盛产生的一系列病变。透即透达、引邪外出之意，它是根据患者病情病势之不同，顺其脏腑之性，因势利导，使病邪由深出浅，由里出表，以致外达而解的一种祛邪治疗方法，透邪可使深伏于肺络的风温之邪由深层向浅层转出，导邪外出。清透即内清肺热，开闭透邪于外，透邪之法可将肺络中肺炎支原体毒素及致病免疫因子透出，清法则可祛除透出的风温之邪。本病一般病程较短，较少传变，大多在肺卫阶段即可得解。若感邪较重，则内伏于肺，蕴结不结，形成热邪蕴肺之肺经气分热盛证候，见身热，汗出，烦渴，咳喘，咯痰黄稠，胸闷胸痛，舌红苔黄，脉数等；治当清解肺热，开闭透邪，选用桑白皮、黄芩清肺；石膏、麻黄开闭透邪泄热，共为君药，清中寓透，透中有清，使邪气得出，风温之邪得解；麦冬清肺生津，虎杖通络共为臣药，杏仁，苏子降气共为佐药，气降则热自消；桔梗载诸药上行为使。本方清透与清润并用，透邪与通络并举，以清透为主，辅以清润通络，共同发挥止咳退热。《素问》曰："正气存内，邪不可干"。正气为透邪之基。透邪法是祛邪于外，正盛则祛邪有力，邪易透出；正气弱则祛邪无力，不仅邪难外出，反而易入里内陷。因此，使用透邪法，必须时刻注意顾护正气。温邪易伤津，应时刻顾其津液。"留得一分津液，便有一分生机"，因此亦应适当辅清肺生津之品，一方面有助清透邪气，另一方面也可防汗泄伤津和气随津伤，从而达到防治肺炎支原体肺炎的目的。

虞坚尔教授及其团队则从中医学络病理论的角度解析小儿支原体肺炎的规律，提出小儿支原体肺炎之中医病机实质在于肺络痹阻。肺络是指肺中经脉支横别出，像树枝状细分，广泛分布于肺内的网络系统。肺之络脉还有血络、气络之分。血络行血属阴，循行分布于内，气络行气属阳，循行分布于外。血络结则营血瘀阻，气络结则气津凝滞，各自产生相应的病变。初因温热邪毒入络，肺中络气郁闭，血行迟滞，络脉失养，痰瘀互结阻于络中；"至虚之处，乃容邪之所"，络愈虚则邪愈滞，渐成虚实夹杂之候，此亦为小儿支原体肺炎迁延难愈，甚或进展为间质性肺炎、发生肺纤维化的内因。小儿支原体肺炎的络脉痹阻主要分为以下4个方面：一是热闭肺络，小儿形气未充，肺脏娇嫩，卫外不固，温邪由口鼻或皮毛而入，侵袭肺卫，肺气郁闭，肺络痹阻，肺失宣降，外邪入里化热，损伤肺络，热邪熏蒸，炼液成痰，阻于气道，肃降无权，发为肺炎喘嗽。二是痰阻肺络，络气郁滞，津血不能正常互换，输布代谢失常，津凝则痰浊，津聚化为水湿。脾失健运，水湿不能化生津液，使津液停聚，凝而成痰，痰湿黏滞，固着不去，或滞于络中，或聚于络外，酿成痰湿，阻于肺络。三是瘀阻肺络，肺络痹阻，气血运行不畅，血停脉中，凝而成瘀；温热之邪内蕴，又易炼血成瘀，瘀阻肺络。痰瘀互结，阻于肺络，导致肺炎迁延难愈。四是络虚不荣，络中气血阴阳不足虚而不荣的病久病耗损，损伤正气，可致肺中络气不足。总之，支原体肺炎病机多由肺络痹阻，初因温热邪毒入络，肺中络气郁闭，血行迟滞，络脉失养，痰瘀互结阻于络中，所谓"至虚之处，便是容邪之处"，络愈虚则邪愈滞，而成虚实夹杂、正虚邪恋之候，导致肺炎反复发作，迁延难愈。治疗络以"通"为用，祛除络病之因，以利肺络通畅，通补荣养，以恢复气血流畅，皆可调整肺络病理状态，达到"通"之目的。采用清热宣肺通络法，热清则肺络通，"络以辛为泄"，辛味轻清，外可透皮毛腠理以宣肺开闭，内可深入积痰凝血而通达肺络，辛香走窜，无处不到，有引诸药入络并透邪外达之能。合以健脾化痰通络法，治当健脾化痰，除湿通络，使痰祛络通。常用苏子降气汤、二陈汤、温胆汤之类治之。加之以活血化瘀通络法，痰化血行，痰瘀同步分解，则肺络得通，气道遂顺，肺之治节宣肃可复，诸症亦可随之而解，可予木防己汤。方中佐以如川芎、桃仁、地龙、矮地茶等活血化瘀药，既可活血通络，又可止咳化痰，经临床应用，颇有疗效。后期配合以益气养阴通络法，络虚属阳气虚者当以甘温益气，阴血虚者，治"宣通经络，佐清营热"，予百合固金汤加减。基于此，小儿支原体肺炎在疾病的初期即当重视，以清热解毒、散血通络为治，使邪在卫分而解，止于气络，后期注意补肺络，益气通络。

国医大师王烈教授认为小儿肺炎是肺火炎盛的一种疾病，具有热、咳、喘、痰等症候，均属温热火候，其因当以温毒主之。小儿肺炎多因温毒致病，温毒乃温邪病毒，发于四时。温毒犯肺，肺娇易伤，毒热初蕴，肺卫失调，热郁化痰，痰热闭肺，肺机失常，咳嗽、喘促等症候乃起。邪消则肺伤，气阴两虚并见。针对此种温毒理论。王烈教授提出小儿肺炎治疗原则当以解毒泻肺为主，佐用降气化痰。此为平治的原则，临床应结合邪正变化、症情轻重等辩证用药。张士卿教授指出小儿之肺更为娇嫩，一旦为外邪所侵，或因其他原因内伤于肺，都可结合具体情况，以肺的病理变化程度而灵活施加治疗。若肺炎之初，肺受邪夹寒而症见咳嗽重、气喘不明显者，泻肺改宣肺法；肺受邪夹热而咳嗽伴有气急者，泻肺改清肺法；肺炎后期见有气虚者，用补肺法；阴伤者，用滋肺法等。治肺之法重在改善病理变化，调整阴阳、气血。清温法治热，解毒法重在除因去源以解除病害，视临床征象，热解毒消则减则停。运用此类治疗，必须紧握病机，或选，或更，或并，应随证化裁取舍。

汪受传教授多年临床经验认为热、痰、郁、瘀是导致小儿支原体肺炎的主要病因病机。痰、热、瘀互结，壅阻肺道为本病之症结所在，辨证多属邪热犯肺，集液成痰，痰阻气道，肺失宣肃。因此提出相应的治法当以清热肃肺、化痰止咳、开郁活血为主，在治疗上应适当加入活血化瘀法。若非这样将直接或间接地导致肺宣发肃降功能失职，不仅影响水道之正常通调，而引发痰饮、水湿的停聚，同时也易致肺气受阻，不能辅助心脏，推动和调节血液正常运行，从而导致血液瘀滞。痰饮、瘀血滞留作祟，反过来又必然会阻肺，加重肺的宣降失常，咳喘、逆气之病症便随之而生，甚至反复发作，渐渐加重。因此，小儿支原体肺炎咳、喘的治疗，除用一般宣肺、降肺、利气、化痰之剂而外，适当配以活血化瘀之品，痰瘀同治，疗效方著。

马融教授总结临床经验提出小儿支原体肺炎有热毒、瘀血、腑实3个致病因素，在整个病变过程中，三者既可交互为病，又能互为因果，这也要求我们在针对这些病理因素分别选用清热解毒、活血化瘀及通腑泻下这3个治法时。该病以热毒为因治疗应重用清热解毒，临床上将其分为3期，发热初期予银翘散合麻杏石甘汤；壮热期予麻杏石甘汤合三黄石膏汤或白虎汤；热毒期，予清瘟败毒饮服药时嘱患儿少量频服以保持体内血药浓度；并且要有整体观念，治疗上要合理运用，基于此马融教授提出在重症支原体肺炎患儿用的治疗中应早期介入、全程使用活血化瘀药物，可以极大地减轻热毒瘀对于机体的损伤。根据其不同阶段的特点辨证使用活血药物初期时加用行气活血之品如郁金、桃仁、川芎等，使气血运行畅通，气机升降恢复正常。极期，于活血化瘀中加用凉血活血之品如玄参、赤芍、生地、丹皮、白茅根、地龙等注重清热解毒，促进炎症消散。恢复期加用活血通络、养阴生津之品如当归、丹参、白芍、黑旱莲等，以补气养阴、改善局部血液循环、促进炎症吸收。其次小儿脾常不足，常因喂养不当，所伤肺中本热传至大肠，合食积而化火成实热，便秘腑气不通更加影响肺气肃降，而加重咳喘胸满，甚则矢气不转，肠闭不通，大热不减，热盛熏蒸，喘满更盛形成毒热闭结于肺肠的重症，由此可见，肺热腑实是小儿肺炎喘嗽病机演变中的又一关键，腑气不通则肺气不降。因此，马融教授在治疗上予承气汤等釜底抽薪即通过清腑热而泻肺热，使其腑气得通肺气得降减少水湿浊毒的潴留则喘咳可平。另外通腑还可以活血。所谓"大气转其气乃散"，"六腑通则气血活"。

小儿支原体肺炎中医治疗讲求辨证论治，辨清寒热虚实尤为重要，贾六金教授则又提出本病常证虽以热证居多,但寒证亦不少见,故常将本病分为风寒闭肺、风热闭肺、痰热闭肺、气津两伤、肺脾气虚五型。其常谆谆告诫,不可因西医"炎症"一词束缚,而一味对患者皆施以凉药,而违背中医辨证施治的精神。

儿童支原体肺炎证属中医"肺炎喘嗽"范畴,各大医者百家争鸣,通过总结前人经验,临床中中医治疗本病的优势不断显现。

二、从燥论治肺炎支原体感染经验体会

（一）从燥论治肺炎支原体感染

燥邪致病,早在《黄帝内经》即有记载,但燥有内燥、外燥之分。明代李梴《医学入门》云:"外因时值阳明燥令,久晴不雨,黄埃蔽空,令人狂惑,皮肤干枯屑起。内因七情火燥,或大便不利亡津,或金石燥血,或房劳竭精,或饥饱劳逸损胃,或炙爆酒酱浓味,皆能偏助火邪,消烁血液。"可见内燥是由七情、饮食、劳倦、外伤等内伤津血,阴液干枯之证。外燥是外感六淫之一,现代认识到并不是单纯的气候因素,还包括物理、化学、生物致病因子和机体反应性等因素,本文所论即属此类。

1. 燥分凉热，可见于四时四方

燥邪的阴阳属性历来多有争论。其一,因燥五行属金,故为阴;其二,因"燥胜则干","燥者濡之",燥湿相鉴,湿为阴,故燥为阳。按六气分属四时(或五时)配五行,燥属金,为秋季的时令主气,上承夏暑,下启冬寒。初秋时节,天气晴暖,久晴无雨,秋阳以曝,多燥而热,感之而病者为温燥;深秋西风肃杀,多燥而凉,沈目南谓之"次寒",感之而病者为凉燥。正如清代费伯雄《医醇賸义·秋燥》所说"燥者干也,对湿言之也。立秋以后,湿气去而燥气来。初秋尚热,则燥而热;深秋既凉,则燥而凉。以燥为全体,而以热与凉为之用,兼此二义,方见燥字圆活"。

六气配四时四方,燥为秋气,西方生燥。然而四时有变化,六气有胜复,季节气候有至而未至,未至而至,以及非其时而有其气等不确定因素,燥并不独见于秋季。用平均水气压、相对湿度、降水量等指标对呼和浩特四季气候的研究结果显示,当地冬季最燥,春季次之,秋季更次之。西方生燥,也是以五行类比所得,实则四方均可生燥。况且邪气伤人致病,亦与体质密切相关。老人、小儿、阴虚之人感受正常的燥气也可引起病理变化。所以燥不独属于秋季、西方,可见于四时四方。

2. 燥邪的致病特点

肺属金,燥者金之气,同气相求,故燥邪侵袭,以肺为病变中心。肺主气属卫,外合皮毛,燥邪从口鼻而入，先犯肺卫，正如喻嘉言所说："燥气先伤上焦华盖。"临床表现为肺系燥热证候，与现代医学的上呼吸道感染、支气管炎、肺炎等肺系疾病相关。

"燥胜则干"，"诸涩枯涸，干劲皴揭，皆属于燥"，体现了燥邪易伤津液的另一致病特点。初秋时节，秋阳以曝，燥与热合，紧承夏暑之余炎，热炽津伤；深秋寒凉，燥与之合，内舍于肺，肺失宣肃，不能布散津液，也可见到津液干燥证。初起邪在肺卫，出现恶寒发热、干咳少痰、肌肤干涩、口鼻咽干燥等症。待邪气入里，燥热壅肺，损伤气阴，干咳少痰或无痰的症状更为突出，甚至气逆而喘。病至后期，子病及母，肺胃阴伤，多见鼻咽口唇干燥、干咳迁延日久不愈。燥金为秋令，"虽属阴经，……然同火热"（《医门法律·秋燥论》）。肺卫燥热之邪不能及时外解，可郁而化火，火性炎上，扰于清窍，可见耳鸣目赤、龈肿咽痛等症。

就病位言，燥邪伤人以肺系病变为主，但也可累及肝脏、脾胃、心脑、肾等脏腑。燥同火热，火热胜则风炽。肝主筋，风火本炽，燥热加之，津不荣于筋脉，故"劲强紧急而口噤，或瘛疭昏冒僵仆"（《医门法律·秋燥论》）。具体证候表现和病机转化因感邪轻重和体质差异又有不同。正气亏虚，感邪较重者，燥热可内陷营血，气营（血）两燔，或深入下焦，耗伤肝肾之阴，而成燥伤真阴或阴虚风动证。

3. 肺炎支原体感染与中医燥证的关系

MP 是一种介于细菌和病毒之间的病原微生物，主要感染呼吸道，引起咽炎、气管及支气管炎，甚至肺炎。目前 MP 已成为社区获得性肺炎的主要病原体。MP 通过飞沫传播侵入机体，由上呼吸道逐渐向下呼吸道蔓延，临床出现畏寒、发热、鼻塞、流涕、咽痛、乏力、头痛、全身不适等症状。咳嗽是其突出表现，一般于病后 2~3d 开始，初为干咳，无痰或少痰；后转为顽固性剧咳，痰液黏稠，偶带血丝，甚至可出现百日咳样痉咳，肺部体征多不明显；发热等全身症状消失后，刺激性干咳还能持续 2~4 周。整个病程中，干咳是其特征性症状，恰如燥邪伤肺，肺失肃降之干咳。不同患者发病之初有偏寒、偏热之别，历来多从风寒袭肺或风热袭肺论治，而干咳一症又非风寒或风热所能解释。殊不知燥伤肺者，有类于风寒的燥凉之邪所致的凉燥，有类于风热的燥热之邪所致的温燥，正概括了这两类病症。凉燥犯肺，"头痛身热，恶寒无汗，鼻鸣而塞，状类风寒，惟唇燥嗌干，干咳连声，胸满气逆，两胁串疼，皮肤干痛，舌苔白薄而干，扪之戟手"。温燥伤肺，"头疼身热，干咳无痰，即咯痰多稀而黏，气逆而喘，咽喉干痛，鼻干唇燥，胸满胁疼，心烦口渴，舌苔白薄而燥，边尖俱红"。二者主要区别在于寒热的轻重和汗之有无。MP 感染后期，发热、顽固性剧咳、痉咳等症状消失后，干咳症状并不消失，每于晨起、运动或冷空气等刺激后发生，有的患者可转为咳嗽变异性哮喘。燥邪伤肺后期，肺胃阴伤，也是以干咳为主要表现，这是从燥论治 MP 感染的又一结合点。

MP 主要造成呼吸道感染，引起肺系证候，类于燥邪以肺为病变中心。MP 还可以在呼吸系统以外的部位繁殖，如中枢神经系统、循环系统、血液系统和皮肤等，引起相应的肺外并发症。其中神经系统的并发症发病率较高，以MP脑炎最为常见，临床主要表现高热、惊厥、头痛、头昏、神志改变、精神症状和脑膜刺激征等。这与燥邪伤肺，肺金为邪热所囚，不及克制肝木，肝木亢逆变动所见的肺燥及肝，肝筋燥急之动风证相似，临床表现筋脉拘急，或筋惕而搐，或口噤瘛疭，昏冒僵仆，即热陷手足厥阴。叶天士《三时伏气外感·秋燥》云："燥自上伤，肺气受病，……若延绵数十日之久，病必入血分。"入血分必见斑疹、出血等症。而MP感染造成皮肤损害所见的红斑、斑丘疹、出血性皮疹、猩红热样皮疹、过敏性紫癜、结节性红斑等，MP感染所致的感染后肾炎所见的血尿，何尝不是燥热入血，灼伤脉络，迫血妄行所致，只是伤及肌肤血络和肾血络之不同而已。

所以根据MP感染主要引起呼吸系统病变和干咳的主症，以及肺外并发症均能从燥伤肺肝，燥热入血，或燥入下焦、伤及真阴等证候中寻得共性，从燥论治MP感染具有坚实的理论和临床依据，MP感染与燥证密切相关。

4.从燥论治肺炎支原体感染

"燥者濡之""燥者润之"，濡润是燥证的治疗原则。肺为娇脏，肺气流通，水津得布，燥证可除，"治上焦如羽"，润肺燥宜用轻灵之品，不可滋腻重浊。MP感染初期，燥邪在表，若发热、微恶风寒、少汗、干咳少痰、鼻咽干燥、口渴，属温燥，治宜辛凉甘润，清宣气机，如桑杏汤；若恶寒无汗，鼻塞流清涕，干咳气逆，咽干唇燥，属凉燥，治宜苦温辛润，开达气机，如杏苏散，或香苏葱豉汤加减。MP感染中期，身热不退，剧咳或痉咳明显，无痰或少痰，咳甚则痰中带血，倦怠乏力，活动后咳喘加重等，为燥热壅肺、损伤气阴，治宜清肺泄热、养阴润燥，如清燥救肺汤；后期迁延性干咳属肺胃阴伤者，宜甘寒濡润，清养肺胃之阴，如沙参麦冬汤、益胃汤之属。不同病程阶段，根据相兼证偏于上、中、下三焦之不同，用药亦有所变化。如邪气闭遏上焦，咳嗽胸满气逆，加以通润，宣畅上气，如紫苏子、紫菀之属；在中焦，脘闷呕恶，加以消降，舒畅中气，如莱菔子、枳实之属；在下焦，里气不畅，大便燥结者，加以辛滑，通肠下气，如瓜蒌皮之属。

"凡治燥病，须分肝肺二脏见证。肝脏见证，治其肺燥可也"（《医门法律·秋燥论》）。肺燥为本病，肝脏见证为标病，提示MP感染有肺外并发症时，控制MP感染，清肺润燥是核心，针对并发症可分别对症处理。皮肤损害见斑疹时，治宜辛凉开达、轻清芳透；神经系统损害见抽搐痉厥、神昏谵妄时，宜轻清润燥、辛润开闭，用药多取鲜品或花露，如鲜苇茎、鲜枇杷叶、淡竹沥、鲜石菖蒲汁、鲜稻穗露等。

（二）从"伏邪致病"探讨肺炎支原体感染

MP是介于细菌和病毒之间的病原微生物，主要通过飞沫传播感染呼吸道，是儿童社区获得性肺炎最重要的病原体之一。根据 MP 感染的临床表现，可将其归属祖国医学的"温邪""疫毒""疠气"等范畴。近些年，儿童 MP 感染日渐增多，特别是难治性 MP 感染例数的增加，其致病的复杂性、难愈性、肺内外并发症多且严重的特点日益突出，常遗留诸如支气管扩张、肺不张及闭塞性支气管炎等严重后遗症。有研究报告指出，儿童哮喘与 MP 有着密切关联，首次哮喘发作的患儿 MP 抗体检测阳性率为 45%。目前中医药治疗 MP 感染效果显著，笔者通过对伏邪理论的研究，发现一些重症及难治性疾病通过伏邪理论可以得到更好的解释，故提出 MP 感染的内在机制为"邪伏肺络"，依据伏邪理论对 MP 感染进行治疗。

1. 伏邪理论概述

《说文解字》中言："伏，司也。从人，从犬。引申指潜藏，埋伏"。所谓伏邪，即"藏伏于体内而不立即发病的病邪"。伏邪有广义与狭义之分，广义伏邪为一切藏于人体不立即发病的邪气，而狭义伏邪为伏气温病，隐匿于人体逾时而发。伏邪理论首见于《素问·阴阳应象大论》："冬伤于寒，春必病温……秋伤于湿，冬生咳嗽"，"夫精者，身之本也。故藏于精者，春不病温"，虽未提出"伏邪"的明确概念，但为伏邪理论奠定了基础。《伤寒杂病论》言："以伤寒为毒者……不即病者，寒毒藏于肌肤，至春变为温病，至夏变为暑病"。此为仲景对"冬伤于寒，春必病温"的进一步阐述。清代医家吴又可认为："今邪在半表半里，表虽有汗，徒损真气，邪气深伏，何得能解，必俟其伏邪渐退"，首次提出"伏邪"。清刘吉人对其进行了概念性描述，在《伏邪新书》中指出"感六淫而不即病，过后方发者总谓之曰伏邪，……有已发治愈，而未能尽除病根，遗邪内伏后又复发，亦谓之伏邪"。

任继学老先生认为伏邪在于人体的条件首先是正气虚弱，邪气侵袭。《温病条辨》记载"盖能藏精者，一切病患皆可却"，所谓能藏精者，其人正气盛也，盛则可防病邪侵袭。其人正虚，邪气才可乘虚而入，侵犯人体，即"伏邪者，乘虚伏于里也"（《未刻本叶氏医案》）。其次为邪气微而不能即发，气势盛之邪气，纵正气是虚，亦必引正气警觉，难逃与正气交锋之势，形成邪退或病重的结局。邪气微薄，才可规避正气巡视，得以伏于体内。而且伏邪的性质非一种，六淫、诸郁、瘀血、蓄水、诸虫等皆可，如《伏气解》中所言："伏气之为病，六淫皆可，岂仅一端。"最后邪气需有处而藏，伏邪隐匿的部位多为异处，如屈曲弯折或正气难以触及之地。张鑫依据前人论述，总结伏邪具有"隐匿""动态时空""自我积聚""潜证导向"四大特征。

2. 伏邪潜藏部位及发病

历代医家对伏邪潜藏部位因所处时代不同，体质、时气、地域的差异，故具有不同观点。《内经》中认为脏腑、经络、肢体皆为伏邪潜藏的部位，例如《灵枢·刺节真邪》谓："虚邪偏客于身半，其入深，内居荣卫……邪气独留，发为偏枯。"《难经》中认为邪可留于手三阳之脉，即"手三阳之脉，受风寒，伏留而不去者，则为厥头痛"。巢元方在《诸病源候论》中认为"邪伏肌骨"。金·李杲在其著作《内外伤辨》提及"血中伏火"之说。张景岳有"独处藏奸"之说，"独之义，有部位之独也……部位之独，谓诸部无恙，唯此处稍乖，乖处藏奸，此其独也。"至清代，叶天士更有"邪伏少阴""邪伏上焦""邪伏于里，留于肺俞"等学说。近代张锡纯在《医学衷中参西录》中认为"邪伏于三焦脂膜"，即"毒气之传染有菌，其重者即时成病，即冬令伤寒也，其轻者，……潜伏于三焦脂膜之中"。然多数医家认为"膜原"为伏邪的藏身之所，石寿棠的《医原》谓："膜原为藏邪之渊薮，伏邪多发于此焉"，《瘦吟医赘》言："膜原及奇经之属，卫气不到之区，故病不发则相安于不觉。"膜原者，实一身之半表半里也，其位置隐蔽，所处较深，若邪伏于此，"如鸟栖巢，如兽藏穴，营卫所不关，药石所不及"（《瘟疫论》），故而难治。

伏邪为逾时发病，病位较深，病起于里，发于气营血分，由里向外达，常发展迅速，呈爆破之势，且病情缠绵难愈。临床上初起常表现为发热、口渴、小便短赤、舌红、苔少或厚腻、脉滑数或细数、沉数等一派里热之象，严重者可出现鼻衄、便血、尿血等症状。更有甚者见高热持续不退、神昏、谵语、抽搐等危急重症。如《重订广温热论》言："伏气温热，邪从里发，必先由血分转入气分。"若为新感引动伏邪，则可在发病初期见表证之象。伏邪藏匿于体内，可发生性质的转化，例如"冬伤于寒，春必病温"，也可因其潜藏日久，蕴结不解为毒。伏邪在于人体，有的数月发病，有的数年乃发，也可终身不发病。而伏邪的发病与否，人体的正气最为关键，乘四时之气外达或外邪的引动也是其发病诱因，例如《血病论》谓："血家春夏得病，至次年春夏复发；秋冬得病，至次年秋冬，其病复发……"

3. 肺炎支原体感染与伏邪致病的相关性

（1）潜伏性及潜藏部位的相似。

现代医学研究发现 MP 可借助其特有的黏附结构牢固地吸附于宿主细胞的表面，从而逃避黏膜纤毛的清除以及吞噬细胞的吞噬作用，还发现 MP 与宿主细胞膜具有相似的抗原成分，借此可躲避免疫监视，从而长期存在于人体内。MP 感染人体可以有 2～3 周的潜伏期，而后出现临床症状。候安存等人对近期无发热咳嗽、无抗生素使用及无慢性病的儿童进行了 MP 的检测，阳性率为 1.47%，说明正常儿童体内可有 MP 携带，进一步证实了 MP 的潜伏特征。叶桂言："温邪上受，首先犯肺""吸入温邪，鼻通肺络"，肺络系统包含肺脏的气体交换、血液循环、淋巴循环等系统，因此 MP 犯肺，实为侵犯肺络。《灵枢·脉度》指出："经脉为里，支而横者为络，络之别者为孙"，肺络为肺经分离别出之最细者，为气血运行之远端，最易气血阻滞，卫气稽留，使邪易留于此，即"邪即入络，易入难出，势不能脱然无累"（《张丰清医案》），符合任继学教授提出的"伏邪藏匿于人体虚处"观点。

（2）发病特点的相似。

肺炎支原体伏在肺络逾时而发，在其发病时会受多种因素的影响，如地域气候不同导致流行时间具有差异，南方夏秋两季为 MP 感染高发期，而北方在秋冬两季为多发期。程门雪曾言:"风寒暑湿燥火六淫之邪……郁则津液不能流通,而有所聚,聚则见湿矣;积久不能生新,则燥化见矣。"南方四季多湿,尤以夏秋为甚,患儿感染 MP 后未发,郁结于肺络,使津液不能疏布,聚而成痰湿,待遇夏秋之季,则湿气内外相求,最易发病。而北方秋冬气候干燥,特别北方冬季供暖,室内更为干燥,患儿外感 MP 伏于肺络,阻塞气血流通,积久不化,未能推陈致新而从燥化,在秋冬则同"燥"相求而病。

(3)病程转变的相似。

肺炎支原体潜伏于肺络生长繁殖,伤人之正气,若正气不能与之力争抗衡,其只会如烟之渐熏,水之渐积,自我积聚超过机体发病的阈值就会发病,造成机体的免疫紊乱。若 MP 痹阻肺络日久,造成气机不畅,津郁为痰,血涩为瘀,痰、瘀互结胶着,MP 则更难祛除,使其病程漫长、迁延难愈。而且多数难治性 MP 感染患儿都伴有混合感染,呼吸道微生态是抵抗致病菌侵袭或抑制定植菌过度生长的屏障,其系统失去平衡,也就是正气受损,会出现个别菌群过度增长或减少的现象。MP 长时间附着并损伤呼吸道上皮细胞,会导致纤毛结构的异常或减少,从而影响气道的清除功能,气道黏液的分泌为细菌、病毒提供了繁殖场所,进一步加重病情。若卫气壅滞,MP 失于约束,蕴结为毒,会强烈损耗肺络以致宗气难生,塞水道而致津液不能布散,出现呼吸困难、喘憋,少尿甚至无尿,高热持续,烦躁口渴的毒热闭肺证的小儿肺本脏重症。《症因脉治》载:"哮病之因,痰饮留伏,结成窠臼,潜伏于内……",指出痰饮留伏为哮喘之夙根,中医所言"痰"类似于炎性分泌物,而 MP 造成的气道慢性炎症持续存在是哮喘的基本原因之一。从 MP 到伏痰,这是伏邪性质上的转变。MP 感染经系统治疗,其在呼吸道仍可存在长达 5 个月之久,一年内儿童重复感染的概率高达 30%。无论是 MP 还是其病理产物皆损伤肺络,虽经治愈症状消失,但肺络的恢复非能一时而成,络内空虚伏邪仍有可藏之室,犹如炉烟虽熄,灰中有火,待人正气鼓动,MP 众少成多,便又起祸乱,形成恶性循环。

(4)从邪伏肺络防治肺炎支原体感染。

《素问·四气调神大论》说:"是故圣人不治已病治未病,不治已乱治未乱……"。对于治疗 MP 感染而言,应防治并举,甚则防重于治。其中"防"有 3 层含义:一为未病先防,即防 MP 成为伏邪;二为既病防变,防止 MP 感染向重症或难治性发展;三为瘥后防复,即预防 MP 反复感染。伏邪潜入的条件之一是人体正虚,因此预防 MP 成为伏邪,正气充足至关重要。机体正气充足,与邪气抗衡,避免邪气入侵成为伏邪,可减少 MP 感染的发生。张鑫认为伏邪分为潜证、前证和显证 3 个阶段,但笔者认为还应包括从显证到潜证阶段。其中潜证阶段的机体未出现可以辨识的症状,而前证是伏邪与人体正气交争的阶段,可表现出一些非典型的症状,例如发热、咽干、咽痒、口渴等。此时应尽早进行干预,防止或推迟发病,减轻 MP 对患儿机体的损伤,即既病防变。由于患儿症状的不典型,扶正仍是治疗的侧重点。若 MP 感染发展到显证阶段,伏邪占位主导,患儿可表现肺热、痰湿、瘀血或毒热等征象,当需辨证论治,投以药石。"温热病,首贵透解其伏邪"(《重订广温热论》），所谓透解，即向外宣透，达邪外出之法。而针对从显证到潜证阶段，即 MP 感染恢复期，需用扶正补益之品，固化人体正气，使肺络充盈，瘥后防复。

肺炎支原体从潜伏到发病过程中，会造成肺络不同程度的损伤。所谓"邪之所凑，其气必虚"，在潜证与前证阶段，给予一些对症治疗，调动人体正气，服用健脾益气、补肺固卫的药物，先安未受邪之地，防止 MP 感染向重症、难治性方向发展。《读医随笔》说："凡治病，总宜使邪有出路……"，而肺络不通，邪则无路可祛，因此在显证阶段畅通肺络是透邪外达的关键。然正气在伏邪潜入之初就已被暗耗，若一味地祛邪，不加以顾护正气，恐伏邪愈加顽痼，故强调祛邪要彻底的同时兼顾扶正，才可邪祛正安，治用清燥救肺汤、加味五痹汤（肺痹）、养阴清肺汤。上述三方既含祛邪宣肺之品，又有扶正补益之药，为攻伏邪、补正气之良方。清燥救肺汤原载于《医门法律》，其方可通过宣降肺络气机以助肺络通畅，使 MP 有路可祛，透邪以外达，用血肉有情之品以充肺络气血，使 MP 无处可藏，速离肺络，而且现代实验研究发现其抗 MP 感染效果显著。若 MP 感染患儿表现为痰瘀互结兼见气虚之象，治以《证治准绳》记载加味五痹汤（肺痹），其方有活血化瘀、开郁化痰之功，使 MP 分消孤立更易宣透外达，又可恢复络内气血流畅，调整肺络病理状态。另方中四君子补脾胃以生肺络之气，更助伏邪祛除。若伏邪乖戾，蕴结为毒，灼津蒸液，阴液伤甚，宣降失衡，肺络失润而痹阻，形成热毒阴竭之重症，需甘苦合化以养阴清热，治当《重楼玉钥》方养阴清肺汤。其方甘润苦泄，用滋补的药物来达到祛邪目的，即能润肺络以祛伏邪疫毒，又能顾护阴液，滋肾水以补肺阴。若见患儿痰湿之象较显，可去上述方中滋腻之品，加浙贝、瓜蒌、桑白皮、鱼腥草等直祛肺络之痰湿；若瘀血较重，可加莪术、丹皮、赤芍、地龙等活血通络；还可配双花、连翘以增清热解毒之功。MP 感染治愈后，多数患儿易出现反复感染的情况，此为伏邪未尽，再次潜藏肺络。此时肺络已虚，无力驱除伏邪，故以扶正充络为主，防其反复，方用人参五味子汤、沙参麦冬汤。上述两方皆有补人之正气，充肺络空虚之效。并且现代研究表明人参五味子汤、沙参麦冬汤可调节机体免疫，增强机体免疫功能，可有效防治儿童反复呼吸道感染。

4. 结语

伏邪理论在古往今来的临床实践中具有重要意义，经过多年的完善与应用，其内涵得到了极大的丰富。从伏邪理论探讨 MP 感染，更好地解释了其发病的转归变化。在防治 MP 感染方面，既体现了中医"治未病"特色，又诠释了"治病必求于本"的思想。

（三）宣白承气汤内外合治干预儿童肺炎的应用体会

儿童肺炎是一类可由多种病原体感染而导致的急性呼吸系统疾病，是儿科常见病之一，发病率有逐年增高的趋势，四季均易发生，以冬春季为多，常常发生在上呼吸道感染后，尤好发于婴幼儿，临床常表现为高热、咳嗽、气喘、痰壅及鼻翼扇动等。现代医学多依据引起肺炎的病原体采用抗生素或抗病毒药物进行治疗，必要时可使用糖皮质激素、免疫制剂等辅助治疗；而祖国医学则根据患儿的临床症状及发病时间不同进行辨证论治。中医学认为"天人合一"，即人体是一个有机的整体"内属于脏腑，外络于肢节"，故而从整体观念出发，内外合治的药物反应更为迅速，疗效更为显著。有研究表明，中医药在抗病毒、调节免疫、改善微循环等方面具有多靶点的明确作用，有修复机体感染病原的炎性损伤等功效。外敷用药可从局部的皮肤直接吸收，进而直入血络、经脉输布全身，可避免胃肠道反应，有效减少药物的毒副作用；此外，通过加速局部的血液循环，可使毛细血管扩张、局部组织充血，直接改善肺微循环，促进渗出吸收。临床上可有效辅助传统内治法治疗小儿肺炎。

1. 儿童肺炎之肺热腑实证

儿童肺炎属中医"肺炎喘嗽"范畴，在外责之于感受外邪，风邪夹热或夹寒内袭而为病；在内责之于小儿肺气虚弱，卫外不固。肺为娇脏，六淫邪气皆可袭肺。因小儿"其脏腑薄，藩篱疏，易于传变"，又因其"阳常有余，阴常不足"的体质，外邪易化热化火，风热之症由成。若失治误治或素体亏虚，抑或邪热亢盛，病邪由表入里，痰热胶着，阻于气道，炼液成痰，阻于肺络，气滞血行不畅成瘀。热、郁、痰、瘀相互交结，肺气闭阻，宣肃无权，则见咳嗽、气促、痰壅、鼻扇、发热等痰热闭肺之证。叶天士《温热论》中言："再论三焦不得从外解，必致成里结。里结于何，在阳明胃与肠也"。又"肺与大肠相表里"、"肺咳不已，则大肠受之"，故痰热闭肺，气不得宣，肠腑失于传导；肺津失布，肠道失于濡润；亦或肺热移于大肠，阳明热结，津液被耗，燥结成实，致排便困难。《灵枢集注》记载："大肠为肺之腑而主大便，邪痹于大肠。故上则为气喘争……，故大肠之病亦能上逆而反遗于肺"，循环往复则成潮热、胸闷气促、便秘、腹满而痛、脉沉实等肺热腑实之证。故邪气炽盛，热邪闭肺不解，由表入里，结于肠道，肺失宣肃，则腑气亦不通，而致矢气不转，肠闭不通。燥屎滞肠中，致气机痹阻，上扰于肺，疾病更甚。由此，可知肺热贯穿于小儿肺炎疾病过程始终，肺热腑实证是小儿肺炎病机演变中的关键环节。

2. 肺热腑实证之治法方药

（1）脏病治腑。

《黄帝内经》云："肺者，相傅之官，治节出焉"。亦云："大肠者，传导之官，变化出焉"。肠传导之功有赖于肺气宣肃之用。邪热壅滞上焦，肺气失于宣肃，肠腑无法顺承，传导失司，以致邪无所出，燥屎内结，气闭益甚，脏腑同病。"肺喜润恶燥"，若单以清肺宣降，则腑气不通，"六腑以通为用"，若独以泻腑之法，则肺热不清，故须脏腑同治。当以宣肺通腑，肺肠同治，方用宣白承气汤。《医宗金鉴》云："令五脏之气上下宣通"，"宣"作疏通之义，"宣白"即疏通肺气。本方源自吴鞠通《温病条辨·中焦》"阳明温病，下之不通……喘促不宁，痰涎壅滞，右寸实大，肺气不降者，宣白承气汤主之"。原方意指阳明温病下之不通兼见肺气不降，其立方独特，疗效肯定。邪入气分，肺热壅盛，煎熬津液，炼液为痰，痰热胶着于肺而致肺失宣降，肺气不降，腑气不通，而成肺热腑实之证。临证表现为潮热便秘，痰涎壅盛，喘促不宁，苔黄腻或黄滑，右寸脉实大等。当以肺肠同治，清上通下。正如吴氏自注曰："其因肺气不降，而里证又实者，必喘促寸实，则以杏仁、石膏宣肺气之痹，以大黄逐肠胃之结，此脏腑合治法也"。

现代医家王雪峰认为痰是肺炎的病理产物，运用通腑法以通腑涤痰，使气顺喘平，才能复肺宣肃之功。大黄气香性凉，既入气分，又入血分，性虽趋下而又善清在上之热，"其性走而不守"能够直折肠腑之实热，荡涤积滞。吴鞠通讲求适时而下，右寸脉体实大，阳明腑实证俱，可使用大黄攻下腑实。方中仅留承气汤中大黄一味，因证虽见潮热便秘，但远未达到大实、大满、大热的程度，取其清热泻火之效，防泄下太过而致津液耗伤，损伤正气。下法治疗外感热病"非专为结粪而设"，而是为了祛除邪热，因其"下后，里气一通，表气亦顺……肌肉之邪方能尽发于肌表"，"移其邪由腑出，正是病之去路"。治疗须兼顾上下，肺气得宣，腑气自通。而芒硝咸寒，虽有软坚润燥之效，但其性偏沉降，有碍药物走上之弊，故而仅用大黄，避用芒硝。生石膏辛甘大寒，归肺、胃经，清热除烦，清·张锡纯曰石膏"其性凉而能散，有透表解肌之力，为清阳明胃腑实热之圣药，无论内伤、外感用之皆效"，大黄与石膏辛苦甘寒合用，达清肺泄热，通腑之功。杏仁性微温、味苦，入肺、大肠经，其质润而不燥，"入肺而疏肺降气"。蒌皮性寒味甘，入肺、胃、大肠经，"化热痰，生津润肺"，轻清展化气机，上助石膏、杏仁开肺气之痹，下辅大黄逐胃肠之结。上四味，奏清肺、宣肺、润肺、通腑之功，有宣肺攻下、上下同治之效。

（2）内外合治。

内外合治法古已有之，东汉张仲景在《伤寒杂病论》中就有记载："太阳病，初服桂枝汤，反烦不解者，先刺风池、风府，却予桂枝汤则愈。"仲景在治疗邪气较胜的疾病恐药力不足、正邪相争，故运用外治法提高内服药的疗效，这在伤寒论中屡见不鲜。整体观念是中医学重要的理论基础，中医学认为人体皮肤腠理通过经络与五脏六腑互相关联，脏腑精气盛衰可通过经络在五体、五窍等处表现出来，而药物也可通过皮肤腠理内达脏腑，故衍生出许多内病外治的疗法，通过肺部映射区贴敷疗法也是其一，该区紧连肺腑，外用药物可直达病所，迅速起效。且外敷之法具有操作简便，儿童易于接受的优势。故内外合治可补单一疗法之不足，从整体入手复脏腑之功。

小儿疾病发病迅速，易于传变，故应截断病程，防其传变。肺热腑实证本质为肺气虚耗，宣肃失常，加有大肠传导失司，热结阳明，腑气不通，出现发热、胸闷气促、便秘、腹满而痛、脉沉实等症，法当润其肺，通其腑，内外同治，以求速效。吴氏在《理瀹骈文》中开宗明义提出观点："凡病多从外入，故医有外治法……内治之理，即外治之理，外治之药即内治之药"。且"内外治皆足以防世急，而以外治佐内治，能两精者乃无一失"。

故外用由宣白承气汤原方所制清肺膏，敷于后背肺脏映射区，药物直达病所，辛寒折热，配合内服之汤药，内外合治，共奏宣肺通腑、上下同治之功。且"肺在体合皮，其华在毛"、"皮肤隔而毛窍通，不见脏腑恰直达脏腑"。说明将药物敷于病灶体表，可透过皮肤直达病所，增加疗效，实乃中医治病整体观念之功。且该法操作简单，易于接受，可广泛应用于临床。

综上可见，宣白承气汤可疏散郁闭之肺气，复肺宣肃之功，通达壅滞之腑气。内服宣肺攻下、上下同治，外治贴敷可直达脏腑，内外同治。一方两用，相辅相成。

（四）从"肺痹"理论浅谈难治性肺炎支原体肺炎

MPP 是常见儿童社区获得性肺炎之一。其中 RMPP 近年来发病比例逐年上升，严重威胁儿童生存质量。在我国儿童社区获得性肺炎管理指南将其定义为：患儿使用大环内酯类抗生素治疗时间超过一周或以上，仍持续发热且临床症状和影像学表现继续加重可考虑为 RMPP。RMPP 临床上常表现为长时间稽留热，出现肺实变、肺不张、胸腔积液等肺内表现，并易出现消化系统、心血管系统、血液系统、神经系统等多系统肺外并发症，严重时会危及生命。在 RMPP 的治疗上多以对症治疗为主，尚无特效药。笔者通过对"肺痹"理论研究，发现 RMPP 特征与中医"肺痹"的特点有相通之处，本文提出 RMPP 属于"肺痹"的范畴，并就其治疗方法进行探讨。

1. 肺痹理论概述

"肺痹"归属于"痹证"，为五脏痹证之一。"肺痹"一词最早见于《素问·痹论》曰"肺痹者，烦满喘而呕"，《黄帝内经》中阐述了肺痹的基本概念原理，自此为后世医家所沿用。至北宋《圣济总录》将肺痹作为一门独立病症，论述了治疗的理法方药。到清代理论逐步完善，在《杂病源流犀烛》云"且因脏腑阴阳之有余不足，而外邪得以留之"提出正气虚弱亦是患病原因。叶天士《临证指南医案》曰"肺为呼吸之橐……不耐邪侵，凡六淫之气，一有所着，既能致病"阐明了不只风寒湿三气，六淫邪气均可致病，并细化丰富完善各类症状的证因脉治。

《华氏中藏经》中云："痹者，闭也。五脏六腑，感于邪气，乱于真气，闭而不仁，故曰痹。""肺痹"一词"肺"指明病位，"痹"通闭，有闭邪不能外出之意，外邪之气闭阻肺络，肺气郁闭，宣肃失司，是其致病根源。肺痹主要由于在外感于致病邪气，由玄府腠理而入袭肺，在内肺脏禀赋虚弱，易受邪扰，内外合因至肺络损伤。南宋《三因极一病症方论》中云"三气袭人经络，入于筋脉、皮肉、肌肤、久而不已，则入五脏。"将进一步表述为由表及里，由浅入深，由经至络的致病过程。肺络分为气络、血络，是肺经的别支，具有滋养肺脏，调节肺脏功能的作用，肺络损伤后，气血输布不利，肺体损伤，不能通调水道，所以外邪和停滞水湿、浊气酿生痰瘀，《医级》中云"痹非三气，患在痰瘀"，痰瘀留置肺络进一步加重了气机不通，血行不畅，是肺脏损伤进一步加重。因此"肺痹"归属于肺络病，脉络痹阻为其关键病机。《素问·五脏生成》曰："白脉之至也，喘而浮，上虚下实，惊，有积气在胸中，喘而虚，名曰肺痹。"肺痹可证见肺气膹郁而见喘咳上逆，胸满痞闷，气奔喘满甚至昏塞，并见寒热头痛、胸痛、肢痛。现代研究中，王檀教授认为风火寒湿侵袭是肺痹的主要病因，在治疗上在要重视对于肺气虚弱的本质治疗，同时也要除痹通络，宣畅气机对标证的治疗。综上，肺痹是因邪痹肺络、肺体失用引发的咳喘上逆，发热为主证的本虚标实的疾病。

2.RMPP 具有"肺痹"特征

RMPP 病情迁延，病势较剧，其临床症状及病理变化与"肺痹"相关，病因病机与肺痹相通。

（1）同为虚实相因而致病。

RMPP 是由肺炎支原体（MP）感染引发的下呼吸道感染性疾病。肺炎支原体的主要致病机制是肺炎支原体被吸入呼吸道，并通过末端的特殊结构黏附于呼吸道上皮黏膜细胞的表面，引起氧化应激反应，并能侵入细胞内部造成直接损伤。还有研究发现，特性与百日咳致病毒素相似的 MP 相关致病因子 MPN372 细胞毒素能通过宿主屏障直接损伤细胞。在 RMPP 的致病同时与免疫损伤相关，当 MP 感染之后会使机体体液免疫和细胞免疫受到改变。李少存通过对 RMPP 患儿和普通肺炎支原体肺炎患儿检测，RMPP 患儿免疫球蛋白、T 淋巴细胞亚群和补体水平有显著改变。RMPP 因为存在免疫紊乱的原因，在使用敏感抗生素后病情仍迁延不愈。在中医理论上讲，汪受传教授认为病毒性肺炎致病机制与肺脾气虚相关，为伏风内潜，贼风再犯，合而病成。这样的病理过程与肺痹的发病过程相似，所谓"正气存内，邪不可干"，《灵枢·无变》云"若论禀赋与疾病，则粗理而肉不坚者，善病痹"，肺痹同样是由于肺气不足，禀赋体虚，又有外邪侵袭机体，邪阻肺络所导致的。小儿生理特点是脏腑娇嫩，形气未充，各脏腑经脉运行不够成熟，其中肺常不足，肺脏娇嫩，肺主治节能力差，子盗母气，肺脾二脏同病。这是发病的内在原因，加之肺炎支原体病毒属于疠疫时邪，致病性强，故感邪容易，发病迅速，邪气侵犯后无力鼓邪外出，邪无出路则滞留其中成为肺痹，影响肺脏正常生理功能，滋生邪浊、痰瘀，此时病症邪盛正虚，导致病情复杂难愈。这也是 RMPP 患儿具有虚实相因致病的原因。

（2）同为痹阻肺络而发病。

RMPP 患儿临床常发热不退，咳嗽声剧，气喘痰鸣，影像可见肺部病变较重，大片高密度实变影，常合并闭塞性支气管炎及肺不张等。在近期研究中发现，RMPP 患儿在感染状态下会刺激机体炎症反应因子和肿瘤坏死因子高分泌，致使血管内皮损伤，黏蛋白分泌增多，从而导致肺不张，闭塞性支气管炎等并发症。在临床中观察中，吴小磊等对 60 名 RMPP 患儿进行支气管镜下灌洗，可以观察到病变部位支气管黏膜充血肿胀，黏性分泌物增多，并可观察到影响支气管通气的糜烂、剥脱、痰栓形成、支气管壁炎性狭窄和纵行皱襞等病理改变。其与肺痹发病特征相似，邪气进一步中伤肺的经脉和络脉，胶结其中，使肺的气血闭塞，肺络痹阻，致病情迁延。《临证指南医案》中云"痹者，闭而不通之谓也，正气为邪所阻，脏腑经络不能畅达"，肺痹正是因为邪气由经至络，气络血络均不能正常运行而瘀滞，气道受阻，宣肃不畅，浊气受阻不能排出所致。肺络是肺经的别出，络脉网络通达整个肺体，既有濡养温煦的作用也有清除代谢物的作用。肺炎支原体感染属于邪气入体，干扰肺络生理功能，又因小儿纯阳之体，病邪入里化热，煎液成痰，酿生痰瘀，侵袭肺络，导致肺络不通，而致肺络痹阻而致剧咳、气促、胸痛等。

（3）同为传变他脏而迁延。

RMPP 患儿病情较重，病程较长，多系统均有可能被累及，其中以神经、心血管、消化、血液系统肺外组织损伤较为常见，甚至可表现为轻肺内体征重肺外体征。舒静对 81 例 RMPP 患儿进行临床观察，其中 63 例出现了肺外合并症，这也是"肺痹"的特点，《素问》"今风寒客于人……弗治，病入舍于肺，名曰肺痹……肺即传而行之肝，名曰肝痹"肺痹可向肝痹转归。肺痹疾病日久，肺体用受损，日久累及其他脏腑。肺病伤肝是因为肺金不能克制肝木，导致肝脏功能过于亢进，从而肝火过盛；肺病日久导致心病，因为肺朝百脉，主治节，肺病则不能约束百脉，不能生成宗气，从而心中营血不足，导致心悸的病症；肺病及脾是由于肺病后期子盗母气，导致脾脏虚弱而见脾气不足的症状；肺病及肾是由于，小儿肾常虚，本就需要消耗肾精以促进生长发育，现清气不足，脾胃虚弱而致水谷精微化生亦不充足，后天之精不能补充肾精，导致肾虚。小儿体质本就"易虚易实，易寒易热"若不能控制病情进展，邪实正衰导致病情转归不良，迁延多脏损伤。

3. 从"肺痹"角度佐治 RMPP

RMPP 属于肺炎支原体肺炎范畴，但其又因为病程较长，病情较重，又与常规支原体肺炎中医治疗有差异。一般而言，RMPP 病位主要在肺，与脾相关。邪毒痹阻肺络，正气内虚是其主要病机。故考虑小儿易虚易实的病理特点，参照肺痹辨证论治特点，对 RMPP 患儿的治疗应当扶正祛邪为纲，宣肺开痹通络当为主，兼以补肺脾益气，标本兼顾。

RMPP 临床多表现为高热，咳嗽声重频高，喘息气急，甚则胸痛烦呕，心悸胸痛，向他脏转化，以邪盛正气虚为主，这时肺络损伤，肺气虚弱，不能鼓邪外出，邪热趁虚阻滞肺络，痰瘀胶着其中，留浊不去，第一要务是祛除邪热痰瘀，佐以滋生少量正气的药，不能闭门留寇，又要激发正气抵御外邪侵扰。RMPP 患儿治疗方剂选用了《证治准绳·类方》中加味五痹汤（肺痹），其方由治疗五脏痹症的加味五痹汤（人参、茯苓、当归、白芍、川芎、五味子、白术、细辛、甘草、生姜）加半夏、紫菀、杏仁、麻黄而成。此方有补益肺气、活血解瘀通络、开郁化痰之功，既可通络达邪，使邪有出路，又可恢复肺络，促使其功能恢复。方中以四君子汤为加入，可益气健脾，培土生金，促进肺气的强盛；当归与白芍相须，川芎相使用，当归补血活血，祛瘀不伤正，川芎为血中之气药，活血行气，与当归同用可通肺络，祛瘀血，调肺气通畅；白芍与五味子同用，敛肺阴，壮水镇阳；半夏与生姜合用半夏味苦主降泄、生姜味辛主升散、一降一升，调理气机之升降，升清降浊，通调肺络。麻黄与紫苑、杏仁同用可降气止咳平喘，对毒热壅肺之高热、喘促有疗效；全方药物配合使邪毒祛除，肺络得通，肺气得降，为攻邪补正良方。

在临床上，RMPP 的表现比较复杂，往往虚实转化相兼，变化速度快，故在治疗上须谨守"随证治之"的原则，以达到精准有效。在 RMPP 患儿临床上若出现因痰热胶结，热邪壅盛，导致肺气不宣，状热咳频，喉间痰鸣，胸腹胀闷，在临证应加入清热解毒的药物辅助化痰通络，多在方中加入桑白皮、葶苈子、鱼腥草、百部等具有清热解毒，化痰平喘的中药缓解肺内重症表现。在现代研究中，清热化痰类中药在治疗 RMPP 中，临床疗效确切，具有抗炎、降低患儿 CRP 水平、调节肌体 T 细胞亚群免疫平衡、抑制支原体活体的作用。若临证出现血瘀阻滞于肺络较重，出现胸痛等症状时，加入活血解瘀通络的药品，如丹参、桃仁、赤芍等，在现代药理学中，活血化瘀药可抗炎抗纤维化，改善血液微循环，促进组织修复的功能。运用于 RMPP 中可减少肺不张、闭塞性支气管炎等发生概率，还可预防。在热毒伤阴，患儿出现呼吸气急，痰少咽干等表现时，应用补肺益气养阴药进行佐治。在近代研究中，荣毅等提出应益气养阴、培土生金治，改善患儿肺发育受损，加入黄芪、西洋参、麦冬、五味子、北沙参等益气养阴之品，治疗中取得良好疗效。

外合治以增效，其中中药塌渍是中医学特色疗法，将药物调成膏状敷于湿啰音听诊密集处，使药物成分通过毛窍，直入血络，从而疏通经络，止痛消瘀。肺与大肠相表里，敷胸膏中大黄、芒硝通腑泄浊，通过局部吸收达到通利肺气，化痰祛瘀之功。在现代研究中，敷胸散的应用可促进肺部炎症吸收，缩短肺部罗音消失时间，内外合用促进患儿恢复。亦有采用拔罐疗法，此法可促进局部毛细血管充血破裂并产生组胺类物质，能提高机体的抵抗力并加强新陈代谢，达到祛瘀通络的疗效。汪洪燕等研究发现，拔罐疗法能缩短肺炎支原体肺炎的疗程，患儿免疫功能得到改善，对于发热、肺部啰音、咳嗽等体征均有明显疗效。

4. 结语

目前，对难治性肺炎支原体肺炎认识尚不全面，发病机制也尚未完全明确，考虑与对大环内酯类药物耐药、感染后机体免疫功能紊乱、黏液高分泌、与其他病原体混合感染、误诊误治相关。但其发病率仍处高位，甚至影响患儿之后生长发育。本文根据其发病特征和致病特点将其归属于"肺痹"范畴。通过此提出其标本同治，内外合治的治疗理念，期望其可以减轻患儿痛苦，延缓病势发展，缩短病程，能够为临床服务。

（五）从燥毒论治儿童重症肺炎支原体肺炎

MPP 是由 MP 感染所引起的肺部炎症病变，占学龄期儿童社区获得性肺炎的 7% ~ 30%，临床上常规治疗多以大环内酯类药物为主。然而自日本学者首次发现大环内酯类耐药MP菌株后，全球各地相继出现类似报道，并且其耐药性可能与MP核酸上23SrRNA基因突变相关。而随着越来越多患儿的失治误治，病情加重，重症MPP（SMPP）的发病率呈逐年上升趋势。有研究报道，SMPP除严重肺内感染症状外，还可并发肺纤维化、胸腔积液、呼吸衰竭、神经系统损伤等症，严重威胁着儿童生命安全。MPP以发热、干咳、气促为主证，恰如传统医学燥邪的致病特征，故可从燥论治。然而燥邪蓄积不解转而成毒，病症峻烈，病甚难治。本文以"燥毒"理论对儿童SMPP进行论述如下。

1. "燥毒"溯源

燥者，干也，从火杲声；毒者，邪气蕴结不解之谓。六气循常道化为六淫，今邪气日久集聚，变化为毒，其性峻烈，伤人至甚，非六淫所能及，故称之为毒。燥本秋季天然之气，然若气不逢时或过度而至皆生燥邪，既而为病。《素问·五常政大论》首次提出"燥毒"，中有文曰："燥盛不已，酝酿成毒，煎灼津液，阴损益燥。"《仁斋直指方》又云："炎火上熏，脏腑生热，燥气炽盛。"可见燥毒致病之重，病之难治。燥有外因、有内因。因于外者，天气肃而燥胜，或风热致伤气分；因乎内者，精血夺而燥生。燥毒亦无例外。外源之燥毒乃因岁金太过；又或素体有热，他邪入里，燔灼津液；亦或外来邪毒与燥邪结合为患。内生燥毒则多由七情化火或大便秘结等因，偏助火邪，消烁津液而致。然内、外燥毒不可完全分离，外感燥毒内侵，脏腑失调，津液运化失常，内生燥毒由成；内生燥毒煎灼津液，机体失调，又易引外源燥毒来干。内外交加，使病情顽恶胶结。

2. 燥毒致病特点

（1）燥毒伤肺。

《病因脉治》有云："时值燥令，燥火刑金，绝水之源，肺气焦满，清化不行，小水不利，气道闭塞。"燥为秋气，其气属金，肺为金脏，同气相应，故燥邪伤人，首先犯肺。肺主气，司呼吸，燥毒为病则见发热、干咳、气急；燥胜则干，燥毒煎灼津液则见少痰或痰黏难咯；肺通于鼻，燥毒外犯则可见鼻干、鼻衄；诸涩枯涸，干劲皴揭，皆属于燥，肺外合皮毛，又与大肠相表里，燥毒来干则可见皮肤干燥，小便少，大便秘。夫毒者，皆五行暴烈之气所为也。凡燥毒侵袭灼伤津液，或外感温热、耗伤阴津；或伤于外毒，直中人身；亦或痰瘀交阻、化生瘀毒等，皆可蕴而成毒，燔灼津液，内伤五脏六腑，外犯五官七窍，出现形体消瘦，饮食难下，脏腑失养，诸窍不通，皮肤皴裂，二便秘结等症。与此同时，肺脏娇嫩，喜润恶燥，燥毒伤肺，其病更甚。轻者可见起病迅速、口渴喜饮、干咳少痰、大便干结；重则高热迁延、咳痰带血，胸痛难耐。

（2）燥毒伤他脏。

燥性干涸，易耗津液，伤于他脏多为一派阴伤之象。岁金太过，燥气流行，肝木受邪，燥胜则阴虚，阴虚则血少，所以或为牵引，或为拘急，肝为五体之一，燥毒伤肝，肝阴受损，可致目失濡润，双目干涩；筋失濡养，则见爪甲失荣，筋脉拘挛，甚或痿软无力；燥毒伤阴，肝阴而无以抑肝阳，肝阳上亢，则见烦躁易怒，头晕目眩；肝风内动，则见身摇震颤。心主神明，司血脉运行，心阴亏虚，虚火扰神，则心烦不宁，少寐多梦；心阴不足，津血同源，血行滞涩，心脉痹阻。肾为先天之本，主骨，其窍通于耳。若燥毒所伤，肾阴亏耗，则见腰膝酸软，骨动身摇，目眩耳鸣；肾主纳气，若燥毒外犯，金水失调，则可见喘息久咳。燥胜则干，干为涩滞不通之疾，故燥毒伤于大肠小肠可见大便干涩难行，小便滞塞不畅。叶氏有云："燥邪延绵日久，病必入血分。"故燥毒迁延不愈则引起津枯血涸，诸脏皆败之证。

3. 燥毒与 SMPP

MP 是一种无细胞壁，介于细菌与病毒之间的病原体，通过呼吸道进行传播，是儿童肺炎的主要病原体之一。MPP 已成为危及儿童正常生长发育的常见疾病之一，以学龄期及青少年儿童为主且冬季多发。年龄越小，患病可能性就越高，经研究发现与儿童的支气管壁纤毛清除能力弱，难以将炎性组织及分泌物排出相关。MP 感染致病机制复杂，所致肺内炎症轻重不一。轻症患儿预后良好，但重症患儿病程长，易出现并发症，可累及多个系统，甚者可危及生命。目前临床多采用 MP 敏感的大环内酯类药物进行治疗，但研究发现MP 对抗菌药物耐药程度有逐年上升趋势，这使得临床治疗难度也随之加大。SMPP 的诊断缺乏统一标准，临床上经常与难治性 MPP 相混淆，而难治性 MPP 仅仅是 MPP 一种严重状态。SMPP 的诊断多参照重症儿童社区获得性肺炎诊断标准，确诊 MPP 后，如果出现胸壁吸气性凹陷、鼻翼扇动、呻吟、严重呼吸窘迫、口唇发绀、拒食或脱水征、意识障碍（嗜睡、昏迷、惊厥）之一者，即可诊断为 SMPP。

SMPP 甚者出现发绀、三凹征、胸痛，伴或不伴胸腔积液、肺不张及肺脓肿等呼吸系统并发症，亦如燥毒之邪影响水液运化、耗伤津液以致津液停运、肺萎不张；痰液阻络，气机不运，燥毒瘀结故可见胸痛、肺痈之症。SMPP 还可出现神昏抽搐、烦躁不安、呼吸衰竭、心力衰竭、心肌炎等神经、呼吸、循环系统等系统功能损坏，恰如毒邪猛烈，难以控制，迁延各脏。故此可见 SMPP 所引起的高热、干咳、气促、喘息等症和肺内并发症以及其他系统损害均可从燥毒伤肺、燥毒瘀结、燥毒伤于他脏等证中发现相同之处，故可见 SMPP 与燥毒关联密切，可从燥毒论治。

4. 从燥毒论治 SMPP

太阴在泉，燥毒不生，燥者濡之。《黄帝内经》有云："以苦下之、辛以润之。"张元素指出润燥者必以甘，甘以润之。《本草纲目》亦曰："辛能散结润燥致津液，通气。"清代医家雷丰在《时病论》中也提到燥淫所胜，平以苦温，佐以酸甘辛也。故燥毒之为病，当以燥者润之为治疗总则，药用温苦、辛甘之性味。后世医家根据燥证病情阶段以及侵袭部位的不同提出不同见解。外以滋益之，内以培养之，在上清解之，在下通润之、上燥治气，中燥增液，下燥治血及上燥救津，中燥增液，下燥滋血等治疗方法皆是治疗燥证的验法，大大丰富了治疗燥毒为病的内容。而到了现代，燥毒为病的治疗又有了新的经验，有研究报道，治疗毒邪可分为治毒与扶正两个方面，解毒即清热、泄热、开郁、化瘀之法，以除其病理产物、减毒势；扶正则指扶助正气、调理气血阴阳，从而提高机体解毒能力，以清热解毒、化痰解毒、宣肺排毒、滋阴养血、温阳补肾等多见。

治疗燥毒之邪当以濡润解毒为法，方用酸苦甘辛之品，以酸和之，以苦下之，以甘润之，以辛散之。SMPP 见发热，喘息气促、干咳少痰或痰黏难咯，胸痛，甚者呼吸困难，累及他脏，当治以《重楼玉钥》名方养阴清肺汤加减，以达滋肾水以补肺阴，润肺燥以祛疫毒之效。药用苦寒之生地滋肾润肺、兼祛疫毒；甘寒之玄参、麦冬用以养阴润肺、清热解毒；白芍、丹皮敛阴泄热，浙贝母清热化痰又兼润肺，薄荷宣利肺气，佐以生甘草清热解毒，同时调和诸药。若燥毒峻烈可加银花、连翘以强其清热解毒之攻，加入桑叶、百部共奏宣肺润肺之力。现代药理学研究发现，生地、麦冬具有抗炎及增强细胞免疫功能的作用；玄参对多种细菌有抑制作用；金银花、连翘有抗炎、抗菌、抗病毒等药理作用；丹皮、生地对上皮和间质特征蛋白的表达均有抑制作用。若 SMPP 合并肺不张者，可佐以清热化痰、活血化瘀之品，如鱼腥草、败酱草、泽兰、川芎、红景天等。若 SMPP 合并神经系统损伤，症见神昏、抽搐，当佐以开窍醒神、熄风止痉之药，如天麻、钩藤、羚羊角等。若病入血分，当配以活血化瘀之药，如红花、丹皮、丹参、莪术之类。病之始生浅，则易治；久而深入，则难治。故病久则脏腑虚损、气血俱损、难治，需加以补血益气之品，如黄芪、党参、当归之类。

综上所述，SMPP 起病迅猛，迁延不愈，危害甚重，且患病率呈逐年上升趋势。除严重肺内感染症状外，SMPP 可并发肺纤维化、胸腔积液、呼吸衰竭、神经系统损伤等症，严重威胁着人类健康与生命。现代医学主要应用大环内酯类抗菌药物联合糖皮质激素治疗 SMPP，用药时间长，而且在使用过程中易引起胃肠道反应、血管刺激甚至肝、肾功能损害等多种不良反应。值得庆幸的是，传统医学在治疗疾病的同时，具有药物毒副作用小、临床疗效显著的功效，在改善 SMPP 患儿生活质量方面具有很大优势。SMPP 与传统医学认识的"燥毒"极为相似，二者均侵袭肺位，耗伤津液、累及他脏、迁延难治，且二者致病后的症状也极为相似，故治疗 SMPP 可从"燥毒"论治。

参考文献

[1] 国家卫生健康委员会人才交流服务中心儿科呼吸内镜诊疗技术专家组，中国医师协会儿科医师分会内镜专业委员会，中国医师协会内镜医师分会儿科呼吸内镜专业委员会，等．中

国儿科可弯曲支气管镜术指南 (2018 年版). 中华实用儿科临床杂志，2018，33(13):983-989.

[2] 张忠晓，陈德晖，黄燕焦，等 . 中国儿童难治性肺炎呼吸内镜介入诊疗专家共识 [J].中国实用儿科杂志，2019，34（06）：449-457.

[3] 赵顺英，李昌崇，尚云晓，等 . 儿童社区获得性肺炎管理指南（2013 修订）（下）[J].中华儿科杂志，2013，51（11）：856-862.

[4] 马融，刘瀚旻 . 儿童肺炎支原体肺炎中西医结合诊治专家共识（2017 年制定）[J]. 中国实用儿科杂志，2017，32（12）：881-885.

[5] 包军，陈志敏，尚云晓，等 . 儿童肺炎支原体肺炎诊治专家共识（2015 年版）[J]. 中华实用儿科临床杂志，2015，30（17）：1304-1308.

[6] Greger B B C S. Antioxidant Dehydrotocopherols as a New Chemical Character of Stemona Species.[J]. ChemInform，2005，36（11）.

[7] 董巍，孙晖，王伟明，等 . 对叶百部抗肺炎支原体活性部位的血清药物化学研究 [J].中国医院药学杂志，2018，38: 1387-1393.

[8] 樊兰兰，陆丽妃，王孝勋，等 . 百部药理作用与临床应用研究进展 [J]. 中国民族民间医药，2017，26: 55-59.

[9] 张秀英，李曼茹，王雪峰 . 基于文献的中医治疗儿童支原体肺炎用药特点分析 [J]. 中医临床研究，2019，11（15）：42-44.

[10] 侯晓礁，王亚芳，张连彦，等 . 不同产地和不同提取阶段板蓝根抑菌和抗病毒作用研究 [J]. 动物医学进展，2020，41（07）：38-42.

[11] 吴晓云，刘云海，秦国伟，等 . 板蓝根抗内毒素活性化学成分的筛选 [J]. 医药导报，2002（02）：74-75.

[12] 龚慕辛，李友，马莉，等 . 板蓝根三氯甲烷提取部位抗内毒素作用的"谱效"关系研究 [J].中国药学杂志，2011，46（10）：741-744.

[13] 田景振，陈凯，窦月，等 . 板蓝根抗炎作用有效部位初步筛选 [J]. 中国实验方剂学杂志，2012，18（06）：200-203.

[14] 吴倩，薛瑞，章激，等 . 板蓝根多糖对小鼠免疫功能的调节作用 [J]. 中医药导报，2012，18（09）：94-96.

[15] 许小扬，刘洋，蒋忠秀，等 . 板蓝根联合阿奇霉素对小儿支原体肺炎血清炎症因子影响 [J]. 现代生物医学进展，2016，16（04）：730-733.

[16] 王元忠，杨远贵，张霁，等 . 重楼属植物化学成分及药理活性研究进展 [J]. 中草药，2016，47（18）：3301-3323.

[17] 王仕宝，郭晓华 . 中药材重楼研究进展 [J]. 陕西农业科学，2019，65（05）：94-98.

[18] 田志丽 . 桑杏汤联合阿奇霉素治疗小儿肺炎支原体肺炎的临床疗效研究 [J]. 中医临床研究，2019，11（16）：41-44.

[19] 左丽, 陈若芸. 鳞毛蕨属植物化学成分和药理活性研究进展 [J]. 中草药, 2005, 36(9): 1427-1430.

[20] 邓国彤, Joe Deng. 绵马贯众化学成分研究 [D]. 广东: 广东药学院, 2015.

[21] 白英杰. 芩百颗粒治疗小儿肺炎支原体肺炎的临床研究 [D]. 黑龙江: 黑龙江中医药大学, 2007.

[22] 闫玉鑫. 川黄柏的抗肿瘤化学成分研究 [J]. 云南师范大学学报(自然科学版), 2015, 35(03): 75-78.

[23] 冯雪萍, 齐梁煜, 黄月维, 等. 黄柏提取物对大鼠心肌损伤的保护作用 [J]. 中国药师, 2016, 19(07): 1259-1262.

[24] 王刚生, 刘春平, 赵淑, 等. 盐酸小檗碱抗5种皮肤癣菌实验观察 [J]. 临床皮肤科杂志, 2005(01): 29.

[25] 孔令东, 杨澄, 朱继孝, 等. 盐制对黄柏抗痛风作用的影响 [J]. 中国中药杂志, 2005(02): 66-69.

[26] 魏雄辉, 潘志, 段富津, 等. 黄柏与苍术提取物对高尿酸血症小鼠血尿酸的影响 [J]. 时珍国医国药, 2008(01): 112-113.

[27] 刘建. 四妙丸干预膝骨关节炎软骨细胞凋亡与增殖的实验研究 [D]. 山东: 山东中医药大学, 2006.

[28] 陈岳明, 张卫英, 张艺, 等. 黄柏提取物抗耐大环内酯类药物肺炎支原体的实验研究 [J]. 中华全科医学, 2018, 16(10): 1702-1705.

[29] 吴秉纯, 孙艳平, 焦晓黎. 8味中药提取物体外抗肺炎支原体的试验研究 [J]. 陕西中医, 2008(06): 727-728.

[30] 王建新, 郑勇凤, 王佳婧, 等. 黄芩的化学成分与药理作用研究进展 [J]. 中成药, 2016, 38(01): 141-147.

[31] 葛晓群, 李倩楠. 黄芩苷的解热作用及对细胞因子的影响 [J]. 中国中药杂志, 2010, 35(08): 1068-1072.

[32] 石继, 付璟. 黄芩素体外抑菌与体内抗炎作用研究 [J]. 中国药房, 2014, 25(23): 2136-2138.

[33] Kyu WKJL. Differential inhibitory effects of baicalein and baicalin on LPS-induced cyclooxygenase-2 expression through inhibition of C/EBPbeta DNA-binding activity[J]. Immunobiology, 2006, 211(5).

[34] Ge G F, Shi W W, Yu C H, et al. Baicalein attenuates vinorelbine-induced vascular endothelial cell injury and chemotherapeutic phlebitis in rabbits[J]. Toxicol Appl Pharmacol, 2017, 318: 23-32.

[35] Huang H, Zhou W, Zhu H, et al. Baicalin benefits the anti-HBV therapy via

inhibiting HBV viral RNAs[J]. Toxicol Appl Pharmacol, 2017, 323: 36-43.

[36] Yu H Y, Yin Z J, Yang S J, et al. Baicalin reverse AMPA receptor expression and neuron apoptosis in chronic unpredictable mild stress rats[J]. Biochem Biophys Res Commun, 2014, 451(4): 467-472.

[37] Ribeiro A R, Do N V J, Da S S J, et al. The effects of baicalein on gastric mucosal ulcerations in mice: Protective pathways and anti-secretory mechanisms[J]. Chem Biol Interact, 2016, 260: 33-41.

[38] Shanshan L, Xiaoxu S, Lixing X, et al. Baicalin attenuates In Vivo and In Vitro hyperglycemia-exacerbated ischemia/ reperfusion injury by regulating mitochondrial function in a manner dependent on AMPK[J]. European Journal of Pharmacology, 2017, 815: 118-126.

[39] 李澎涛, 朱陵群, 李伟华, 等. 黄芩苷对神经细胞缺氧缺糖–再灌注损伤的保护作用 [J]. 中草药, 2007 (02): 238-241.

[40] 王斌, 刘玮, 刘泽媛, 等. 黄芩素作为佐剂对黑色素瘤小鼠体内 T 细胞免疫应答的增强作用 [J]. 实用医药杂志, 2018, 35 (12): 1114-1118.

[41] 罗晶, 顾红缨. 黄芩甙对解脲支原体体外抑制作用的实验研究 [J]. 长春中医学院学报, 2005 (04): 44.

[42] 王伟明, 蒙艳丽, 徐佳莹, 等. 黄芩苷抗肺炎支原体研究 [J]. 中华中医药学刊, 2020, 38 (02): 158-161.

[43] 彭玉凤, 袁红霞, 陈虹亮, 等. 黄芩素对肺炎支原体的抑制作用及对小鼠肺上皮细胞的保护机制研究 [J]. 中国医师杂志, 2014, 16 (07): 919-922.

[44] 翁华, 张赛娟. 苦参、黄连和黄芩对体外解脲支原体的作用 [J]. 宁波医学, 1996 (06): 336.

[45] 曹扬. 虎杖化学成分及其抑制 α–葡萄糖苷酶活性研究 [D]. 吉林: 吉林农业大学, 2015.

[46] 孔德暄. 虎杖饮片加工工艺及其活性成分对痛风性关节炎的作用研究 [D]. 湖北: 湖北中医药大学, 2020.

[47] 时圣明, 潘明佳, 王文倩, 等. 虎杖的化学成分及药理作用研究进展 [J]. 药物评价研究, 2016, 39 (02): 317-321.

[48] 程建忠, 刘培根, 陈向凡, 等. 虎杖苷对缺血梗死型大鼠的心肌保护作用研究 [J]. 中国医药指南, 2013, 11 (35): 356-358.

[49] 李娜. 祛湿通络法治疗小儿难治性肺炎支原体肺炎（湿热闭肺证）的临床研究及对 RAW264.7 细胞 IL-10、TNF-α 等表达的影响 [D]. 山东: 山东中医药大学, 2019.

[50] 萧伟, 宋亚玲, 王红梅, 等. 金银花中酚酸类成分及其抗炎活性研究 [J]. 中草药,

2015，46（04）：490-495.

[51] 李海宁，高晓东，李雪萍，等. 甘肃金银花（盘叶忍冬）抗菌作用实验研究 [J]. 西部中医药，2015，28（11）：17-19.

[52] 陈德欣，刘玉婕，王长福，等. 金银花、连翘及其配伍后对临床 11 种致病菌的作用研究 [J]. 中医药学报，2016，44（05）：43-47.

[53] 田景振，王剑，侯林，等. 金银花多糖的提取纯化及抗病毒活性研究 [J]. 中国医院药学杂志，2018，38（08）：810-812.

[54] Zhang Z Z X L. Honeysuckle-encoded atypical microRNA2911 directly targets influenza A viruses[J]. Cell Research，2015，25（Suppl 6）：43-47.

[55] 李永吉，滕杨，罗时旋，等. 代谢组学法考察金银花醇提物对 DMN 诱导大鼠肝损伤的保护作用 [J]. 食品研究与开发，2016，37（04）：29-34.

[56] 程东庆，张莹莹，王银环，等. 金银花水煎剂对 D- 半乳糖致衰老模型小鼠的抗氧化作用 [J]. 浙江中医药大学学报，2014，38（03）：321-326.

[57] 朝格图，刘豪，张冬青，等. 金银花不同提取物抗氧化活性的研究 [J]. 食品研究与开发，2016，37（01）：48-52.

[58] H B D P H. Biophysical mechanism of the protective effect of blue honeysuckle（Lonicera caerulea L. var. kamtschatica Sevast.）polyphenols extracts against lipid peroxidation of erythrocyte and lipid membranes.[J]. The Journal of membrane biology，2014，247（7）：234-237.

[59] 朱荃，樊宏伟，肖大伟，等. 金银花及其有机酸类化合物的体外抗血小板聚集作用 [J]. 中国医院药学杂志，2006（02）：145-147.

[60] 蒋海强，刘玉国，刘玉红. 金银花多糖对小鼠 S180 肉瘤的抑制作用与机制研究 [J]. 肿瘤学杂志，2012，18（08）：584-587.

[61] 向德标，皮建辉，谭娟，等. 金银花黄酮对小鼠免疫调节作用的研究 [J]. 中国应用生理学杂志，2015，31（01）：89-92.

[62] 张景正，严宝飞，刘嘉，等. 基于分子对接和网络药理学探讨金银花防治新型冠状病毒性肺炎潜在作用机制 [J]. 食品安全质量检测学报，2020，11（14）：4608-4619.

[63] 胡芬，张又莉，雷亮，等. 金银花口服液治疗新型冠状病毒性肺炎 80 例临床疗效分析 [J]. 中国药业，2020，29（09）：23-26.

[64] 孙照刚，徐玉辉，蔡超，等. 中药治疗肺结核的现代用药规律研究 [J]. 临床肺科杂志，2016，21（12）：2197-2200.

[65] 陈宏降，蔡红蝶，刘佳楠，等. 鱼腥草化学成分、生物活性及临床应用研究进展 [J]. 中成药，2019，41（11）：2719-2728.

[66] 鱼腥草抗肺炎机制的研究进展 [C]//. 中国毒理学会第七次全国会员代表大会暨中国毒

理学会第六次中青年学者科技论坛论文摘要 . 2018：44.

[67] 王海颖，岑凯莹 . 归肺经中药提取物对人肺炎支原体的抑菌试验 [J]. 中国中西医结合儿科学，2018，10（04）：280-282.

[68] 陈文霞，李向峰 . 鱼腥草总黄酮对肺炎支原体感染小鼠 Bcl-2 和 Bax 表达的影响 [J]. 中国免疫学杂志，2020，36（14）：1695-1699.

[69] 龙海 . 鱼腥草注射液治疗呼吸系统疾病的效果观察 [J]. 中国卫生标准管理，2015，6（07）：242-243.

[70] 徐海燕 . 鱼腥草注射液佐治小儿肺炎的疗效观察 [J]. 实用心脑肺血管病杂志，2011，19（09）：1581.

[71] 林霜霜，杨雨蒙，王建敏 . 达原饮治疗儿科疾病验案举隅 [J]. 中医儿科志，2020，16（04）:80-82.

[72] 马丽婷，杜洪喆，李新民，等 . 甘露消毒丹辅助治疗小儿重症支原体肺炎（湿热证）临床研究 [J]. 天津中医药，2015，32（08）：477-480.

[73] 李小龙 . 甘露消毒丹加减联合西药基础治疗小儿支原体肺炎（湿热证）的临床效果观察 [J]. 内蒙古中医药，2017，36（16）：69.

[74] 钱富红 . 中西医结合治疗小儿支原体肺炎湿热蕴肺型 40 例临床观察 [J]. 中医儿科杂志，2018，14（06）：35-38.

[75] 贺又舜，韩云，邹俊驹，等 . 甘露消毒丹及其拆方对 CoxA16 感染小鼠炎症因子及 NF-κB 信号通路的影响 [J]. 中医药导报，2017，23（06）：15-18.

[76] 贺又舜，艾碧琛，何宜荣，等 . 甘露消毒丹及其拆方对感染肠道病毒 71 型细胞 miR-146a 和 Toll 样受体 4mRNA 表达的影响 [J]. 中国中医药信息杂志，2017，24（03）：61-65.

[77] 贾晓妍，刘光华，刘娟，等 . 甘露消毒丹及其挥发油对流感病毒感染小鼠 RIG- Ⅰ / NF-κB 信号通路的影响 [J]. 中国中西医结合儿科学 . 2017，9（06）：461-466.

[78] 太平惠民和剂局 . 太平惠民和剂局方 [M]. 北京：中国中医药出版社，2018.

[79] 周岁锋，陈华琼，缪英年 .《太平惠民和剂局方》藿香正气散解析 [J]. 中国民间疗法，2020，28（13）:9-11.10.19621.

[80] 黎媛 . 儿童难治性肺炎支原体肺炎的临床特征探讨 [J]. 吉林医学，2021，42（07）:1632-1634.

[81] 吴金勇，周朋，刀娟娟，等 . 李燕宁教授治疗小儿肺炎发热经验 [J]. 中国中西医结合儿科学，2011，3（02）:130-131.

[82] 李慧 . 藿香正气散证治规律及 "异病同治" 的网络药理学研究 [D]. 北京：北京中医药大学，2021.

[83] 张社教 . 葶苈大枣泻肺汤合五虎汤佐治小儿支气管哮喘急性发作疗效观察 [J]. 新中医，2010，42（07）：62-63.

[84] 刘鉴．加味五虎汤对痰热闭肺型小儿支原体肺炎疗效及 T 淋巴细胞亚群、细胞因子的调节作用 [J]．陕西中医，2016，37（10）：1307-1309.

[85] 燕丁丁．加味五虎汤治疗痰热闭肺型小儿支原体肺炎 [J]．吉林中医药，2019，39（01）：66-68.

[86] 贾林萍，武进华．加味五虎汤联合药物贴敷治疗痰热闭肺型小儿支原体肺炎 [J]．中医学报，2018，33（10）：1878-1881.

[87] 张爱娥，王勤，张小方．五虎汤加减联合阿奇霉素序贯疗法治疗痰热闭肺型小儿支原体肺炎疗效及对抗炎、促炎因子及呼吸功能的影响 [J]．中国实验方剂学杂志，2018，24（08）：154-158.

[88] 李日东，杨春，梁文旺．麻杏石甘汤治疗小儿支原体肺炎的优势及机制探析 [J]．世界中医药，2019，14（03）：691-695.

[89] 李静．加味麻杏石甘汤佐治小儿支原体肺炎 48 例临床观察 [J]．中医儿科杂志，2007（03）：40-41.

[90] 胡静雪，王文学，郭亚雄．麻杏石甘汤治疗肺炎支原体肺炎的疗效及机理研究 [J]．西南国防医药，2019，29（04）：493-495.

[91] 张俊艳，张晓娟，杨竟．麻杏石甘汤加减治疗小儿肺炎临床观察 [J]．光明中医，2020，35（11）：1617-1619.

[92] 陈巧娟．160 例婴幼儿和儿童期支原体肺炎的临床特点研究 [J]．重庆医学，2007（23）：2426-2427.

[93] 杨新兰，姚良爱．麻杏石甘汤加减治疗小儿支原体肺炎临床疗效分析 [J]．现代医药卫生，2014，30（11）：1719-1720.

[94] 任彦红，张广超，孙晓敏，等．阿奇霉素联合麻杏石甘汤治疗小儿支原体肺炎的效果 [J]．河南医学研究，2019，28（24）：4527-4530.

[95] 李昌崇，钟蒙蒙．麻杏石甘汤联合西药治疗喘息性支气管炎临床研究 [J]．新中医，2019，51（01）：56-59.

[96] 尹贵锦．麻杏石甘汤治疗小儿毛细支气管炎的应用及效果评析 [J]．泰山医学院学报，2017，38（08）：933-934.

[97] 张爱萍，李霞丽，王永丽．麻杏石甘汤配合鲜竹沥治疗小儿外感咳嗽临床观察 [J]．光明中医，2020，35（01）：62-64.

[98] 金一顺，曾国英．麻杏石甘汤合苇茎汤治疗老年痰热郁肺型吸入性肺炎临床观察 [J]．光明中医，2019，34（04）：528-529.

[99] 魏梅菊．麻杏石甘汤加味治疗小儿哮喘的效果分析 [J]．齐齐哈尔医学院学报，2017，38（17）：2011-2012.

[100] 杨向娜，周婷婷．顺尔宁配合雾化吸入布地奈德混悬液与加减麻杏石甘汤联合治疗小

儿支气管哮喘疗效观察 [J]. 四川中医, 2017, 35 (02): 86-88.

[101] 杜娟. 麻杏石甘汤合升降散加减治疗小儿支气管哮喘发作期临床观察 [J]. 光明中医, 2018, 33 (06): 799-800.

[102] 吕方华. 麻杏石甘汤加味治疗口腔溃疡临床观察 [J]. 实用中医药杂志, 2019, 35 (05): 515-516.

[103] 杨慧, 吴振起, 敏娜, 等. 清燥救肺汤及其分解剂对肺炎支原体感染小鼠肺部炎症相关因子的影响 [J]. 中国实验动物学报, 2018, 26 (01): 120-127.

[104] 陈香政. 桑杏汤对呼吸道感染引起的干咳的治疗作用分析 [J]. 中西医结合心血管病电子杂志, 2019, 7 (24): 165-166.

[105] 王早霞, 秦大凯, 王兰娣, 等. 王兰娣采用桑杏汤治疗感染后咳嗽病经验浅析 [J]. 中医临床研究, 2019, 11 (28): 112-114.

[106] 穆亚平, 王巍, 孙彤, 等. 小儿肺炎支原体感染采用桑菊饮合止嗽散加减治疗的临床疗效及安全性 [J]. 中国医药指南, 2018, 16 (29): 175.

[107] 郭红新. 桑菊饮加减辨证治疗小儿肺炎支原体感染风热咳嗽临床观察 [J]. 光明中医, 2020, 35 (05): 679-681.

[108] 白钢, 潘梓烨, 常念伟, 等. 桑菊饮抗炎活性成分筛选与单体验证 [J]. 中草药, 2016, 47 (08): 1289-1296.

[109] 姜廷良, 杜新亮, 隋峰, 等. 桑菊饮含药血清对小鼠巨噬细胞 Toll 样受体表达的影响 [J]. 中国实验方剂学杂志, 2010, 16 (01): 57-61.

[110] 唐晓梅, 卢芳国, 朱应武, 等. 12 个中药复方体外抗菌作用的研究 [J]. 湖南中医学院学报, 2004 (04): 9-11.

[111] 俞琦, 苏治福, 张钲应, 等. 桑菊饮抗菌及对小鼠免疫功能影响的初步研究 [J]. 中国民族民间医药, 2016, 25 (02): 16-17.

[112] 袁乐平, 陈小荆, 黄海波. 沙参麦冬汤合泻白散联合西药治疗小儿支原体肺炎的效果 [J]. 中国中医药现代远程教育, 2016, 14 (20): 85-86.

[113] 史晓霞. 小儿肺炎支原体肺炎恢复期气道高反应的中医治疗 [J]. 浙江中医药大学学报, 2011, 35 (02): 155-156.

[114] 郑惠之; 郑和平, 黄梅, 等. 加减沙参麦冬汤辅助治疗肺癌患者对免疫功能及不良反应的影响 [J]. 西部医学, 2020, 32 (06): 896-899.

[115] 吴斌. 沙参麦冬汤加味治疗感染后咳嗽临床效果观察 [J]. 交通医学, 2020, 34 (03): 305-307.

[116] 陈鹏. 沙参麦冬汤治疗慢性支气管炎随机平行对照研究 [J]. 实用中医内科杂志, 2015, 29 (12): 47-48.

[117] 罗华春, 熊芳, 冯莉. 泻白散加减治疗小儿支原体肺炎后久咳临床效果观察 [J]. 中

国社区医师，2020，36（07）：105-106.

[118] 符彬．泻白散联合阿奇霉素治疗痰热闭肺型小儿支原体肺炎临床疗效 [J]．辽宁中医药大学学报，2016，18（03）：155-157.

[119] 吕晓东，王琳琳，王娜娜，等．整合药理学视角下的泻白散治疗小儿肺炎的作用机制研究 [J]．中华中医药学刊，2020，38（04）：86-89.

[120] 刘晓秋，林立．泻白散 HPLC 谱效关系初探 [J]．中国现代中药，2009，11（08）：35-37.

[121] 刘玉兰，阚启明，康宁，等．桑皮苷的镇咳平喘作用 [J]．沈阳药科大学学报，2006（06）：388-391.

[122] 黄珍．中西医结合治疗支原体肺炎 40 例临床观察 [J]．基层医学论坛，2015，19（11）：1505-1506.

[123] 刘义芳，左志昌，张建设，等．银翘散联合阿奇霉素对肺炎支原体肺炎患儿血清 IL-6、IL-10、TNF-α 水平的影响 [J]．河南中医，2014，34（01）：149-150.

[124] 王雪峰，王思源，王文丽，等．银翘散对 FM1 诱导肺炎小鼠肺组织中 JAK/STAT 信号转导通路及 NS1 蛋白、Mx A 蛋白表达的影响 [J]．中国药师，2020，23（02）：213-217.

[125] 龚文亮，覃黎葵，张奉学，等．银翘散对呼吸道合胞病毒感染小鼠呼吸系统的作用研究 [J]．新中医，2018，50（05）：24-30.

[126] 赵洪启，吕祖芳，刘静，等．玉屏风颗粒对肺炎支原体肺炎患儿体液免疫功能调节的研究 [J]．中国医药导报，2012，9（07）：16-18.

[127] 邵荣昌，雷辉．玉屏风颗粒联合痰热清、阿奇霉素治疗小儿支原体肺炎临床观察 [J]．陕西中医，2017，38（05）：631-633.

[128] 张雪锋，毕美芬，钟挺．加味玉屏风散防治小儿肺炎支原体感染后反复发作 50 例 [J]．福建中医药，2011，42（01）：30-31.

[129] 陈青，姚伟光．玉屏风散辅助常规治疗对支原体肺炎患儿血浆氧自由基及心肌酶水平的影响 [J]．中华中医药学刊，2015，33（06）：1501-1504.

[130] 曾华松，许洲斌，曾萍．玉屏风散对儿童过敏性紫癜淋巴细胞亚群的影响 [J]．中华中医药杂志，2013，28（02）：513-516.

[131] 赵夫研．玉屏风散佐治儿童肺气虚寒型变应性鼻炎的疗效观察 [J]．山东医学高等专科学校学报，2020，42（03）：211-212.

[132] 许焕利．玉屏风散合消风散加减治疗慢性湿疹 50 例的临床效果 [J]．医学食疗与健康，2020，18（13）：32-34.

[133] 马泽燊，何兴辉，郑文振，等．加味玉屏风敷脐联合推拿治疗婴幼儿湿疹临床疗效观察 [J]．右江医学，2020，48（07）：505-508.

[134] 李丽君．用玉屏风散治疗小儿腹泻疗效及安全性的 Meta 分析 [J]．当代医药论丛，

2019，17（20）：18-21.

[135] 于世华．养阴清肺汤配合孟鲁司特治疗小儿支原体肺炎后慢性咳嗽的疗效 [J]．中国社区医师，2018，34（10）:124-125.

[136] 林柳廷．小儿支原体肺炎后慢性咳嗽应用养阴清肺汤联合孟鲁司特治疗的效果 [J]．人人康，2020（08）:103.

[137] 顾振纶，徐乃玉．止嗽散药理作用研究 [J]．中国野生植物资源，2003（02）：35-36.

[138] 杨胜辉，王黎．百合固金汤合止嗽散治疗肺癌咳嗽（肺阴亏虚证）的临床研究 [J]．中国医药科学，2020，10（08）：43-45.

[139] 王伟明，孙强，蒙艳丽，等．桔梗化学成分及药理作用的研究概况 [J]．黑龙江中医药，2017，46（04）：64-65.

[140] 郭晶晶，周宝银，张静，等．桃红止嗽散联合舒利迭对咳嗽变异性哮喘患者肺功能的影响 [J]．中国中医药科技，2016，23（02）：189-190.

[141] 韩丽．桑菊饮合止嗽散治疗喉源性咳嗽的临床价值体会 [J]．中国医药科学，2018，8（23）：57-59.

中医治疗肺炎支原体的研究与实践

下篇
研究篇

第一章 基础研究

第二章 临床研究

第一章
基础研究

第一节 肺炎支原体的培养与鉴定

一、肺炎支原体的分离培养基和培养方法

（一）肺炎支原体的分离培养

肺炎支原体（MP）的营养要求较高，生长缓慢、培养周期长、体外分离培养比较困难，曾称为"难养菌"。肺炎支原体基因组已在1996年完成测序，共有687个基因，全长816349bp，而大肠埃希菌的基因组全长4600000bp，比肺炎支原体长5倍。由于支原体基因组小，代谢网络比较简单，无法合成氨基酸、脂肪酸和核酸碱基等细胞成分的基本组成单位，需要供给其不能自身合成的胆固醇和长链脂肪酸才能生长，因此培养基的选择对肺炎支原体生长状态影响很大。目前培养支原体一般采用PPLO肉汤添加马血清或牛血清的培养基，也有研究报道卵黄液是代替马血清的理想材料。要成功分离到肺炎支原体，除了要有良好的培养基，分离方法也至关重要。肺炎支原体的分离工作程序复杂，进展缓慢，国内外对肺炎支原体体外分离培养的研究较少，目前实际分离得到的肺炎支原体分离株也还较少。

（二）肺炎支原体分离株分离培养基

20% 马血清作为添加物时，0.5% 葡萄糖的 SP-4 培养基可使肺炎支原体生长速度快，菌量多；再加入浓度为 500U/mL 青霉素 G，2.5U/mL 多黏菌素 B，2.5U/mL 两性霉素及 0.0025% 醋酸铊能有效抑制杂菌生长但不会明显抑制支原体的生长；后依次采用 0.45pm 以及 0.22pm 孔径滤膜过滤可去除大部分杂菌；咽拭子、痰样本的富集时间分别为 6～8h 及 18～24h 分离效果最好。

（三）培养方法

培养方法包括液体培养法和固体培养法。液体培养法利用肺炎支原体代谢产物使培养液中指示剂颜色发生改变（由红变黄为阳性）而鉴定，固体培养法根据显微镜下菌落形态呈煎蛋样进行鉴别。传统液固二步培养法曾是 WHO 推荐的诊断金标准，但肺炎支原体自身无法合成甾醇，培养成本高，生长极缓慢，2～4 周，很难在临床推广。目前临床上使用的快速液体培养法虽能在 24～48h 完成诊断，但培养基中加入的青霉素和醋酸铊等物质无法抑制真菌和其他杂菌的生长，易产生假阳性。

1. 液体培养法

将临床样本（儿童咽拭子和痰标本）接种于 5mL 液体培养基并置于 37℃，5%CO_2 培养箱培养（痰标本取 0.5mL）；培养 6～24h 后按 10% 比例盲传至该培养基并继续培养 3～10d 后观察，有颜色变化的样品则用 0.45μm 孔径滤膜过滤后按 10% 比例盲传至该培养基；直至最后观察到液体培养基明显由红变黄且清澈透明无沉淀及漂浮物者，可初步作为疑似肺炎支原体生长的指示。传代后有颜色变化的样品继续用 0.22μm 孔径滤膜过滤后按 10% 比例盲传至该培养基；当再次观察到液体培养基明显由红变黄且清澈透明无沉淀及漂浮物者，可作为肺炎支原体生长的指示，得到肺炎支原体分离株。如果无颜色变化，分别于第 14 天和 21 天盲传两代，如都无变化，则弃去。

结果判读：培养基颜色由红色变为清亮的黄色为阳性，红色和橙红色为阴性，经培养后试剂变浑或有絮状、片状的黄色为无效。取样后的拭子立即于 5mL 肺炎支原体选择液体培养基（支原体肉汤基础 + 支原体添加剂 G+ 美蓝 0.02g/L）中，置于 37℃的二氧化碳温箱作用 30min，充分浸泡以使拭子上分泌物完全洗脱于培养基中，弃去拭子，继续培养 6h 后，再用 0.22μm 滤膜针头式滤菌器滤除杂菌，然后将滤液用肺炎支原体选择培养基再补足至 5mL，于 37℃的二氧化碳温箱继续培养。待培养基由紫色变成黄绿色且清澈透明，仔细观察有时可见管底有白色或灰白色贴壁生长的培养物，表明肺炎支原体生长。吸取 0.1mL 到肺炎支原体选择平板（支原体琼脂基础 + 支原体添加剂 G）上，待菌落生长再做豚鼠红细胞吸附试验进一步证实。无颜色改变的标本继续培养至第4周才能完全排除无肺炎支原体生长。

2. 固体培养法

将取样后的拭子立即置试剂瓶内搅动数次，将拭子于瓶口处折断置瓶内，拧紧盖摇匀置于37℃的温箱内培养，6～12h内观察结果。在培养3h后从试剂瓶内取一环转种于血平板。

结果判读：在肺炎支原体选择平板上经1周培养后将平板置低倍显微镜下观察，如未见菌落，隔天观察1次，直至第4周，如无菌落生长才能完全排除无肺炎支原体生长。肺炎支原体形成圆形、隆起、有颗粒，如杨梅状，直径20～500μm大小不一的菌落，能吸附豚鼠红细胞。

二、肺炎支原体耐药株的培养与药物敏感性测定

由于肺炎支原体没有细胞壁结构，所以对作用于细胞壁的抗生素如青霉素类、头孢类抗生素天然耐药，且儿童正处于生长发育阶段，故临床上很少在儿童肺炎支原体感染中使用四环素以及喹诺酮类药物。因此，大环内酯类药物常为肺炎支原体治疗的首选药物。自2000年起，大环内酯类耐药肺炎支原体在全球各地流行的证据越来越多，从临床需求角度出发，做好肺炎支原体耐药株的培养与筛选对指导合理选择和利用抗生素具有一定的参考价值。目前实验中主要用的方法是以分离培养为基础获得肺炎支原体菌株，对其进行药物敏感性测定，获得耐药株。这里主要介绍药物敏感性试验的方法。

（一）菌株浓度测定

MIC测定要求采用适当的细菌培养浓度，应用生长阶段处于对数生长期的细菌最为合适，一般来说每毫升菌液中最多可存活的肺炎支原体菌量约为10^8。肺炎支原体的菌量常用CCU来表示，其具体操作方法如下：

①每组采用12支4mL带盖试管，1～12号排序，每只试管中加入1800mL液体培养基（含0.1%酚红指示剂）。

②1号管加入200mL待检测菌液，振荡混匀。

③依次吸取200mL菌液加入下一支试管中，10倍倍比稀释。

④再取2支试管，分别加入2mL待测菌液和2mL液体培养基，作为阳性生长对照和阴性对照。

⑤需进行3组平行操作，步骤同上。加样完毕后，旋紧管盖，防止长时间温箱培养致液体培养基蒸发影响实验结果的准确性。

⑥通常1～2周，当阳性对照正常生长后读取CCU。

⑦结果判读和解释：对于 CCU 的测定，一般每次测定均采用 3 组平行操作，最终结果以培养基颜色不继续发生改变为单位。例如 10-1-10-8 发生颜色变化，10-9 无变化，即测定结果为 CCU 为 10^8。如果每次测定的 3 组平行操作结果 CCU 的浓度相差在 1 孔以上，必须重新进行测定；结果相差 1 孔时应该以高稀释倍数的结果为准，例如平行试验中其一为 10-1-10-8 发生颜色变化，另两为 10-1-10-7 发生颜色变化，则 CCU 结果应该为 10^8。

（二）抗生素的准备和配置

取适量抗生素配成 10mL 储备液，根据说明书并依据美国临床实验室标准化协会（Clinicaland Laboratory Standards Institute，CLSI）在 M07-A9 指南中的描述进行抗生素溶解。根据药物稳定性，储备液分成 1mL 等份放置在 −80℃冰箱中保存。另有一些抗生素需要按照说明书在检测当天配制。

（三）微量稀释法测定 MIC

① MIC 检测需要待检微生物的浓度是 10^4 ～ 10^5CCU/mL 在实验当天将待检肺炎支原体菌液在 50mL 试管中用已经预热的液体培养基稀释到 10^5CCU/mL，如待测肺炎支原体菌液测定的浓度是 10^7CCU/ml，需要进行 1：100 的稀释，理论上可以得到浓度为 10^5CCU/mL 的菌液。因为每株肺炎支原体测试 2 个药物，需要为每株肺炎支原体制备 20mL 液体培养液。例：如果是 1：100 稀释则需要加 0.2mL 菌液到 19.8mL 的液体培养基中。

②已接种肺炎支原体的液体培养基在使用前需要在 37℃需氧环境中孵育 2h，使之在接种到微孔板前已有代谢活性。

③在每行的第 1、第 2 孔中加入所测试药液 0.025mL，药液浓度应为待测试抗菌药物 MIC 范围的最高值的 8 倍。从第 2 孔开始依次倍比稀释，即将 0.025mL 液体培养基和 0.025mL 药液混匀后吸出 0.025mL 加至第 3 孔，依此类推，至第 12 孔时将多余的 0.025mL 混合液弃掉，最终第 1 ～ 12 孔中的抗菌药物浓度是 mg/L。

④每孔加入 0.175mL 菌液，最终浓度范围为 10^4 ～ 10^5CCU/mL；另外设立 3 个对照孔：阴性对照（液体培养基 0.2mL）、溶剂对照（10 倍稀释后的溶剂溶液 0.025mL+0.175mL 待检菌液）、阳性对照（0.025mL 液体培养基 +0.175mL 待检菌液）、药物对照（0.025mL 液体培养基 +0.175mL 测试药液）。

⑤以上操作每株菌需平行重复 3 次。

⑥最后须在每个孔里滴加 1 ～ 3 滴无菌液体石蜡，并加盖板密封，以防长时间温箱培养致体系中液体蒸发影响检测结果的准确性。通常 1 ～ 2 周，阳性对照孔正常生长后即可读取 MIC 值。

⑦MIC 结果判读：当阳性生长对照产生变化时，记录能抑制颜色变化的那个孔的抗菌药物浓度作为起始 MIC，记录连续 2d（48h），没有发生颜色变化的孔的抗菌药物浓度确定为最终的 MIC。

⑧质量控制：A. 接种的菌液浓度必须是 $10^4 \sim 10^5$CCU/mL 结果才是可信的。B. 以下情况结果不可信：阳性生长对照无颜色改变；药物对照发生颜色变化，说明药物和培养基之间产生相互作用（如 pH 的改变），这种变化会使测试失败；液体培养基对照发生颜色变化或产生浑浊，说明有污染。C. 必须在阳性对照发生颜色改变的时候读 MIC，数值会随着时间的增加发生变化，因为随着孵育时间的延长会产生非特异性的颜色改变。D. 因为大环内酯类易溶解于酒精，而酒精的存在并不对肺炎支原体的生长产生抑制作用。因此在测定红霉素、阿奇霉素的 MIC 的时候需增加一组溶剂对照：加入 1mL 的溶剂和 9mL 的消毒去离子水充分混合均匀，吸取 0.025mL 这样的混合溶液到对照孔中，再加入 0.175mL 的待测菌液再孵育。如果这个孔有肺炎支原体生长，发生颜色变化则说明试验结果是可信的。

三、肺炎支原体培养镜下观察与其 CCU 相关性分析

将镜下观察肺炎支原体的浓度和分布范围分为 4 级，即"++++""+++""++""+"，测定颜色改变单位（Colour Change Unite, CCU）与实时荧光 PCR（FQ PCR），并与测定值进行关联，发现呈正相关。镜下观察肺炎支原体的分级越高，则测定的 CCU 与 FQ PCR 值就越高。因此在肺炎支原体培养过程中，可通过肺炎支原体镜下观察估算其 CCU，较为简便实用。通过分析菌液稀释倍数与 FQ PCR 值曲线图，发现菌液稀释 10^4 倍数时，A、B、C、D4 组 FQ PCR 测定值均较理想，可作为肺炎支原体培养的最佳培养稀释倍数。本研究检测的时间点是培养 10d，若每天都能在倒置显微镜下观察肺炎支原体生长情况，同时进行 FQ PCR 检测，将有利于更加准确、动态地对肺炎支原体镜下观察等级与 CCU 测定值进行关联分析。

采用倒置显微镜（10×20 倍）观察细胞瓶中的肺炎支原体，同样条件下观察 10 个视野，取均值。自拟肺炎支原体培养分级标准：成簇肺炎支原体占视野 ≥ 50%，或单个肺炎支原体占视野 ≥ 75% 为"++++"；成簇肺炎支原体占视野 20% ~ 50%，或单个肺炎支原体占视野 50% ~ 75%，为"+++"；成簇肺炎支原体占视野 ≤ 20%，或单个肺炎支原体占视野 30% ~ 50%，为"++"；单个肺炎支原体占视野 ≤ 30%，为"+"；没有肺炎支原体，为"−"。其中"++++""+++""++""+"培养基均发生颜色改变，即由红色变为黄色，"−"培养基无变化。

取不同冻存时间的肺炎支原体菌液，分为 A、B、C、D4 组，利用 10 倍稀释法将待测菌液以培养基稀释成 $1×10^{-6} \sim 1×10^{-1}$ 等一系列浓度，共 24 组。每天观察培养基的颜色变化，经 37℃恒温培养 10d。采用目测法测定各组的 CCU。采用 FQ PCR 检测肺炎支

原体。取菌液 0.2mL，加入 4 倍体积生理盐水，吸取至 1.5mL 灭菌离心管，12000r/min 离心 5min，去上清液。沉淀物中加试剂盒所配 DNA 提取液 50μL，振荡混匀，沸水浴 10min，12000r/min 离心 5min，取上清液 2μL，加入 DNA 扩增反应管中，5000r/min 离心 10s，上机进行 DNA 扩增。结果判断由仪器自动给出。

（一）倒置显微镜下肺炎支原体观察结果与 CCU、FQ PCR 检测结果

倒置显微镜（20×10 倍）观察细胞瓶中的肺炎支原体生长情况，在培养的第 10 天，所有细胞瓶的培养基均发生颜色改变，其中"++++"8 瓶，"+++"-"++++"1 瓶，"+++"5 瓶，"++"5 瓶，"+"5 瓶，"-"0 瓶。见表 13、表 14 和图 23。

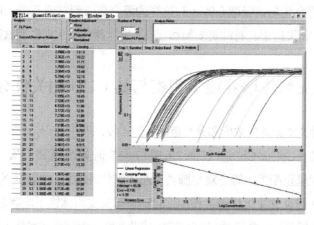

图 23　肺炎支原体 FQ PCR 检测结果

表 13　肺炎支原体倒置显微镜下观察与 CCU、FQ PCR 检测结果

样本	稀释倍数	镜下观察结果	CCU 测定值	FQ PCR 测定值
A	10^1	+	10^{-1}	2.696E + 10
	10^2	+ +	10^{-2}	2.362E + 11
	10^3	+ +	10^{-3}	7.785E + 10
	10^4	+ + +	10^{-5}	1.750E + 11
	10^5	+	10^{-2}	2.084E + 10
	10^6	+ +	10^{-2}	5.794E + 10
B	10^1	+ + +	10^{-4}	1.800E + 10
	10^2	+ +	10^{-2}	3.598E + 10
	10^3	+ + + +	10^{-5}	2.827E + 10
	10^4	+ + + +	10^{-6}	1.995E + 11
	10^5	+ + + +	10^{-5}	2.928E + 11
	10^6	+ + +	10^{-5}	6.932E + 10
C	10^1	+	10^{-1}	3.172E + 10
	10^2	+ +	10^{-2}	7.276E + 10
	10^3	+ + + +	10^{-7}	2.622E + 11
	10^4	+ + + +	10^{-6}	7.918E + 10
	10^5	+ + + +	10^{-5}	3.269E + 11
	10^6	+ + + +	10^{-5}	1.348E + 11
D	10^1	+	10^{-1}	4.884E + 10
	10^2	+ + + +	10^{-2}	2.961E + 11
	10^3	+ + + - + + + +	10^{-5}	2.429E + 11
	10^4	+ + +	10^{-5}	2.269E + 11
	10^5	+ + +	10^{-5}	2.473E + 11
	10^6	+	10^{-2}	2.318E + 10

表 14　肺炎支原体倒置显微镜分级结果对应 FQ PCR 检测结果（$\bar{\chi} \pm s$）

MP 培养分级	FQ PCR 检测结果（$\bar{\chi} \pm s$）
+	3.03E + 10 ± 1.11E + 10
+ +	9.61E + 10 ± 8.00E + 10
+ + +	1.80E + 11 ± 6.89E + 10
+ + + +	3.14E + 11 ± 1.88E + 11

（二）肺炎支原体倒置显微镜分级结果与 FQ PCR 结果相关性分析

通过等级相关分析（Kendall 法和 Spearman 法），Kendal 相关系数为 0.738，P 值为 0.000，Spearman 相关系数为 0.858，P 值为 0.000，证明与 FQ PCR 值显著相关，呈正比直线相关关系。从散点趋势图也可看出散点存在显著的直线趋势，见图 24、图 25。

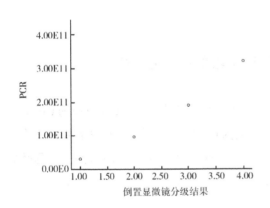

图 24　肺炎支原体倒置显微镜下观察结果与 FQ PCR 值散点趋势图

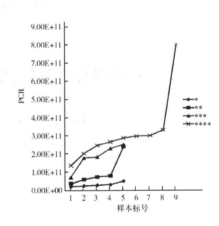

图 25　肺炎支原体倒置显微镜下观察结果与 FQ PCR 值

通过直线回归方差分析，F=19.851，P=0.000，可认为 y 与 x 之间有线性回归关系。直线回归方程的截距 a=-8E+10，检验统计量为 t=-1.294，P=0.209；数 b=1E+11，检验统计量为 t=4.455，P=0.000，因此回归方程 y=1E+11x。

（三）镜下观察结果与 CCU 测定值的幂指数相关性分析

通过等级相关分析（Kendall 法和 Spearman 法），Kendall 相关系数为 -0.788，P 值为 0.000，Spearman 相关系数为 -0.847，P 值为 0.000，证明倒置显微镜观察分级结果与 CCU 测定值的幂指数（10的 N 次幂中的 N）的绝对值显著相关，呈正比直线相关关系。从散点趋势图，也可看出散点存在显著的直线趋势，见图 26。

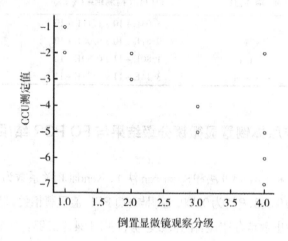

图 26　肺炎支原体倒置显微镜下观察结果与 FQ PCR 值散点趋势图

（四）肺炎支原体稀释倍数与 FQ PCR 结果相关性分析

通过等级相关分析（Kendall 法和 Spearman 法），Kendall 的 tau-b 相关系数为 0.078，P 值为 0.614，Spearman 的 rho 相关系数为 0.074，P 值为 0.731，说明菌液的稀释倍数（10的 N 次幂）与 FQ PCR 值无相关。观察菌液稀释倍数与 FQ PCR 值曲线图，提示曲线并无显著规律，且每个样本的曲线不同；10^{-4} 稀释倍数时，4 组 FQ PCR 值均较理想，见图 27。

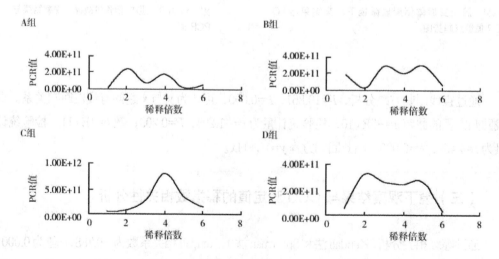

图 27　各组肺炎支原体稀释倍数与 FQ PCR 值曲线图

第二节　肺炎支原体的细胞学研究

一、A549 细胞研究

A549 细胞是人肺腺癌上皮细胞株，广泛用于 II 型肺上皮细胞模型的药物代谢体外模型研究。体外研究表明，肺炎支原体可刺激 A549 细胞分泌 TNF-α、IL-8，其产生水平与刺激时间具有量的正相关性[1]。TNF-α 在肺部炎症中具重要作用，其作为促炎症细胞因子，可诱导细胞凋亡以及 NF-κB 激活，从而导致细胞死亡和发生炎症等。IL-8 是内源性细胞因子，可趋化和激活中性粒细胞，诱导其释放超氧化物和溶酶体酶，导致机体清除病原体的同时对自身组织造成损伤。髓系细胞 -1（TREM1）是炎症和免疫反应的放大器，是免疫球蛋白超家族的成员，其触发受体通常表达在中性粒细胞、单核细胞和巨噬细胞表面。而且，NF-κB 的转录激活，在 TREM1 的炎症调控中发挥重要作用。用 10^7CCU/mL 的肺炎支原体感染 A549 细胞，结果发现，在肺炎支原体感染的 A549 细胞中 TREM1 和核 NF-κB 的表达以及细胞培养上清液中 TREM1 的含量显著增加，而胞浆 NF-κB 的含量明显降低，表明肺炎支原体感染 A549 细胞存在 TREM1 参与，并可以激活 NF-κB[2]。

二、小鼠巨噬细胞 RAW264.7 研究

以小鼠巨噬细胞 RAW264.7 为模型，用肺炎支原体感染后，可引起细胞的 NLRP3、ASC 和 Caspase-1 mRNA 及蛋白水平增高，并且细胞上清液的 IL-1β 含量亦显著增加，表明肺炎支原体可能通过刺激 RAW264.7 细胞生成 ROS，进而激活 NLRP3 炎性小体[3]。李娜[4]通过模型组和各给药组分别加入肺炎支原体菌液 100μL，空白对照组加入 100μLDMEM 完全培养液，置于培养箱中培养 2h 的方法建立肺炎支原体诱导的 RAW264.7 细胞炎症模型，验证祛湿通络方对肺炎支原体诱导的 RAW264.7 细胞的干预作用，结果发现祛湿通络方对肺炎支原体诱导的 RAW264.7 细胞的极化增殖具有保护作用，且呈浓度依赖性。祛湿通络方对 IL-10、IL-6、TNF-α 的高表达均具有下调作用，且呈剂量依赖性；祛湿通络方可抑制 RAW264.7 细胞向 M1 型和 M2 型极化，提示其可能在维持 M1/M2 动态平衡中发挥调节作用。

三、膜联蛋白 A2 研究

表皮生长因子受体（EGFR）是一种受体酪氨酸激酶，其介导的信号通路在肺炎支原体感染中具有重要作用。膜联蛋白 A2（AnxA2）是一种 Ca^{2+} 依赖的磷脂结合蛋白，可调

控 EGFR 信号转导，而 EGFR 又可进一步激活 NF-κB 以促进炎症反应。实验表明，肺炎支原体感染人气道上皮细胞 H292 可导致细胞活性降低，引起 EGFR、NF-κB 蛋白以及 AnxA2 mRNA 水平升高。而沉默气道上皮细胞 AnxA2 的表达可抑制肺炎支原体诱导的 EGFR/NF-κB 信号活化 [5]。

第三节　肺炎支原体感染模型的建立与评价

一、普通肺炎支原体感染模型的建立及评价

（一）肺炎支原体感染小鼠模型的建立与评价

1. 小鼠模型建立

SPF 级 Balb/c 小鼠 36 只，雌雄各半，4 ~ 6 周龄，体重在（18±2）g 之间。饲养环境和喂养：湿度在 50% 左右，温度在 20 ~ 27℃ 之间，活动自由，光照适宜、水料充足。采用随机数字表法将小鼠分为两组：正常组、模型组每组 18 只，对每组小鼠进行标记称重。动物房内湿度、温度相宜，各组动物进行分笼喂养，可自由摄取食、水，保证其活动空间。对模型组小鼠进行造模，用乙醚将小鼠轻度麻醉后，用 1mL 注射器缓慢向鼻腔中滴入 0.1mL 的 $1×10^7$CCU/mL 肺炎支原体菌液，接种后持小鼠呈 45° 静置 30s，以利于肺炎支原体菌液的充分吸入并防止小鼠窒息，连续滴鼻 3d，正常组在同等条件下滴入等量生理盐水。接种后观察记录各组小鼠的体重、进食、大便、活动度等情况的变化。分别于造模后第 3、7、10 天进行取材，取材数量：6 只 /（次·组）；具体操作：将每组小鼠，颈椎脱臼处死取材。于操作台，将小鼠仰卧位固定，腹腔经酒精棉球消毒后，用灭菌手术器械将小鼠胸腔打开，取出小鼠整个肺脏，观察、记录肺组织病变程度并称重；取左侧肺叶放于组织固定液（4% 多聚甲醛）中固定，以备做病理切片检查。

2. 小鼠模型评价

（1）小鼠一般状态观察。

正常组：一般情况好，毛发无黯淡、卷曲，活动自如，呼吸平稳，无倦怠表现，鼻腔干燥，未见咳嗽、竖毛表现，食欲良好，体重增长正常。

模型组：治疗后第 3 天，部分小鼠出现明显的倦怠、食饲减少并伴有轻咳；治疗后第 7 天，几乎全部小鼠均出现明显竖毛，某些小鼠可观察到鼻腔分泌物；治疗后第 14 天，饮食较之前增加，但其他症状无明显改善。

（2）小鼠肺指数及病理评分。

肺指数：对小鼠经过颈椎脱臼处死后，称取小鼠体重并进行记录，无菌解剖，打开胸腔，分别对两组小鼠的双侧肺组织进行称重；数据经整理后，按照公式（肺质量／体质量×100%）分别计算各个小组小鼠的肺指数。组织病理学评分系统见表15。结果：各时间点小鼠肺指数及肺病理评分均升高。

表 15　组织病理评分系统

组织病理评分	0	1	2	3
A. 细支气管周围／支气管浸润（部位的百分率）	无	少许（<25%）	许多（25% ~ 75%）	所有（>75%）
B. 细支气管／支气管周围浸润的定性	无偶见轻微的浸润，或支气管周围淋巴样细胞团块见于正常动物	轻不正常，常常伴有间断的环	中度完整的环或新月形的环，伴有 <5 个细胞的厚度	严重完全的环，伴有 >10 个细胞厚度
C. 细支气管／支气管腔渗出	无	轻度，≤ 25% 腔闭合	重度，25% 腔闭合	—
D. 血管周围浸润（部位的百分率）	无	少（<10%）	许多（10% ~ 50%）	大多数（>50%）
E. 实质性肺炎	无	轻度：斑状实质性浸润	重度：斑和融合的实质性浸润	—

注：分数的计算 =A+3（B+C）+D+E=0 ~ 26 分

（3）光镜下观察各组小鼠肺组织切片病理形态．

正常组小鼠肺泡、肺泡囊、肺泡隔形态完整，周围血管未见炎细胞浸润。模型组小鼠细支气管壁增厚，肺泡间隔增厚，大量炎症细胞浸润，肺泡壁毛细血管出现扩张，肺泡、肺泡管、肺泡隔等结构消失，见图28。

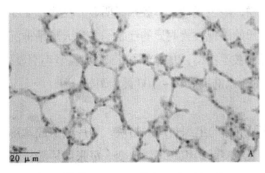
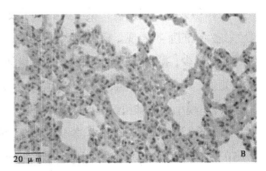

A：正常组　　　　　　　　　　　　　　B：模型组

图 28　光镜下小鼠肺组织切片病理形态

（4）小鼠肺组织超微结构的观察，见图29。

正常组：肺泡壁完整，胞质均匀，核膜完整，游离面可见少量微绒毛；模型组：Ⅱ型肺泡细胞游离面微绒毛增粗，脱落，排列紊乱，线粒体肿胀，染色质分布不均匀，肺泡间薄层结缔组织、基膜明显增厚。

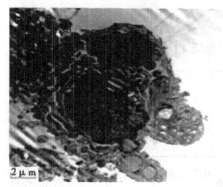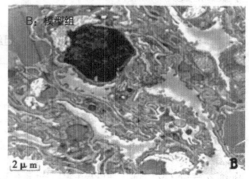

图29　小鼠肺组织超微结构观察

（二）肺炎支原体感染大鼠模型建立及评价

1. 大鼠模型建立

Wistar 大鼠 [体重（160±10）g]，清洁级，雌雄各半，40只。在乙醚轻度麻醉下，滴鼻接种 10^7CCU/mL 的肺炎支原体菌液，0.25mL/ 只，连续 3d。用微量加样器缓慢滴入鼻腔肺炎支原体菌液，进入气管支气管；接种后持大鼠呈 45°角静置30s，以利于菌液充分吸入并防止窒息；接种后每日观察各组大鼠的体重、进食、大便、活动度等情况变化。

2. 大鼠模型评价

（1）大鼠一般状态观察。

正常组大鼠表现活泼，反应灵敏，呼吸平稳，毛色光洁，鼻腔未见明显分泌物，无呼吸系统疾病的症状表现。模型组大鼠从第3天开始出现较为明显的症状，多数大鼠精神沉郁，活动减少，摄食及饮水量下降，体质量降低，被毛粗糙，失去光泽，部分大鼠竖毛明显，呼吸短促，呛咳明显加重，鼻部出现脓性分泌物，以造模后 5～10d 最为明显。

（2）模型大鼠肺组织病理改变。

光镜下病理组织学观察：将4% 多聚甲醛固定好的组织包埋成蜡块，切片机切成薄片约5μm，苏木精－伊红（HE）染色后在光镜下观察肺组织病理学改变。每张切片随机取3个视野，用高清晰度 OLY 肺炎支原体 US BX50 系统生物显微镜采集图像，根据病理变化程度计分方法进行分析，见表16。

表 16 病理变化程度计分方法

分数	0	1	2	3
病例变化程度	肺组织正常（－）	细支气管周围及肺组织出现炎细胞浸润，间质毛细血管扩张充血（＋）	细支气管有大量的炎细胞浸润，肺泡渗出物较多，部分已实变，间质明显增厚（2+）	肺组织大部分实变，细支气管和小动脉等管壁可见破坏（3+）

大鼠肺组织病理改变：光镜下观察正常组：气管管壁无充血、水肿，肺泡间隔无增宽，血管无扩张、充血，未见明显的炎性细胞的浸润。模型组：病变区内肺泡间隔明显增宽，血管扩张、充血，间质水肿伴大量炎症细胞浸润；气管管壁及其周围间质充血、水肿，可见炎性细胞浸润，肺泡腔内可见渗出液；符合肺炎病理表现。结果见图30。

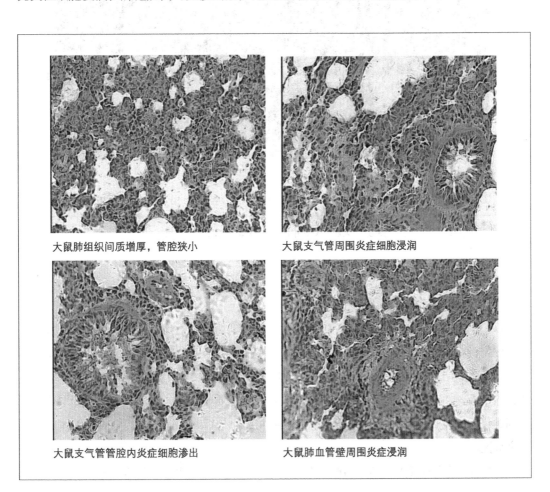

大鼠肺组织间质增厚，管腔狭小

大鼠支气管周围炎症细胞浸润

大鼠支气管管腔内炎症细胞渗出

大鼠肺血管壁周围炎症浸润

图 30 大鼠肺组织病理改变

（3）肺泡灌洗液肺炎支原体的 PCR 检测。

PCR 反应物准备：于 0.5mL 的灭菌离心管中加入处理好的肺炎支原体标本 5μL，引物各 5μL，4×dNTP 4μL，10×buffer 5μL，TaqDNA 酶 1μL，离心 2min，加入无菌液体石蜡 30μL。PCR 反应条件：进入 PCR 循环，热循环参数为 94℃变性 30s，57℃退火 45s，72℃延伸 60s，共进行 30 个循环，最后一个循环 72℃ 5min 使其充分延伸，PCR 产物经 2% 琼脂糖电泳，得到一条 583bp 的目的片段。应用上海天能凝胶图像分析系统摄像并分析电泳结果。

结果：模型组在感染肺炎支原体第 7 天时，BALF 中肺炎支原体的阳性率为 92%（23/25）；在第 10 天时为 96%（24/25）；第 14 天时为 88%（22/25），见图 31。

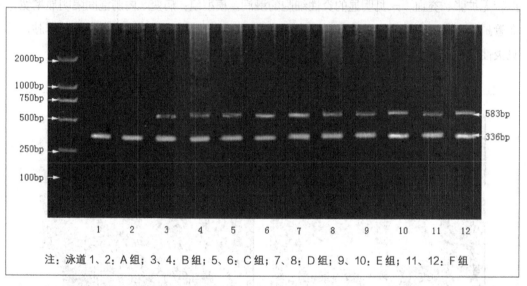

注：泳道 1、2：A 组；3、4：B 组；5、6：C 组；7、8：D 组；9、10：E 组；11、12：F 组

图 31　大鼠 BALF 中肺炎支原体 −PCR 扩增结果

（4）PCR 扩增产物基因测序。

以模型组第 7 天为目的 DNA。(1)回收目的 DNA：切取目的 DNA 片段，加入 NaCl 溶液，加热融化，缓冲液反复洗涤，离心，回收上清液即得。(2)连接与转化：将 DNA、载体(pMDl8)及连接酶混匀，16℃恒温 lh；与感受态细胞 JmL09 冰浴 1h；加葡萄糖和 SOB，37℃摇床 1h；涂平板，培养过夜。（3）质粒扩增与纯化：将培质粒扩增，并用碱裂解法提取质粒，得到纯化的质粒。（4）序列测定与比较：测序并将结果与 GenBank 已知的肺炎支原体 −DNA 全序列比较。

PCR 扩增产物测序结果与肺炎支原体 −DNA 全序列比较，除第 235、260、287、335、461、478、536 的 T、C、A、G、A、G、T 与原序列上相应位置的 A、G、C、A、G、

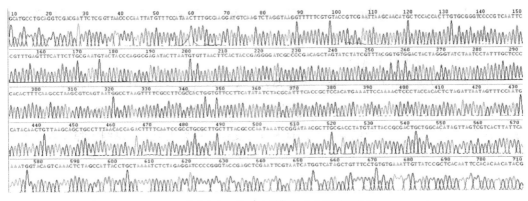

图 32　肺炎支原体 PCR 扩增产物克隆测序结果

C、G 不相符外，其余 576bp 与原序列碱基完全一致。583bp 的扩增片段仅有 7 个碱基突变，吻合率高达 98.8%，见图 32。

二、重症肺炎支原体感染模型的建立及评价

1. 重症模型的建立

Ⅰ：选用 Balb/c 小鼠 120 只。雌雄各半，随机分为正常对照组（A 组）、普通肺炎支原体感染组（B 组）、高载量肺炎支原体感染组（C 组），共 3 组，每组 40 只。置于 SPF 级清洁动物，在标准条件下分笼饲养。10% 水合氯醛 0.05mL／只腹腔注射麻醉 Balb/c 小鼠。

Ⅱ：A 组给予滴鼻吸入等量的 PBS；B 组每只 Balb/c 小鼠滴鼻接种浓度为 10^7CCU/mL 肺炎支原体菌液 0.1mL/ 只，连续 3d。将小鼠头后仰 45°，随自然呼吸动作，肺炎支原体菌液到达下呼吸道；C 组每只 Balb/c 小鼠滴鼻接种浓度为 10^{10}CCU/mL 肺炎支原体菌液 0.1mL/ 只，连续 3d，其后不再感染，余同 B 组。

Ⅲ：每日观察肺炎支原体感染后各组小鼠体重、进食、大便、活动度等情况变化。在感染后的第 3、7、10、14、21 天时间点对小鼠进行取材[6]。

2. 重症模型的评价

（1）小鼠一般状态观察。

正常组：一般情况好，毛发无黯淡、卷曲，活动自如，呼吸平稳，无倦怠表现，鼻腔干燥，未见咳嗽、竖毛表现，食欲良好，体重增长正常。

普通肺炎支原体感染组：治疗后第 3 天，部分小鼠出现明显的倦怠、食饲减少并伴有轻咳；治疗后第 7 天，几乎全部小鼠均出现明显竖毛，某些小鼠可观察到鼻腔分泌物；治疗后第 14 天，饮食较之前增加，但其他症状无明显改善。

高载量肺炎支原体感染组： 小鼠活动度减弱，饮食减少，体重减轻，分泌物增多，症状较普通载量组重。

（2）解剖后肺脏肉眼观察。

正常组：双侧肺组织表面光滑，颜色粉红，无出血点，无浸润灶，质地软嫩，弹性良好；普通载量组：大多肺组织光滑，包膜有充血，偶见小片实变灶，无化脓灶；高载量组：肺包膜下充血明显，肺组织呈暗红色，有大片实变灶，可见化脓灶，肺组织弹性差，触摸之有实质感。

（3）各组小鼠体重的变化。

体重结果比较，与正常组相比，两模型组在第3、7、10、14、21天各个时间点上小鼠体重均小于正常组（$P<0.05$）；与普通载量组相比，高载量组体重在第3、7、10、14、21时间点上小鼠体重均小于普通载量组（$P<0.05$），见图33。

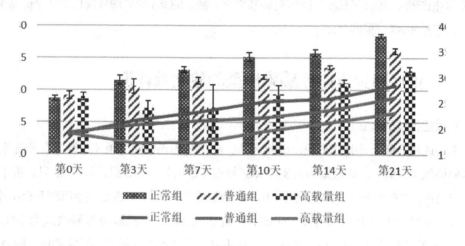

图33　小鼠体重变化趋势图

（4）小鼠肺指数及病理评分。

与正常组相比，两模型组于第7天达到峰值，并在各个时间点小鼠肺指数均高于正常组（$P<0.05$）；与普通载量组比，高载量组在第7天、第10天，小鼠肺指数均高于普通载量组（$P<0.05$）；与普通载量组相比，高载量组在各个时间点小鼠肺组织病理评分均高于普通载量组（$P<0.05$），均于第7天达到峰值。

（5）肺组织 HE 染色结果，见图34。

正常组：小鼠肺泡、肺泡囊、肺泡隔形态完整，周围血管未见炎症细胞浸润。

普通载量组：肺泡间隔增厚，小鼠细支气管壁增厚，炎症细胞浸润，肺泡壁毛细血管出现扩张，肺泡、肺泡管、肺泡隔等结构消失。

高载量组：完整肺泡较少，大部分肺泡结构破坏，腔内见浆液性渗出物，少量红细胞，大量中性粒细胞和肺泡巨噬细胞浸润，甚至肺泡腔完全实变，符合重症肺炎病理表现。

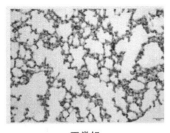
正常组

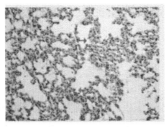
普通载量组

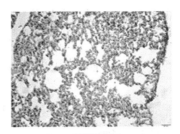
高载量组

图 34　肺组织 HE 染色

（6）小鼠肺组织超微结构的观察，见图 35。

正常组：肺泡壁完整，胞质均匀，核膜完整，游离面可见少量微绒毛；高载量组：Ⅱ型肺泡细胞游离面微绒毛增粗，脱落，排列紊乱，线粒体肿胀，染色质分布不均匀，肺泡间薄层结缔组织、基膜明显增厚。

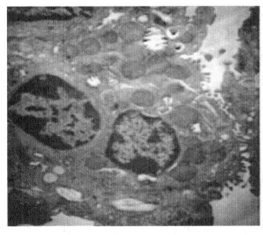
正常组

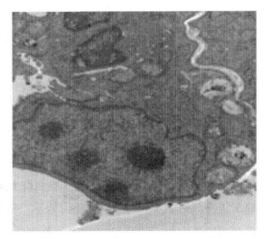
高载量组

图 35　肺组织超微结构

第四节　中药抗肺炎支原体的机制研究

一、免疫调节

目前，虽然肺炎支原体的发病机制尚未十分清楚，但免疫学机制一直是其研究重点，尤其是细胞因子在肺炎支原体感染中的作用越来越受到重视，其在许多疾病发生、发展中起到重要的作用，参与了 MPP 发病过程，且在免疫功能紊乱中起到一定的作用。

（一）影响免疫器官

胸腺是重要的中枢免疫器官，主要参与细胞免疫，胸腺指数可在一定程度上反映机体免疫功能的强弱。有研究表明芩百清肺浓缩丸（黄芩、百部、紫菀等）可使感染 MPP 大鼠肺指数明显增高（$P<0.01$），胸腺指数减小（$P<0.01$）[7]。

（二）调节体液免疫

IgA、IgM、IgG 是反映体液免疫水平的重要指标，MPP 患儿的 IgG、IgA、IgM 水平均高于正常儿童[8]。有研究证实玉屏风颗粒联合阿奇霉素治疗小儿难治性支原体肺炎，能使患儿 IgA、IgM、IgG 水平明显降低，启动了体液免疫[9]。在呼畅清肺浓缩丸的研究中发现，与模型组比较其能够提高肺炎支原体感染小鼠血清中 IgG、IgM、IL-2 和 IL-6 的含量，降低 TNF-α 和补体成分 C3 含量，该结果提示该药物能够提高和改善体液免疫功能，减轻机体免疫病例损害，纠正肺炎支原体感染导致机体的免疫抑制和失调以及免疫功能紊乱状态，改善免疫功能低下的不良状态，有助于病情的恢复及减少病情的反复发作[10]。

（三）调节细胞免疫

肺炎支原体患儿存在 T 淋巴细胞亚群失衡，血清 CD3+ 下降或者无显著差异，CD8+ 显著上升，CD4+、CD4+/ CD8+ 水平、CD25+ 下降。有研究报道，中医药治疗 MPP 可以调节这种失衡，增强 MPP 患儿的细胞免疫功能[10-14]。正常状态下 Th1/Th2 处于动态平衡，Th1 细胞分泌 IFN-γ、IL-12、IL-2、TNF-α 等促炎因子，Th2 细胞分泌 IL-4、IL-5、IL-6、IL-10 等抗炎因子。MPP 患儿 IL-2 下降，其活化诱导凋亡的能力降低[15]，当肺炎支原体侵入人体后，细胞因子 IL4、IL-6 持续增高，不断参与炎症的病理过程，影响疾病恢复，抗支糖浆[17]、玉屏风颗粒[18] 等均能降低血清中的 IL-4，IL-6；MPP 患儿的 TNF-α 显著增高，可能与 TNF-α 可促进 B 细胞合成过多的 IgE，使机体出现高敏状态和 I 型变态反应[19]，从而引起气道高反应有关，呼畅清肺浓缩丸[7]、大桑菊合剂[20] 等均可降低 TNF-α 的表达。IL-2 能够增强 T 淋巴细胞、B 淋巴细胞和 NK 细胞的活性，是 T 细胞反应的核心因子，调节免疫反应。有研究表明抗支口服液能够明显增加肺炎支原体感染大鼠脾细胞诱生 IL-2 水平，与模型组相比具有显著意义，而与正常组无明显差异，提示抗支口服液在一定程度上对肺炎支原体感染机体能够发挥免疫调节作用，并纠正机体免疫紊乱状态[21]。姚琳等[22]专家研究了蜈蚣地龙汤对肺炎支原体的作用，研究发现它可以促进 T 细胞亚群失调的恢复，可以抑制肿瘤坏死因子的升高以及抑制血清免疫球蛋白的降低。已有相关研究证实肺炎支原体肺炎患儿外周血中 Notch1 受体 mRNA 表达高于健康儿童[23]，魏巍[24]等人以 Notch 通路为切入点，观察 MPP 小鼠肺组织 Notch 受体的蛋白及基因表达，探讨清肺透邪方的作用机制，实验表明模型组小鼠肺组织 Notch1、Notch2 蛋白及 mRNA 表达水平均较正常组不同程度地上调，中药大、中剂量组和西药组均可有效降低 Notch1、Notch2 蛋白及 mRNA 表达水平，且清肺透邪方疗效呈时间、剂量依赖性。清肺透邪方可抗肺炎支原体感染，其机制可能与抑制 Notch 信号通路中 Notch1、Notch2 的表达从而调控免疫平衡有关。

二、改善微循环

在 MPP 发病过程中会有血液流变学的改变，肺炎支原体感染后，诱导机体产生免疫细胞因子，如 D- 二聚体及血浆凝血酶调节蛋白等[19]，在影响机体免疫调节的同时还可损害血管壁，造成血管炎或在局部引发血管闭塞，使机体处于高凝状态，形成血栓。D- 二聚体是纤溶酶作用交联纤维蛋白后的终末产物，其含量增高反映机体凝血和纤溶系统的激活。在中医的证型上可归结为血瘀证，其病机为外邪袭肺，肺气郁闭，化热生痰，痰阻气道，气不得宣而气滞，气滞则血瘀。有人认为中药活血化瘀药能够治疗 MPP 的原因是由于其具有改善微循环的作用。中药清肺通络汤[25]、清肺止痉活血方[26]、麻杏石甘汤合苏葶定喘丸[27] 等可提高血浆凝血酶调节蛋白和 D- 二聚体，改善肺部微循环。在抗毒通瘀合剂[28] 治疗支原体肺炎大鼠的实验研究中，证实了在 MPP 发生过程中谷胱甘肽过氧化物酶（Glutathionepeoxidase，GSH-Px）降低，大鼠全血黏度等各项血液流变学指标改变，提示MPP 的发生与血液的黏滞、红细胞聚集等有关，这一结论为中医临床将 MPP 辨证为血瘀证提供了依据；而抗毒通瘀合剂给药组的全血黏度和全血还原黏度明显降低，同时 GSH-Px 的活力明显提高。将中药活血化瘀药物中的蛭丹化瘀口服液与抗生素罗红霉素联合使用，可使小鼠肺组织内血栓计数显著降低，改善 MPP 小鼠的病情，其主要作用机制与抑制血栓形成，调节微循环密切相关[29]。

三、保护上呼吸道细胞

肺炎支原体感染后，机体自身并不能完全修复肺炎支原体造成的细胞损伤，气管黏膜及上皮表面仍被黏液和纤维蛋白等覆盖，纤毛倒伏、粘连。实验研究证明中医药在促进呼吸道上皮细胞损伤修复有明显作用[22, 30-33]，主要有以下 3 种机制：

①提高表皮生长因子（EGF），修复受损肺上皮细胞。

EGF 是损伤部位血小板释放的关键因素之一，它促进表皮细胞的增殖和迁移[34]。芩百清肺浓缩丸[30]、黄芩中提取的黄芩素[31]可通过促进 EGF 的表达来调节表皮细胞的增殖与凋亡，从而修复肺炎支原体造成呼吸道上皮损伤。

②抑制肺泡Ⅱ型上皮细胞（MPPACE-Ⅱ）的上皮间质转化过程，促进肺表面活性物质相关蛋白 A（SP-A）的合成和分泌。

MPP 后因 ACE-Ⅱ结构被破坏，SP-A 分泌降低，SP 磷脂水解加速，肺泡表面张力增加，促使肺泡萎陷，最终导致肺部损伤[32]，芩百清肺浓缩丸[22]、桔梗中提取的桔梗总皂苷[32]均通过这一机制促进修复受损的肺上皮细胞。

③抑制 MPP 肺组织中有关细胞过度表达上皮钙黏附素（E-cad），促进肺上皮损伤的再生修复。

E-cad 主要分布在支气管和肺泡上皮，能促进细胞的转移和聚集，促进上皮细胞的再生修复，保持呼吸道上皮细胞极性和完整性[33,34]。王伟明[35]等在对呼畅清肺浓缩丸的研究中，与模型组比较，呼畅给药组肺泡上皮细胞中 E-cad 的阳性细胞呈不连续分布，表达率显著下降，说明该药物抑制了肺炎支原体感染鼠肺组织中 E-cad 的表达，提示其在维持气道上皮细胞完整性、促进上皮损伤的再生修复发挥重要的作用。

四、抑制肺炎支原体

近年来，很多专家都进行了采用中药治疗支原体肺炎的实验，在体外与体内实验中均有研究证实中药对肺炎支原体有抑制作用。在体外实验中，中药莪术中的莪术油[36]、桔梗中的桔梗总皂苷[37]、黄芩中的黄芩苷[38]及中成药芩百粉针[39]等均可抑制肺炎支原体。莪术油和抗生素联合应用可以各自减少其原药量的 1/2 和 3/4[36]。有学者选取了 8 味具有清热解毒、润肺止咳的中草药（黄柏、黄芩、金银花、桔梗、苦参、麦冬、枇杷叶、紫菀），对其在体外对肺炎支原体抑制作用加以比较，其中黄柏、黄芩、金银花、桔梗＞苦参、麦冬＞枇杷叶、紫菀[40]。在体内实验中，应用清热解毒方（炙麻黄、苦杏、蒲公英、鱼腥草、白花蛇舌草、大青叶、生石膏、桔梗、连翘等）辅助治疗难治性 MPP 患儿，动态检测肺泡灌洗液中支原体病菌量的变化，证实清热解毒中药联合阿奇霉素治疗难治性 MPP 可使患儿肺泡灌洗液中支原体活体数量明显减少，效果明显优于单用阿奇霉素治疗[40,41]。王艳宁等[42]研究发现芩百粉针可以有效地抑制肺炎支原体，马晶等专家证实了[43]芩百粉针既可以在体外抑制肺炎支原体，还可以调节由于肺炎引起的发热和免疫系统紊乱。中药复方制剂其成分复杂，有些复方的疗效可能是由于各成分之间在体内的相互作用产生的代谢产物而发挥的，所以体外的抑菌作用与体内并不一定完全相同，这一方面，还有待进一步深入研究[44]。

五、增强白细胞吞噬能力

蒙艳丽等[30]专家进行抗支口服液（麻黄、石膏、杏仁、黄芩、射干、僵蚕、地龙、炙百部、川贝母、桑白皮、虎杖、芦根、甘草）对肺炎支原体的研究，研究发现中药治疗组中 TNF－α 水平明显低于模型组。同时在肺切片病理研究中发现，中药治疗组的浸润淋巴细胞数明显降低，只是存在轻微的肺泡壁增厚。抗支口服液中有鱼腥草、石膏、黄芩这 3 味中药。鱼腥草能够增强白细胞的吞噬能力，提高血清的备解素。石膏能够加强肺泡的吞噬能力，也具有促进巨噬细胞成熟的功效。黄芩能够加强巨噬细胞的吞噬能力，同时也能够加强中性粒细胞的吞噬能力[45]。

六、抑制炎症反应

肺炎支原体对上皮细胞的黏附可激活宿主的免疫反应，可见淋巴细胞、免疫球蛋白的生成增多，同时可释放 TNF-α，INF-γ 和各种白介素细胞（包括 IL-2、IL-4、IL-8、IL-10）。AQP5 作为水通道蛋白家族（AQPs）的主要成员，是一组与水通透性有关并介导水分子跨膜转运的细胞膜转运蛋白，同时也是肺部病变的重要因子，感邪后 AQP5 失活易导致肺内水液平衡紊乱，肺泡水肿形成。研究[46]发现，肺炎支原体感染后小鼠肺指数、肺组织炎症病理评分均升高、干湿比降低；肺炎支原体 N372、P1 表达和 TNF-α、INF-γ 含量升高，而 AQP5 表达降低。清燥救肺汤治疗后，小鼠肺指数、肺组织炎症病理评分均降低、干湿比升高，INF-γ 和 AQP5 表达逐渐升高，肺炎支原体 N372、P1、TNF-α 降低。清燥救肺汤分解剂 I 可下调肺炎支原体 N372、P1、TNF-α 的表达；分解剂 II 对 AQP5 的表达逐渐增加。结果表明清燥救肺汤及其分解剂能够控制肺炎支原体感染后肺部炎症，减少 MPP1、TNFα 的表达和毒素肺炎支原体 N372 的产生，其中分解剂 I 起主要作用；清燥救肺汤能够上调 INF-γ、AQP5 蛋白表达，其中分解剂 II 起主要作用。致病源过度激活免疫系统，诱导机体释放多种炎症因子，从而造成炎症反应，是 MPP 的发病机制之一。先前研究证明了 IL-1β、TNF-α、IL-6 及 IL-18 等炎症因子的表达水平与 MPP 的严重程度呈正比，则 MPP 越重，炎症因子的水平越高。王子[47]等人研究结果显示，模型组小鼠 BALF 中 IL-1β、TNF-α、IL-6 及 IL-18 含量显著高于对照组，提示肺炎支原体菌液可激活机体免疫炎症系统，诱导肺内炎症因子的大量表达并释放，而不同剂量清肺透邪汤治疗后小鼠 BALF 中 IL-1β、TNF-α、IL-6 及 IL-18 含量显著下降，说明清肺透邪汤能够抑制肺炎支原体菌液诱导的炎症因子大量释放，抑制炎症反应。考虑其机制可能与抑制 NLRP3 炎症小体和 NF-κB 信号通路有关。

七、减少细胞凋亡

肺炎支原体感染细胞后，可直接诱导凋亡，亦可通过局部细胞因子或其他的物质间接诱导凋亡。凋亡主要受细胞内的凋亡蛋白调控，Bax 是与 Bcl-2 同源的相关蛋白，Bax 属于促凋亡蛋白，Bcl-2 属于抑制细胞凋亡的抗凋亡蛋白 [48, 49]。Bax 与 Bcl-2 蛋白水平高低与凋亡调控直接相关。实验研究表明 [19]，机体在感染肺炎支原体的刺激下，凋亡信号开始启动，Bcl-2、Bax 开始升高，其中促凋亡 Bax 占优势，从而增加线粒体的通透性，活化执行蛋白酶 Caspase-3，发生细胞凋亡。清燥救肺汤可以上调 Bcl-2 的表达，下调 Bax 的表达，从而提高 Bcl-2/Bax 的值，阻止 Bax 孔道的形成，使细胞减少凋亡。表明清燥救肺汤可能以 Bax、Bcl-2 为效应靶点，从而抑制 Caspase-3 的表达，使细胞可以免于凋亡。

第五节　肺炎支原体感染的组学相关研究

一、肺炎支原体的基因组学研究

支原体属于毛霉菌类，是没有细胞壁的细菌。由于支原体基因组少于 1000 个基因，其代谢能力低，因此其生存需要特定的细胞化合物。随着基因组测序技术的进步，具有完整基因组序列的微生物物种数量迅速增加，为数据库增加了数千个新的测序基因组，并通过比较基因组学和消减基因组学等方法为多种类型的研究提供了材料，包括预测新药靶点和疫苗 [50-52]。对实验方法及结果介绍于下 [53]。

（一）实验方法

通过国家生物技术信息中心（NCBI）下载了 GenBank 数据库中 88 个肺炎支原体菌株的基因组，用于生物信息学分析。为此，完整和不完整的下载基因组都被转换为 FASTA 格式。包含氨基酸序列的 FASTA 格式文件在其默认参数下上传至软件 OrthoFinder。基于 BLAST 搜索和 MCL 聚类算法执行计算，从而生成具有蛋白质序列的正交群。随后，使用内部脚本将基因分为 3 组：核心基因，代表所有研究菌株中存在的基因；共享基因，存在于某些菌株中，但不是所有菌株中；以及单态基因，这是只存在于一种菌株中的菌株特异性基因 [54]。利用氨基酸序列（FAA），同样使用 OrthoFinder，对人类基因组的蛋白质进行 BLASTp 分析，以鉴定属于肺炎支原体的蛋白质，这些蛋白质与宿主的蛋白质没有同源性。通过使用必需基因数据库（DEG），验证每个识别出的蛋白质的重要性 [55]。应用 MHOLline 程序模拟三维（3D）细胞质蛋白。使用 OpenBabel（v.2.4.1）、Prepare_Ligand4.py 将所有配体化合物转换为 PDBQT 格式。应用 AutoDockTools MGL 工具（v.1.5.4）检查最终确定的药物靶蛋白的 3D 结构，并将其转换为所需的 PDBQT 格式。使用 AutoDock Vina 对包括药物分数大于 0.8 的 DoGSiteScorer 可药物口袋的残留物的每个靶的网格盒参数用于配体的虚拟筛选。排名前 10 位的配体分子是通过使用 Python 脚本 topmolule.py 进行虚拟筛选而确定的。此外，与识别出的前 10 个分子进行了柔性对接，保留了从 DoGSiteScorer 获得的每个靶标的残基。应用 Vaxign 测试对主要组织相容性复合体（MHC）Ⅰ类和Ⅱ类的黏附和结合能力。应用带默认参数的 STRING 程序探索感兴趣蛋白质的代谢相互作用。应用 Gegenees、BLASTn、tBLAST 和 FASTA 将所有片段与所有片段进行比对并使用软件 SplitsTree4 通过邻居连接方法进行系统发育重建来比较所研究的 88 个基因组，并了解每个肺炎支原体菌株中存在的差异。SplitsTree、Brig 被应用于对基因组岛进行预测，以确定这些岛内是否存在潜在的药物和疫苗靶点。

（二）实验结果分析

图 43 的工作流程总结了靶点识别的关键步骤、使用的方法以及每一步中描述的蛋白质总数。

1. 肺炎支原体保守蛋白的鉴定及消减基因组学研究

使用 OrthoFinder 软件，找到了 441 个属于核心的基因，289 个共享基因和 50 个独生体基因。对这些核心基因进行消减基因组分析后，潜在靶点从 441 个减少到 101 个。

2. 靶蛋白的定位

使用软件 Surfg+。在 101 个靶点中，有 55 个蛋白被预测为胞质蛋白，并被导向药物靶向。其他 46 种蛋白质，被认为是 PSE，被分泌或来自膜，用于疫苗靶标的分析（表 17）。

3. 药物靶点识别与可药性分析

MHOLline 使用 HMMTOP、BLAST、BATS、MO DELER 和 PR OCHECK 软件预测 3D 建模，分析预测为细胞质的蛋白质序列，见图 36。根据药物靶点分析（表 18），只选

表 17　靶蛋白的定位

位置	蛋白质数量
细胞质	55
PSE	15
分泌	3
膜	28
合计	101

择 G2 组的蛋白（E ≤ 10×10^{-5}，Identity ≥ 25%，LVI ≤ 0.7）。在程序标准内鉴定出 5 种分类非常高的蛋白质和 1 种具有高潜力的蛋白质。其他质量水平较低的蛋白质被丢弃。这 6 个蛋白也提交给了 DEG，其中只有 5 个蛋白被认为对肺炎支原体是重要的，标准是 BIT 得分为 100%，E 值的截止值为 1×10^{-4}（表 18）。

这 5 个蛋白分别是核糖体结合因子 A（WP_010874513.1）、分裂 / 细胞壁簇转录抑制因子 MRAZ（WP_010874670.1）、dTIGR00282 家族金属磷酸酯酶（WP_010874705.1）和假想蛋白 WP_010874779.1 和 WP_014325598.1（表 19）。

通过 BLASTNCBI 将这些蛋白质与肠道微生物区系（芽孢杆菌 / 乳杆菌 / 链球菌组）中存在的一组细菌的蛋白质组进行比较时，显示有 5 个潜在的药物靶标中有 3 个呈现出与数据库相似的蛋白质图谱。30S 核糖体结合因子与桑氏乳杆菌 30S 核糖体结合因子 RbfA 的同源性为 28%，与豹乳杆菌的同源性为 24%。转录调控因子 Mraz 与一系列芽孢杆菌的同源性约为 40%，这一结果与金属磷酸酯酶家族 dTIGR00282 蛋白的 BLAST 分析结果相似。

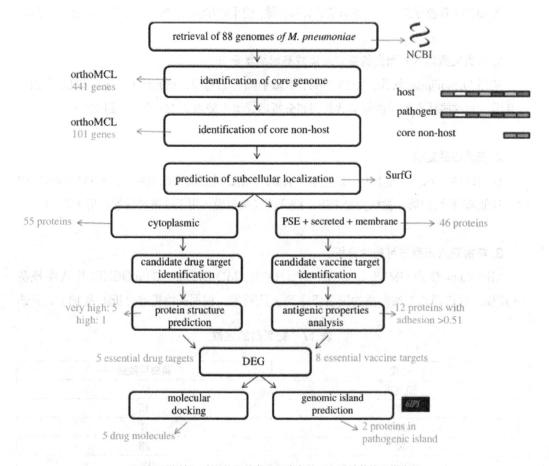

图 36　预测每一步所使用的方法和确定的蛋白质总数的工作流程

表 18　药物靶点

靶点	ID	名称	基因 UniProt	长度（aa）	分子量（DA）UniProt	T 结构质量 MHOLL 线	生物过程
1	WP_010874513.1	核糖体结合因子 A	rbfA	116	13389	很高	30S 核糖体亚基功能核的成熟
2	WP_010874670.1	转录调控因子 Mraz	MraZ	141	16335	很高	分裂/细胞壁簇转录抑制因子 Mraz
3	WP_010874705.1	DTIGR00282 家族金属磷酸酯酶	肺炎支原体 NE_0406	281	31431	很高	金属离子结合
4	WP_010874779.1	假想蛋白肺炎支原体 N423	肺炎支原体 N_423	129	14939	很高	水解酶活性，金属离子结合
5	WP_014325598.1	假想蛋白质	肺炎支原体 N_555	193	22434	很高	蛋白质折叠蛋白转运

表 19　通过 DoG Site Scorer 获得的每种靶蛋白的体积、
表面积和药物分数来鉴定可用药

蛋白质名称	体积（m³）	表面积（m²）	药物得分	筛留物
30S 核糖体结合因子（WP_010874513.1）	1125.38	1672.38	0.82	TYR1,LYS5,LYS6,GLU7,ARG8,LEU9,GLU10,ASN11,ASP12,ILE13,ILE14,LEU16,ILE17,ASN18,VAL21,VAL30,LYS31,THR32,GLY33,HIS34,VAL35,THR36,HIS37,VAL38,LYS39,LEU40,ASP42,ASP43,LEU44,VAL47,VAL49,LEU51,VAL63,PHE66,ASN67,ALA69,LYS70,PHE73,VAL76,LEU77,ASN80,ILE89,HIS90,PHE91

蛋白质名称	体积（m³）	表面积（m²）	药物得分	筛留物
分裂/细胞壁簇转录抑制因子 MRAZ（WP_010874670.1）	395.39	672.27	0.76	ASN33,ARG34,GLY35,PHE36,GLU37,ASN38,CYS39,LEU40,GLU41,TYR51,LEU68,LEU71,ILE72,ASP72,ASP96,ALA97,ILE106,GLN108,HIS111,GLU113,TRP115,TYR120,TYR123,LEU124
DTIGR00282金属磷酸酯酶家族（WP_010874705.1）	177.28	311.54	0.31	LYS49,ASN71,HIS72,TRP74,PHE75,PHE99,LEU130,PRO131,PHE132
假设蛋白质（WP_010874779.1）	423.81	585.63	0.66	PHE62,SER66,VAL69,VAL86,LYS87,CYS89,CYS90,PHE93,TYR94,LEU97,PHE100,ILE101,LEU104,TYR115,LEU119,GLY120,PHE123,GLY124,VAL125
假设蛋白质（WP_014325598.1）	568.26	839.56	0.81	LYS45,GLU130,ILE131,THR132,VAL135,VAL139,ILE140,TYR143,TYR144,GLU145,THR147,ASN148,TYR154,VAL164,ALA167,LEU168,GLU171,ARG172,LEU175

4.分子对接与虚拟筛选

通过 AutoDockVina 结合亲和力得分获得的前10个化合物进一步用于与 DoG Site Scorer 鉴定的可用药的残留物进行灵活对接分析（表20）。预测的最佳配体与每个靶标的蛋白质 - 配体相互作用显示在表20，具有锌数据库化合物ID，所选配体的 Auto Dock Vina 结合亲和力以及氢键与参与相互作用的目标残基的相互作用。

通过对5008个类药物分子进行虚拟筛选，确定了前10个分子，然后对确定的前10个分子进行柔性对接，寻找与30S核糖体结合因子（WP_010874513.1）蛋白残基的相互作用，见图37～图41。

5. 基因组相似性分析与系统发育重建

用 Gegenees 软件生成的热图显示了从绿色（高相似度）到红色（低相似度）的各种颜色。大多数基因组的相似性约为 99%，最低为 95%。在通过软件 SplitsTree4 进行的系统发育重建中，可以注意到根据其系统发育特征组织的 7 个肺炎支原体基因组簇的形成，说明所研究的 88 个基因组具有较高的相似性。

表 20　锌数据库中类药物分子（化合物）与 5 种药物靶蛋白的对接研究

锌化合物 ID	Auto Dock Vina 绑定亲和力	氢键 / 残基
30S 核糖体结合因子（WP_010874513.1）ZINC04259381	-10.5	3/ASN18，ARG15
分裂 / 细胞壁簇转录抑制因子 MRAZ（WP_010874670.1）ZINC04235924	-10.2	1/ARG34
DTIGR00282 家族金属磷酸酯酶（WP_010874705.1）ZINC04259703	-8.9	3/LYS49,ASN71
假想蛋白质（WP_010874779.1）ZINC05415832	-11.1	1/PHE93
假想蛋白质（WP_014325598.1）ZINC04236030	-10.3	2/LYS45,TYR154

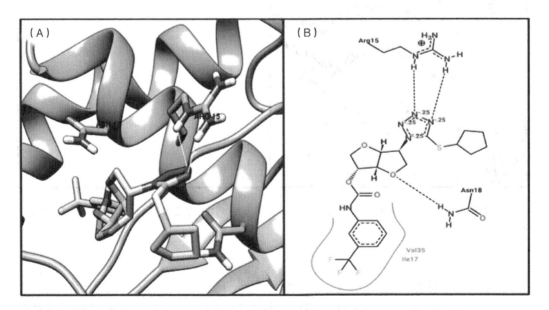

图 37　蛋白质 30S 核糖体结合因子（WP_010874513.1）与化合物 ZINC04259381 的 3D（A）和 2D（B）表示对接分析

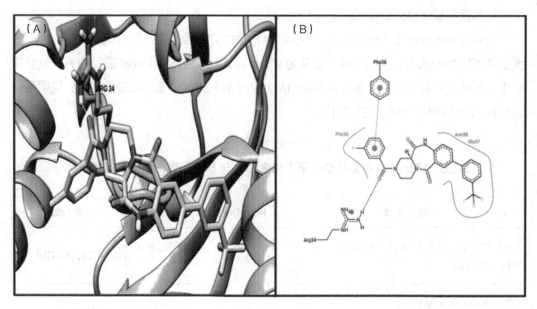

图 38　蛋白质分裂/细胞壁簇转录抑制因子 MRAZ（WP_010874670.1）与化合物 ZINC04235924 的（A）3D 和（B）2D 表示对接分析

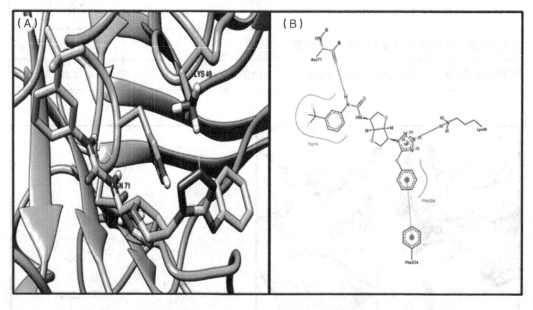

图 39　蛋白 dTIGR00282 家族金属磷酸酯酶（WP_010874705.1）与化合物 ZINC04259703 的（A）3D 和（B）2D 表示对接分析

6. 基因组岛的预测

选择 15 个系统发育分析中观察到不同簇的基因组进行基因组岛的预测。将鸡分枝杆菌的基因组用作这一预测的参考。共预测了 15 个基因组共有的 4 个致病岛。这些岛屿在所有

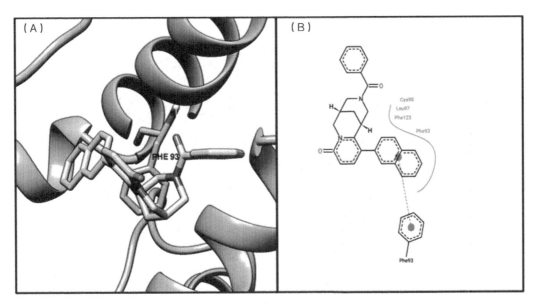

图 40　假设蛋白质（WP_010874779.1）与化合物 ZINC05415832 的（A）3D 和（B）2D 表示对接分析

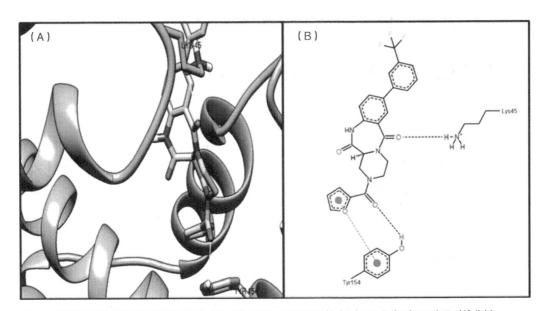

图 41　假设蛋白质（WP_014325598.1）与化合物 ZINC04236030 的（A）3D 和（B）2D 表示对接分析

测试的肺炎支原体菌株中都是常见的，并且非常相似，例如，PAI1 在所有菌株中都存在，并且只在 CIP12355 和肺炎支原体 4807 菌株中表现出最小的缺失。在致病岛区未发现其他作为疫苗靶标的蛋白。在基因组岛中没有预测到潜在的药物靶点（图 42）。

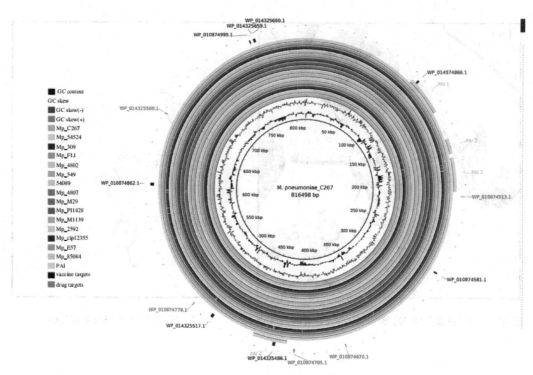

图 42　以肺炎支原体 C267 为参照物，鸡分枝杆菌为非致病性参照物的 15 株肺炎支原体的致病岛预测

二、肺炎支原体肺炎的转录组学研究

下一代测序独立于预定的基因组序列，高度精确，具有宽的动态检测范围和低背景。因此，使用这种方法，Mangao[56] 等人分析了来自 MPP 患儿和作为对照的气道异物吸入患儿的支气管肺泡灌洗液（BALF）的转录组。与外周血相比，BALF 能更好地反映局部支气管肺泡免疫反应。发现自然杀伤细胞和 CD8+T 细胞的局部增殖反应在 MPP 儿童中比对照组有所增加，这表明自然杀伤细胞和 CD8+T 细胞在儿童 MPP 的发病中起着重要作用。

（一）实验方法

实验招募 6 名 MPP 儿童和 3 名气道异物吸入（FB）儿童，其中 MPP 患儿在入院后 3 天内做支气管镜检查，BALF 在肺炎发病后 1 周内取材；FB 患儿入院后即刻行支气管镜检查取支气管纤维支气管镜检查，支气管异物取出后 1 周复查支气管肺泡灌洗液标本测序。将无菌生理盐水（0.3 ～ 0.5mL/kg）通过器械通道分别注入两组标本，轻轻抽吸 BALF，收集在无菌容器中，过滤离心。并对 BALF 样本中的淋巴细胞图谱进行了检测分析。采用生物分析仪 2100 系统的 RNANano 6000 进行试剂盒 RNA 完整性的评估后，将每个样品的 3μg RNA 作为进一步分析的输入材料。采用 cBotCluster 生成系统，和 TruSeq PE Cluster

Kit v3-CBOT-HS（Illumia）完成执行索引编码样本的聚类。在簇生成之后，在 Illumina HiSeq 平台上对文库制备进行测序，并产生 125/150bp 的成对末端阅读。采用内部 Perl 脚本对 FASTQ 格式的原始数据进行处理，采用 Benjamini 和 Hochberg 的方法调整 p 值以控制假发现率（FDR）。采用 Cluster3.0 对每个单独读取的最大值（红色）和最小值（蓝色）之间的所有数据进行归一化，生成了群集分析的非监督热图。利用 GOseq R 软件包对差异表达基因进行基因本体（GO）富集分析，修正了基因长度偏差。应用 Cytoscape 软件对蛋白质网络进行可视化。HUB 基因的连接阈值为均值 +2SDS。并使用基于参考注释的袖扣 V2.1.1 转录本组装方法从 tophat 比对结果中识别已知转录本和新转录本。采用实时荧光定量 PCR 分析验证了 3 条 KEGG 通路中上调基因的有效性。采用 2GAPDH（19，20）的倍数变化法对定量 -qRT-PCR 数据进行分析，采 GraphPad5.0 对 qRT-PCR 结果进行统计分析。分类资料用卡方检验进行分析。采用 Mann-Whitney U 检验进行比较。

（二）实验结果分析

1. 测序受试者的临床特点

FB 患儿无发热，白细胞（WBC）计数和 C- 反应蛋白（CRP）水平在正常范围内，X 线表现为空气潴留或混浊物体（图 43A1、A2），支气管镜检查未见明显炎症改变（图 42B1）。MPP 患儿发热，白细胞计数正常，CRP 升高。MPP 患儿有经放射学证实的大型肺部病变，包括片状密度影、肺不张、实变或坏死囊（图 43A3～A6），支气管镜图像显示黏膜线条、黏膜结节、黏膜糜烂和分泌物、痰阻塞和纤维组织（增生膜）增生（图 43B2～B6）。与 FB 儿童相比，MPP 儿童的这些图像提示急性肺损伤。收集 BALF 后，计数有核细胞的组成。结果表明，BALF 中有核细胞主要为巨噬细胞、中性粒细胞和淋巴细胞。MPP 患儿 BALF 中每升细胞绝对数高于 FB 患儿。但两组间细胞组成无明显差异。

2. RNA 测序结果

从每个患儿的 BALF 中提取总 RNA，测序后，去除了接头序列、歧义读数和低质量读数，并为每个样本产生了 4000 万～ 7000 万对干净读数。与基因组参考联盟 GR CH37/HG19 的参考序列相比，超过 84% 的总阅读对被唯一地定位在人类基因组上。图谱读数用于估计归一化转录水平（FPKM）。相关矩阵显示每组内测量结果高度一致，R2>0.8（图 44A）。采用主成分分析（PCA）对样本进行聚类分析。每组样本都聚在一起，数据显示出良好的重复性和相关性（图 44B）。

3. 肺炎支原体肺炎组与对照组差异表达基因的鉴定与分类

在 MPP 组和对照组之间共鉴定出 810 个差异表达基因（412 个上调基因和 398 个下调

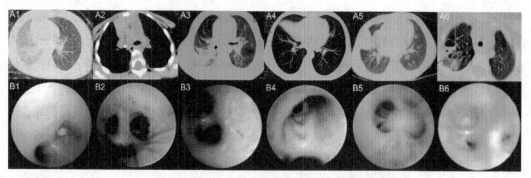

图43　测序的受试者的放射影像和支气管镜影像

（A1）显示对照1的X线图像，显示左肺的肺气肿（空气潴留）；（A2）显示对照3的放射图像，异物（红色箭头）阻塞右主支气管；（A3）显示肺炎支原体肺炎（肺炎支原体P）1的放射图像，观察到右肺的片状密度影；（A4）显示肺炎支原体P3的放射图像，发现右中叶肺不张；（A5）显示放射图像。（A6）显示肺炎支原体P6的影像，右肺可见多个坏死囊（红色箭头）。囊壁很薄，与肺脓肿不同；（B1）为对照2的支气管镜图像，右主支气管可见花生样改变，阻塞气道；（B2）为肺炎支原体P2的支气管镜图像，右上叶可见黏膜线条（红色箭头）；（B3）为肺炎支原体P5的支气管镜图像，显示主支气管远端弥漫的黏膜结节（红色箭头）；（B4）为支气管镜图像。（B5）是肺炎支原体P4的支气管镜图像，显示痰堵塞；（B6）是肺炎支原体P3的支气管镜图像，红色箭头显示纤维组织的增生完全闭塞在支气管口。

基因）（图44C）。聚类分析结果如图44D所示。在红板组中列出了一些表达模式相似的上调基因，它们是干扰素γ（IFNγ）/重组人干扰素（RhoH）/颗粒溶（GNly）/cd2/IL21R板、ZAP70/CD3D/NFATC2/CD3E/LCK/CD3G板、FASLG/CD8A/PRF1/ranzyme B板。前20个上调基因是Tbx21、CD40LG、ZBED2、PDCD1、IL21R、CD2、IL32、AC092580.4、CD3D、NCALD、IL12RB2、TNFRSF4、TIFAB、IL2RB、CD247、GFI1、FDRL6、FGFBP2、IFNγ和KIR2DL3。

基于GO注释术语的GO分析。如图45A所示，在MPP和对照之间不同富集的前30个GO术语中，有26个属于BP类的细胞增殖和信号术语。此外，在图45B中，BP类上调基因被描绘成有向无环图，它显示了GO项之间的关系。显著上调的基因包括Caspase招募结构域家族成员11（CARD11）、RLTPR和RAS蛋白激活子样蛋白3（RASAL3），它们分别是免疫系统过程（GO：0002376）、信号调节（GO：0023051）、单核细胞增殖正调控（GO：0032946）和对刺激反应的正调节（GO：0048548）。

4.KEGG富集分析

KEGG分析显著地确定了与单核细胞增殖和信号传递高度相关的3条途径。这些途径包括T细胞受体信号转导、NK细胞介导的细胞毒作用和造血细胞系。上调的基因（CD25、CD7、CD8A、CD2、CD3D、CD3E和CD3G）参与造血细胞系途径（图46A）。这些基因参与了原T细胞向双阳性T细胞再向CD8+T细胞分化的过程。提示MPP患儿CD8+T细胞增殖能力明显高于对照组。图46B是这些基因的聚类分析结果，CD8A和CD2的表达模式与 CD3D、CD3E 和 CD3G 的表达模式相近，这与 KEGG 的结果是一致的。CD8A 是细胞毒性淋巴细胞的重要标志，蛋白质网络显示，IL2RA、CD3D、CD3E、CD3G、CD2 和 CD7 基因是 CD8A 的第一近邻。此外，CD2、CD7 和 CD25 的上调可能会增加 NK 细胞前体细胞的分化（图 46A）。根据 KEGG 结果，可以推测 MPP 患儿 NK 细胞和 CD8+T 细胞分化上调。

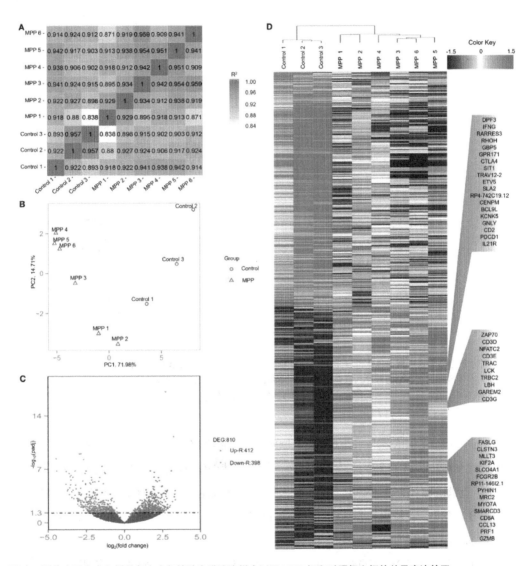

图 44　评估本研究中包括的每个支气管肺泡灌洗液样本以及 MPP 组和对照组之间的差异表达基因

（A）MPP 组与对照组的相关系数热图。相关矩阵显示各组内测量值具有较高的一致性，需要 R2 ≥ 0.8 来进行后续分析。（B）测序样本的主成分分析（PCA）图。对样本进行主成分分析，评价样本的聚类性。样品的重现性已得到证明。每个点代表一个样本，红色圆圈代表 MPP 组中的样本，绿色三角形代表控制组中的样本。百分比是贡献率。（C）MPP 组与对照组差异表达基因的火山图谱。每个点代表一个在两组中都可以检测到的基因。红点代表显著上调的（Up-R）基因；绿点代表显著下调的（Down-R）基因。（D）由 810 个基因组成的簇，显示 MPP 组和对照组之间存在显著的基因调控。通过调整 P 值 <0.05，筛选出 MPP 组与对照组差异表达的基因。

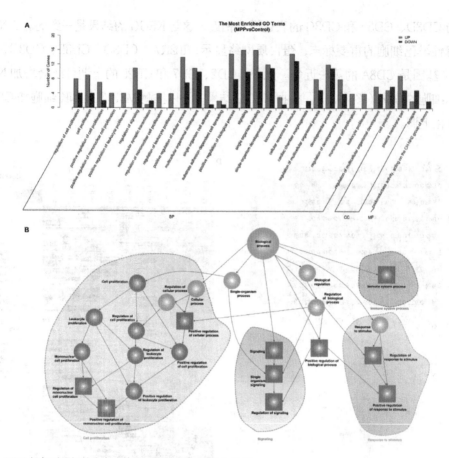

图 45　MPP 组与对照组差异表达基因的基因本体（GO）分析

（A）TOP 30GO 术语丰富为生化过程（BP）、细胞成分（CCS）或分子功能（MF）。比较了 MPP 组和对照组在不同类别中的差异表达基因数目。红色条代表上调的基因，蓝色条代表下调的基因。（B）GO 富集上调基因的有向非循环图，正方形表示基于调整后的 P 值的前 10 个 GO 项；红色正方形或红色圆圈表示更高的富集程度。

　　上调的基因 [KIR2DS、NKG2C、CD94IFN γ、CD3Z、ZAP70、LCK、NFAT、FYN、SAP、Fas 配体（FASL）、颗粒酶和穿孔素] 被定位到自然杀伤细胞介导的细胞毒 KEGG 途径（图 47A）。上调的穿孔素诱导宿主细胞穿孔，然后颗粒酶进入并诱导感染细胞凋亡。聚类分析（图 47B）表明，颗粒酶的表达模式与穿孔素和 FASL 最为接近。蛋白质网络分析证实穿孔素和 FASL 是颗粒酶的第一近邻。

　　上调基因（CD8、CD3G、CD3Z、CD3d、LCK、CD3E、NFAT、ZAP70、GADS、FYN、ITK、P38 和干扰素 γ）定位于 T 细胞受体信号转导 KEGG 通路（图 48A）。聚类分析（图 48B）表明干扰素 γ 与该途径中的其他基因密切相关。蛋白质网络分析证实，NFATC1、NFATC2、ZAP70、CD8A、CD3d、CD3E、CD3g 和 CD3Z 是干扰素 γ 的第一近邻。

　　如图 46C、图 47C 和图 48C 所示，MPP 儿童这些基因的表达水平明显高于对照组儿

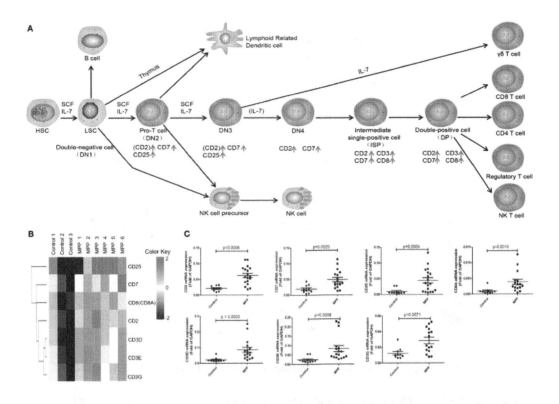

图 46 差异表达基因（Degs）定位于造血细胞谱系京都百科全书的基因和基因组路径

（A）模型图显示造血细胞谱系途径，红色箭头表示基因表达上调。（B）对定位于造血细胞谱系途径的 DEG 进行聚类分析。（C）实时定量 PCR 验证定位于造血细胞谱系途径的 DEGS。

童。因此，利用 qRT-PCR 方法已经证实了 RNA 测序提示的 24 个上调基因。其他细胞类型的转录数据显示在补充材料中。SCF、IL7、CD34、CD135、Flt3L、G-CSF、IL3、IL6、IL11、GM-CSF 和 HLA-DR 等基因参与了肥大细胞、嗜碱性粒细胞、嗜酸性粒细胞和髓系相关树突状细胞的分化。结果表明，MPP 组和 FB 对照组的上述基因差异均无显著性（$P > 0.05$）。CD15 呈白色正方形，表示检测不到。因此，没有证据表明 MPP 组与对照组相比巨噬细胞、嗜酸性粒细胞和中性粒细胞的分化上调。

5. 肺炎支原体肺炎组和对照组之间的选择性剪接事件

与对照组相比，MATS 分析显示在 MPP 儿童中有 22 个显著不同的选择性剪接事件（图 49A）。其中 15 例（68%）属于跳过外显子。在 MPP 和对照的差异表达基因中，GNLY 和溶质载体家族 11（SLC11A1）被鉴定为具有显著的选择性剪接。

在 GNLY 中发现了保留的内含子（RI,chr2:85,694,752 - 85,695,423）（图 49B）。MPP 患儿 GNLYRI 水平明显低于对照组，这可能是 MPP 患儿 GNLY 上调的原因之一。

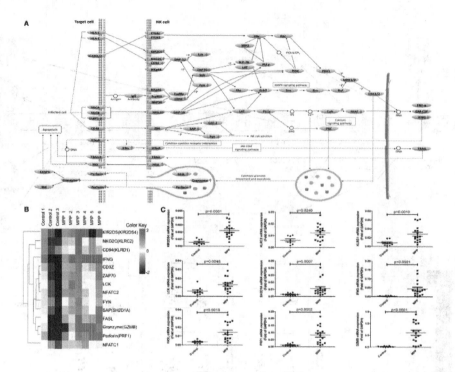

图 47 差异表达基因（Degs）定位于自然杀伤（NK）细胞介导的细胞毒性，京都百科全书的基因和基因组途径

（A）显示 NK 细胞介导的细胞毒性途径的模型图，红色箭头表示基因表达上调。（B）对映射到 NK 细胞介导的细胞毒途径的 DEG 进行聚类分析。（C）对定位于 NK 细胞介导的细胞毒途径的 DEGS 进行实时定量 PCR 验证。

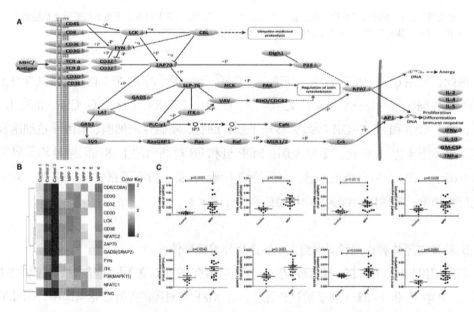

图 48 差异表达基因（Degs）定位于 T 细胞受体信号通路、京都基因百科全书和基因组通路

（A）显示 T 细胞受体信号通路的模型图，红色箭头表示基因表达上调。（B）对定位于 T 细胞受体信号通路的 DEG 进行聚类分析。（C）对定位于 T 细胞受体信号通路的 DEG 进行实时定量 PCR 验证。

A Summary of the differential alternative splicing event analysis.

	Skipped exon	Retained intron	Mutual exclusive exon	Alternative 5' splice sites	Alternative 3' splice sites
Number of total alternative splicing events (gene numbers)	51874(11792)	3937(2445)	8671(3908)	3080(2259)	4748(3059)
Percentage of total alternative splicing event (%)	71.7	5.4	12	4.3	6.6
Number of differential alternative splicing events (up-regulation : down-regulation)	15(5:10)	5(0:5)	0(0:0)	1(1:0)	1(0:1)
Percentage of total differential alternative splicing event (%)	68	23	0	4.5	4.5

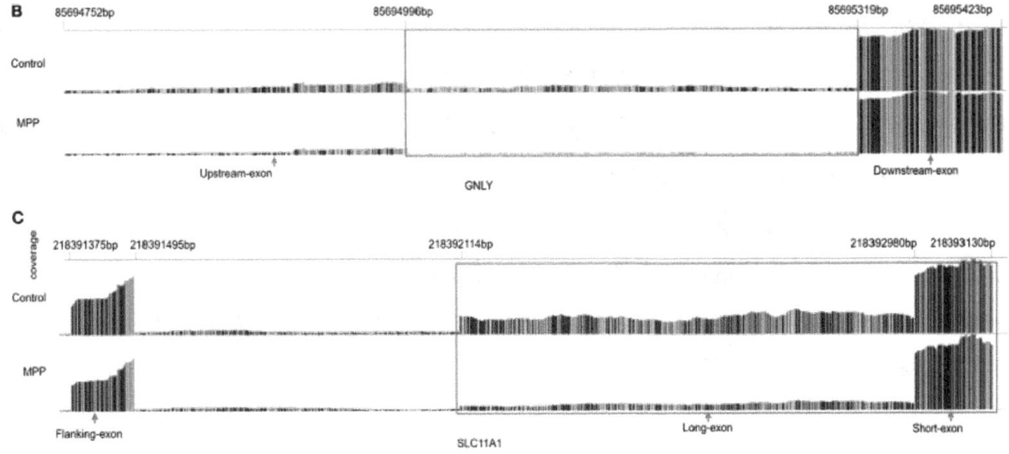

图 49　不同的备选剪接事件

（A）差异备选剪接事件分析结果汇总。（B）读取 MPP 组与对照组由于内含子滞留导致的颗粒溶素（GNLY）异构体表达差异的分布图。（C）读取由于 MPP 组和对照组之间的 3′ 剪接位点（A3SS）替代而导致差异表达的溶质载体家族 11（SLC11A1）的分布图。

溶质载体家族 11 位于 2q35（ChR2：218,381,766-218,396,894）。SLC11A1 编码一种二价过渡金属转运蛋白，参与铁代谢和宿主对某些病原体的抗性。在 SLC11A1（图 49C）中发现了替代的 3′ 剪接位点（A3SS），跳过了从 ChR2：218,392,114 结束于 ChR2：218,393,130 的长外显子。MPP 儿童 SLC11A1 的 A3SS 剪接转录事件较对照组儿童多，这可能是 MPP 儿童 SLC11A1 表达下调的原因之一。

三、肺炎支原体感染致病机制的差异蛋白组学研究

iTRAQ 技术是近年发展的能对差异蛋白进行准确定性定量的检测分析技术，其在体外特异性标记多肽的氨基基团后进行串联质谱分析，并可同时比较 8 种不同样品，能快速筛选及鉴定潜在生物标记蛋白。魏巍 [57] 将肺炎支原体感染肺炎小鼠分别与正常小鼠及感染非肺炎小鼠进行差异蛋白的可视化富集分析，得出肺炎支原体发病主要与机体免疫、脂肪酸

合成、碳水化合物代谢、核苷酸的结合、肌动蛋白结合、氧化代谢等密切相关，主要富集在磷酸戊糖途径、溶酶体、背腹轴通路等，主要富集的信号通路有 Notch 信号通路、胰高血糖素信号通路等。相同感染下 MPP 是否发病与机体免疫、脂肪酸合成、肺的代谢、肌动蛋白结合、催化等密切相关。

（一）实验方法

1. 分组与模型制备

将 30 只幼龄 Balb/c 小鼠按照随机数字表法分为正常组和模型组，正常组每组 10 只，感染组 20 只。在麻醉缸中放入少量乙醚，将感染组小鼠放置其中 5 ~ 10s，待小鼠轻度麻醉后取出。左手捏紧小鼠颈背部皮肤，使其腹部朝上且头部上扬，右手持微量加样枪向小鼠鼻腔缓慢滴入肺炎支原体菌液，剂量为 $100\mu L$/ 只，注意手法及动作，避免因操作不当或抓捏过紧引起小鼠呛液窒息。连续滴鼻 3d，并观察 7d。正常组在相同条件下经鼻滴入相同剂量的 0.9% 生理盐水。全部小鼠置于 SPF 级清洁笼内喂养，每天观察小鼠的一般状态、体重、进食、大便、活动度等一般情况。

2. 标本采集

在小鼠滴鼻 3d 后观察的第 7 天，禁食 4h 后称重并引颈处死各组小鼠，在无菌条件下解剖并摘取小鼠的肺组织。小鼠处死后，放置于 75% 酒精缸中浸泡 5min，在无菌操作台中，将其四肢固定于解剖板上，腹部朝上，沿前正中线剪开其胸腹部皮肤，使其胸腔充分暴露，取出小鼠的肺组织，用生理盐水冲洗肺组织表面血迹，并用滤纸吸干后称重记录。右肺组织用 4% 多聚甲醛固定，做好标记后放在 4℃冰箱存放，用于病理学观察。左肺用锡纸包裹置于 EP 管中暂存于 −80℃冰箱，用于 iTRAQ 技术分析。将左肺样本封装并于半年内用干冰冻存邮寄，委托广州辉骏生物科技有限公司进行差异蛋白分析。

3. 差异蛋白标本分组

根据肺组织病理学观察将肺组织标本分为正常组、感染肺炎组、感染非肺炎组，见图 50。

4. iTRAQ 蛋白质组学检测

A：蛋白提取；B：蛋白定量；C：蛋白 FASP 酶解；D：iTRAQ 试剂标记；E：第一维高 pH-RP 液相分离；F：第二维反相液质联用 RPLC-MS 取样加入 0.1% 甲酸、5% 乙腈溶解，充分振荡涡旋离心 20min（13500 r/min），取上清液到上样管中，每组取 $3\mu g$ 进行二维液相色谱分离。

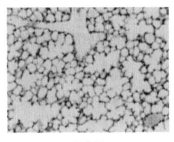
正常组

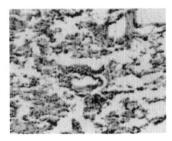
感染肺炎组

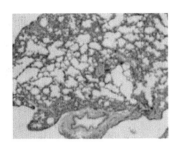
感染非肺炎组

图 50　各组小鼠肺组织切片图

5. 生物信息学分析差异蛋白 GO 分析

参照 GO 数据库。KEGG 分析参照 Kyoto Encyclopedia of Genesand Genomes 数据库，蛋白之间相互关系使用 STRING 软件完成。（GO 网址：http://www.geneontology.org/。KEGG 网址 http://www.genome.jp/kegg/pathway.Html。STRING 网址：http://string.embl.de/）

（二）实验结果分析

1. 差异蛋白标本分组

2. 差异蛋白分析

可信蛋白及差异蛋白筛选。

①可信蛋白筛选。

对 ProteinPilot 软件检索得到的 original 数据进行分析（Unused ≥ 1.3，蛋白可信度 ≥ 95%，FDR <0.01），共检索出原始蛋白 11490 个，其中可信蛋白为 4033 个。

②差异蛋白筛选。

针对可信蛋白做差异筛选，去除没有定量信息的、重复性不好的蛋白（CV.0.5），计算各组数据比值的均值，选取 AVG ≥ 1.3 为上调蛋白，AVG ≤ 0.77 为下调蛋白。感染肺炎组与正常组相比，共筛选出差异蛋白 141 个，其中上调蛋白 85 个，下调蛋白 56 个，感染非肺炎组与感染肺炎组相比，共筛选出差异蛋白 33 个，其中上调蛋白 5 个，下调蛋白 28 个。

3. 生物信息学分析

（1）GO 功能注释、分类、富集分析。

①肺炎组 VS 正常组。

对差异蛋白进行 GO 功能注释、分类、可视化分析，得出富集程度最大的 GO 条目分别为 L- 谷氨酰胺（L-glutamine）、醛固酮（aldosterone）、低密度酯蛋白（low-densitylipoprotein）、内胚层细胞（endodermalcell）、膜内骨化（ossification）、过氧化氢生物合成（hydrogenperoxide）、氧化应激的负调节（oxidativestress）、心肌纤维发育（cardiacmusclefiberdevelopment）、糖原

代谢分解（glycogencatabolic）、抗生素生物合成过程（antibiotic）、细胞多糖分解代谢过程（cellular）、多糖分解代谢过程（polysaccharidecatabolic）。肺炎组 VS 正常组差异蛋白 GO 整体分析见图51，显示富集程度的散点图因篇幅太长无法列出。

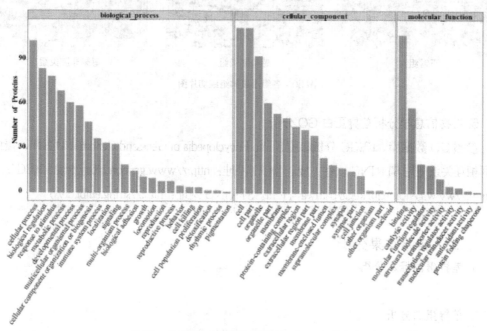

图51　肺炎组 VS 正常组差异蛋白 GO 二级分布图

从分子功能、生物过程和细胞组成 3 个方面对基因 / 蛋白进行注释和富集分析。肺炎组差异蛋白可能执行的生物学功能包括：

a. 生物过程方面：免疫系统处理、发育过程、解剖学结构、辅助因子代谢过程、多细胞生物发育、解剖结构形态发生、对有机物质的反应、系统发展、循环系统发展、动物器官发育等，其中最为显著的是GO:0048731 系统发展。差异蛋白 GO 的层次关系见图52。

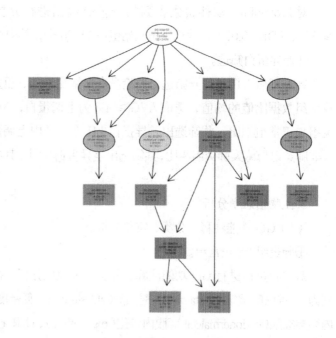

图52　肺炎组 VS 正常组差异蛋白生物过程方面 GO 分析有向无环图

b. 分子功能方面：结构分子活性、结合、细胞外基质结构、蛋白结合、酶结合、相同的蛋白质结合、蛋白质自结合、S100蛋白结合、血小板衍生生长因子结合等，其中最为显著的是 GO:0005515 蛋白结合。差异蛋白 GO 的层次关系见图53。

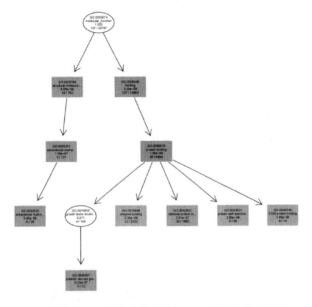

图53　肺炎组 VS 正常组分子功能方面 GO 分析有向无环图

c. 细胞组成方面：细胞外区部分、细胞外空间、细胞外组分、体元投射、质膜结合细胞投射、细胞质部分、（细胞内的）液泡、溶解液泡、溶菌体等，其中最为显著的是 GO:0005737 细胞质。差异蛋白 GO 的层次关系见图54。

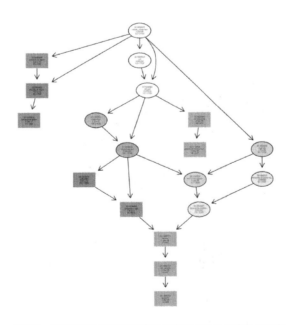

图54　肺炎组 VS 正常组细胞组成方面 GO 分析有向无环图

②感染非肺炎组 VS 肺炎组。

感染非肺炎组 VS 肺炎组差异蛋白 GO 整体分析见图 55。

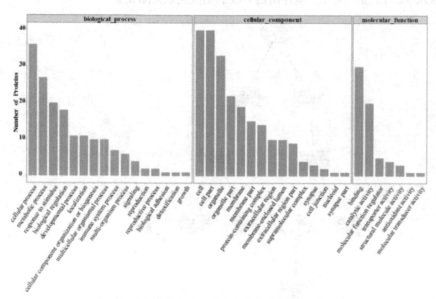

图 55　感染非肺炎组 VS 肺炎组差异蛋白 GO 二级分布图

a. 生物过程方面：代谢过程、小分子代谢过程、氧化还原过程、有机物代谢过程、戊糖代谢过程、磷酸核苷代谢过程、核苷酸代谢过程、辅助因子代谢过程、辅酶代谢过程等，其中最为显著的是 GO:0051186 辅助因子代谢过程。差异蛋白 GO 的层次关系见图 56。

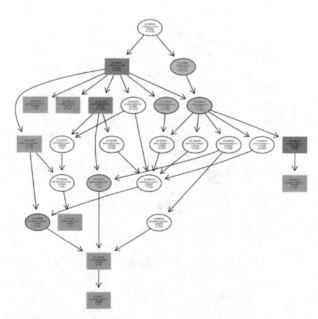

图 56　感染非肺炎组 VS 肺炎组差异蛋白生物过程方面 GO 分析有向无环图

b. 分子功能方面：催化活性、氧化还原酶活性、小分子结合、核苷酸结合、离子结合、阴离子结合、辅酶结合、磷酸核苷结合、细胞黏附分子结合、肌动蛋白结合、肌动蛋白丝结合、脂结合、离子结合、阴离子结合、含蛋白复合物结合等，其中最为显著的是 GO:0016491 氧化还原酶活性。差异蛋白 GO 的层次关系见图 57。

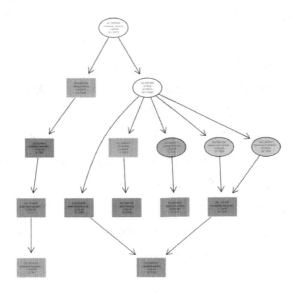

图 57　感染非肺炎组 VS 肺炎组差异蛋白分子功能方面 GO 分析有向无环图

c. 细胞组成方面：（细胞内的）、细胞内部分、胞内细胞器、肌动蛋白丝支点、足环、膜结合细胞器、（细胞内的）线粒体、线粒体部分、细胞质部分、细胞质等，其中最为显著的是 GO:0005737 细胞质。差异蛋白 GO 的层次关系见图 58。

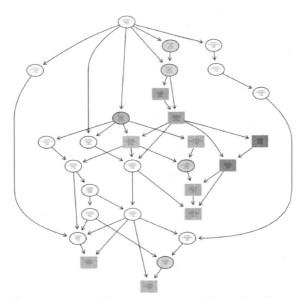

图 58　感染非肺炎组 VS 肺炎组差异蛋白细胞组成方面 GO 分析有向无环图

（2）KEGG Pathway 通路注释和富集分析。

①肺炎组 VS 正常组。

差异蛋白基因的 KEGG 通路分析结果显示，所鉴定的差异蛋白主要集中在 160 条信号转导通路上，其中有 70 条 $P < 0.05$，富集显著性最高的途径是磷酸戊糖途径（PentosephosphatePathway），溶酶体（Lysosome），背腹轴形成（Dorsoventralaxisformation），蛋白质的消化吸收（Proteindigestionandabsorption），氨基酸的生物合成（Biosynthesisofaminoacids），蛋白酶体（Proteasome），ECM-受体相互作用（ECM-receptorinteraction），阿米巴病（Amoebiasis），白细胞跨内皮迁移（Leukocyte transendothelialmigration），黏附力（Focaladhesion），碳代谢（Carbonmetabolism），细胞凋亡（Apoptosis），类风湿关节炎（Rheumatoidarthritis），糖酵解 / 糖异生（Glycolsis/ Glusoneogenesis），癌症中的中枢碳代谢（Centralcarbonmetabolismincancer），利什曼病（Leishmaniasis），Notch 信号通路（Notchsignalingpathway）等。主要富集的信号通路有 Notch 信号通路（Notchsignalingpathway），胰高血糖素信号通路（Glucagonsignalingpathway），甲状腺激素信号通路（Thyroidhormonesignalingpathway），PI3K-Akt 信号通路（PI3K-Aktsignalingpathway）。溶酶体途径见图 59。

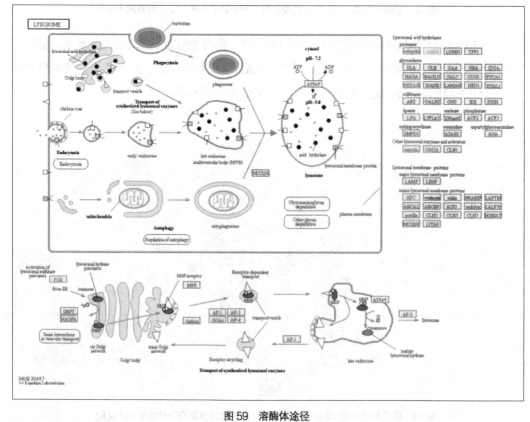

图 59 溶酶体途径

②感染非肺炎组 VS 肺炎组。

差异蛋白基因的 KEGG 通路分析结果显示（图 60），所鉴定的差异蛋白主要集中在 68 条信号转导通路上，其中有 26 条 $P < 0.05$，富集显著性最高的途径是背腹轴形成（Dorso-ventralaxisformation）、Notch 信号通（Notchsignalingpathway）、色氨酸代谢（Tryptophanmetabolism）、精氨酸和脯氨酸代谢（Arginineandprolinemetabolism）、缬氨酸（Valine），亮氨酸和异亮氨酸的降解（leucineandisoleucinedegradation）、炎症性肠病（Inflammatoryboweldisease）、甘油酯代谢（Glycerolipidmetabolism）、谷胱甘肽代谢（Glutathionemetabolism）、内分泌抵抗（Endocrineresistance）、P450 细胞色素 P450 对异生物的代谢（Metabolismofxenobioticsbycytochrome）、甲状腺激素信号通路（Thyroidhormonesignalingpathway）、内质网中的蛋白质加工（Proteinprocessinginendoplasmicreticulum）、代谢途径（Metabolicpathways）等。

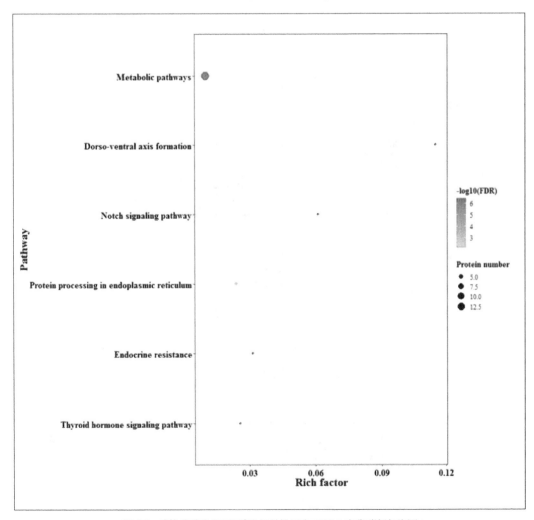

图 60　感染非肺炎组 VS 肺炎组差异蛋白 KEGG 富集分析气泡图

（3）String 蛋白质互作网络分析。

①肺炎组 VS 正常组。

通过蛋白与蛋白相互作用分析，发现 Cdc42，Cyba，Cybb，Syk，Ptpn6，Rasgrp2，Hcls1，Arhgdib，Lcp1，Actr2，Myh6，l1gap1，Arpc2，Pfn1，Ttn，Ldb3，Actn2，Serpina3k，Myl7，Ppp1r12c，Cdc42bpg，Psmb8，Psmd11，Psma2，Psme1，Col5a1，Col5a2，Col1a2，Col1a1，Col6a2，Col6a，Col6a1 处于关键位置，可能是对于支原体肺炎的发生有重要关系的蛋白。

利用 Cytoscape 3.6.1 软件进行复杂网络模块化分析，结果显示 MCODE 分数大于 3.0（含）的基因模块共有 4 个，分别命名为模块 1～7（图 61）。模块 1 由 Ctsh、Sptan1、Ctss、Hexb、Ltf 等 20 个基因构成；模块 2 包括 Col6a2、Postn、Col5a1、Col1a1 等 9 个基因构成，模块 3 包含 Myh6、Actn2、Ttn、Myl4、Myl7 等 6 个基因构成，模块 4 包含 Hcls、Cyba、ltgb2、Lcp1、Arhgdib 等 5 个基因构成。

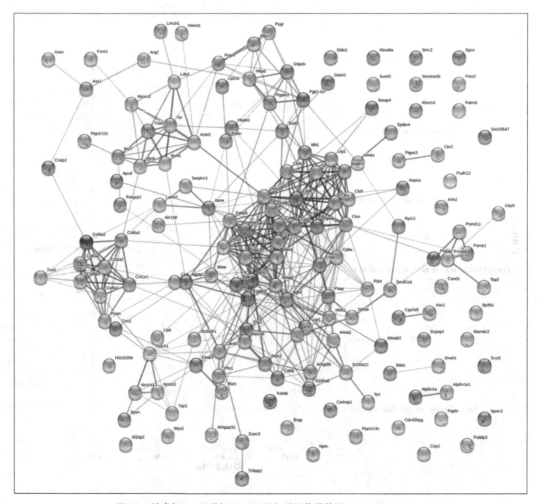

图 61　肺炎组 VS 正常组 String 蛋白质互作网络图 Confidence view

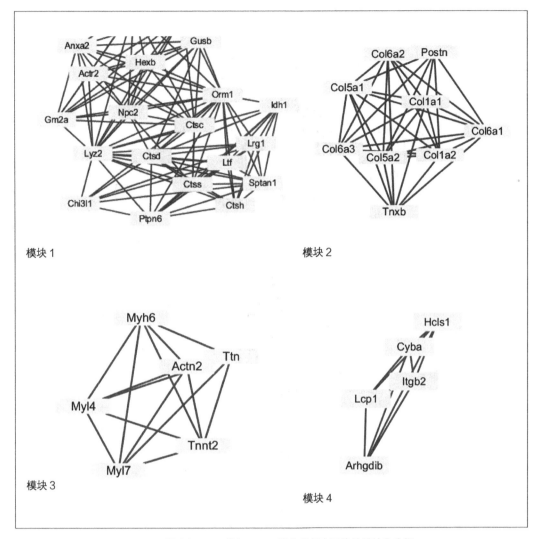

图62　肺炎组 VS 正常组 String 蛋白质复杂网格的模块化分析

对得出的4个模块分别进行 GO 分析（图62），得出：模块1主要参与有机物质及细胞的代谢，模块2主要与对含氧化合物的反应及解剖结构形态发生相关，模块3主要与蛋白及离子结合、超分子聚合物、肌动蛋白细胞骨架、循环系统发育、氮化合物代谢相关，模块4主要与细胞通信、信号传导相关。

②感染非肺炎组 VS 肺炎组。

通过蛋白与蛋白相互作用分析，发现 Gm17087，Actc1，Arpc2，Tagln2，Anxa2，Serpina3g，Hsph1，Cct6a，Notch2，Notch3，Notch1，Pard3，Foxp3，RORγt，Serpinb6b，Clca3，Pard3，Ndufv3，Cox4i1，Ddost，Hnrnpm，Nxf1，Pgd，Fasn，Gpam，Fabp4处于关键位置，可能是对于感染支原体非肺炎起重要作用的蛋白（图63）。

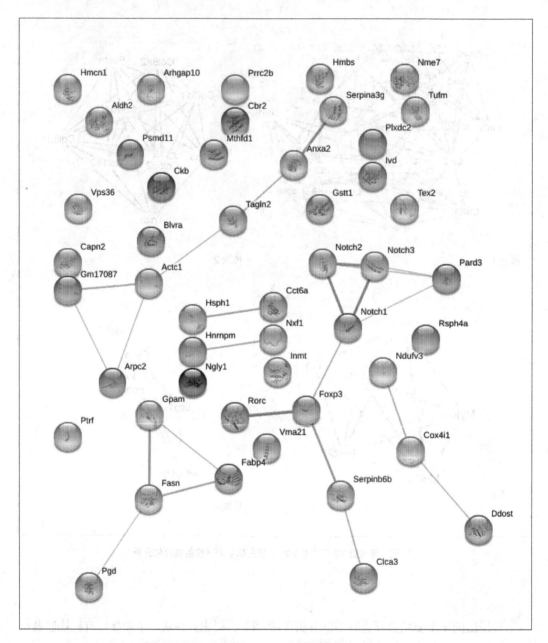

图 63　感染非肺炎组 VS 肺炎组 String 蛋白质互作网络图 Confidence view

利用 Cytoscape3.6.1 软件进行复杂网络模块化分析，得出模块 1 主要参与免疫调节，模块 2 主要与肌动蛋白结合相关，模块 3 主要与脂肪酸的合成与转化、催化作用相关，模块 4 主要与线粒体相关酶，模块 5 主要与 ATP 水解相关，模块 6 主要与诱导信号事件，诱导炎性因子相关（图 64）。

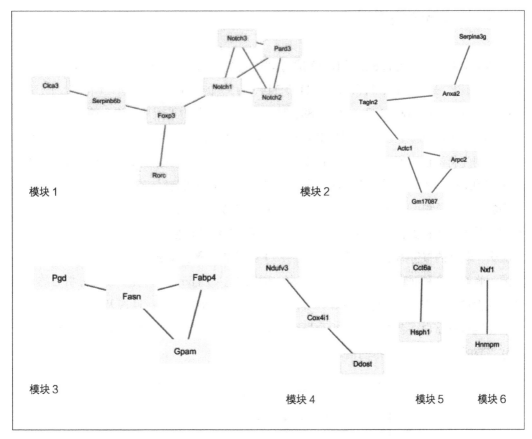

图 64　感染非肺炎组 VS 肺炎组 String 蛋白质复杂网格的模块化分析

四、耐大环内酯类肺炎支原体敏感株与耐药株差异蛋白表达研究

目前国内外均有肺炎支原体耐大环内酯类药物的报道，但对肺炎支原体耐药机制的深入研究还很缺乏，现有的研究多集中在基因水平上药物结合区的位点测序以及地区范围的临床流行病学调查。本研究部分拟从蛋白质水平探讨肺炎支原体对大环内酯类药物的耐药机制，对可能的耐药相关蛋白进行功能注释及鉴定，并探讨其涉及的基因调控网络。张鑫 [58] 拟联合应用 iTRAQ 绝对与相对定量蛋白质组质谱技术，对肺炎支原体耐药和敏感菌株进行蛋白质组的测序，运用差异蛋白质组学研究原理，通过对肺炎支原体野生株与临床分离的耐药株的蛋白质组进行比较分析，找出菌体中重要耐药相关蛋白，并进行鉴定和耐药机制的分析，以期能鉴定到新的功能蛋白和调控子，发现并确立完整的耐药基因调控网络，为临床感控策略的制定提供新的理论依据。为耐大环内酯类肺炎支原体的分子机制研究开辟新的领域。

（一）实验方法

本实验部分所采用的8标iTRAQ试剂盒中的同位素标签主要由三部分组成：8种不同分子量（121、119、118、117、116、115、114、113）的报告离子（reportergroup）、8种不同分子量（184、186、187、188、189、190、191、192）的平衡基团和1种相同的反应基团（reactivegroup），它在一次试验中最多可以同时对8个不同的蛋白质样品进行标记比较。反应基团先将同位素标签与待测蛋白质肽段的N-末端及所有氨基酸侧链相连接，即可标记所有的酶解肽段。之后标签中的平衡基团和报告离子顺次与反应基团连接。因为同一标签中的报告离子和平衡基团的总分子量都是305，所以在一级质谱检测时，同一肽段无论标记着何种同位素标签，其质荷比都完全相同。而在二级质谱检测中，由于平衡基团发生中性丢失，剩下的报告离子分子量（113~121）就使信号离子表现为不同的质荷比，这样根据质谱峰的高度和面积，就能得到蛋白质的定量信息（图66）。首先对质谱分析后的初级原始文件进行峰识别，以此获得峰列表；再选取参考数据库，进行肽段及蛋白质的鉴定；然后比较每种蛋白在各样品之间的含量差异关系，通过功能注释和聚类分析，最终获得一些感兴趣的目标蛋白。基本的信息分析流程，见图65。

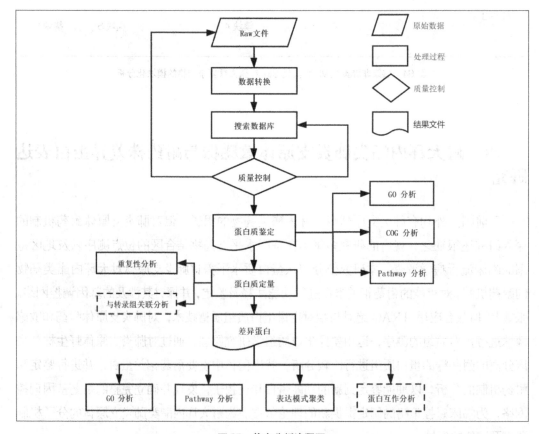

图65　信息分析流程图

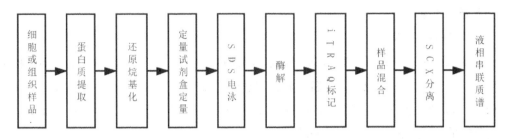

图 66　iTRAQ 实验流程

（二）实验结果分析

1.蛋白质含量

对 3 株肺炎支原体菌株的总蛋白进行提取，使用 Bradford 蛋白定量试剂盒检测总蛋白浓度，并同时用 SDS-PAGE 电泳检测总蛋白。具体结果如（图 67、图 68，表 21）：

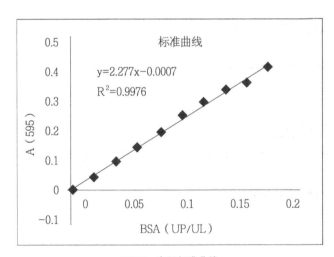

图 67　定量标准曲线

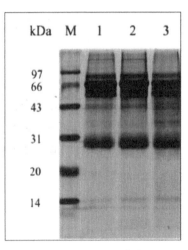

图 68　SDS-PAGE 电泳图

表 21　样品蛋白质含量

样本编号	浓度（μg/μL）	体积（μL）	蛋白总量（μg）
FH5	2.27	80	181.82
S20	3.33	80	266.14
S56	2.83	80	226.09

2. 蛋白质鉴定

（1）基本鉴定信息。

为了保证质谱结果的准确性，对3株肺炎支原体菌株进行了生物学重复，即每个样本分成相同等份同时进行上机。最终得到的二级谱图总数（Total spectra）、鉴定到的谱图数量（Spectra）、鉴定到的肽段数量（Peptide）、鉴定到的特有肽段序列的数量（Uniquepeptide），鉴定到的蛋白质数量（Protein）如图69所示。

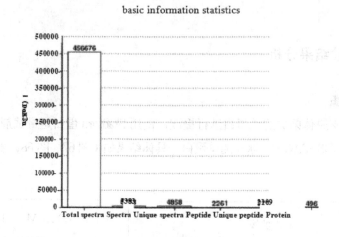

图69　鉴定基本信息统计

（2）肽段序列长度分布。

图70显示的是不同长度肽段占全部肽段的百分比。横坐标表示肽段所含的氨基酸残基数，纵坐标为该长度肽段占全部肽段的百分比。由图可见肽段氨基酸残基数量在9～13最多。

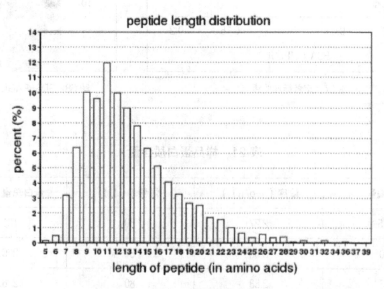

图70　肽段长度分布

（3）肽段序列覆盖度。

图 71 显示的是不同覆盖度的蛋白比例分布。不同的颜色代表不同的蛋白序列的覆盖度范围，饼状图的百分比表示处于各自覆盖度范围的蛋白数量占蛋白总数的比例。

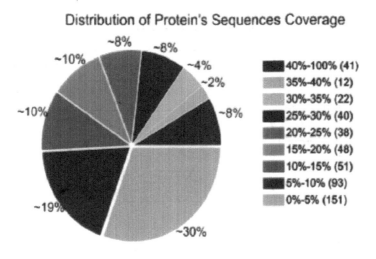

图 71　肽段序列覆盖度分布

（4）鉴定肽段的数量分布。

图 72 显示的是鉴定到的蛋白所含肽段数量的分布情况。横坐标表示鉴定到的蛋白肽段的数量范围，纵坐标表示蛋白数量。图中显示的趋势表明，蛋白数量随着匹配肽段数量的增加而减少；大多数鉴定到的蛋白所含的肽段数量在 10 个以内。

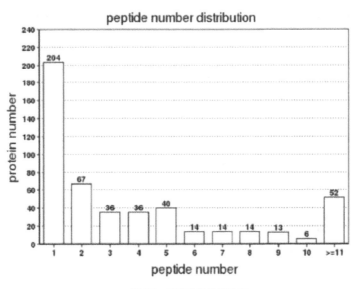

图 72　鉴定肽段数量分布

（5）蛋白质定量。

①差异蛋白。

差异蛋白标准：蛋白质丰度水平的差异倍数达到 1.2 倍以上，并且经统计检验其 $P\text{-value}$ 小于 0.05。本次研究鉴定到的差异蛋白信息，见表 22。

表 22　差异蛋白统计

Group Name	Up-regulatiom	Dowm-regulatlon	Total diflermtly expreseed
	Protelms	Protelms	Protelms
FH5-VS556	7	11	18
S56-VSS28	6	11	17
FH5-VS-S20	1	9	10

②蛋白丰度比分布。

对蛋白质进行相对定量时，如果某一蛋白在两个样本中的表达量没有显著变化，那么其蛋白丰度比约为 1。当蛋白的丰度比（差异倍数）达到 1.2 倍以上，且同时满足 $P\text{-value}$ 值小于 0.05 时，即认为该蛋白是不同样品间的差异蛋白。对每个蛋白的差异倍数以 2 为底取对数后作出分布图（如图 73 所示）。表达量上调的蛋白居于横坐标零点的右侧，表达量下调的蛋白居于横坐标零点的左侧。

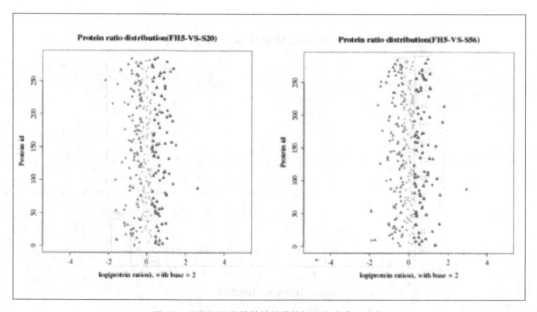

图 73　两组不同药敏特性的菌株间蛋白丰度比分布

（6）重复性分析。

对于有重复设计的质谱实验，首先需要对其进行重复性分析。因为只有保证稳定的质谱实验过程才能获得准确、稳定的实验结果。下图所示本次实验的重复性分析，蝇过蛋白在重复数据中的定量值来计算变异程度，并统计变异程度的分布情况（图74）。本次实验设计为同组上机的生物学重复，其变异程度为与1的差值。下图中横坐标表示不同变异水平；左边纵坐标表示不同变异水平的定量蛋白数，柱形与之对应；右边纵坐标表示不同变异水平所占总定量蛋白的比例的累加，折线图与之对应。

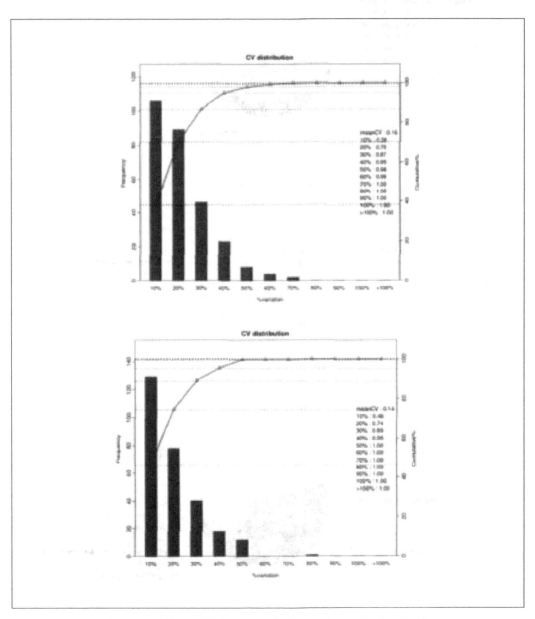

图74　重复性分析图（左图为 FH5-VS-S20，右图为 FH5-VS-S56）

（7）蛋白功能分析。

①蛋白 GO 分类。

根据 GO 中 3 个本体（molecular function，cellular co 肺炎支原体 onent，biological process）所涉及的条目，对鉴定出的所有蛋白进行了功能分类，列出所有相应蛋白的 ID 及蛋白个数，并绘制统计图（图 75），同时略去没有相应蛋白的 GO 条目。

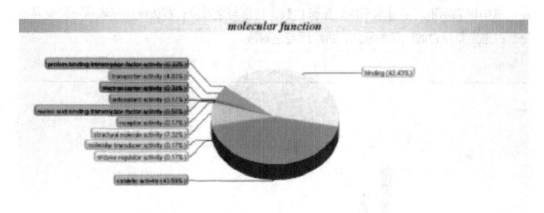

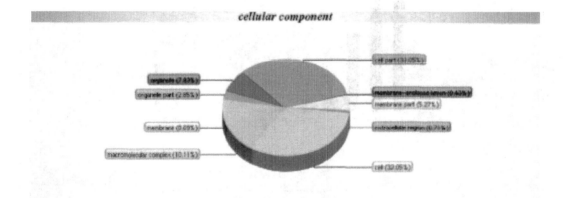

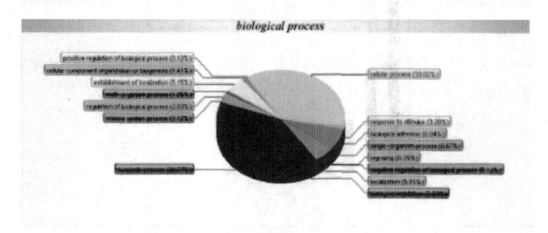

图 75　鉴定到的蛋白 GO 功能分类统计

②蛋白 COG 注释。

将所有鉴定到的蛋白质在 COG 数据库中进行比对，预测出这些蛋白质可能的功能，并进行分类统计（图76）。下图横坐标为 COG 功能分类的具体条目，纵坐标为每个功能分类所对应的蛋白数量。该图显示了样品中每个功能分类的蛋白质数量。

③Pathway 代谢通路注释。

将鉴定到的蛋白进行了 Pathway 代谢通路分析，明确每种蛋白质参与的生化代谢途径和信号转导途径，并对最主要的代谢通路（代谢通路中涉及的差异蛋白比例 > 5%）进行了统计（表23）。

表 23　鉴定到蛋白的 Pathway 注释分类

Pathway	Diff Proteins with pathway annotation (381)	Pathway ID
Metabolic pathways	149 (39.11%)	ko01100
Biosynthesis of secondary metabolites	55 (14.44%)	ko01110
Microbial metabolism in diverse environments	55 (14.44%)	ko01120
Ribosome	50 (13.12%)	ko03010
Purine metabolism	42 (11.02%)	ko00230
ABC transporters	40 (10.5%)	ko02010
Pyrimidine metabolism	35 (9.19%)	ko00240
Aminoacyl-tRNA biosynthesis	31 (8.14%)	ko00970
Glycolysis / Gluconeogenesis	30 (7.87%)	ko00010
Pyruvate metabolism	23 (6.04%)	ko00620

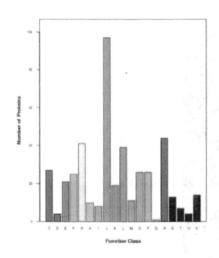

图 76　鉴定到蛋白 COG 分类图

④3个样本间的聚类分析。

将3个样本分为3个比较组：FH5-VS-S20、FH5-VS-S56、S20-VS-S56。其中前两组是敏感株与耐药株的比较，其差异蛋白是本次研究的重点。找出两组中共有的，且上调或下调同向性表达的蛋白，共7个蛋白（图77、图78）。然后在这7个蛋白中排除 S20-VS-S56 组的差异蛋白，发现这7个蛋白都没有出现 S20-VS-S56 组的差异蛋

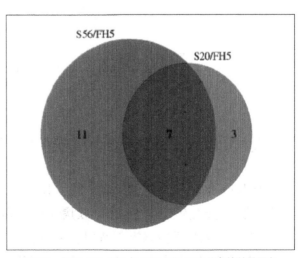

图 77　FH5-VS-S20 与 FH5-VS-S56 共有的差异蛋白

白中，因此这 7 个蛋白将是下一步研究的目标蛋白。

聚类分析结果用 java Tree view 显示，下列聚类分析图中，每一行代表一个蛋白，每一列为一个比较组，不同颜色表示不同的差异倍数。红色表示上调，绿色表示下调。

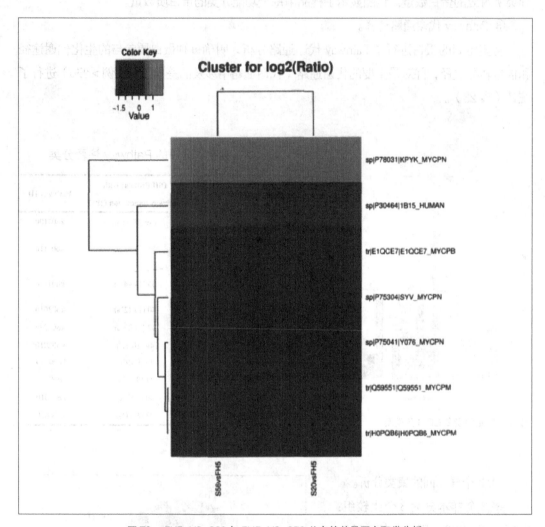

图 78　FH5-VS-S20 与 FH5-VS-S56 共有的差异蛋白聚类分析

五、肺炎支原体感染小鼠模型的代谢组学研究

代谢组学作为一门新兴的实验技术，其以整体观为基础，将机体代谢物变化做为载体，以动态性、全局性为观点，全面解析疾病对机体的影响。但目前关于 MPP 临床代谢组学的研究报道较为少见。魏文峰等 [59] 采用超高效液相色谱与串联四级杆飞行时间质谱（UPLC-Q-TOF-MS）联用技术的代谢组学方法，分析肺炎支原体感染小鼠肺组织中内源性化合物

的变化。采用 ProgenisisQI 软件进行色谱峰识别及匹配，并采用主成分分析（PCA）和偏最小二乘－判别分析（PLS-DA）对获得数据进行降维，通过分析对不同组间分离贡献度较大（VIP>1，$P<0.05$）化合物的串联质谱数据，经 HMDB 等数据库检索，确定潜在生物标志物。结果发现芩百清肺浓缩丸通过影响视黄醇代谢、亚油酸代谢、花生四烯酸代谢等通路发挥治疗支原体肺炎的作用。以下为研究方法及结果。

（一）实验方法

小鼠于造模结束后24h采集样本，每个样本取100μL血清，加400μL甲醇，涡旋30s，4℃条件下13000r/min离心10min，取上清液用于代谢组学分析。将所有生物样本的UPLC-MS数据导入MarKerview软件，进行峰匹配、峰对齐、峰提取和归一化处理，进而进行主成分分析（PCA）及正交偏最小二乘法－判别分析（OPLS-DA），并采用正交信号校正技术过滤变量信息，通过代谢轨迹变化趋势分析模型组与空白组的差异，确定主成分和潜在生物标志物（Marker）。利用Q-TOF测定各Marker的精确相对分子质量，对所筛查的具有显著性差异的代谢物进行分析，计算其可能的分子式。再通过分子式检索Human Metabolome Database（HMDB）数据库，结合文献和标准品确证的方式，鉴定潜在生物标志物的化学结构。通过检索代谢途径数据库KEGG和MetPA，结合相关文献、生物化学及分子生物学知识，探讨潜在生物标志物相关生物学意义。

（二）实验结果分析

1. 小鼠血清代谢组学分析

采用UPLC-MS进行血清样本的分离与数据采集，将所得数据导入MarkerView软件进行PCA无监督分析（图79），在正离子2个主成分（PC1：82.2；PC2：4.6）和负离子2个主成分（PC1：56.1；PC2：11.2）构建的得分图可直观看出，空白组与模型组有显著分开趋势。为进一步区分不同组别差异，对2组血清代谢物进行有监督的OPLS-DA分析（图

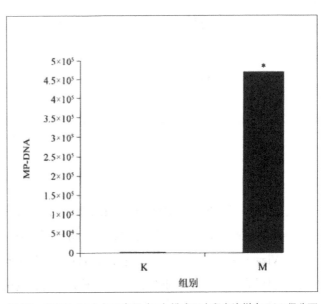

图79 负离子（A）与正离子（B）模式下小鼠血液样本PCA得分图

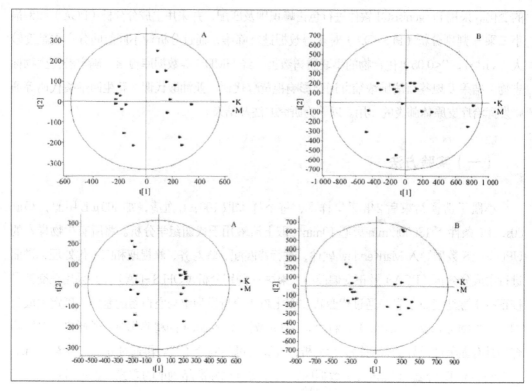

图 80　负离子（A）与正离子（B）模式下小鼠血液样本 OPLS-DA 得分图

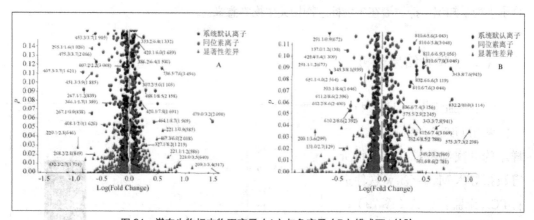

图 81　潜在生物标志物正离子（A）与负离子（B）模式下 t 检验

80），正离子模式的模型参数为 R2=0.9595，Q2=0.8809，负离子模型参数为 R2=0.9862，Q2=0.9614，参数显示所构建模型有效，可用于后续组间差异成分的寻找及分析。结合 MarkerView 软件中 t 检验包筛选在 2 组中有显著性差异（$P<0.05$）的离子，t 检验得到的火山图及其结合 Fold 图且 FoldChange>1.5 倍，筛选出对分型贡献较大且具有显著性差异的离子作为潜在的生物标志物进行分析鉴定（图 81）。

2.肺炎支原体潜在生物标志物鉴定

潜在标志物的鉴定方法为通过一级质谱信息确定相对分子量，利用二级质谱信息获得其结构碎片信息。通过 HMDB，KEGG，METLIN 等多个数据库检索，共推断出 47 个生物标志物，并列举了各生物标志物在空白组和模型组中的表达水平。与空白组相比，模型组代谢物水平升高的有 20 种，降低的有 27 种（表 24）。

表 24　MPP 小鼠生物标志物信息

No.	t_R/min	化合物	离子模式	相对分子质量	分子式	趋势
1	0.800	赖氨酸	M－H	145.099 3	$C_6H_{14}N_2O_2$	↑[1]
2	0.860	鸟氨酸	M－H	131.082 8	$C_5H_{12}N_2O_2$	↑[1]
3	0.870	左旋肉碱	M＋H	162.111 8	$C_7H_{15}NO_3$	↑[1]
4	0.890	次黄嘌呤	M＋H	137.045 8	$C_5H_4N_4O$	↑[1]
5	0.900	抗坏血酸	M－H	175.026 6	$C_6H_8O_6$	↓[1]
6	0.900	二氢胸腺嘧啶	M－H	127.051 5	$C_5H_8N_2O_2$	↑[1]
7	0.900	尿酸	M－H	167.020 6	$C_5H_4N_4O_3$	↑[1]
8	0.910	脯氨酸甜菜碱	M＋H	144.102 4	$C_7H_{13}NO_2$	↑[1]
9	0.920	富马酸	M－H	115.004 8	$C_4H_4O_4$	↓[1]
10	0.920	丙酮酸	M－H	87.010 4	$C_3H_4O_3$	↓[1]
11	1.35	丙二酸	M－H	103.003 5	$C_3H_4O_4$	↓[1]
12	1.42	柠檬酸	M－H	191.019 8	$C_6H_8O_7$	↓[1]
13	1.55	3-methylglutarylcarnitine	M＋H	290.159 0	$C_{13}H_{23}NO_6$	↓[1]
14	1.60	malonylcarnitine	M－H	246.098 9	$C_{10}H_{17}NO_6$	↓[1]
15	1.68	乙酰氨基丁酸	M－H	144.066 4	$C_6H_{11}NO_3$	↑[1]
16	1.79	L-色氨酸	M－H	203.082 3	$C_{11}H_{12}N_2O_2$	↑[1]
17	1.93	3-羟基异戊酸	M－H	117.057 1	$C_5H_{10}O_3$	↓[1]
18	2.17	苯甲酰氨基乙酸	M－H	178.051 1	$C_9H_9NO_3$	↑[1]
19	2.28	5-羟吲哚乙酸	M＋H	192.065 6	$C_{10}H_9NO_3$	↑[1]
20	2.32	龙胆酸	M－H	153.019 5	$C_7H_6O_4$	↑[1]
21	2.37	5-羟基己酸	M－H	131.072 1	$C_6H_{12}O_3$	↓[1]
22	2.37	异亮氨酸	M－H	129.056 6	$C_6H_{10}O_3$	↓[1]
23	2.39	对甲酚	M－H	107.051 9	C_7H_8O	↓[1]
24	2.59	indoleacetaldehyde(indole-3-acetaldehyde)	M＋H	160.075 6	$C_{10}H_9NO$	↑[1]
25	2.59	吲哚乙酸	M＋H	206.080 4	$C_{11}H_{11}NO_3$	↑[1]
26	2.60	胆红素	M－H	583.255 8	$C_{33}H_{36}N_4O_6$	↑[1]
27	2.69	牛磺胆酸	M－H	514.282 6	$C_{26}H_{45}NO_7S$	↓[1]
28	2.73	色氨酸	M－H	160.077 6	$C_{10}H_{11}NO$	↑[1]
29	3.00	皮脂酸	M－H	201.114 3	$C_{10}H_{18}O_4$	↓[1]
30	3.26	皮质醇	M－H	361.203 3	$C_{21}H_{30}O_5$	↓[1]
31	3.26	2-氨基-辛酸	M－H	158.119 5	$C_8H_{17}NO_2$	↑[1]
32	3.61	十二烷二酸	M－H	229.144 3	$C_{12}H_{22}O_4$	↓[1]
33	3.71	牛磺鹅去氧胆酸	M－H	498.287 7	$C_{26}H_{45}NO_6S$	↓[1]
34	3.83	9,12,13-triHOME	M－H	329.232 0	$C_{18}H_{34}O_5$	↑[1]
35	3.97	辅酶 Q-1	M－H	249.114 4	$C_{14}H_{18}O_4$	↑[1]
36	4.17	十四烯二酸	M－H	257.175 3	$C_{14}H_{26}O_4$	↓[1]
37	5.62	亚油酸	M－H	279.230 6	$C_{18}H_{32}O_2$	↑[1]
38	5.74	lysoPC(14:0)	M－H	466.294 6	$C_{22}H_{46}NO_7P$	↓[1]
39	5.77	12-HEPE	M－H	317.211 6	$C_{20}H_{30}O_3$	↓[1]
40	5.58	维生素 A	M＋H	287.237 5	$C_{20}H_{30}O$	↓[1]
41	6.20	trans-hexadec-2-enoyl carnitine	M＋H	398.327 8	$C_{23}H_{43}NO_4$	↓[1]
42	6.61	全反式维甲酸	M＋H	301.216 9	$C_{20}H_{28}O_2$	↑[1]
43	7.18	9,10-epoxyoctadecenoic acid	M－H	295.226 7	$C_{18}H_{32}O_3$	↓[1]
44	7.27	lysoPC[18:1(11Z)]	M－H	520.340 1	$C_{26}H_{52}NO_7P$	↓[1]
45	7.86	十二碳五烯酸	M－H	301.218 1	$C_{20}H_{30}O_2$	↓[1]
46	8.00	D-2-羟谷氨酸	M＋H	149.045 8	$C_5H_8O_5$	↑[1]
47	8.60	二十二碳五烯酸	M－H	329.247 3	$C_{22}H_{34}O_2$	↓[1]

3. 代谢通路分析

应用MetPA网站构建分析代谢通路，并选择小鼠物种，将推断的47个代谢物的HMDB编号输入进行代谢通路分析（图82）。利用拓扑分析，代谢通路影响的临界值设置为0.01，大于这个值将选择作为潜在的关键代谢通路（表25）。与支原体肺炎相关的代谢通路共涉及视黄醇代谢、精氨酸和脯氨酸代谢、甾类激素合成、色氨酸代谢、嘌呤代谢等17个代谢途径。

4. 生物标志物与生化病理指标的相关性分析

选取OPLS-DA中Fold-Change>2的差异变量化合物与IgM含量、肺炎支原体含量及病理切片中病变面积总分进行相关性分析，找出代谢物与病理生化指标的相关性并列出相关系数（表26）。结果表明，5-羟吲哚乙酸、2-氨基辛酸、赖氨酸、L-色氨酸与肺炎支原体含量有极度相关性，D-2-羟谷氨酸、赖氨酸、L-色氨酸、对甲酚与病理面积总分有极度相关性，D-2-羟谷氨酸、2-氨基辛酸、赖氨酸与IgM含量极度相关。

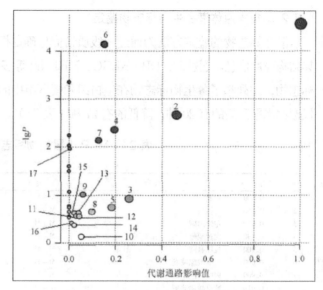

图82　基于MetPA的肺炎支原体生物标志物代谢通路分析

1. 亚油酸代谢　2. 视黄醇代谢　3. 二羧酸代谢　4. 色氨酸代谢　5. 丙酮酸代谢　6. 柠檬酸代谢　7. 精氨酸和脯氨酸代谢　8. 糖酵解或糖异生　9. 初级胆汁酸合成　10. 甾类激素生物合成　11. 嘌呤代谢　12. 甘油磷脂代谢　13. 卟啉和叶绿素代谢　14. 嘧啶代谢　15. 半胱氨酸和蛋氨酸代谢　16. 缬氨酸，亮氨酸和异亮氨酸降解　17. 丙氨酸、天冬氨酸和谷氨酸代谢

表25　MetPA分析MPP小鼠代谢通路

No.	相关代谢途径	n	匹配值	影响值
1	亚油酸代谢	6	2	1.00
2	视黄醇代谢	16	2	0.461
3	二羧酸代谢	18	1	0.258
4	色氨酸代谢	40	3	0.195
5	丙酮酸代谢	23	1	0.184
6	柠檬酸代谢	20	3	0.152
7	精氨酸和脯氨酸代谢	44	3	0.127
8	糖酵解或糖异生	26	1	0.099
9	初级胆汁酸合成	46	2	0.060
10	甾类激素生物合成	72	1	0.054
11	嘌呤代谢	68	3	0.046
12	甘油磷脂代谢	30	1	0.044
13	卟啉和叶绿素代谢	27	1	0.042
14	嘧啶代谢	41	1	0.023
15	半胱氨酸和蛋氨酸代谢	27	1	0.023
16	缬氨酸,亮氨酸和异亮氨酸降解	38	1	0.012
17	丙氨酸、天冬氨酸和谷氨酸代谢	24	2	0.003

表 26　生物标志物相对含量与生化病理指标的相关系数

生物标志物	IgM	MP	病理总分
胆红素	-0.037	0.425	0.213
色氨酸	-0.120	0.104	0.079
D-2-羟谷氨酸	0.532[1]	-0.222	0.627[2]
5-羟吲哚乙酸	0.453[1]	-0.591[2]	0.168
2-氨基辛酸	0.604[2]	-0.596[2]	0.348
赖氨酸	0.850[2]	-0.692[2]	0.548[1]
次黄嘌呤	0.591[2]	-0.470[1]	0.171
L-色氨酸	0.772[2]	-0.778[2]	0.534[1]
抗坏血酸	0.140	0.161	-0.105
乙酰氨基丁酸	-0.297	-0.424	-0.418
皮脂酸	-0.192	-0.125	-0.182
对甲酚	-0.520[1]	-0.464[1]	-0.523[1]
辅酶 Q-1	0.170	-0.037	-0.182
维生素 A	-0.094	-0.308	-0.384
丙二酰肉碱	-0.366	-0.446[1]	-0.359

　　本研究采用 UPLC-Q-TOF-MS 技术结合模式识别数据分析手段，进行了小鼠 MPP 的血清代谢组学研究。共标识了 47 种生物标志物，并且呈现一定的上调或下调趋势，这些生物标志物涉及 17 条代谢通路，其中视黄醇代谢、精氨酸与脯氨酸代谢、甾类激素合成等代谢途径与肺组织损伤、炎症反应、免疫抑制有密切关联。本研究从整体水平反映了 MPP 内源性小分子的代谢变化，有助于 MPP 代谢网络的全面构建及疾病诊断，为抗 MPP 药物的选择与评价奠定了基础。

六、肺炎支原体临床代谢组学的研究

　　代谢组学作为一门新兴的实验技术，其以整体观为基础，将机体代谢物变化作为载体，以动态性、全局性为观点，全面解析疾病对机体的影响。但目前关于 MPP 临床代谢组学的研究报道较为少见。魏文峰等采用超高效液相色谱与串联四级杆飞行时间质谱（UPLC-Q-TOF-MS）联用技术的代谢组学方法，分析肺炎支原体感染小鼠肺组织中内源性化合物的变化。采用 Progenisis QI 软件进行色谱峰识别及匹配，并采用主成分分析（PCA）和偏最小二乘－判别分析（PLS-DA）对获得数据进行降维，通过分析对不同组间分离贡献度较大（VIP>1，$P<0.05$）化合物的串联质谱数据，经 HMDB 等数据库检索，确定潜在生物标志物。结果发现苓百清肺浓缩丸通过影响视黄醇代谢、亚油酸代谢、花生四烯酸代谢等通路发挥治疗支原体肺炎的作用。以下内容为本课题组研究结果。

（一）实验方法

1. 样本采集

本研究纳入患者选自 2018 年 9 月到 2019 年 3 月期间辽宁中医药大学附属医院儿科病房确诊及诊 MPP（痰热型）患儿共 11 例为治疗组。及同期于辽宁中医药大学附属医院儿保中心体检正常儿童 11 例为正常组。治疗组予：注射用乳糖酸红霉素，30mg/（kg·d），日 2 次静脉输注；加用喜炎平注射液，5mg/（kg·d），日 1 次静脉输注治疗；口服小儿清肺合剂（院内制剂）；外用敷胸散（院内制剂）。合并用药要求按临床诊疗常规应用，如退热药、平喘药、头孢类抗生素、保护胃黏膜药物等。

正常组儿童（CK 组）11 例留取体检时血液样本，治疗组 11 例收集入院时（TB 组）及出院时（TA 组）两次血液样本。血清样本处理方法：血液收集在离心管中 37℃（或室温）静置 1h 进行凝固分层。然后 3000 r/min 室温离心 10min，取上清转至干净的离心管中。再 12000 r/min，4℃离心 10min，取上清分装到 1.5mL 离心管中，每管 0.2mL，−80℃冻存待检。

2. 代谢组学实验基本步骤

（1）代谢物提取。

取 100μL 样本，加入 300μL 甲醇和 20μL 内标，涡旋混匀 30s 后，冰水浴中超声提取 5min。−20℃静置 2h。4℃，13000rpm 离心 15min，取 200μL 上清液于 2mL 进样瓶，进行 LC-MS 分析。质控样本（QC）由实验样本提取物等量混合制备而成，用于分析样本在相同的处理方法下的重复性。在仪器分析的过程中，每 6～10 个检测分析样本中插入 1 个质控样本，以监测分析过程的重复性。

（2）代谢物检测

LC-MS 分析的仪器平台由 Agilent1290 超高效液相色谱串联 Thermo Fisher Scientific 的 Q Exactive Orbitrap 高分辨质谱仪组成。所用色谱柱为 UPLC HSS T3 色谱柱（1.7μm 2.1×100mm，Waters）。流动相条件：正模式：流动相 A：0.1% 甲酸水溶液，流动相 B：乙腈；负模式：流动相 A:5mM 醋酸铵水溶液（用氨水调节 pH 至 9.0），流动相 B：乙腈。流动相条件见表 27。

质谱条件为：采用 Q Exactive Orbitrap 高分辨质谱仪进行一级、二级质谱数据的采集。

（二）实验结果分析

1. 主成分分析（PCA）

（1）所有样本和质控样本进行主成分分析。

通过观察正离子（POS）及负离子（NEG）模式下质控样本与所用样本间的离散度，

表 27 流动相条件参数（进样体积：1μL。）

Time（min）	Row（μL/min）	A%	B%
0	500	99	1
1.0	500	99	1
8.0	500	1	99
10.0	500	1	99
10.1	500	99	1
12.0	500	99	1

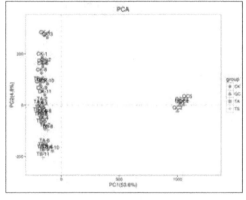

图 83　正离子模式下 PCA 得分图

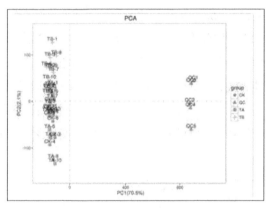

图 84　负离子模式下 PCA 得分图

可以得知仪器分析的稳定性和可靠性。由图 83、图 84 可见质控样本及各样本间离散度较高，样本件间无交叉污染。

（2）样本间主成分分析。

PCA 分析能将原始数据压缩成 n 个主成分来描述原始数据集的特征，PC1 表示能描述多维数据矩阵中最明显的特征，PC2 表示除 PC1 之外的所能描述数据矩阵中最显著的特征。PCA 分析是一种无监督的多维统计分析方法，能从总体上反映各组样本之间的总体代谢差异和组内样本之间的变异度大小。由图 85 可见各组间两两比较，CK 组与 TA 组后样品分离不完全，治疗后部分代谢成分向 CK 组回归，出现融合趋势。TA 组、CK 组与 TB 组间离散度较大，提示患儿与正常儿童间，治疗前后差异明显（图 86、图 87）。

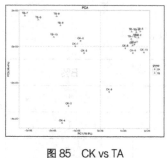 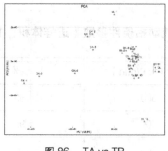 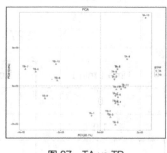

图 85　CK vs TA　　　　　图 86　TA vs TB　　　　　图 87　TA vs TB

2. 正交偏最小二乘判别分析（OPLS-DA）

正交最小偏二乘判别分析（OPLS-DA）是 PLS-DA 的衍生算法，与 PLS-DA 相比，OPLS-DA 是结合了正交信号矫正（OSC）和 PLS-DA 两个方法，通过去除不相关的差异，相关的信息就集中表现在第一个预测成分，该方法能最大化突出模型内部与预测主成分相关差异。为后续的模型检验和差异代谢物筛提供资料。评价（O）PLS-DA 模型的预测参数有 R2X、R2Y 和 Q2，其中 R2X 和 R2Y 分别表示所建模型对 X 和 Y 矩阵的解释率，Q2 表示模型的预测能力，这 3 个指标越接近于 1 时表示模型越稳定可靠。Q2>0.5 时表示模型预测能力较好，Q2>0.9 时为出色的模型。检验结果可见各个 OPLS-DA 得分图下方的 Q2Y。

如图 88 ~ 图 90 所示在正离子模式下 Q2 均大于 0.5 说明各组模型预测能力较好，适合于解释各组之间的代谢差异和发现两组之间的差异性代谢物。

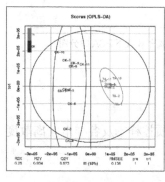 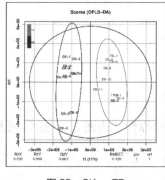 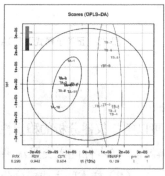

图 88　CK vs TA　　　　　图 89　CK vs TB　　　　　图 90　TA vs TB

3. OPLS-DA 载荷图结果

载荷图有助于找出对比较组间代谢物模式变化贡献最大的代谢物，也就是对 OPLS 模型的主成分贡献最大的变量。在横坐标方向上远离原点的变量可能为两组间的差异代谢物，对两组样本的区分贡献更大。另外，载荷图某个位置上的变量往往对得分图上相同位置的样本有重要贡献，很有可能是导致样本分开的重要变量，如图 91 ~ 图 93 所示。

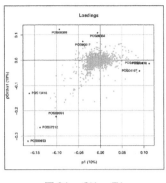

图 91　CK vs TA

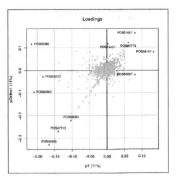

图 92　CK vs TB

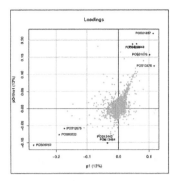

图 93　TA vs TB

4. 差异性代谢物挖掘

本实验结合多元统计分析 OPLS-DA 的 VIP 值和单变量统计分析 T 检验 P 值来筛选不同比较组间的显著差异代谢物，VIP 值表示某个单一数据对整体数据的影响程度，数值越高影响越大。本实验设定 VIP ≥ 1 且 T-test $P<0.05$。结果如图 94 所示。在正离子模式下：TA 组较 CK 组有 258 个代谢物显著升高，486 个代谢物降低；TB 组与 CK 组比较存在 189 个代谢物显著升高，418 个代谢物；TB 组与 TA 组比较存在 327 个代谢物显著升高，345 个代谢物。在负离子模式下：TA 组较 CK 组有 55 个代谢物显著升高，223 个代谢物降低；TB 组与 CK 组比较存在 131 个代谢物显著升高，102 个代谢物；TB 组与 TA 组比较存在 200 个代谢物显著升高，42 个代谢物降低。然后结合载荷图代谢物质的分布、综合考虑候选代谢物的保留时间、二级质谱图（MS/MS）等信息，进行在线数据库（www.hmdb.ca/metabolites）检索，来初步筛选确定相关差异性代谢物的数据信息。经初步判断发现：PC（16:0/0:0）、PC（P-18:1（9Z）/0:0）、LysoPC（18:0）、LysoPC（20:4（5Z,8Z,11Z,14Z））等磷脂酰胆碱；SM（d18:1/22:1（13Z））、SM（d18:1/24:1（15Z））、SM（d18:0/18:1（11Z））等鞘磷脂；甘油三酯 TG（14:0/15:0/20:5（5Z,8Z,11Z,14Z,17Z））；Palmitic acid、Oleic acid 等 15 种代谢物在正常儿童与患儿间存在趋势差异。其中磷脂酰胆碱、鞘磷脂、甘油三酯在 CK-TB-TA 组间比较时呈现先降低后升高趋势。而 Palmitic acid、Oleic acid 则相反。如表 28 所示。

此研究结合多元统计分析及 OPLS-DA 的 VIP 值和单变量统计分析 T 检验 P 值来筛选不同比较组间的显著差异代谢物，设定 VIP ≥ 1 且 T-test $P<0.05$ 分析发现：在正离子模式下：TA 组较 CK 组有 258 个代谢物显著升高，486 个代谢物降低；TB 组与 CK 组比较存在 189 个代谢物显著升高，418 个代谢物；TB 组与 TA 组比较存在 327 个代谢物显著升高，345 个代谢物。在负离子模式下：TA 组较 CK 组有 55 个代谢物显著升高，223 个代谢物降低；TB 组与 CK 组比较存在 131 个代谢物显著升高，102 个代谢物；TB 组与 TA 组比较存在 200 个代谢物显著升高，42 个代谢物降低。后综合 OPLS-DA 载荷图结果、多元统计分析、

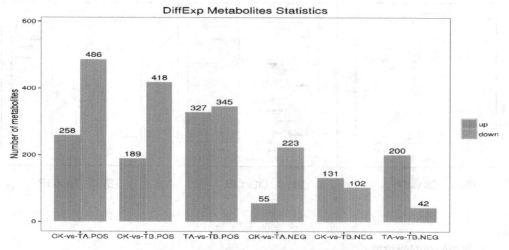

图94 三组间两种模式下差异代谢产物数量图

表28 CK-TB-TA 三组间差异代谢物

Id	K	TB	TA	Name	Ret.time	m/z
POS00262	0	-0.41	0.12	PC（16:0/0:0）	434.69	496.34
POS00555	0	-0.71	-0.16	PC（P-18:1（9Z）/0:0）	458.72	506.36
POS02057	0	-0.62	-0.15	PC（14:0/22:1（13Z））	655.02	788.61
POS02090	0	-0.97	-0.09	PC（20:2（11Z,14Z）/P-18:1（11Z））	654.80	796.62
POS02029	0	-1.04	-0.13	SM（d18:1/22:1（13Z））	655.10	785.65
POS02043	0	-0.61	-0.12	SM（d18:1/24:1（15Z））	655.05	813.68
POS01999	0	-0.4	0.33	SM（d18:0/18:1（11Z））	655.23	731.60
POS04784	0	-0.55	-0.05	LysoPC（P-18:0）	475.31	508.38
POS00223	0	-0.52	0.06	LysoPC（18:0）	480.30	524.37
POS00142	0	-0.97	-0.04	LysoPC（20:4（5Z,8Z,11Z,14Z）	399.18	544.33
POS00193	0	-0.08	0.43	LysoPC（18:2（9Z,12Z））	360.44	520.34
POS02042	0	-1.04	-0.11	TG（14:0/15:0/20:5（5Z,8Z,11Z,14Z,17Z））	655.04	811.67
POS05190	0	-0.35	0.99	TG（14:0/15:0/20:5（5Z,8Z,11Z,14Z,17Z））	453.50	811.66
NEG00005	0	0.23	-0.28	Palmitic acid	513.74	255.23
NEG00173	0	0.28	-0.36	Oleic acid	525.136	281.25

注：以 CK 组血清代谢物含量为零，TB、TA 两组均与之相比，含量升高用正数表示，降低用负数表示。

保留时间、二级质谱图等信息，参照代谢物在线数据库（www.hmdb.ca/metabolites），经初步筛选判断发现：PC（16:0/0:0）、PC（P-18:1（9Z）/0:0）、LysoPC（18:0）、LysoPC（20:4（5Z,8Z,11Z,14Z））等磷脂酰胆碱；SM（d18:1/22:1（13Z））、SM（d18:1/24:1（15Z））、SM（d18:0/18:1（11Z））等鞘磷脂；甘油三酯 TG（14:0/15:0/20:5（5Z,8Z,11Z,14Z,17Z））；Palmitic acid、Oleic acid 等 16 种代谢物在正常儿童与患儿间存在趋势差异。其中磷脂酰胆碱、鞘磷脂、甘油三酯在 CK-TB-TA 组间比较时呈现先降低后升高趋势。而 Palmitic acid、Oleic acid 则相反，这些代谢产物主要涉及体内甘油磷脂代谢、鞘脂代谢及甘油三酯代谢。表明在肺炎支原体感染后可能影响导致了人体内脂质代谢的紊乱，而经中西医结合治疗后紊乱的代谢得以恢复，但其具体参与机制有待进一步研究。

参考文献

[1] 吴小兰，刘先洲，汤纪路，等. 肺炎支原体诱导 A549 细胞分泌肿瘤坏死因子 -α 和白细胞介素 -8 的相关性 [J]. 武汉大学学报（医学版），2009，30（02）：188-190.

[2] LIU F, ZHANG X, ZHANG B, et al. TREM1: A positive regulator for inflammatory response via NF-kappaB pathway in A549 cells infected with Mycoplasma pneumoniae[J]. Biomed Pharmacother, 2018, 107: 1466-1472.

[3] 张涵，马晶，张云凌，等. 肺炎支原体经 ROS 激活 NLRP3 炎性体诱导 RAW264.7 细胞分泌 IL-1β[J]. 中国病理生理杂志，2015，31（12）：2244-2248.

[4] 李娜，于光志，张葆青，等. 祛湿通络方对肺炎支原体感染的 RAW264.7 细胞 TNF-α、IL-6 表达的影响 [J]. 天津中医药大学学报，2020，39（05）：564-569.

[5] 申冬冬，袁飞，侯江红. 膜联蛋白 A2 对肺炎支原体诱导的人气道上皮细胞 EGFR/NF-κB 信号转导及黏蛋白表达的影响 [J]. 中国当代儿科杂志，2017，19（07）：820-825.

[6] 王关涛. 基于 ROS/NLRP3 探讨养阴清肺汤加味对 SMPP 小鼠作用的实验研究 [D]. 沈阳：辽宁中医药大学，2020.

[7] 李继昌，董龙，杨阳，等. 芩百清肺浓缩丸对支原体肺炎模型鼠肺组织影响的研究 [J]. 中国预防兽医学报，2004（03）：64-67.

[8] 张宪伟，孙杭，穆原. 不同年龄儿童感染肺炎支原体体液免疫的变化分析 [J]. 东南大学学报（医学版），2016，35（03）：384-388.

[9] 王洪峰，周雯雯，王琦. 玉屏风颗粒联合阿奇霉素治疗小儿难治性支原体肺炎的效果及机制研究 [J]. 中国现代医生，2018，56（16）：90-92.

[10] 李继昌，王伟明，张洪娟，等. 呼畅清肺浓缩丸对肺炎支原体感染鼠免疫功能影响的

研究 [J]. 中国中药杂志，2005（05）：366-369.

[11] 杨会荣，刘建华，帅金凤. 清热解毒方对难治性支原体肺炎患儿 T 淋巴亚群的影响 [J]. 河北中医药学报，2014，29（01）：6-8.

[12] 白月双，施益农，朱越，等. 中药支原清方治疗儿童肺炎支原体肺炎的疗效观察及对 T 淋巴细胞亚群的影响 [J]. 中国中西医结合儿科学，2015，7（06）：600-603.

[13] 赵亚娟，王怡，王玉水，等. 清肺通络合剂对肺炎支原体肺炎儿童 T 细胞亚群的影响 [J]. 山西中医学院学报，2018，19（01）：28-30.

[14] 柯胜忠，张多，张洪雷. 加味千金苇茎汤对小儿支原体肺炎患儿调节性 T 细胞及其相关蛋白 Foxp3 表达的影响 [J]. 中医学报，2018，33（08）：1388-1391.

[15]YANG J, HOOPER W C, PHILLIPS D J, et al. Cytokines in Mycoplasma pneumoniae infections[J]. Cytokinegrowth Factor Rev, 2004, 15 (2-3)：157-168.

[16]LEEHJ K P. Levels of Interleukin-2, Interferon-γ, and Interleukin-4 in Bronchoalveolar Lavage Fluid From Patients With Mycoplasma Pneumonia: Implication of Tendency Toward BorkhseniusSN, ChevnovaOA, ChemorVM[J]. 2003, 219-243 (43 (3)).

[17] 曲婉莹. 抗支糖浆对肺炎支原体感染大鼠 TLR4 及 Th1/Th2 影响的实验研究 [D]. 黑龙江：黑龙江中医药大学，2018.

[18] 王洪峰，周雯雯，王琦. 玉屏风颗粒联合阿奇霉素治疗小儿难治性支原体肺炎的效果及机制研究 [J]. 中国现代医生，2018，56（16）：90-92.

[19] 郭山春，徐传伟，刘玉芹，等. 不同类型肺炎支原体肺炎儿童血浆凝血酶调节蛋白和 D- 二聚体的变化 [J]. 中国当代儿科杂志，2013，15（08）：619-622.

[20] 徐嘉辉. 大桑菊合剂对儿童耐大环内酯肺炎支原体肺炎的疗效及作用机制 [D]. 广州：广州中医药大学，2016.

[21] 王亚贤，王秀敏，王婷婷，等. 抗支口服液对肺炎支原体感染模型鼠 IL-2 的水平影响 [J]. 辽宁中医杂志，2006（11）：1504.

[22] 姚琳，张俊威，王博，等. 芩百清肺浓缩丸对肺炎支原体感染大鼠肺泡 II 型上皮细胞修复作用的研究 [J]. 中国中药杂志，2016，41（08）：1493-1497.

[23] 杜许芳，周炯英. Th17/Treg 失衡在肺炎支原体肺炎患儿中的作用及其机制 [J]. 临床与病理杂志，2016，36（12）：2017-2021.

[24] 魏巍，王雪峰，吴振起，等. 清肺透邪方对肺炎支原体肺炎小鼠 Notch 信号通路的影响 [J]. 广州中医药大学学报，2020，37（05）：915-922.

[25] 史竞懿，姜之炎，卞菊. 清肺通络汤对儿童肺炎支原体肺炎血液流变学影响的研究 [J]. 天津中医药，2013，30（06）：331-333.

[26] 方琼杰，郝宏文. 清肺止痉活血法治疗小儿支原体肺炎痰热闭肺证的临床疗效及其对血小板、D- 二聚体的影响 [J]. 北京中医药，2015，34（03）：209-212.

[27] 牟淑娟，孙树雅，沈鸿渺．麻杏石甘汤合苏葶定喘丸化裁对痰热闭肺证支原体肺炎小儿症状缓解、血清因子水平的影响 [J]. 环球中医药，2018，11（11）：1809-1812.

[28] 刘晓红，李贵，方慧秋，等．抗毒通瘀合剂治疗支原体肺炎大鼠的实验研究 [J]. 中国实验方剂学杂志，1998（01）：17-20.

[29] 刘晓红，侯安存，辛德莉，等．蛭丹化瘀口服液对支原体感染小鼠肺炎的影响 [J]. 中国中西医结合杂志，2003（06）：441-444.

[30] 蒙艳丽，杨阳，王欣，等．芩百清肺浓缩丸对肺炎支原体感染模型小鼠和细胞肺表皮生长因子表达的影响 [J]. 中华中医药杂志，2014，29（04）：1089-1092.

[31] 袁红霞，陈虹亮，代国知，等．黄芩素对肺炎支原体的抑制作用及对小鼠肺上皮细胞的保护机制研究 [J]. 中国医师杂志，2014，16（07）：919-922.

[32] 隋美娇，姚琳，隋文霞，等．桔梗总皂苷对肺炎支原体感染大鼠肺组织 SP-A 的影响 [J]. 中国实验方剂学杂志，2015，21（09）：156-159.

[33] NA Y S, YANG S J, KIM S M, et al. YM155 induces EGFR suppression in pancreatic cancer cells[J]. PLoS One, 2012, 7（6）：e38625.

[34] 龙中奇．黏附分子的研究现状 [J]. 医学综述，2001（06）：342-343.

[35] 王伟明，李继昌，张洪娟，等．呼畅清肺浓缩丸对肺炎支原体感染鼠肺组织钙黏附分子表达的研究 [J]. 中国中药杂志，2005（21）：42-45.

[36] 辛德莉，侯安存，李靖．中药莪术油对肺炎支原体地方株的体外抑制实验研究 [J]. 临床和实验医学杂志，2003（04）：228-230.

[37] 张俊威，姚琳，蒙艳丽，等．桔梗总皂苷体外抗肺炎支原体作用实验研究 [J]. 中华中医药学刊，2013，31（04）：868-870.

[38] 孙艳平，董秀华．黄芩苷体外诱导肺炎支原体耐药的实验研究 [J]. 中医药信息，2010，27（04）：115-116.

[39] 张俊威，王伟明，石景玉，等．芩百粉针体外抗肺炎支原体作用的实验研究 [J]. 黑龙江医药，2009，22（02）：176-177.

[40] 杨会荣，刘建华，赵秀敏，等．清热解毒方对难治性支原体肺炎患儿支原体活体的影响 [J]. 河北中医药学报，2014，29（02）：10-11.

[41] 孙艳平，焦晓黎，吴秉纯．8 味中药提取物体外抗肺炎支原体的试验研究 [J]. 陕西中医，2008（06）：727-728.

[42] 王艳宁，农莉，吴曙粤．中药抗肺炎支原体感染作用机制及中医辨证论治研究进展 [J]. 内科，2017，12（03）：338-340.

[43] 马晶，张涵，李鑫禹，等．中医药调节肺炎支原体肺炎免疫功能研究进展 [J]. 黑龙江中医药，2015，44（01）：68-69.

[44] 阚倩娜，姜之炎．中医中药抑制肺炎支原体机制的研究探讨 [J]. 中华中医药学刊，

2019, 37（03）: 658-660.

[45] 颜亮, 李陈广, 徐丽慧, 等. 黄芩苷对 NLRP3 炎症小体活化和细胞焦亡的抑制作用及其机制研究 [J]. 免疫学杂志, 2018, 34（02）: 93-100.

[46] 吴振起, 敏娜, 岳志军, 等. 清燥救肺汤及其分解剂对肺炎支原体感染小鼠肺部炎症相关因子的影响 [J]. 中国实验动物学报, 2018, 26（01）: 120-127.

[47] 王子, 王雪峰, 吴振起. 清肺透邪汤介导 NLRP3 炎性小体抑制 NF-κB 信号通路改善肺炎支原体小鼠炎性反应 [J]. 中国实验动物学报, 2020, 28（04）: 470-477.

[48]LLAMBI F, gREEN D R. Apoptosis and oncogenesis:give and take in the BCL-2 family[J]. Curr Opingenet Dev, 2011, 21（1）: 12-20.

[49] 尹智勇, 杨俊元, 祁宏. Bcl-2 蛋白质家族调控细胞凋亡机制的研究进展 [J]. 信阳师范学院学报（自然科学版）, 2017, 30（02）: 340-344.

[50]RAPPUOLI R. Reverse vaccinology[J]. Curr Opin Microbiol, 2000, 3（5）: 445-450.

[51]HOLMES R K. Biology and molecular epidemiology of diphtheria toxin and the toxgene[J]. J Infect Dis, 2000, 181 Suppl 1: S156-S167.

[52]SOARES S C, ABREU V A, RAMOS R T, et al. PIPS: pathogenicity island prediction software[J]. PLoS One, 2012, 7（2）: e30848.

[53]VILELA RT, JAISWAL A K, de SAROM A, et al. Reverse vaccinology and subtractivegenomics reveal new therapeutic targets against Mycoplasma pneumoniae: a causative agent of pneumonia[J]. R Soc Open Sci, 2019, 6（7）: 190907.

[54]EMMS DM, KELLY S. OrthoFinder: solving fundamental biases in wholegenome comparisons dramatically improves orthogroup inference accuracy[J].genome Biol, 2015, 16: 157.

[55]ZHANG R, OU H Y, ZHANG C T. DEG: a database of essentialgenes[J]. Nucleic Acids Res, 2004, 32（Database issue）: D271-D272.

[56]GAO M, WANG K, YANG M, et al. Transcriptome Analysis of Bronchoalveolar Lavage Fluid From Children With Mycoplasma pneumoniae Pneumonia Reveals Natural Killer and T Cell-Proliferation Responses[J]. Front Immunol, 2018, 9: 1403.

[57] 魏巍. 清肺透邪方调节支原体肺炎 RORγt/Foxp3 失衡及 Notch 相关通路的量效研究 [D]. 沈阳: 辽宁中医药大学, 2020.

[58] 张鑫. 基于蛋白质组学的肺炎支原体耐药机制调控网络的探索研究 [D]. 北京: 中国人民解放军医学院, 2015.

[59] 魏文峰, 刘烨, 霍金海, 等. 基于代谢组学的芩百清肺浓缩丸治疗支原体肺炎小鼠的作用机制研究 [J]. 中草药, 2017, 48（24）: 5211-5216.

第二章
临床研究

第一节　肺炎支原体中医证素研究

辨证论治是中医诊治疾病的原则与特色，也是中医理论体系的精华。辨证论治的过程也就是认识疾病、解决疾病的过程。辨证与论治，是诊疗过程中不可分割的两方面。辨证是将四诊（望、闻、问、切）所收集的资料、症状和体征（如脉象、舌象），通过分析、综合、辨清疾病的原因、性质、部位、邪正之间的关系，加以概括、判断为某种性质的证。辨证是论治的前提和依据，辨证的准确与否，是决定临床疗效的关键。中医辨证体系较复杂，且各代医家认识疾病的角度不同，表述方式多样，使得中医辨证论治多样性与统一性并存。

朱文锋教授[1]明确提出"证素"的概念，并创立了以证素为核心的辨证体系。中医证素辨证作为一门新兴的中医辨证体系，以中医学理论为基础，整合了自古至今如八纲辨证、脏腑辨证、病因辨证、六经辨证、气血津液辨证、卫气营血辨证等多种辨证方法，近年来证素辨证体系被广泛应用于证候研究，有助于探寻中医辨治规律的精髓，为现代中医证候学的客观化、规范化与标准化研究提供了新的方向。

一、证素的内涵与特点

"证"，是对疾病过程中对患者若干症状和体征的病理概括；"素"，在说文解字中本义指未经加工的细密的本色丝织品，后引申指不加修饰，本性，本质，并由此引为构成事物的基本成分、带根本性质的部分。"证素"即辨证的基本组成要素[2]，具体是指通过对"证候"的辨识，进而确定的病位和病性。朱文峰[2]认为"证"包括了证候、证素和证名，其中证候是证的外在表现，而证素是辨证的核心和关键，也是构成证名的基本要素。朱文锋[3]通过整理文献专著，共总结出53项通用证素，分为病位证素和病性证素两大类。

证素可以灵活地组合成各种证候，反映疾病动态过程[4]。朱文锋明确提出证素具备8大特点：（1）它是根据证候而辨识的病变本质，是以"症"为依据进行判别的；（2）它是指辨证所确定的病位和病性；（3）它的内容是依据中医学理论而确定的，与整个中医学理论相对应；（4）它是构成证名的基本要素，一个完整、规范的证名，应当包含病位证素、病性证素；（5）病性证素是对正邪相争的本质概括；（6）可再分的；（7）它有一定的组合规则，一个"证"所包含的证素之间是有一定的内在关系的；（8）有些证素之间可有重叠涵盖的关系[2]。

二、证素与证候

证素包括病位与病性证素，具有八大基本特征，王永炎等则指出证素和证素靶位的提取具有重要的意义。张启明等[5]认为证候要素具有以下三方面的特性：组成证候的最小单元；每一证候要素都有不同于其他要素的特异性症状；临床所见的所有证候都可由证候要素组合而成。薄敏敏[6]认为："证素"就是"证候要素"的简称，是证候的本质，主要指辨证所确定的病性与病位，除此还有辨证要素，是指确定某一证型或者"证素"的主要证候，两者存在差别。也有相反的观点认为：证候要素为证候因素，当时共规定了29个证候因素，认为可对疾病出现的证候进行简化分解，使用时再行组合，因素均为病性属性而无病位属性[7]。后来，"证候因素"修改为了"证候要素"[5]，又提出了"证候靶点"的概念（着眼于病位，即证候要素作用的靶点）。梁昊等[8]则认为证素与证候要素源于同一理论、同一标准，但绝非同一概念。二者在基本定义、病症结合、应证组合三方面存在一定分歧。

三、肺炎支原体肺炎证型演变

MPP 的中医辨证治疗最早多归属于肺炎喘嗽的总体辨证论治中，1994 年国家中医药管理局颁布的《中医病症诊断疗效标准》把肺炎喘嗽分为风寒袭肺、风热犯肺、痰热壅肺、阴虚肺热、肺脾气虚 5 型[9]普通高等教育"十五"国家级规划教材《中医儿科学》将肺炎喘嗽分为常证和变证，常证分为风寒闭肺、风热闭肺、痰热闭肺、毒热闭肺、阴虚肺热和肺脾气虚，变证分为心阳虚衰和邪陷厥阴；参照新世纪全国高等医药院校规划教材《中医儿科学》[10]及国家中医药管理局"十一五"重点专科肺炎喘嗽诊疗方案[11]制定的肺炎喘嗽的辨证证型分为风邪闭肺（包括风寒闭肺和风热闭肺）、痰热闭肺、痰湿闭肺、湿热闭肺、毒热闭肺；"十二五"版中医儿科学将邪盛期修正为初期为瘀，极期为闭，较前版更准确[12]。马融等[13]所编著的《中医儿科学》"十三五"规划教材将肺炎喘嗽分为常证和变证，病初多见表证，为风热闭肺和风寒闭肺，很快外邪入里，此时观察痰重或是热重，分为痰热闭肺和毒热闭肺，疾病后期正虚邪恋，分为阴虚肺热和肺脾气虚；若邪毒炽盛则引发变证，包括心阳虚衰证和邪陷厥阴证。MPP 作为独立的疾病展开中医辨证治疗。施益农等[14]根据此病不同病程阶段的病机特点，认为 MPP 的中医辨证分型可分为常证和变证，常证证型为：时邪闭肺型、木火刑金型、痰热壅肺型、气阴两伤型、肺脾气虚型；变证证型为：邪扰营血型、邪陷厥阴型、心阳虚衰型。施益农等[14]根据此病不同病程阶段的病机特点，认为 MPP 的中医辨证分型可分为常证和变证，常证证型为：时邪闭肺型、木火刑金型、痰热壅肺型、气阴两伤型、肺脾气虚型；变证证型为：邪扰营血型、邪陷厥阴型、心阳虚衰型。吕志香等[15]根据儿童体质特点"因质制宜"，将肺炎喘嗽辨证分为急性期和缓解期两大部分，急性期证型为：风寒闭肺证、风热闭肺证、痰热闭肺证、毒热闭肺证；缓解期证型为：痰热未清证、阴虚肺热证、肺脾气虚证。吴秋英，吴娅[16]根据多年临床经验，将 MPP 分为 4 型：痰热闭肺证、湿热郁肺证、肺脾两虚证、肺肾两虚证。但最早的辨证尚不规范，因此科研工作者们预期通过更为科学的方式对 MPP 进行辨证分类，中医证素的研究应运而生。

四、证素在肺炎支原体肺炎临床研究中的应用

目前中医学对支原体肺炎缺乏统一的辨证分型标准，其辨证论治具有很强的经验性和主观性[17]。所以，对支原体肺炎进行中医证型的规范化整理对于提高辨证的准确性意义重大。通过对小儿肺炎支原体肺炎的文献进行整理总结，并运用统计学方法进行数据分析，以探索小儿肺炎支原体肺炎中医证素的分布和组合规律，为进一步研究小儿肺炎支原体肺炎的中医证候诊断标准和疗效评价标准提供客观依据。

综上所述，随着 MPP 临床发病率逐年增高，中医对其临床研究的关注也不断提升，对于 MPP 临床研究多始于辨证分型的研究，而证型的规范更有利于制订严谨的 MPP 治疗方案，也提早对其针对性防治。然而 MPP 病程长，虽病位在肺，又常与脾肾等其他脏腑相关，易出现肺外多脏腑病变等情况，导致辨证分型多样，但研究总不离痰、热、虚，就目前的研究来看，虽百家争鸣、各有所长但缺乏大样本、严谨规范的证候学研究，导致结果缺乏说服力。临床研究中可从急性期及恢复期论治，根据证型的不同，将疾病过程中可能出现的兼夹要素纳入研究范围，充分考虑季节，地域，年龄等特点，为临床辨证论治 MPP 提供客观的依据。

在 MPP 的证候演变规律方面，徐胜莹等[18]认为，MPP 的证候总体上存在由实至虚的演变规律，其初期、中期、极期多为热证，恢复期属气阴两虚证。初期以风热闭肺证为主，

中期、极期的舌质以红、绛红为主，苔以薄黄或厚腻为主，脉以滑、浮、数为主，指纹以紫、浮紫为主，均为典型的热象表现，无论是痰热还是风热都属实热范畴。证型以痰热闭肺证最为常见，湿热闭肺证、痰湿闭肺证也相对多见 [19-22]。后期的舌脉指纹特点为舌色以淡红或暗红为主，舌苔以薄白或有剥脱为主，脉象以细、数、滑为主，指纹以淡紫为主，常为肺炎恢复期，病症特点为气虚和阴虚，因余邪未清，阴液已伤，津液、正气已然受损，导致气阴两伤。

临床研究同样发现，不同地区 MPP 的证候分布各有特点，吕玉霞 [23] 认为幼儿期、学龄前期小儿患此疾多为风热闭肺型和痰热闭肺型，占疾病总体的 90% 以上，年长儿则多以风热闭肺型多见。王雪峰等 [24] 研究发现，在儿童肺炎中、后期，北方以阴虚肺热证多见，南方以肺脾气虚证居多。姜之炎等 [25] 对 400 例患儿进行多中心、前瞻性、流行性特征分析研究，对不同中心、不同季节证型分布特点有所概括，上海地区以风热闭肺型 MPP 为多，辽宁、广西、广州及山西地区则以痰热闭肺型发病较多。黄艳青 [26] 发现具有肺脾虚体质的患儿在疾病中后期多由风热闭肺证或痰热闭肺证向肺脾气虚证转化。仝志启 [27] 通过对 70 例 MPP 住院患儿进行动态临床观察，发现小儿支原体肺炎证型演变符合温病卫气营血的传变规律。发病初期邪热主要在肺经气分，同时多伴卫表症状。3 岁以上的小儿以风热闭肺证最多见，多卫气同病；3 岁以下的小儿则，卫表症状短暂，病邪很快化热入里，以痰热闭肺证为主。中期以发热、咳嗽喘憋、痰鸣气急为主，多伴有胃肠道症状，邪热多在肺胃气分，卫表症状多消失。这一病程中以风热闭肺证、痰热闭肺和肺热蕴阻证多见，阴虚肺热证少见。后期风去热存或痰热得以宣泄，温邪化燥伤阴，以肺热蕴阻和阴虚肺热证为主，而风热闭肺证和痰热闭肺证少见。发病恢复期邪势渐缓，但余邪未净，肺胃阴津损伤，以阴虚肺热证为主，肺热蕴阻证少见，风热闭肺证、痰热闭肺证罕见。发病 20d 之后病情多数已治愈，未愈者以阴虚肺热证多见，偶见肺热蕴阻证、痰热闭肺证。总结出证型的基本演变形式是风热闭肺证→肺热蕴阻证→阴虚肺热证；风热闭肺证→痰热闭肺证→肺热蕴阻证→阴虚肺热证。

杨慧等 [28] 收集近 10 年小儿肺炎支原体肺炎的相关文献并整理，运用频率描述的方法进行统计分析。结果：共纳入合格文献 234 篇，共计 2009 条记录。小儿肺炎支原体肺炎的空间性病位证素以肺、脾为主，其次为肝、心、胃、肾、大肠、胆；层次性（时间性）病位证素有血分、营分、厥阴、表、气分。而病性证素则以火（热）、痰、气闭、风、气虚、阴虚、瘀、湿、寒、燥、毒、气郁、气滞、阳虚、浊、饮；其组合形式以三证素组合最多见，其次为四证素组合，二证素组合最少；基础证主要有痰热闭肺证、风热闭肺证、肺脾气虚、阴虚肺热、风寒犯肺，毒热闭肺、湿热闭肺及燥邪犯肺。故小儿肺炎支原体肺炎证素分布及组合存在一定的规律，可为进一步研究提供参考。

综上所述，研究 MPP 的辨证分型，有利于制定中西医结合治疗 MP 感染的有效治疗方案，提早进行中医干预，防止病情变化。然而 MPP 病程长，病位在肺，又常与脾肾等其他脏腑相关，易出现肺外表现等情况，导致辨证分型多样，就目前的研究来看，各家之论、研究颇多，虽总不离痰、热、虚，但缺乏大样本、严谨规范的证候学研究，导致结果缺乏说服力。

临床研究中可从急性期及恢复期论治，根据证型的不同，将疾病过程中可能出现的兼夹要素纳入研究范围，充分考虑季节、地域、年龄等特点，为临床辨证论治 MPP 提供客观的依据。

第二节　肺炎支原体病因及流行病学特征规律

　　肺炎支原体（Mycoplasma pneumoniae，MP）是儿童呼吸道感染的常见病原体之一，也是全球 CAP 的主要病原体。儿童 CAP 中 10%～40% 由 MP 感染所致，其中约 18% 需入院治疗 [29]。近年，MP 的感染发病率、重症或难治性 MP 肺炎逐年增加 [30]，其临床表现与其他因素引起的肺炎难以区分，易误诊误治，对儿童健康构成很大威胁。因此掌握儿童呼吸道 MP 感染的病因及流行病学特征对其防治有重要意义。

　　He 等 [31] 报道重庆地区 12025 例婴幼儿 MP 感染率高达 13.6%。由于检测方法的提高、血清学诊断方法的普遍开展，加上儿科医生的关注度提高，目前婴幼儿 MP 感染率较既往报道要高，其发病有低龄化趋势 [32]。虽然年幼儿发病率较年长儿低，但其症状往往更重，住院时间长，炎症反应重、并发症多 [33]。MP 不是新生儿肺炎的主要致病菌，但 Ursi[34] 报道 1 例新生儿鼻咽部分泌物经 PCR 证实为先天性肺炎支原体，并认为是胎盘传播而感染。MP 感染的男女发病率因地区不同而差异较大。文献报道天津 MP 男性发病率高于女性 [35]，而杭州 [36] 等地区女性发病率比男性高，也有文献报道发病率无关性别 [37]。崔娟等 [38] 通过一项 183841 例大样本研究分析 2006—2010 年沈阳地区 MP 流行病学特点，发现其特点为：女性较男性高发；学龄期儿童是高发人群；四季均可发病，以秋季高发；近 5 年来 MP 感染率逐年增高。许沙沙等 [39] 回顾性分析 2010—2015 年住院 1369 例患儿临床资料，发现在衡水地区患病率呈逐年上升的趋势，冬季发病率最高；同时伴有肺炎支原体肺炎的临床症状、体征还有实验室检查。

　　关于 MP 的人群分布特征方面，人类普遍易感且任何年龄均可发病，但多发于学龄前期和学龄期儿童。国内外文献报道 MP 感染的主要对象是儿童和青少年。Chen 等 [29] 通过一项 8157 例大样本研究发现，0～12 月龄、12～36 月龄、36～60 月龄和 60 月龄以上 4 组的 MP 感染患病率分别为 5.99%、13.79%、17.11%、20.94%，呈现依次递增趋势；另一项通过血清支原体特异性 IgG 抗体监测流行病学结果发现，仅 2 岁以上患儿出现 IgG 抗体阳性，其阳性骤增是在 7 岁儿童人群，而高峰期在 10 岁 [37]。这说明 MP 感染率随着年龄增长而增高。有研究认为婴幼儿从母体获得 MP 保护性抗体，可使其 MP 感染率降低 [38]。

　　柯莉芹等 [44] 对 2011 年 2 月至 2012 年 1 月 3156 例 CAP 住院患儿检测血清 MP 抗体 IgM 与 7 种呼吸道病毒抗原检测。结果：（1）3156 例患儿中，肺炎支原体抗体 IgM 阳性检出 427 例，阳性率为 13.53%，其中女性患儿感染率高于男性（16.30%vs11.70%，

$P<0.01$）。（2）<1岁、1～3岁、3～6岁、6～14岁肺炎支原体抗体IgM检出率分别为3.6%、12.5%、19.2%、24.4%（$P<0.01$），其中≥3岁者总检出率高于<3岁者（$P<0.01$）。（3）不同季节肺炎支原体抗体IgM检出率不同，夏秋季节明显高于冬春季节（19.18%vs9.61%，$P<0.01$）。（4）427例肺炎支原体抗体IgM阳性患儿中，合并呼吸道病毒感染60例（14.1%），合并比例最高的呼吸道病毒为呼吸道合胞病毒。结论儿童肺炎支原体肺炎呈全年散发，以夏秋季节多见，学龄前及学龄期儿童高发，同时还存在混合感染现象。

王艳蕊等[45]分析儿童肺炎支原体感染的流行病学特征，为临床感染防控提供指导。方法收集儿童患者资料1043例，采集外周静脉血，经肺炎支原体抗体检测试剂盒监测肺炎支原体感染情况。采用PCR扩增肺炎支原体23S rRNA，并进行测序。结果1043例患者中，肺炎支原感染数为410例，患儿总感染率为39.31%。2016—2018年，患儿感染阳性率分别为29.47%、39.14%和46.62%，差异有统计学意义（$\chi^2=15.3706$，$P=0.0001$）。春、夏、秋、冬不同季节的患儿感染率分别为40.79%、33.51%、35.93%和43.70%，差异有统计学意义（$\chi^2=4.0840$，$P=0.0433$）。男性患儿和女性患儿肺炎支原体感染率分别为30.73%和48.88%，差异有统计学意义（$\chi^2=35.9252$，$P=0.0000$）。<1岁、1～3岁、3～5岁、5～7岁、≥7岁患者感染率分别为32.48%、31.61%、39.30%、42.15%和45.49%，差异有统计学意义（$\chi^2=6.3619$，$P=0.0000$）。179例患者感染病原菌耐药基因检测阳性，耐药率为43.66%。突变基因检出阳性患者中，肺阻塞、支气管狭窄、肺实变、胸腔积液并发症的发生率分别为40.22%、29.61%、17.32%和12.85%。结论肺炎支原体感染情况逐年增多，且冬季为高发季节。学龄前女性儿童易感。肺阻塞是耐药肺炎支原体感染患儿主要并发症，应注意预防。

丁培杰[46]研究漯河市肺炎患儿中非典型病原体感染情况，对符合肺炎诊断标准的783例患儿应用间接免疫荧光法进行肺炎支原体（MP）、肺炎衣原体（CP）、嗜肺军团菌Ⅰ型（LP1）血清IgM抗体的联合检测，对非典型病原体阳性患儿进行双份血清抗体检测。发现783例患儿中，非典型病原体感染215例，总感染率27.4%，其中MP 143例，感染率18.2%（143/783）、肺炎衣原体（CP）60例，感染率7.7%（60/783）、嗜肺军团菌Ⅰ型（LP1）12例，感染率1.5%（12/783）。MP感染率最高，各年龄组阳性率差异有统计学意义（$\chi^2=41.071$，$P<0.05$），女性感染率高于男性。病程两周后再检测65份血清，血清抗体均有4倍增高。故漯河市地区儿童非典型病原体感染率较高，应引起高度重视。

付晓燕等[47]肺炎支原体是儿童呼吸道感染常见的致病原，其感染率近年来呈上升趋势，除引起肺炎支原体肺炎外，还可累及神经、循环、皮肤、血液、泌尿、消化等多个系统，引起相应靶器官、系统的病变，肺外损害的致病机制至今尚未十分明确，目前主要有直接损害、免疫损伤、毒素作用等假说，其中免疫介导的损伤机制更为受关注。其治疗目前主要为大环内酯类抗生素、免疫治疗、中西医结合治疗及纤维支气管镜治疗等。

沈亚娟等[48]探讨基层和农村地区儿童社区获得性肺炎（CAP）的流行病学、临床特征与大环内酯类抗生素疗效。方法回顾性分析256例儿童CAP的临床表现，实验室检查结果，以及大环内酯类抗生素治疗的疗效。结果儿童 CAP 病例以春、夏季高于秋、冬季，学龄期尤为显著。MPP 约占 28%，各年龄段间无明显差异。大多数非重症 CAP 的白细胞和中性粒细胞计数均在正常范围，但 MP 肺炎的 CRP 增高比例明显高于非 MP 肺炎。约 97% 的 CAP 肺部片状阴影均为单侧病变。97 例和 159 例分别接受乳糖红霉素和阿奇霉素治疗，总有效率 94.1%；MP 肺炎与非 MP 肺炎在总有效率，以及乳糖红霉素和阿奇霉素疗效比较均无统计学意义。结论大环内酯类抗生素可以作为基层或农村地区儿童 CAP 的首选经验性抗生素疗法。

崔兆海等[49]肺炎支原体是呼吸道感染病原之一，是引起儿童获得性肺炎常见的病原体。学龄期前和学龄期的儿童是易感人群，感染后多见社区获得性肺炎。但是由于地理位置、气候和性别的差异，在同一季节不同地区的儿童肺炎支原体感染的流行特征也存在差异。近年来重症及难治性肺炎支原体肺炎相关报道逐渐增多，耐药菌株的出现造成了治疗的困难。肺炎支原体感染除了引起呼吸道疾病外，还会引发神经系统和消化系统疾病等并发症。本文就肺炎支原体的病原生物学特征、流行病学特征、耐药状况等作一综述。

王朝等[50]分析天津地区呼吸道感染住院儿童肺炎支原体（MP）感染的流行病学特点，探讨 RNA 恒温扩增技术（SAT）在 MP 检测中的应用。方法收集 2016 年 5 月—2018 年 5 月在天津市儿童医院住院的 1782 例呼吸道感染患儿的 MP-RNA 检测结果和其他临床资料，进行回顾性分析。结果 2016 年 5 月—2018 年 5 月天津市儿童医院呼吸道感染住院儿童 MP 总检出率为 39.79%，男性患儿 MP 检出率为 36.62%，女性为 43.63%，女性患儿平均年龄及 MP 检出率均高于男性（χ^2=9.04，P<0.05）。MP 感染见于各年龄组住院儿童，新生儿与婴儿组、幼儿组、学龄前期组和学龄期组患儿的 MP 检出率分别为 9.76%、26.28%、48.08% 和 63.51%。MP 感染全年可见，春夏秋冬四季检出率分别为 23.15%、31.65%、59.50% 和 44.73%，秋冬季 MP 检出率高于春夏季（χ^2=114.70，P<0.05）。肺泡灌洗液、痰液、咽拭子和胸腹水的 MP-RNA 阳性率分别为 77.89%、20.38%、32.15% 和 27.27%。MP-RNA 与 MP-DNA 检测结果存在差异（P<0.05）。结论天津地区呼吸道感染住院儿童中，女性患儿 MP 检出率高于男性，总的 MP 检出率随着患儿年龄的增大而增高，MP 检出率秋季最高，肺泡灌洗液 MP-RNA 阳性率明显高于其他标本类型。RNA 恒温扩增技术适用于 MP 感染早期诊断和病情监测。

李春仙等[51]研究宁波地区儿童肺炎支原体感染的流行病学情况。对 2009 年 11 月—2012 年 10 月在宁波大学医学院附属医院和宁波市妇女儿童医院，因呼吸道感染住院的患儿 4985 例血清标本，采用颗粒凝集法检测肺炎支原体特异性抗体。结果 4985 例患儿血清标本肺炎支原体抗体的总阳性率为 31.27%（1559 例）；男性阳性率为 29.35%（768/2617），女性阳性率为 33.40%（791/2368），两者阳性率比较差异有统计学意义（#2=4.40，P<0.01）；肺炎支原体抗体阳性率最高季节在第四季度（10—12 月），为 37.32%；肺炎支原体抗体阳性率最高年龄组位于 4 ~ 6 岁组为 39.67%，其次是 1 ~ 3 岁为 35.87%。结论肺炎支原体是宁波地区儿童呼吸道感染的主要病原体，其分布特点有性别、年龄、季节差异，

低龄儿童和第四季度分别是肺炎支原体感染的高峰年龄组和高峰季节。

吴起武[52]探讨社区获得性肺炎（community acquired pneumonia，CAP）儿童肺炎支原体（mycoplasma pneumoniae，MP）感染的流行情况，为防治儿童呼吸道 MP 感染提供依据。方法：采用血清被动凝集法对 2008—2012 年在广东中山地区 CAP 住院患儿进行 MP-IgM检测。按年、月份、季节、性别、年龄组统计，应用 SPSS 17.0 分析处理。结果：5 年共监测 CAP 患儿 3923 例，MP 阳性数为 1195 例，总阳性率 30.46%。2008—2012 年 MP 阳性率分别是 12.39%（71/573）、48.14%（350/727）、42.27%（462/1093）、21.53%（152/706）、19.41%（160/824），2009 年和 2010 年的阳性率明显高于其他年份（$P=0.000$），2009 年和 2010 年的阳性率是其他年份的 2 ~ 3.9 倍。2009—2010 年连续两年发生流行。MP 阳性率与季节的关系因年份不同而异。每年 0 ~ 3 岁组 MP 阳性率均低于同年 3 岁以上各组（$P<0.001$）。男性 MP 总阳性率（28.42%）低于女性（33.58%）（$P<0.001$）。结论：MP是广东中山地区 CAP 的主要病原，MP 感染流行的间隔在缩短，MP 致儿童 CAP 无逐年上升趋势，MP 感染无季节规律，好发于 3 岁以上儿童，尤其女性儿童。学校幼儿园应做好易感儿童呼吸道感染的预防工作，临床上应加强 MP 感染的防治。

郭红波[53]分析苏州地区儿童肺炎支原体感染的流行情况。方法对 2005 年 11 月—2008年 10 月苏州地区 5834 例呼吸道感染住院患儿的血清标本，采用 ELISA 法定量检测肺炎支原体抗体。结果 3 年总的 MP 感染阳性率为 30.61%（1786/5834）。春、夏、秋、冬 MP 阳性率分别为 27.16%，33.56%，35.19%，26.67%；秋季阳性率显著高于冬季。2008 年秋季MP 阳性率最高为 41.42%（222/536）；男女阳性检出率之比为 1：1.33；大叶性肺炎检出率最高，毛细支气管炎检出率最低；随年龄增加 MP 检出率明显增加；单、双份血清检出率分别为 23.33%、48.82%，合计达 30.61%。结论 MP 感染全年均有发病，发病率呈逐年上升趋势，夏秋季为 MP 感染高发季节。2008 年秋季可能有小的流行发生。女性检出率明显高于男性，MP 感染检出率随年龄增加而增加。

项红霞等[54]了解无锡地区 2008—2010 年儿童肺炎支原体感染状况及病原流行病学特点。方法对 2008 年 1 月—2010 年 12 月某院收治的急性下呼吸道感染住院患儿采用被动凝集法测定血清中肺炎支原体抗体；分析儿童肺炎支原体感染的年龄、性别分布特点，对 3年监测结果进行流行病学调查。结果 2008—2010 年无锡地区急性下呼吸道感染儿童肺炎支原体感染率分别为 12.55%、20.78%、30.60%，感染率各年间比较差异具有统计学意义（$P<0.0001$）。<1 岁组、1 ~ 3 岁组、3 ~ 5 岁组、>5 岁组肺炎支原体感染阳性率分别为 13.15%、20.09%、26.70%、28.52%，婴儿组低于其他年龄组；女性肺炎支原体感染率高于男性；流行病学调查结果表明，无锡地区 2010 年肺炎支原体感染率高于其他年份，不同年份肺炎支原体感染率比较差异具有统计学意义（$P<0.0001$）。3 年间春、夏、秋、冬不同季节肺炎支原体感染率比较，差异具有统计学意义（$P<0.0001$）。每年中不同季节肺炎支原体感染率存在季节差异。结论儿童肺炎支原体感染存在年龄、性别差异。肺炎支原体是无锡

地区 3 岁以上儿童急性下呼吸道感染的重要病原，病原流行季节为夏、秋季节。

王蓉等[55]探讨武汉市儿童肺炎支原体（MP）感染率与性别、年龄的关系。方法运用被动凝集法检测患儿血清 MP 特异性抗体 IgM 进行检测。结果 7793 例患儿中检测出 2659 例 MP 阳性，阳性率为 34.13%，其中男性患儿 MP-IgM 阳性率为 29.35%；女性患儿 MP-IgM 阳性率为 42.52%，两者比较差异有统计学意义（$P<0.01$）；0～1 岁组、1～3 岁组、3～6 岁组、6～15 岁组 MP-IgM 阳性率分别为 8.19%、34.69%、46.96%、59.46%；各年龄组间患儿阳性率差异均有统计学意义（$P<0.05$）。结论儿童 MP 感染率较高，学龄期儿童为好发年龄，女性患儿 MP 感染率明显高于男性患儿。

李正等[56]分析孝感市儿童 MP、CP 感染的流行病学特征，为临床预防和诊断提供参考。方法对 1700 例呼吸道感染患儿的血清，用酶联免疫吸附试验（ELISA）进行 MP-IgM、CP-IgM 检测。结果 1700 例患儿中，MP-IgM 阳性率为 20.59%、CP-IgM 阳性率为 12.29%。MP-IgM 在女童中检出率（25.96%）显著高于男童（18.04%），差异有统计学意义（$P<0.01$），CP-IgM 在女童中检出率（15.90%）显著高于男童（10.58%），差异有统计学意义（$P<0.01$）。MP-IgM 的阳性率在 4～7 岁组和 8～14 岁组中最高，CP-IgM 的阳性率在 8～14 岁组中最高。MP 在春季和冬季发病率较高，其中 3 月份发病率最高（32.69%）。CP 在 2、4 月份发病率较高（16.13%、16.16%）。结论 MP、CP 是孝感市儿童呼吸道感染的主要病原体之一，女童阳性率高于男童，感染率随年龄增长而增加，一年四季均可发病，但不同季节，MP、CP 的发病率并不相同。

亢杨[57]分析医院儿童肺炎支原体感染的流行病学及其耐药性，为临床抗感染防治提供指导。方法收集 3134 例儿童患者静脉血标本，从中分离血清，用呼吸道感染病原体 IgM 检测试剂盒检验肺炎支原体感染情况，用支原体 IST 检测药敏试剂盒进行药敏试验。结果 2014—2016 年 3134 例医院就诊患儿中 946 例感染肺炎支原体，阳性率 30.19%，其中 2014 年阳性率 23.06%（229/933），2015 年 33.18%（358/1079），2016 年 33.80%（359/1062）。2014—2016 年的春、夏、秋、冬四季肺炎支原体阳性率分别为 26.99%（220/815）、32.91%（257/781）、34.97%（270/772）和 25.98%（199/766）。2014 年各季肺炎支原体阳性率分别为 16.85%、28.00%、27.70% 和 19.32%，2015 年分别为 33.08%、35.51%、34.56% 和 29.43%，2016 年分别为 31.16%、36.59%、40.77% 和 27.55%。男性患儿肺炎支原体阳性率为 26.00%（513/1973），女性患儿为 37.30%（433/1161），女性肺炎支原体阳性率高于男性（$\chi^2=44.2433$，$P<0.05$）。≤1 岁患儿肺炎支原体阳性率为 12.11%（192/1585），1～3 岁为 41.33%（348/842），3～5 岁为 52.25%（209/400），5～7 岁为 60.12%（98/163），7～16 岁为 68.75%（99/144）。上呼吸道感染、支气管炎、毛细支气管炎、支气管肺炎、大叶性支气管肺炎、间质性肺炎、哮喘急性发作患儿肺炎支原体阳性率分别为 29.39%（82/279）、24.00%（6/25）、19.41%（92/474）、27.32%（513/1878）、76.32%（58/76）、59.18%（29/49）和 47.03%（166/353）。2014 年分离的肺炎支原体对阿奇霉素、罗红霉素、克拉霉素、螺

旋霉素、吉他霉素、克林霉素的耐药率分别为 19.21%、17.03%、12.66%、11.35%、1.31% 和 0.87%，2015 年分别为 21.51%、17.88%、15.64%、17.88%、1.40% 和 0.84%，2016 年分别为 21.73%、17.55%、15.04%、18.38%、1.39% 和 1.11%。结论肺炎支原体在医院就诊患儿中的感染率逐年增高，且随着患儿年龄增长感染率增加明显；大叶性支气管肺炎儿童肺炎支原体感染率最高。肺炎支原体对大环内酯类抗生素耐药程度呈升高趋势，尤其是阿奇霉素，临床诊疗中应密切关注耐药性的发生和发展。

余登琼等 [58] 了解小儿呼吸道肺炎支原体感染流行病学特点，为临床诊治和治疗提供有力依据。方法对 2015 年 1 月至 2016 年 12 月该院儿科门诊就诊及儿科病房住院的 6823 例确诊为儿童肺炎的患者应用被动凝集法检测血清肺炎支原体抗体。结果：（1）6823 例患儿中，肺炎支原体抗体阳性检出 1843 例，阳性率为 27.01%，其中女性患儿感染率高于男性（32.68%vs.23.21%，$P<0.01$）。（2）<1 岁、1 ~ <3 岁、3 ~ <6 岁、6 ~ 14 岁肺炎支原体抗体检出率分别为 5.4%、28.0%、40.3%、43.8%（$P<0.01$），其中大于或等于 3 岁者总检出率高于小于 3 岁者（$P<0.01$）。结论呼吸道感染患儿中肺炎支原体感染率较高，学龄期儿童发病率较低，以秋冬季节多发。

李文莲等 [59] 观察遵义地区 2011 年 9 月 1 日—2013 年 9 月 30 日儿童肺炎支原体（MP）感染流行病学特征。方法：收集 2011 年 9 月 1 日—2013 年 9 月 30 日在遵义市第一人民医院住院的急性下呼吸道感染患儿 2520 例，采用血清 MP 被动凝集法检测 MP-IgM，回顾性分析不同性别、年龄及季节的 MP 感染情况。结果：MP 感染总阳性率为 30.47%，其中男性患儿为 24.85%、女性患儿为 37.82%，差异有统计学意义（P<0.05）；<1 岁组、1 ~ 3 岁组、3 ~ 6 岁组和 6 ~ 13 岁组 MP 感染阳性率分别为 8.33%、26.32%、30.41% 和 40.57%，差异有统计学意义（$P<0.05$）。春季、夏季、秋季和冬季 MP 感染阳性率分别为 28.74%、26.46%、30.69% 和 36.93%，差异有统计学意义（$P<0.05$）。结论：遵义地区 MP 感染全年均可发生，冬季感染率最高；婴儿感染率较低，学龄儿童感染率最高；女性患儿感染率高于男性。研究初步揭示了遵义地区 MP 感染的流行病学特征，为临床治疗提供依据。

第三节　肺炎支原体临床研究

一、肺炎支原体发病特征与机制研究

（一）肺炎支原体流行病学特点及耐药现状

近几年难治性和重症肺炎支原体肺炎增多，目前临床上治疗首选大环内酯类抗生素。

提出大环内酯类抗生素耐药的主要机制是 23S rRNA 基因单个碱基突变，使大环内酯类抗生素与核糖体主要结合部位发生结构改变，亲和性降低，从而产生耐药。合理使用抗生素，在肺炎支原体耐药控制与治疗上至关重要[60]。

（二）2011 年北京地区儿童肺炎支原体耐药情况及机制

研究对象：采集 2011 年首都医科大学附属北京友谊医院儿科和首都医科大学附属北京朝阳医院儿科收治的 205 例 MP 感染患儿。

收集资料：收集 MP 感染患儿呼吸道咽拭子标本，进行 MP 培养与药敏试验，采用巢式 PCR 扩增法鉴 MP 耐药位点。

结果：采集的 205 株 MP 中，MP 培养阳性 59 株，阳性率为 28.8%；23S rRNA 巢式 PCR 扩增阳性 122 株，阳性率为 59.5%，其中敏感株 19 例，耐药株 103 例，耐药率为 84.4%，均为 23S rRNA 结构域 V 区 A2063G 点突变。59 株培养阳性的 MP 共在实验室储存了 26 株，药敏试验结果显示其中 2 株为敏感株，红霉素最小抑菌浓度（MIC）≤ 0.01mg/L；剩余 24 株为耐药株，红霉素 MIC 为 32.00 ~ 256.00mg/L，红霉素耐药率为 92.3%。26 株临床分离株均无 23S rRNA 结构域 Ⅱ 区基因改变，均存在 23S rRNA 结构域 V 区 A2063G 点突变。1 株敏感株和 MP 标准株 FH 发现核糖体蛋白 L4 的 162 位点 C-A 和 430 位点 A-G 点突变，1 株敏感株发现 209 位点 A-T 点突变；26 株临床分离株均出现核糖体蛋白 L22 的 508 位点 T-C 点突变。

结论：2011 年北京地区儿童 MP 感染率较高，对大环内酯类抗生素耐药现象严重，其耐药机制主要为 23S rRNA 结构域 V 区点突变，而核糖体蛋白 L4、L22 点突变及其引起部分氨基酸变化的作用还有待进一步研究[61]。

（三）北京地区儿童肺炎支原体的发病规律及感染后带菌状况

收集资料：选择 1929 例儿科住院的肺炎患儿，对不同年度、不同季节、不同年龄 MP 肺炎的发病情况进行统计。对 20 例确诊为 MP 肺炎患儿进行随访。

结果：MP 肺炎发病率第一、二、三季度间比较 $P_{均}$>0.05，第一、二、三季度分别与第四季度比较，$P_{均}$<0.05。7 ~ 9 岁与 10 ~ 14 岁比较 $P_{均}$>0.05，1 个月~ 3 岁与 4 ~ 6 岁、7 ~ 9 岁、10 ~ 14 岁比较，4 ~ 6 岁与 7 ~ 9 岁、10 ~ 14 岁比较 $P_{均}$<0.05。1992—1994 年支原体肺炎呈逐年下降趋势，而 1995 年末发病显著增加（2、3 倍），后又有下降趋势。20 例 MP 肺炎培养结果显示，带菌时间最短为 0.5 个月，平均带菌时间为 1.5 个月，最长为 4.5 个月。

结论：MP 肺炎的发病与年龄、季节和年度有密切关系[62]。

（四）肺炎支原体感染诱发儿童哮喘的临床特征分析

研究对象：选择 2006 年 1—12 月中国医科大学附属盛京医院小儿呼吸内科收治的确诊为哮喘的患儿。

分组情况：MP 感染诱发的哮喘发作患儿 50 例为 MP 感染诱发组，并以同期入院的非 MP 感染诱发的哮喘患儿 40 例为对照组。

收集资料：对两组患儿的临床特点、喘息特征、辅助检查特点及对哮喘药物治疗的反应等进行分析。

结果：MP 感染诱发组的哮喘发作年龄以 3 岁以上多发（60%），平均发病（4.4±2.9）岁；MP 感染诱发组患儿喘息反复史、发热、热程、对支气管扩张剂的反应、咳喘持续时间、住院时间，以及 C- 反应蛋白（CRP）、嗜酸细胞计数、肝功受累、心肌受累的发生率与对照组差异均有统计学性意义（$P<0.05$）；在呼吸系统受累方面，MP 感染诱发组以肺炎为主，而对照组则以上呼吸道感染多见（$P<0.05$）；MP 感染诱发组与对照组在患病高峰、个人及家族特应性病史、WBC、PCT、免疫球蛋白、总 IgE 的实验室指标上差异无统计学意义（$P>0.05$）；MP 感染诱发组应用平喘药联合大环内酯类抗生素治疗收到良好疗效。

结论：MP 感染诱发的儿童哮喘发作具有自己的特征，平喘药联合大环内酯类抗生素治疗有效[63]。

（五）肺炎支原体感染与婴幼儿哮喘

呼吸道感染是婴幼儿哮喘发病的重要因素，肺炎支原体（mycoplasma pneumoniae，Mp）与婴幼儿哮喘的关系是近年研究的热点之一。MP 作为社区获得性常见病原体之一在婴幼儿感染率有增高趋势。Mp 感染导致婴幼儿哮喘初次和反复发作可能的机制为：MP 感染可直接损伤呼吸道上皮细胞、影响细胞及体液免疫、黏液分泌和呼吸道上皮内神经调节机制紊乱；反复发作与呼吸道对刺激因子呈现高反应性、呼吸道慢性炎症及婴幼儿特应性体质有关。大环内酯类药物具有抗炎和免疫调节作用，用于治疗 MP 相关喘息性疾病时取得了一定疗效[64]。

（六）肺炎支原体发病机制及相关临床问题

MP 是社区获得性肺炎的常见病原，致病机制主要包括对气道上皮的细胞黏附作用，产生氧化应激；释放 CARDS TX，导致细胞代谢异常；引起免疫反应，导致免疫损伤；侵入白细胞内直接致病。难治性 MP 肺炎通常指正规应用大环内酯类抗生素临床症状未见明显好转的 MP 肺炎；C- 反应蛋白（CRP）明显升高、肺部大面积实变及呼吸道纤毛超微结构异常等可能提示 RMPP。通常应用大环内酯类抗生素及四环素、喹诺酮类、氨基糖苷类抗生素通过干扰和抑制蛋白质合成而治疗 MP 感染。RMPP 患儿行支气管镜治疗对改善预后有积极作用 [65]。

二、肺炎支原体感染相关指标及影像学研究

（一）肺炎支原体感染对哮喘儿童 FeNO 及肺功能影响的研究

目的：探讨 MP 感染对哮喘患儿呼出一氧化氮和肺功能水平的影响，分析呼出气一氧化氮与肺功能的相关性，为哮喘患儿的治疗和监测提供客观依据。

研究对象：收集 2011 年 6 月至 2013 年 1 月在中国医科大学附属盛京医院小儿呼吸内科住院及门诊 5 ~ 13 岁急性轻、中度发作的哮喘患儿 68 例。

分组情况：根据病原学检查结果将患儿分为哮喘肺炎支原体感染组（哮喘 MP 感染组）36 例，哮喘非肺炎支原体感染组（哮喘非 MP 感染组）32 例。

收集资料：于入组次日清晨检测 MP-IgG 抗体、MP-IgM 抗体，或者 MP-DNA、血清总 IgE，同时进行 FeNO 和肺功能检查，对比分析两组患儿 FeNO 和肺功能水平的差异，并进一步分析 MP 感染后 FeNO 和肺功能相关性。

结果：哮喘 MP 感染组患儿 FeNO 值较哮喘非 MP 感染组明显升高，MP 感染激素治疗组患儿 FeNO 水平比非 MP 感染激素治疗组升高，差异有统计学意义（$P<0.05$）；两组患儿肺功能 FVC、FEV1、FEV1/Vcmax、MEF25、MEF50 之间比较差异无统计学意义（$P>0.05$），但 MEF75、PEF 比较有显著性差异（$P<0.05$）；FeNO 与肺功能（FVC、FEV1、FEV1/Vcmax、MEF50、MEF25、MEF75、PEF）之间比较无明显相关性（$P>0.05$）。

结论：哮喘儿童 MP 感染后 FeNO 值明显升高，MP 感染后哮喘患儿 FeNO 水平与肺功能无显著相关性 [66]。

（二）儿童肺炎支原体肺炎合并全身炎症时炎性指标的变化及临床意义

目的：检测肺炎支原体肺炎（MPP）患儿血清 C- 反应蛋白（CRP）和降钙素原（PCT）、血沉（ESR）及血常规白细胞（WBC）和中性粒细胞（NE），探讨它们的变化与 MPP 病情轻重的关系，以利于临床评估病情，防止病情恶化，判定疗效。

分组情况：住院 MPP 急性期患儿 92 例，入选 MPP 患儿分为全身炎症反应综合征（SIRS）组和非 SIRS 组。SIRS 组中符合小儿 SIRS 诊断标准 2 项为 S1 组，符合 ≥ 3 项者为 S2 组。

收集资料：入院初及治疗 1 周后分别检测血清 CRP，PCT，ESR 及血常规。

结果：（1）入院时 CRP 均值各组均增高，增加值 S2 组 >S1 组 > 非 SIRS 组（P<0.01，0.05）。治疗 1 周后，各组 CRP 指标较入院时均明显下降，但 S2 组仍高于 S1 组和非 SIRS 组（P<0.01）。

②入院时 PCT 均值非 SIRS 及 S1 组无增高，S2 组明显高于前两组（P<0.01）；治疗 1 周后，非 SIRS 组和 S1 组较入院时比较差异无显著性（P>0.05），S2 组较入院初明显下降（P<0.01），但 S2 组仍显著高于 S1 组和非 SIRS 组（P<0.01）。

③入院初 S2 组 ESR 较非 SIRS 组和 S1 组显著增快，各组 ESR 入院初与治疗 1 周后比较无明显变化。

④S1 和 S2 组入院时血 WBC 计数和 NE 均高于非 SIRS 组，且 S2 组高于 S1 组（P<0.05），治疗 1 周后 S1 和 S2 组血 WBC 计数和 NE 与入院初比较有所下降。

⑤在各项炎性相关因素指标（CRP，PCT，ESR，WBC/NE）中，非 SIRS 组中以 CRP 单项增高为主，占 65%；S1 组 2 项增高为主，占 56%；S2 组以 3 项及以上同时增高为主，占 70.4%。

结论：CRP 是 MPP 急性期炎症反应的敏感检测指标，动态监测 CRP 可判断 MPP 病情轻重、帮助判断治疗效果，结合 PCT、ESR、WBC 及 NE 多项感染炎症指标检测结果，能更准确地预测 MPP 病情严重程度、发生合并症及混合细菌感染的可能 [67]。

（三）儿童肺炎支原体肺炎肺泡灌洗液中 T 细胞亚群及细胞因子检测意义

目的：探讨肺炎支原体肺炎患儿支气管肺泡灌洗液（BALF）中，白细胞介素（IL-6）、单核细胞趋化因子（MCP-1）、干扰素（IFN-γ）及 T 细胞亚群的水平及临床意义。

设计方法：选取 2014 年 10 月至 2016 年 3 月在我院住院的 36 例肺炎患儿。

分组情况：按诊断标准分为难治性肺炎支原体肺炎（RMPP）组（18 例）和 MPP 组（18 例），及同期收治的支气管异物患儿 16 例作为对照组。

收集资料：分别采用双抗体夹心 ELISA 法及碱性磷酸酶 - 抗碱性磷酸酶（APAAP）桥联酶标法测定 3 组患儿 BALF 中的 IL-6、MCP-1、IFN-γ 及 T 细胞亚群水平。

结果：（1）MPP 组及 RMPP 组急性期患儿的 BALF 中，CD3+、CD8+T 细胞水平高于对照组（P<0.05），但两组急性期间比较差异无统计学意义（P>0.05）。

（2）RMPP 组急性期 IL-6 水平高于对照组（P<0.05），RMPP 组及 MPP 组急性期 IL-6 水平高于恢复期（P<0.05）。

（3）RMPP 组急性期及 MPP 组急性期 IFN-γ 水平均高于对照组，3 组间比较差异有统计学意义（P<0.05），且 RMPP 组急性期较 MPP 组急性期明显升高（P<0.05），RMPP 组恢复期高于 MPP 组恢复期。

（4）RMPP 组急性期及 MPP 组急性期 MCP-1 水平高于对照组（P<0.05），且

RMPP 组急性期高于 MPP 组急性期，RMPP 组恢复期高于 MPP 组恢复期，RMPP 组急性期及 MPP 组急性期 MCP-1 水平均分别高于恢复期（$P<0.05$）。

结论：肺炎支原体感染后，患儿存在细胞免疫调节及功能的紊乱；IL-6、MCP-1 及 IFN-γ 是重要的细胞因子，可能参与了 MPP 的发病过程，并且 IFN-γ 及 MCP-1 可作为预测 MPP 难治性的重要指标[68]。

（四）肺表面活性蛋白 A、D 和 KL-6 在儿童肺炎支原体肺炎血清和肺泡灌洗液中变化及意义

设计方法：采用自身对照的方法

收集资料：根据肺 CT 影像结果对 32 例单侧肺实变 MPP 患儿血清、患侧和健侧 BALF 中 SP-A、SP-D 与 KL-6 进行检测和统计分析。

结果：32 例 MPP 患儿患侧 BALF 中 SP-A、SP-D 和 KL-6 含量分别为 [mg/L, M（1QR ）]：243（90-468），187（43-333），148（47-426）；健侧分别为：104（37-257），56（25-131），35（12-147）；血清中分别为：35（25-69），33（9-149）和 24（15-62）。血清中 KL-6 与患侧和健侧 BALF 中 KL-6 的相关系数分别是 -0.534 和 -0.378（$P<0.05$）。

结论：CAP 患儿血清中 SP-A、SP-D 和 KL-6 水平变化与肺组织感染具相关性，血清中 KL-6 可能比 SP-A、SP-D 更为敏感[69]。

（五）肺表面活性蛋白在儿童肺炎支原体肺炎血清和肺泡灌洗液中的变化及意义

分组情况：根据肺 CT 结果将 47 例 MPP 患儿分为两组：单侧病变组（$n=32$）和双侧病变组（$n=15$）。

收集资料：采用 ELISA 法检测两组患儿 BALF 和血清中肺表面活性蛋白 A、B、C、D（SP-A、B、C、D）的含量。血清与 BALF 中 SP-A、B、C、D 含量的相关性采用 Spearman 秩相关分析。

结果：两组患儿中，主病变侧或病变侧 BALF 中 SP-A、B、C、D 含量显著高于次病变侧或健侧 BALF 和血清中 SP-A、B、C、D 含量（$P<0.01$）。单侧病变组患儿血清中 SP-A、B、C 含量显著低于健侧 BALF 中含量（$P<0.01$ 或 0.05），而血清中 SP-D 含量与健侧 BALF 中 SP-D 含量差异无统计学意义（$P>0.05$）。双侧病变组患儿血清中 SP-A、B、C、D 含量与次病变侧 BALF 中 SP-A、B、C、D 含量相比，差异无统计学意义（>0.05）。Spearman 秩相关分析显示，双侧病变组患儿中血清 SP-D 含量与主病变侧 BALF 中 SP-D 含量呈密切正相关（$P<0.01$）。

结论：血清中 SP-D 可作为反映小儿社区获得性肺炎肺组织感染损伤严重程度的生化指标 [70]。

（六）儿童肺炎支原体肺炎高分辨率 CT 影像学特点

目的：通过对小儿肺炎支原体肺炎的肺部高分辨率 CT 影像学资料进行总结，分析肺炎支原体肺炎高分辨率 CT 影像特点。

设计方法：回顾性分析

研究对象：2010 年 1—12 月于中国医科大学附属盛京医院儿呼吸科住院的 66 例临床诊断为肺炎支原体肺炎患儿（其中男 30 例，女 36 例，年龄 3 个月至 13 岁，平均年龄 7 岁）。

收集资料：临床资料（血清学及咽拭子 DNA 符合支原体感染）、肺部 CT。

结果：小儿肺炎支原体肺炎最常见的肺高分辨率 CT 改变为支气管壁增厚，比例高达 69.9%，其次支气管增厚充气征高达 65.1%，在各年龄组无明显差异（$P>0.05$）；磨玻璃样改变占 15.1%，散在斑片状阴影占 45.5%，在幼儿组更为常见；肺部实变占 48.4%，"树芽征"总体比例占 34.8%，在年长儿童中多见。

结论：小儿肺炎支原体肺炎肺部高分辨率 CT 影像学特点主要有支气管壁增厚充气，"树芽征""树雾征"，磨玻璃样改变，散在斑片状阴影，肺实变。肺 CT 可辅助早期肺炎支原体肺炎的诊断 [71]。

（七）儿童肺炎支原体肺炎的 CT 表现

研究对象：2011 年 1—8 月在我科住院，经 CT 及实验室检查确诊 MPP 的 60 例患者。

分组情况：按年龄分为婴幼儿组（0～3 岁），年长儿组（3～16 岁），每组 30 例。

收集资料：回顾性分析两组患者的临床、实验室特点及肺 CT 改变。

结果：儿童 MPP 肺 CT 特点主要为：病变范围广泛，常累及多个肺叶，可引起单侧或双侧的病变，其中婴幼儿更易引起双肺炎症改变，炎症以双肺下叶多见。主要特征性 CT 改变为：①支气管壁增粗，其中年长儿组比例高于婴幼儿组，分别为 90.0% 及 66.7%（$P<0.05$）；②沿着支气管分布的磨玻璃影（树权征），年长儿组及婴幼儿组患儿均有较大比例的支气管周围为主型磨玻璃影改变，分别为 60.0% 及 70%（$P>0.05$）；③磨玻璃影中弥散分布的结节影，年长儿组及婴幼儿组比例分别为 40.0% 及 46.7%（$P>0.05$）；④实变影，年长儿组及婴幼儿组比例均为 50%。

结论：肺 CT 对儿童 MPP 的早期诊断及治疗有一定意义 [72]。

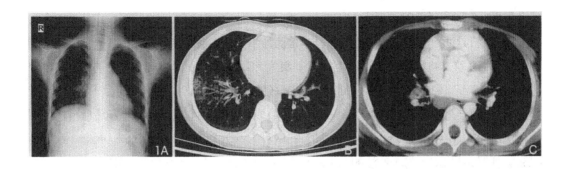

三、肺炎支原体相关检测方法研究

（一）荧光定量聚合酶链反应检测肺炎支原体方法的建立

目的：建立检测肺炎支原体的荧光定量 PCR 法，并与市售试剂盒和传统巢式 PCR 法的检测性能进行比较。通过检测其他细菌和 170 例儿童临床咽拭子样本，比较新建荧光定量 PCR 法、市售试剂盒和传统巢式 PCR 法在临床应用中的差异。

结果：新建荧光定量 PCR 法和巢式 PCR 法能够检出的肺炎支原体标准株 DNA 最低模板量为 10 拷贝，市售试剂盒检出最低模板量为 102 拷贝。在特异性实验中 3 种方法均可区分肺炎支原体和其他菌种。在检测的 170 例儿童临床咽拭子样本中，新建荧光定量 PCR 法、市售试剂盒和传统巢式 PCR 法的阳性率分别为 60.00%、50.00% 和 53.53%。新建荧光定量 PCR 法与市售试剂盒的结果具有高度相关性（$r=0.953$），2 种方法的总符合率为 86%，Kappa 值为 0.729。新建荧光定量 PCR 法与传统巢式 PCR 法的结果总符合率为 90%，Kappa 值为 0.797。结论：新建荧光定量 PCR 法与市售试剂盒相比灵敏性更高，特异性相同，成本低；与传统巢式 PCR 法相比操作简单，耗时短且污染少，具有良好的科研和临床应用前景[73]。

（二）实时定量 PCR 检测肺炎支原体方法的建立及临床应用

目的：利用实时定量 PCR 技术（SYBR green 染料法）建立一种快速、特异、敏感、经济、准确检测肺炎支原体的方法，并评价其在临床上的应用价值。

实验设计：选择肺炎支原体的 23S rRNA 耐药相关基因作为扩增区，设计特异性引物，然后提取相应质粒作为标准品，建立绝对定量的标准曲线。比较荧光定量 PCR 方法与传统巢式 PCR 方法和市售试剂盒的特异度和灵敏度；分别利用上述 3 种方法和培养法检测临床咽拭子样本，进行相关系数、符合率及 kappa 系数的分析。

结果：实时定量 PCR 和巢式 PCR 检测肺炎支原体的灵敏度为 10 拷贝；市售试剂盒为 102 拷贝。特异性检验中，肺炎支原体样本检测为阳性，人型支原体和其他 4 种细菌均检测为阴性。临床样本检测中，实时定量 PCR、巢式 PCR、市售试剂盒和培养法的阳性率分别为 55.49%、52.75%、47.25% 和 39.01%。统计学分析结果显示，新建实时定量 PCR 与传统巢式 PCR 的结果总符合率为 89.6%，Kappa 系数为 0.790。实时定量 PCR 方法与市售试剂盒检测结果的相关系数 R=0.923，P<0.001；两种方法的总符合率为 89.6%，Kappa 系数为 0.792。实时定量 PCR 与培养法的结果总符合率为 83.5%，Kappa 系数为 0.678。

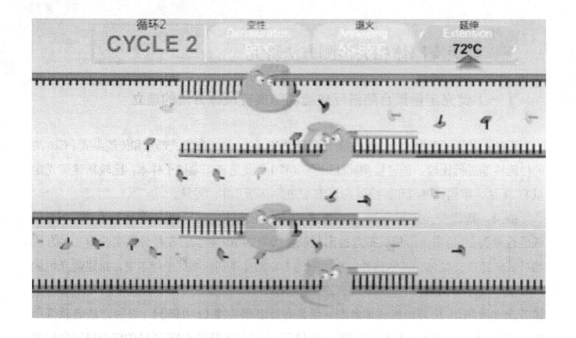

结论：采用实时定量 PCR 方法检测肺炎支原体与其他几种方法相比，快速经济，且污染少，特异性强，灵敏度高，具有很重要的科研和临床实用价值[74]。

（三）环介导等温扩增技术检测儿童咽拭子标本中肺炎支原体

目的：采用自行设计的引物，利用环介导等温扩增（LAMP）技术，建立一种快速检测急性呼吸道感染患儿咽拭子标本中肺炎支原体的方法。

实验设计：针对肺炎支原体基因组内存在的重复序列 SDC1 设计 6 条特异性 LAMP 引物（SMP），使用实时浊度仪进行扩增反应并记录结果。对该方法进行灵敏度和特异性检测，并与文献报道的引物（JMP）进行比较。

收集资料：应用该方法和实时荧光定量 PCR（Q-PCR）检测 55 例儿童咽拭子标本并对结果进行比较。

结果：本研究中设计的肺炎支原体特异性 SMP 引物灵敏度高，最低检出肺炎支原体标准株 FH 的 DNA 拷贝数为 6 个。采用 SMP 引物的 LAMP 方法特异性好，与其他支原体和细菌间无交叉反应。55 例临床标本分别使用 SMP 引物和 JMP 引物进行 LAMP 检测，两种方法的总符合率为 98.2%；使用 SMP 引物的 LAMP 方法与 Q-PCR 的总符合率为 96.4%。

结论：采用本研究设计的 SMP 引物所建立的 LAMP 方法灵敏度更高，特异性好，较 Q-PCR 操作简便，耗时短，可用于临床儿童咽拭子标本中肺炎支原体的实验室快速检测，具有良好的临床应用前景 [75]。

（四）套式 PCR 法在肺炎支原体感染诊断中的应用

目的：比较套式 PCR 法（nPCR）与培养法在早期诊断 MP 感染敏感性差异。

研究对象：选取 2007 年至 2009 年间 MPP 患儿。

收集资料：行血清 MP-IgM 测定、取咽拭子标本行 MP 分离、鉴定及培养，提取 MP-DNA 样本，应用 nPCR 法进行分子鉴定。

结果：累计选取研究对象 65 例，nPCR 法检测阳性率分别为：16SrRNA-nPCR 为 75.4%（49 例）和 23S rRNA-nPCR 阳性率为 78.5%（51 例），无统计学差异（P=0.687）；分离培养得到 MP31 株，培养法 MP 阳性率 47.6%，与 nPCR 法相比有显著差异（P<0.001）。

结论：早期检测 MP 感染 nPCR 方法比培养法敏感性高 [76]。

（五）巢式聚合酶链反应和测序检测肺炎支原体 23S rRNA 中点突变

目的：建立快速检测肺炎支原体（MP）耐药性的实验方法并应用于临床以了解 MP 耐药现状。

实验设计：应用巢式 PCR 直接检测咽拭子标本 MP-23S rRNA 基因并对扩增产物进行电泳检测或 DNA 测序分析；通过 MP 培养及体外药物敏感性试验测定临床分离株的红霉素最小抑菌浓度，以验证 23S rRNA 基因检测结果的可靠性。

结果：200 例临床标本经 MP-IgM 抗体、咽拭子 MP 种特异性 16SrRNA 基因巢式 PCR 扩增和 MP 分离培养测定证实为 MP64 例。应用巢式 PCR 技术扩增 MP-23S rRNA 基因，并对扩增产物进行测序，将基因序列与基因库中 MP 标准株基因序列进行比较，与标准株序列相同的共计 26 例，其余 38 例存在 23S rRNA 点突变：35 例在 2063 位点发生了 A 到 G 的点突变，1 例在 2063 位点有 A 到 C 的点突变，2 例在 2064 位点有 A 到 G 的点突变；耐药率为 59.4%。MP 耐药基因检测方法灵敏度达 10^{-2}CCU/mL，MP 培养及药物敏感性试验证实 23S rRNA 基因检测结果可靠。

结论：建立的 MP 耐药基因检测方法能直接检测临床标本中的 MP 耐药基因。59% 的受检标本 23S rRNA 基因发生点突变 [77]。

（六）聚合酶链反应在诊断婴幼儿肺炎支原体肺炎中的应用

目的：我们将聚合酶链反应（PCR）用于检测人类肺炎支原体（MP）。

研究对象：155 例于 1992 年 1 月—1993 年 3 月在我院住院的婴幼儿肺炎患者。

收集资料：婴幼儿肺炎患者血样本。

结果：检测 155 例婴幼儿肺炎患者，阳性率为 15.5%；同时用间接血凝抑制试验测肺炎支原体抗体，阳性率 13.5%，两种方法的阳性符合率为 87.5%。

结论：用 PCR 法检测婴幼儿 MP 肺炎，具有简便、特异、敏感、快捷的特点，适用于临床。本文 24 例婴幼儿 MP 肺炎的临床资料显示：婴幼儿 MP 肺炎与病毒性肺炎在临床上不易鉴别。应予以重视 [78]。

（七）人型肺炎支原体液体培养中 pH 与活菌浓度关系研究

目的：探讨人型支原体液体培养过程中，培养时间、培养基 pH 与菌浓度的关系，研究人型支原体液体培养时的生长规律。

实验设计：用精密 pH 计定时测定人型支原体培养过程中培养基 pH 值，同时观察培养基颜色变化；采用微量法测定菌浓度，每 3h 测定 1 次，连续测定 48h。

结果：不同浓度的人型支原体在液体培养时呈现相同的生长规律，有类似于细菌的生长曲线，最大菌体浓度（CCU）10^9/mL；人型支原体生长与培养基 pH 相关，pH6.8 时，菌体活性最高，培养基呈橙红色；pH>7.0 时，菌体活性逐渐下降，pH7.2 时，培养基呈深红色，不再发生明显的颜色改变，人型支原体活菌量迅速降低。

结论：人型支原体液体培养基培养时，培养基 pH6.8、液体颜色橙红时，可获取较佳生长活性的高菌含量培养物 [79]。

四、肺炎支原体耐药研究

（一）肺炎支原体的耐药现状

肺炎支原体（MP）是儿童和青少年呼吸道感染的重要病原体，大环内酯类抗生素是治疗儿童或青少年 MP 感染的首选药物。

然而，近年来世界范围内出现了 MP 对大环内酯类抗生素的耐药现象，尤其是亚洲、欧洲和美国。23S rRNA 结构域 V 区的点突变是引起 MP 耐药的主要机制 [80]。

（二）肺炎支原体体外诱导抗生素耐药及其机制

肺炎支原体（MP）是儿童和青少年社区获得性呼吸道感染的常见病原体，对大环内酯类、四环素类、氨基糖苷类、喹诺酮类等敏感，大环内酯类抗生素是治疗小儿 MP 感染的首选药物。然而，近年来在实验室诱导出对抗生素耐药的 MP，并且体外分离到对大环内酯类抗生素耐药的菌株，结合位点的基因突变是目前的研究热点，也是引起 MP 耐药的主要机制。对 MP 耐药性的研究可为临床抗生素的合理选择和应用提供理论指导[81]。

（三）常用抗生素对儿童肺炎支原体的抗菌活性分析

目的：2003 年 6 月—2006 年 6 月，我们通过药物敏感试验测定肺炎支原体（MP）分离株庆大霉素、四环素、环丙沙星的最小抑菌浓度（MIC），以了解庆大霉素、四环素、环丙沙星对 MP 的抗菌活性，寻求对 MP 尤其是耐药 MP 有效的药物。

收集资料：采集儿科呼吸道感染就诊患儿咽拭子标本 370 例，共分离培养出 MP50 株，经 PCR 鉴定均证实为 MP。

结果：对 50 株临床分离株进行红霉素体外药物敏感性试验，其中有 4 株敏感株，46 株 MIC 值明显升高，为耐药株[82]。

（四）耐红霉素肺炎支原体肺炎 24 例儿童临床分析

目的：对大环内酯类抗生素的耐药现状，提高对耐药肺炎支原体肺炎的临床认识和诊治水平。

研究对象：对 2006 年 10 月—至 2007 年 7 月首都医科大学附属北京友谊医院儿科病房确诊为肺炎支原体肺炎的 110 例患儿。

收集资料：从其咽部或鼻咽部获取标本，利用肺炎支原体分离培养技术分离培养肺炎支原体并进行药物敏感试验，筛选耐药株；对 24 例确诊为耐药肺炎支原体肺炎住院患儿的临床特点进行总结和分析。

结果：肺炎支原体对大环内酯类抗生素有耐药株产生，110 例标本中，分离肺炎支原体阳性株 26 例，耐药株 24 例，耐药率占 92.31%，发病年龄多为学龄儿童，6—14 岁占 83.34%。持续发热 5d 伴刺激性咳嗽的患儿占 100.00%，肺部无明显阳性体征。外周血白细胞大多正常（占 83.33%），但发热期血沉（83.33%）及 C- 反应蛋白（91.67%）都升高。胸片以一侧大片絮状阴影为多见，右侧 12 例（50.00%）多于左侧 6 例（25.00%），双侧 6 例（25.00%）。19 例（79.17%）有肺外合并症，伴有渗出性胸膜炎者 3 例（12.5%）。阿奇霉素平均疗程 9.4d。

结论：临床应认识到耐药肺炎支原体肺炎的存在；避免不合理使用抗生素[83]。

（五）肺炎支原体对大环内酯类抗生素的耐药情况及耐药机制

实验设计：对 370 份咽拭子标本进行 MP 分离培养，应用套式 PCR 扩增 MP 种特异 16S 核蛋白体 RNA（16SrRNA）基因对临床分离株进行分子鉴定；通过药物敏感实验测定 MP 分离株对大环内酯类药物的 MIC 并筛选出耐药株；设计套式 PCR 扩增红霉素作用靶位 23S 核蛋白体 RNA（23S rRNA）基因，扩增产物进行全自动 DNA 测序，测得序列与 NCBI 已登录的 MP 标准株 M129（登录号 X68422）23S rRNA 基因作比对。

结果：370 份临床标本中分离 MP50 株，分离阳性率为 13.5%。50 株中敏感株 4 株，耐药株 46 株（占 92%）。耐药菌株的红霉素、阿奇霉素、交沙霉素 MIC 值均升高。4 株敏感株和肺炎支原体国际标准株 FH 的 23S rRNA 基因序列与基因库的 MP 基因序列相同，46 株耐药株的 23S rRNA 基因发生点突变，41 株突变位点在 23S rRNAV 区中心环的 2063 位，其中 40 株发生了 A→G 的点突变，1 株发生了 A→C 的点突变；另 5 株突变位点在 2064 位，A→G。

结论：MP 对大环内酯类抗生素耐药率高，耐药性的分子基础是 23S rRNA 基因的点突变，其中 2063 位点突变占主导地位。23S rRNA 基因发生点突变的肺炎支原体对红霉素、阿奇霉素及交沙霉素的 MIC 值均升高[84]。

（六）探讨氯霉素、利福平对肺炎支原体的抗菌活性

设计方法：对 370 例咽拭子标本进行 MP 分离培养，应用套式聚合酶链式反应（PCR）扩增 MP 种特异 16SrRNA 基因对临床分离株进行分子鉴定；通过药物敏感试验测定 MP 分离株的红霉素的最小抑菌质量浓度（MIC），应用套式扩增红霉素作用靶位 23S rRNA 基因，以鉴别敏感株和耐药株；应用药物敏感试验测定 MP 分离株的氯霉素、利福平的 MIC。

结果：临床标本 370 例中分离 MP50 株。其中红霉素敏感株 4 株，耐药株 46 株。46 株耐药株的红霉素作用靶位 23S rRNA 基因发生点突变，4 株敏感株无点突变。所有 MP 分离株对氯霉素敏感，对利福平耐药。

结论：利福平对 MP 无效，氯霉素对 MP 红霉素敏感株及耐药株均有效[85]。

（七）儿童肺炎支原体肺炎肺外并发症的发生与耐药的关系

目的：儿童肺炎支原体肺炎（MPP）肺外并发症的发生与耐药的关系

研究对象：选取我科收治的 MPP 儿童 64 例

收集资料：对 64 例 MPP 儿童热程和肺外并发症情况进行分析，并通过 MP 分离培养，分子药敏方法检测 MP 的耐药性。

结果：耐药组更易出现肺外并发症，有肺外并发症的临床发热时间更长（P<0.05）。

结论：MP 的耐药可能会导致肺外并发症的增加，持续发热可能是肺外并发症的相关因素之一[86]。

（八）肺炎支原体对大环内酯类抗生素的耐药机制

肺炎支原体（MP）是儿童和青少年社区获得性呼吸道感染的常见病原体，大环内酯类抗生素是治疗小儿 MP 感染的首选药物。然而，近年来 MP 对大环内酯类抗生素出现耐药，结合位点的基因突变是目前的研究热点，也是引起 MP 耐药的主要机制之一。对 MP 耐药性的研究可为抗生素的合理选择和应用提供理论指导[87]。

五、难治性及重症肺炎支原体肺炎临床研究

（一）难治性肺炎支原体肺炎

难治性肺炎支原体肺炎的定义。尽管 RMPP 目前尚无确切定义，但临床基本达成以下共识：①大环内酯类抗生素治疗效果不佳（正规应用大环内酯类抗生素 1 周左右，患儿病情仍未见好转）；②患儿合并肺外多系统并发症，病情重（除严重肺部病变外还伴肺外多系统损害）；③病程较长（一般为 3 ~ 4 周），甚至迁延不愈，而且其中相当一部分是重症支原体肺炎。日本学者最近提出了 RMPP 的定义为应用大环内酯类抗生素 1 周或以上，患儿仍表现发热，临床症状和影像学表现继续加重。RMPP 临床表现多数以发热、咳嗽起病，热型多表现为稽留热，其病情比一般 MP 肺炎进展迅速，可短时间内出现肺部大面积受累、中到大量胸腔积液、胸膜增厚、肺脓肿、气胸等，严重者可致闭塞性支气管炎、肺不张甚至全身炎症反应综合征。RMPP 可累及多个肺外器官。部分患儿开始可以无呼吸道症状而以其他系统的症状起病，故早期易误诊为病毒性肺炎或其他疾病而使用不恰当治疗方案，由此延误恰当诊治或使病情复杂化而导致 RMPP 的发生，因此在早期诊断思路上需提高警惕。当 MPP 患儿应用大环内酯类抗生素治疗过程中还出现全身多系统损害，且病情日益加重、影像学表现日益复杂或严重时，应考虑 RMPP 的存在[88]。目前认为，RMPP 的病因与发病机制主要与患儿对大环内酯类抗生素耐药，肺炎支原体肺炎本身的发病机制尤其与免疫学因素的参与、混合感染以及发生误诊误治等有关[89]。

尚云晓，张晗等教授在 RMPP 疾病方面的评估与治疗等观点有如下研究：

1. 儿童难治性肺炎支原体肺炎肺泡灌洗液中肺炎支原体 –DNA 载量检测在病情评估中的临床意义

研究对象：选取中国医科大学附属盛京医院小儿呼吸内科 2018 年 5 月至 2018 年 11 月确诊为难治性 MPP 的 98 例住院患儿作为研究对象

分组情况：对其进行纤维支气管镜检查，留取肺泡灌洗液，对灌洗液中 MP-DNA 进行定量检测，根据检测结果分为高载量组（>10^6/mL，28 例），中载量组（10^3 ~ 10^6/mL，54 例），低载量组（≤ 10^3/mL，16 例）。

收集资料：比较不同载量组患儿的临床表现、实验室数据、影像学资料、纤维支气管镜的镜下表现。

结果：高载量组患儿 C- 反应蛋白水平较中载量组和低载量组明显增高，且差异有统计学意义（$P<0.05$）；3 组患儿乳酸脱氢酶比较差异有统计学意义（$P=0.001$）。

结论：难治性 MPP 患儿其 MP-DNA 载量的高低与临床特征密切相关，高载量组患儿临床表现更为严重。局部载量的高低可以指导临床医师合理用药，更好地预测疾病的转归[90]。

2. 儿童难治性肺炎支原体肺炎的特点分析及激素治疗的疗效观察

目的：比较普通肺炎支原体肺炎和难治性肺炎支原体肺炎（RMPP）患儿的临床、实验室检查及影像学特点及不同剂量激素对 RMPP 患儿临床症状缓解和气道黏膜炎症的影响。

收集资料：分析影像学表现为大叶性肺实变改变的 51 例普通肺炎支原体肺炎（MPP）和 52 例 RMPP 患儿的临床资料。观察不同剂量激素对 RMPP 患儿临床症状缓解、影像学恢复、气道炎症及肺泡灌洗液中免疫细胞的影响。

结果：RMPP 组患儿平均发热时间和住院时间更长，更易合并肺外并发症，外周血中炎性指标升高更明显，更易出现胸腔积液及两个及以上肺叶同时受累，差异均有统计学意义（$P<0.05$）；不同剂量激素治疗对 RMPP 患儿临床症状缓解，影像学恢复、气道黏膜的损伤及肺泡灌洗液中免疫细胞的比例的影响，差异无统计学意义（$P>0.05$）。

结论：对于 MPP 的患儿，当临床上出现持续发热，合并肺外并发症，化验指标中炎性指标明显升高，影像学出现胸腔积液或两个及以上肺叶同时受累等情况时，应高度警惕 RMPP 的发生[91]。

3. 不同严重程度儿童肺炎支原体肺炎的肺功能特点及临床意义

目的：早期行肺功能检查在儿童难治性肺炎支原体肺炎诊疗中的价值。

研究对象：收集中国医科大学附附属盛京医院住院 67 例肺炎支原体肺炎患儿

分组情况：难治性肺炎支原体肺炎（RMPP）37 例、非难治性肺炎支原体肺炎（非 MPP）30 例，正常儿童为对照组 39 例，

收集资料：分析急性期和恢复期的肺通气功能变化。

结果：RMPP急性期肺功能较恢复期肺功能指标（FVC、FEV1、PEF、MEF75、MEF50、MEF25、MMEF25-75）显著降低P<0.05）。非RMPP急性期肺功指标（FVC、FEV1、PEF、MEF75、MEF50、MEF25、MMEF75/25）较恢复期肺功能显著降低（P<0.05）。RMPP急性期肺功能指标（FVC、FEV1、PEF、MEF75、MEF50、MEF25、MMEF75/25）较MPP急性期显著降低（P<0.05）。RMPP恢复期肺功能指标（FVC、FEV1、PEF、MEF75、MEF50、MEF25、MMEF75/25）较非RMPP恢复期显著降低（P<0.05）。RMPP与非RMPP的恢复期肺功能指标（FVC、FEV1、PEF、MEF75、MEF50、MEF25、MMEF75/25）分别与对照组比较，均有显著降低（P<0.05）。RMPP组病后3个月难治性肺炎支原体肺炎仍有患者肺功能未达到正常儿童预计值。

结论：早期和动态的检测MPP患儿的肺功能情况，有助于早期识别RMPP和对疾病预后的评估，有助于临床早期干预、防止并发症的发生[92]。

4. 儿童难治性肺炎支原体肺炎的支气管镜下特征及支气管肺泡灌洗液中炎症因子水平的研究

目的：难治性肺炎支原体肺炎（RMPP）的支气管镜下表现的特点及支气管肺泡灌洗液（BALF）中IL-17、IL-18、PTX3的临床意义。

设计方法：回顾性分析

分组情况：选取在急性期行纤维支气管镜检查并且诊断RMPP的患儿60例以及诊断普通肺炎支原体肺炎（MPP）患儿35例作为试验组，同期行支气管异物取出术的患儿35例作为对照组。

收集资料：RMPP以及普通MPP患儿的支气管镜下表现。选取留取BALF的病例，采用ELISA方法检测BALF中IL-17、IL-18及PTX3水平。

结果：（1）RMPP组支气管镜下发现黏膜糜烂、坏死黏膜脱落、痰栓形成、塑形性支气管炎的比例较普通MPP组明显增高。

（2）所有MPP患儿的BALF中3种炎症因子水平较支气管异物对照组均明显升高（P<0.05），但仅有IL-18在RMPP组与普通MPP组间差异有统计学意义（P<0.05）。使用糖皮质激素治疗的RMPP患儿BALF的3种炎症因子较未使用糖皮质激素的RMPP组明显下降（P<0.05）。

结论：支气管镜下的黏膜糜烂、坏死黏膜脱落、痰栓及塑形性支气管炎对RMPP具有提示作用，IL-17、IL-18及PTX3参与了MPP的发病过程，IL-18可作为预测RMPP的相关生物学指标。此外静脉用糖皮质激素可抑制炎症因子的释放[93]。

5. 肺功能检查在儿童难治性肺炎支原体肺炎诊疗中的意义

研究对象：收集2015年5月至2016年2月期间在中国医科大学附附属盛京医院住院

患儿58例。

收集资料：所有患儿均经临床确诊为难治性肺炎支原体肺炎（RMPP），急性期行支气管镜检查及介入治疗并于镜前24h内行肺功能检测，对支气管镜下表现和同期肺功能数值进行分析。按照支气管镜下黏膜是否完整将镜下表现分为轻度组和重度组，记录每个患儿的常规肺通气功能指标。

结果：RMPP患儿镜下表现重度组急性期肺功能的大气道通气指标（FVC、FEV1、PEF）和小气道通气指标（FEF25、FEF50、FEF75、FEF25-75）较轻度组均降低，二者有显著统计学差异（$P<0.05$）。

结论：RMPP急性期可出现不同的肺功能表现，包括肺功能正常、限制性或阻塞性或混合性通气功能障碍，最常见的是小气道功能改变，提示肺炎支原体感染后极易引起小气道受累。RMPP急性期镜下表现越重，同期的肺功能指标下降程度越重。通过肺功能检测对预测RMPP的严重程度及早期识别具有一定作用。肺功能指标对判断支气管镜介入治疗指征及评价介入治疗效果提供了更充分的依据[94]。

6. 难治性肺炎支原体肺炎支气管镜肺泡灌洗术治疗时机研究

目的：支气管肺泡灌洗术在难治性肺炎支原体肺炎（RMPP）治疗中的作用及最佳治疗时机。

研究对象：2013年6—12月在中国医科大学附属盛京医院确诊为RMPP的76例儿童

分组情况：患儿在不同病程时进行了支气管镜肺泡灌洗术。根据其行支气管镜术时病程分为：（1）≤2周组；（2）>2~3周组；（3）>3周组。

收集资料：比较分析3组患儿的总热程、肺CT好转情况、支气管镜下表现、实验室生化指标及住院天数。

结果：（1）总热程：病程≤2周组为（13.9±3.8）d，2~3周组为（14.1±5.0）d，>3周组为（20.0±8.4）d，3组比较，差异具有统计学意义。

（2）肺CT改变：根据术后1周及1个月数据分析，3组患儿在术后1周复查肺CT，其完全吸收率分别为14.3%、5.4%、0；部分吸收率分别为85.7%、75.8%、76.0%；未改变率分别为0、18.9%、24.0%。1个月后复查肺CT，完全吸收率分别为41.4%、26.3%、11.3%；部分吸收率分别为71.4%、65.7%、75.1%；未改变率分别为0、7.9%、13.6%。

（3）支气管镜下改变：对支气管镜下黏膜／支气管壁改变及管腔进行统计分析，可以发现RMPP患儿支气管镜下黏膜多表现为白色被膜覆盖、黏膜糜烂、黏膜粗糙改变；病程>3周组，管腔扩张、管腔狭窄、管腔闭锁以及坏死物质栓塞明显高于其他2组。

结论：在儿童RMPP治疗中，及早进行纤维支气管镜辅助治疗有助于缩短发热时间，促进肺CT好转。肺炎支原体感染时间越长，支气管壁及管腔出现管腔扩张、管腔狭窄、管腔闭锁以及坏死物质栓塞概率增大。[95]

7. 雾化吸入高渗盐水在治疗儿童重症肺炎支原体肺炎合并肺不张中的应用

研究对象：将我院 2012 年 1—12 月收治的 59 例临床诊断为重症肺炎支原体肺炎合并肺不张的住院患儿

分组情况：随机分为对照组 29 例，高渗盐水治疗组 30 例。对照组患儿给予静点阿奇霉素联合头孢菌素、静点盐酸氨溴索治疗，辅以机械拍背、体位引流等物理疗法；治疗组在此基础上加用 3% 高渗盐水进行雾化吸入

收集资料：两组患者均在治疗后第 3 天和第 10 天复查胸部 X 线片，比较雾化吸入治疗前后肺复张情况。

结果：治疗 3d 后，高渗盐水治疗组临床有效率 40%，对照组临床有效率 17.2%，两组临床疗效差异无统计学意义（$P>0.05$）。治疗 10d 后，高渗盐水治疗组临床有效率 76.7%，对照组临床有效率 24.1%，高渗盐水治疗组促进肺复张明显优于对照组，差异具有统计学意义（$P<0.005$）。

结论：雾化吸入 3% 高渗盐水辅助治疗儿童肺炎支原体肺炎合并肺不张临床疗效显著，且费用低廉、操作简单，值得临床推广应用 [96]。

8. 盐酸氨溴索经纤维支气管镜灌洗治疗儿童难治性肺炎支原体肺炎的疗效观察

设计方法：采用随机对照方法

分组情况：将 43 例难治性肺炎支原体肺炎患儿分为试验组和对照组，试验组 25 例，平均年龄（5.56 ± 3.28）岁，对照组 18 例，平均年龄（6.44 ± 2.73）岁，在常规药物治疗儿童难治性肺炎支原体肺炎的基础上，两组在病程 2~3 周行纤维支气管镜检查，试验组在常规生理盐水灌洗的基础上应用沐舒坦灌洗病变部位，对照组应用常规生理盐水灌洗病变部位。

收集资料：比较两组患儿的住院天数、做镜后发热天数及咳嗽情况等一般临床表现，咳嗽症状改善采用评分方式，且 1 周后复查胸部 CT 及纤维支气管镜，比较两组的疗效差别。

结果：试验组与对照组在性别、年龄、做镜前病程、发热天数差异无统计学意义（$P>0.05$），做镜后试验组较对照组咳嗽明显改善，做镜 1 周后，试验组胸部 CT 总有效率 92% 高于对照组 72.3%，差异有统计学意义（$P<0.05$），试验组支气管镜下炎症吸收总有效率 92% 高于对照组 77.8%，差异有统计学意义（$P<0.05$）。试验组较对照组在做镜后发热天数无显著差异 [（0.68 ± 1.15）vs（0.28 ± 0.50）]（$P>0.05$），两组住院天数无显著差异 [（15.16 ± 7.66）vs（14.06 ± 5.48）]（$P>0.05$）。

结论：经纤维支气管镜沐舒坦灌洗治疗 RMPP 可以有效改善患儿的咳嗽情况，促进肺部炎症的吸收 [97]。

9. 儿童难治性肺炎支原体肺炎支气管肺泡灌洗液细胞因子检查意义及与血清 C- 反应蛋白相关性研究

目的：单核细胞趋化蛋白 4（MCP-4）、白细胞介素 25（IL-25）、肿瘤坏死因子 α（TNF-α）及半胱氨酸白三烯受体 1（CysLTR-1）在难治性肺炎支原体肺炎（RMPP）患儿支气管肺泡灌洗液（BALF）中的水平、临床意义以及与血清 C- 反应蛋白（CRP）相关性.

分组情况：选取确诊为 RMPP 并且在急性期（病程 2 周内）行纤维支气管镜检查的患儿 109 例作为试验组. 并根据其支气管镜下黏膜、分泌物、管腔表现，将其分为 RMPP1 组（镜下病理性损伤重）68 例及 RM-PP2 组（镜下病理性损伤轻）41 例，根据患儿是否伴有喘息将其分为 RMPP1 喘息组 20 例，RMPP1 非喘息组 48 例，RMPP2 喘息组 15 例，RMPP2 非喘息组 26 例. 选取同期非 MPP（NMPP）且无喘息的大叶性肺炎患儿 15 例作为对照 1 组（NMPP 组），同期行支气管异物（FB）取出术且无肺炎患儿 15 例作为对照 2 组（FB 组）.

收集资料：应用双抗体夹心 ELISA 法测定试验组患儿 BALF 中 MCP-4、IL-25、TNF-α、CysLTR-1 水平. 同时检测血清 CRP、D- 二聚体（DD）、谷丙转氨酶（ALT）及外周血中性粒细胞百分比（N%）等临床常见指标.

结果：（1）支气管镜下表现重的 RMPP1 组临床实验室指标 CRP、DD、ALT 及 N% 水平高于支气管镜下表现相对轻的 RMPP2 组（$P_{均}$ >0.05）.

（2）RMPP1 喘息组的 IL-25（117.8ng/L）、TNF-α（26.01ng/L）、CysLTR-1（0.71ng/L）及 MCP-4（53.38ng/L）细胞因子水平均值高于其他五组的均值（$P_{均}$ >0.05），RMPP2 喘息组中 IL-25（85.79ng/L）、TNF-α（19.2ng/L）、CysLTR-1（0.59ng/L）及 MCP-4（44.16ng/L）细胞因子均值高于 RMPP2 非喘息组、NMPP 组及 FB 组的均值（$P_{均}$ <0.05）. 其他组间两两比较差异无统计学意义（P 均 >0.05）.

（3）CRP 与 IL-25、MCP-4、TNF-α 均存在正相关性（$P_{均}$ <0.05），与 CysLTR-1 无显著相关性.

结论：（1）临床实验室指标 CRP、DD、ALT 及 N% 等可早期辅助识别 RMPP，当上述指标越高时 RMPP 镜下表现可能越重.

（2）细胞因子 MCP-4、IL-25、CysLTR-1、TNF-α 均参与了 RMPP 的发病过程，且可能在 MP 感染诱发儿童喘息的发生甚至发展为哮喘中发挥了重要作用.

（3）血清 CRP 水平与 RMPP 喘息患儿 BALF 中 IL-25、MCP-4、TNF-α 水平均存在正相关性，MCP-4 与 IL-25 都选择性通过影响 Th2 引发 Th2 细胞介导的免疫炎症损伤，CRP 与 IL-25 及 MCP-4 相关，推测 CRP 也可能是通过影响 Th2 细胞从而引起 Th2 细胞介导的免疫炎症损伤[98]。

（二）重症肺炎支原体肺炎

儿童社区获得性肺炎在儿科常见，是导致儿童死亡的首要原因，占发展中国家 5 岁以下儿童死亡率的 10% ~ 25%。近年来，随着病原体的变化，支原体肺炎（MPP）在儿童社区获得性肺炎中日趋占据主导地位，这些病例大部分起病缓慢，对大环内酯类抗生素治疗反应佳，但尚有部分病例即使规范大环内酯类抗生素治疗，病情仍在进展，临床症状和影像学表现持续加剧，甚至进展为难治性或致死性肺炎，学者们将这部分病例称为重症肺炎支原体肺炎（SMPP）。目前 SMPP 尚无统一的诊疗指南，发病机制仍不十分清楚、无特异性早期识别指标，病变危重，部分以肺外症状首发症状，近年来学者们对 SMPP 的临床特征及治疗有了更加深入的认识[99]。

1. 关于重症肺炎支原体肺炎的诊断

目前国内尚无儿童重症 MPP 的统一诊断标准，结合国内最新儿童重症 CAP 诊断标准，将符合下列标准中任意 1 条可作为重症 MPP 的诊断标准。在确诊 MPP 基础上出现：（1）明显气促或心动过速（判断标准：<2 个月，RR ≥ 60 次 /min，2 ~ 12 个月，RR ≥ 50 次 /min，1 ~ 5 岁，RR ≥ 4 次 /min，>5 岁，RR ≥ 30 次 /min，5 岁以下儿童呼吸频率增快提示肺炎，RR>70 次 /min 常提示低氧血症），伴或不伴呼吸困难（鼻翼扇动、呻吟、三凹征）及紫绀等；（2）低氧血症，吸入空气条件下，脉搏血氧血氧饱和度（SaO_2）≤ 0.92；（3）有效应用大环内酯类药物 1 周以上无效（持续腋温 >38. 5℃或肺部影像学无好转甚至进展）；（4）胸部影像学表现为多叶段受累或受累面积 ≥ 2/3 肺；（5）出现胸腔积液、肺不张、肺坏形肺脓肿等肺内并发症；（6）合并其他系统严重损害（中枢神经系统感染、心力衰竭、心肌炎、消化道出血、明显电解质 / 酸碱平衡紊乱等）。

2. 关于重症肺炎支原体肺炎特异性检测的早期评估

目前常用检测 MP 的方法如下：免疫学方法、分子生物学方法、MP 培养、MP 耐药基因的检测。检测血清 MP 抗体是临床最常用的特异诊断方法，IgM-MP>1 ：160 或动态观察呈倍数递增即可确诊。但是 IgM-MP 的阳性率在病初 1 ~ 2 周内很低，Beersma 等报道，病程在 1 ~ 6dIgM 的阳性率为 7% ~ 25%，病程在 7 ~ 15d 时，其阳性率为 31% ~ 69%，超过 16d 时阳性率为 33% ~ 87%。此外还受机体免疫状态、病情、应用激素等影响而呈假阴性，因此临床上应该进行动态监测。作者体会，不少经临床及实时定量 PCR 确诊的 MP 肺炎患儿，仅在出院前的最后 1 次 IgM-MP 检测才出现阳性，推测可能与机体免疫状态的影响有关，其中，病后 1 周 IgM-MP 检测为阴性的 MP 肺炎的患儿，其病情可能较阳性者严重。

有资料显示，大约 30% 的 MP 肺炎患儿出现由 IgM 阴性转为 IgM 阳性的血清转换，他们与入院后两份血清的抗体滴度逐渐升高的患儿相比，肺部损伤更严重；在一些患者中血清转换的时间常发生在 1 周以后。如果研究者只选择 IgM 阳性的患者，那么他们可能漏掉了即将进展为重症临床表现的患者。因此，对疑有 MP 感染的肺炎儿童，尤其是对于重症病例，必须对 MP-IgM 进行动态检测。MPP 的 92 例患儿为试验组，选择同期门诊体检的 40 例健康儿童作为对照．采集血样测定不同病程、不同年龄患儿 MP-IgM 阳性情况；按病情严重程度分为轻症组与重症组。MPP 患儿 MP-IgM 效价与病情程度呈正性相关关系，MP-IgM 滴度越高，MPP 患儿病情越严重，随年龄上升及病程延长，MP-IgM 抗体检出率上升，临床需结合年龄、病程综合考虑患儿是否存在 MP 感染[100]。

近年来应用 PCR 的快速检测技术已经在临床开展，尤其是荧光定量实时 PCR，可对 MP 感染做出早期诊断，适用于年幼儿童、免疫功能低下等无法产生 IgM 者。鼻咽标本、痰及肺泡灌洗液、胸腔积液均可用于 PCR。对呼吸道标本进行 MP-PCR 检测，是一种重要的、快速检测病原的方法。

对于重症 MPP，其中部分多是由于 MP 基因突变所致。2017 年 9 月—2018 年 9 月台州市路桥区中医院儿科，支原体肺炎患儿 90 例，所有患者均经咽拭子收集病原体标本，采用 RT-PCR 检测支原体大环内酯类常见耐药基因位点 A2063 位点基因突变，若 A2063G 出现突变则定为观察组，未突变定为对照组．分析基因突变与支原体感染患者病情的关系，采用 Logistic 回归分析重症支原体肺炎的危险因素．支原体 23S rRNA 基因突变[101]。目前研究发现 MP 的基因突位点是 23S rRNA 的 V 区域 A2063G 和 A2064G。对于临床常规治疗无效，早期进行耐药基因检测可以及早提示 MPP 向重症 MPP 发展的可能。

3. 早期识别重症肺炎支原体肺炎重要指征

（1）临床症状、影像学及纤维支气管镜下的特点分析。

①发热特点：重症 MPP 发热时间较非 MPP 明显延长。国内儿童重症 MPP 研究显示，难治性 MPP 较非耐药 MPP 发热时间明显延长 [难治性 MPP 发热时间平均（12.7 ± 2.6）d，而非耐药 MPP 发热时间（7.5 ± 1.8d）]，住院时间也增加 [难治性 MPP 住院时间（12.1 ± 3.2d），而非耐药 MPP 住院时间 (7.4 ± 2.9d）]。国外文献报道耐药 MPP 发热时间平均 8d，最长 42d，非耐药 MPP 平均发热时间 6d，最长 14d，住院时间耐药 MPP 平均 8d，非耐药 MPP6d，使用大环内酯类药物治疗热退的时间耐药 MPP 平均 5d，非耐药 MPP3d。

②症状和体征的不平衡：MPP 常表现为症状和体征的不平行，即"两个极端"，a."症状重，体征轻"：表现为高热持续不退，咳嗽剧烈，精神不振等，但胸片示肺内炎变不重，听诊湿啰音不明显。b."症状轻，体征重"：表现为高热消退较快，咳嗽不剧烈或仅轻咳，精神状况良好，但胸片示肺内炎变重，可见大片实变影，听诊可闻及管状呼吸音或明显啰音。而细菌肺炎的特点往往症状和体征相平行。根据上述 MPP 的特点，有助于 MPP 的早期识别及恰当治疗，从而有可能避免其向重症 MPP 发展。

③胸部影像学特点：难治性 MPP 的患儿肺部感染的范围往往超过 2 个肺叶，更容易出

现胸腔积液。若患儿持续发热 1 周以上、同时有呼吸困难、胸片上有空洞形成或治疗 5 ~ 7d 未见好转，应及时行胸部 CT 检查明确是否出现坏死肺炎表现；坏死肺炎的 CT 表现主要为在肺实变的基础上，出现肺实质缺损，多发的薄壁空洞，增强 CT 上边缘无强化是其主要特征；病变多为单侧，以右肺为主，且多局限于单个肺叶，也可见于多个肺叶。一旦出现坏死肺炎，则提示重症 MPP，但由于 MP 引起的坏死肺炎出现较晚，往往不能早期提示。

④支气管镜特点：重症 MPP 进行支气管镜检查，对早期发现支气管病变、及早判断病情轻重、检测灌洗液病原以及支气管肺泡灌洗治疗等皆有其重要意义。有研究发现重症 MPP 病程 2 周内支气管黏膜表现为以下一种或多种改变：黏膜花斑样改变、黏膜灰白色结节、为黏膜糜烂、黏膜粗糙、黏膜溃疡、黏膜糜烂，分泌物阻塞表现为塑形性栓塞；重症 MPP 病程 4 周以上会出现支气管管腔和管壁改变可以表现为管腔扩张、管腔狭窄、管腔变形、坏死物栓塞、管腔增生性改变、网格形成、管壁瘢痕形成、管腔闭锁、管壁塌陷、管腔变形、管腔内胶冻样坏死物、管壁反常运动。因此，在病后 2 周内及时进行支气管肺泡灌洗（BALF）治疗，可以清除气道内坏死黏膜和痰栓，避免病程后期出现阻塞气道造成肺不张，避免发生气道闭塞等后遗症。2017 年 1 月至 2018 年 12 月安徽省儿童医院，以重症肺炎支原体肺炎 128 例患儿为研究对象，按照随机数字表法分为治疗组和对照组，每组各 64 例，对照组单纯给予基础治疗，治疗组在对照组基础上给予支气管镜检查及支气管肺泡灌洗治疗。比较两组患儿治疗效果、主要临床症状消失时间、住院时间、治疗后炎症指标水平的差异。支气管肺泡灌洗治疗儿童重症肺炎支原体肺炎效果明显，能显著促进临床症状及肺部体征改善[102]。

⑤肺外脏器的损伤特点：重症 MPP 容易合并其他脏器的损伤，导致病情加重。因此对 MPP 患儿要密切观察有无肺外脏器损伤的早期线索，如出现早期损伤征象，则提示向重症发展，应予以高度重视。有文献报道，严重的 MPP 可以引起儿童肺脓肿、气胸。MP 感染后的患儿可以出现严重的呼吸衰竭，多发性神经根炎，血栓形成，多发性浆膜炎，多发性关节炎，斑丘疹，噬血细胞增生症。严重病例可以出现急性肺损伤、甚至导致死亡。及早预防肺外脏器的损伤或者及早治疗已经出现的肺外脏器损伤，可以避免病情变得更加重。

因此：对于 MPP 持续发热 5d，特别是那些已经合理使用了大环内酯类抗生素且发热未见好转的患儿应注意发展成为重症 MPP；对于影像学已经出现多发叶段受累或早期出现胸腔积液的 MPP 有发展成为重症 MPP 的可能；肺部伴有或不伴有严重改变而是早期出现肺外症状表现时，亦可发展成为重症 MPP；对于重症 MPP 应在 2 周内进行支气管肺泡的灌洗术，及时清理支气管内膜的坏死物、痰栓等物质，避免出现严重的肺部后遗症。

（2）血清学指标特点。

如何应用客观指标来预测重症 MPP 发生是目前研究的热点。越来越多的研究发现，监测血清的某些指标可用于评估 MPP 临床的严重性，有助于早期判断病情的轻重。有研究发现，患儿发病年龄、开始应用大环内酯类药物时间、CRP 水平、ESR 水平及 LDH 水平 5

个自变量为重症 MPP 急性期的独立相关因素,其诊断临界值分别为 9.46 岁、6.5d、36.0mg/L、47.6mm/h、250IUmg/L,以 CRP 临界值的诊断准确度最高,LDH 次之;年龄(>9.46 岁)是重症 MPP 发生的保护性因素,而大环内酯类药物应用开始时间的延迟及 CRP、ESR 和 LDH 水平的升高则是提示重症 MPP 发生的可能,其中以 CRP 临界值的判断准确度最高。有文献提示区分难治和非难治 MPP 的 CRP 最佳的界限值是 40.7mg/L。在一项进入青春期儿童和成年人的报道显示,IL-18 目前可以作为预测重症 MPP 或难治性 MPP 的一个指标,IL-18 同血清 LDH 有明显的相关性;如果 LDH ≥ 364IU/L 必须使用静脉糖皮质激素,如果 LDH 升高到 302 ~ 363IU/L 考虑使用静脉糖皮质激素。但 IL-18 同血清 LDH 相关联的原因尚不清楚。LDH 可以作为是否使用静脉激素的参考指标,也可以作为衡量 MPP 治疗是否有效的参考指标。

还有研究发现 MP-DNA 可以通过实时定量 PCR 的方法进行 BALF 中 MP-DNA 定量的检测,儿童 BALF 中 MP 的不同 DNA 载量分为低度载量、中度载量、高度载量,不同 DNA 载量的患儿发热时间、使用大环内酯类药物体温恢复至正常的时间、持续高热存在的时间、发热超过 10d 的人数、CRP 升高的程度均有不同,滴度与临床严重性呈正相关。2013 年 10 月至 2016 年 6 月河北北方学院附属第二医院研究 MPP 患儿 75 例,分为轻症 MPP 组(n=35)和重症 MPP 组(n=40),另选取 30 例健康体检儿童为对照组。检测 3 组 BALF 中 MP-DNA 载量、MP-DNA 阳性率、细胞含量、细胞因子(IL-4、IL-17、IL-18、IFN-α)、sB7-H3、T 淋巴细胞亚群(CD3+、CD4+、CD8+、CD4+/CD8+)、免疫球蛋白(IgA、IgG、IgM)变化。MPP 患儿 BALF 中 MP-DNA 载量、免疫炎性指标表达异常,且与病情严重程度密切相关,可作为判断疾病治疗效果及预后的参考依据[103]。此外,重症 MPP 患儿在血清和 BALF 中有较多的中性粒细胞聚集;炎性因子,例如耐药血清 TNF-α 均值是 114.5pg/ml,IFN-γ 均值 376.9pg/mL 明显高于非耐药 MPP。2016 年 1 月—2017 年 9 月上饶市妇幼保健院儿科、上饶市立医院儿科 40 例轻症支原体肺炎(轻症组),40 例重症支原体肺炎(重症组)及 40 例健康体检儿童(对照组)为研究对象 . 使用流式细胞术检测外周血单核细胞 TLR4 水平,并采用 ELISA 法检测血清中 IL-6、TNF-α 水平 . 随着支原体肺炎患儿病情加重,外周血单核细胞 TLR4 水平及血清中 II6 和 TNF-α 水平也随着显著升高,在监测患儿病情变化时具有较广的应用价值。2017 年 10 月至 2018 年 11 月大同市第一人民医院儿童重症医学科及儿科按病情严重程度,将 85 例小儿肺炎支原体肺炎(MPP)患者分为轻症 MPP 组(45 例)和重症 MPP 组(40 例),同期选取 40 例健康儿童作为对照组。测定并比较治疗前 3 组儿童 D- 二聚体、干扰素 γ 水平,比较治疗后 2 组 MPP 患者的表达水平变化及组间差异,并进一步比较轻、重症 MPP 组中有无合并肺外症状患者的差异。D- 二聚体和干扰素 γ 水平在 MPP 患儿中存在不同程度的升高,在 MPP 急性期及重症 MPP 时升高明显,通过检测 D- 二聚体和干扰素 γ 水平有助于 MPP 患儿的诊断、病情评估及预测重症 MPP 肺外并发症的发生,有利于指导临床治疗[104]。

因此，我们可以通过检测 MPP 患儿血清 CRP、LDH、ESR、中性粒细胞、血清肿瘤坏死因子（TNF-α）、IFN-γ、IL-18 以及 BALF 中 MP-DNA 载量、BALF 中中性粒细胞计数这些指标来对 MPP 进行综合评价，及早评估发展成重症 MPP 的可能性，及早进行大环内酯类合并静脉糖皮质激素以及丙种球蛋白的干预，减轻肺部炎症反应以及减少肺外并发症的出现。2015 年 4 月至 2018 年 4 月唐山市妇幼保健院小儿呼吸科根据治疗方案的不同，将 80 例重症肺炎支原体肺炎患儿分为观察组和对照组，每组 40 例。对照组给予阿奇霉素等常规治疗，观察组给予丙种球蛋白 + 常规治疗。比较两组患儿热退时间、咳嗽消失时间、胸部 CT 炎症吸收时间、C- 反应蛋白（CRP）及 D- 二聚体、乳酸脱氢酶（LDH）水平。丙种球蛋白联合常规治疗方案对儿童重症支原体肺炎疗效更佳，可有效促进患儿临床症状恢复，缩短病程，改善预后 [105]。

（3）对药物治疗反应的特点。

①对大环内酯类药物的反应。

早期不恰当的使用抗生素治疗是重症 MPP 发生甚至死亡的高危因素，因此，对于 MPP 及早应用大环内酯类抗生素可以避免病情加重。另外，出现耐大环内酯类药物的基因突变是重症 MPP 出现的原因之一，往往单一使用红霉素或者阿奇霉素治疗时失败。当常规使用大环内酯类药物治疗 3 ~ 5d，患儿仍持续发热或者影像学改变加重时，要注意向重症 MPP 发展的可能。

②对糖皮质激素治疗的反应。

MPP 对糖皮质激素治疗的反应有助于判断预后。目前主张重症 MPP 在应用有效抗生素的基础上使用静脉的糖皮质激素治疗有利于控制病情及缓解症状。对激素敏感的患儿病情很快得到控制，若对小剂量短时间激素不敏感的 MPP 患儿病情进一步加重。对糖皮质激素治疗反应较好（症状及影像学都明显改善）的 MPP 患儿，即使早期症状较重，但预后良好；而那些对糖皮质激素治疗反应不敏感（症状及影像学无明显改善甚至加重）的 MPP 患儿，往往并发症多，预后差。

综上所述，MPP 一旦诊断，就需要密切动态观察有无向重症 MPP 发展的趋势。密切观察患儿的体温、肺部的影像学变化、检测血清学相关指标、肺外器官损伤和对治疗药物的反应性。如果出现持续的发热超过 5d，肺部影像学实变范围增加和（或）伴有胸腔积液的出现，CRP 超过 35 ~ 40mg/L，LDH 超过 250IU/L-300IU/L，鼻咽分泌物或者肺泡灌洗液 MP-DNA 载量中重度增加，以及 IL-18、TNF-α、IFN-γ 明显增加，出现了烦躁、嗜睡、抽搐、腹胀、肠鸣音减弱、心率增快、呼吸明显增快等表现（一种或多种），要高度注意重症 MPP 的发生。

确诊后，及时采用阿奇霉素联合甲泼尼龙、泼尼松等激素治疗，经治疗后，患儿发热、咳嗽、心动过速、气促等症状消失，影像学检查显示肺内部病变吸收，未见斑片状或云絮状阴影和胸腔积液、肺不张等；其中，阿奇霉素是一种大环内酯类抗生素，其具有组织渗透性高、抗菌活性强、疗效稳定和t1/2长等众多优势，主要通过干扰蛋白质合成来达到抑制肺炎支原体感染的目的。但是受患儿病情较重和机体病理性免疫反应、气道高反应性过强等因素的影响，单用阿奇霉素治疗效果并不理想，为此，还需采取激素药物辅助治疗，甲泼尼龙、强的松等均属于临床常用糖皮质激素，不仅能对细胞吞噬功能产生抑制度，从而阻止补体参与炎性反应和炎症介质释放，还能使白细胞渗出和浸润减少，从而使患儿机体炎性反应减轻。2015年12月至2017年10月古交矿区总医院重症支原体肺炎患儿85例，按照随机数字表法分组，对照组42例采用阿奇霉素治疗，观察组43例采用阿奇霉素联合甲泼尼龙琥珀酸钠治疗。观察比较两组临床疗效、症状体征（发热、咳嗽、肺啰音）消失时间及治疗前后血清C-反应蛋白（CRP）水平，并统计两组治疗前后血清免疫球蛋白M（IgM）、IgA、IgG水平变化，甲泼尼龙琥珀酸联合阿奇霉素可减轻重症支原体肺炎患儿的炎性反应，调节其机体免疫功能，缩短症状体征消退时间[8]。另外，其还能促进患儿机体对毒素产生的有害刺激的应激能力提高，使毒素对机体的损害减轻，从而能有效改善其症状和体征[9]。

综上所述，掌握儿童重症肺炎支原体肺炎的临床特点，指导临床尽早对患儿进行确诊和治疗，将能有效降低患儿的死亡率和改善其预后，从而使其获得满意的预后效果。

（三）难治性肺炎支原体肺炎的相关危险因素早期诊断的最新进展

肺炎支原体肺炎（Mycoplasma pneumoniae pneumonia，MPP）占儿童CAP的10%～40%[1]，流行年份可达50%[2]。其中难治性肺炎支原体肺炎（refractory Mycoplasma pneumoniae pneumonia，RMPP）的发病率逐年递增，进展迅速，常出现严重的肺内、外并发症，且常遗留支气管扩张、闭塞性支气管炎、肺不张、肺纤维化等后遗症，严重影响患儿的生活质量。因此，早期诊断和及时有效的临床治疗方案，是控制及改善RMPP预后的关键。本文主要根据近两年RMPP的最新研究进展，旨在探寻RMPP早期诊治规律，并为临床及时诊断用药提供依据。

1. 早期诊断

（1）生物学指标。

①D-二聚体。

D-二聚体是纤维蛋白单体经活化因子XⅢ交联后，再经纤溶酶水解所产生的一种特异性降解产物，属于特异性的纤溶过程标记物。D-二聚体来源于纤溶酶溶解的交联纤维蛋白凝块，主要反映纤维蛋白溶解功能，可作为独立的血栓风险预测因子[48]。有研究表明[46]，外周血D-二聚体水平及咽拭子23S rRNA耐药基因2063位点联合检测对早期识别RMPP有一定参考价值。

②免疫功能检测。

RMPP 会引起免疫功能紊乱。据研究表明[4-6]，患儿感染 RMPP 后，外周血中 CD3+、CD4+ 和 CD4+/CD8+ 水平降低，而 CD8+ 升高。T 淋巴细胞中的 CD3、CD4、CD8 细胞是机体细胞免疫功能的一项重要指标，CD3+、CD4+ 比例下降会导致 T 淋巴细胞的免疫和细胞活化功能障碍。CD8+ 是细胞毒性 T 淋巴细胞，在控制和清除细胞内感染特异性免疫应答中起主导作用，其功能亢进会导致免疫功能抑制，从而导致 RMPP。RMPP 患儿还伴有血清 IgG、IgM、IgA 水平升高[105] 及补体 C3、C4 含量增高[106]，提示免疫功能异常可以作为判断 RMPP 炎症反应轻重的指标。

③通路和通路基因。

研究表明[54]，RMPP 患儿外周血 Toll 样受体 -2（TLR-2）/ 髓样分化因子 88（MyD88）/ 核因子 κB（NF-κB）通路基因（TLR-2、MyD88、NF-κB）mRNA 和蛋白表达升高，这意味着可以通过检测通路和通路基因的表达变化诊断 RMPP。

④细胞因子。

RMPP 患儿体内细胞因子水平升高，其中促炎细胞因子和抗炎细胞因子的生成增加。一方面，促炎细胞因子 IL-6、IL-8、TNF-α 和 IFN-γ[100-103,107,108] 等刺激活化免疫细胞，增强其增殖并诱导分泌细胞因子，加强其促炎症作用；另一方面，IL-4、IL-10[100,103,108] 等抗炎细胞因子通过下调其他促炎细胞因子的产生从而抑制细胞分化，防止过度炎症反应损害机体，起到抗炎的作用。

IL-6 可由 Th2 细胞、单核 / 巨噬细胞、树突和骨髓基质细胞产生，促进 B 细胞的分化和 T 细胞的增殖，使体液免疫亢进。IL-8 能介导中性粒细胞的趋化和活化。TNF-α 和 IFN-γ 具有活化巨噬细胞，诱导细胞因子分泌的作用，其中 IFN-γ 还有拮抗 IL-4 的作用。IL-10 是由 T 细胞、B 细胞和单核 / 巨噬细胞产生的一种内源性抑炎因子，通过下调 FN-γ、IL-2、IL-12 等多种细胞因子的生成且促使抗炎因子的分泌，起到抑制免疫应答的作用。研究表明[100][102][103][107][108]，若患儿血清 IL-4、IL-6、IL-8、IL-10、TNF-α、IFN-γ 等多种细胞因子的水平升高，提示可能发生 RMPP，这也为早期识别诊断 RMPP 提供参考依据。

IL-18 和 IL-33 均为前炎症细胞因子，IL-18 作用主要是诱导 T 细胞产生 IFN-γ，增强 NK 细胞毒作用；IL-33 作用主要是诱导 Th2 因子产生并介导嗜碱粒细胞和肥大细胞的趋化作用。有研究发现[109]，RMPP 患儿血清内 IL-18 和 IL-33 表达明显升高，提示可以作为预测 RMPP 指标。

（2）影像学。

MPP 的影像学可表现为浸润影、间质改变或者单纯的肺门淋巴结肿大，而 RMPP 影像学早期即可出现磨玻璃样改变、大片肺实变、肺不张、胸腔积液，部分可发生坏死、肺脓肿。这些影像学特点均可应用于 RMPP 的早期诊断。

鲁靖等 [110] 研究显示，RMPP 肺段以上实质浸润型占 88.5%，提示肺段以上实变浸润是 RMPP 的早期诊断之一。还有研究显示，RMPP 患者并存在通气障碍时，通过观察大叶肺实变、气管壁增厚及"树芽征"、胸腔积液等高分辨 CT 征象等影像，这些影像学改变可以早期诊断 RMPP[111]。

2. 小结

RMPP 常合并严重的并发症，近年来发病率攀升不降，给患儿及家长带来痛苦。因此，明确 RMPP 的高危因素，在早期预测 RMPP 并给予及时的治疗，能够降低疾病的严重程度，并减少并发症或后遗症的发生。发热时间 >10d，肺外并发症，肺部实变影≥2/3 肺叶、肺不张、胸腔积液或胸膜增厚，CRP、LDH、PCT、D- 二聚体、MP 载量升高等实验室检查异常，混合感染、支气管镜下管腔肉芽组织增生、气道黏液栓堵塞、黏膜糜烂，既存疾病等因素是导致 RMPP 的危险因素。

第四节　肺炎支原体疗效评价研究

一、肺炎支原体肺炎疗效评价研究

（一）观察美满霉素治疗耐药肺炎支原体肺炎临床疗效观察

目的：该课题通过研究观察美满霉素对于耐药支原体肺炎的临床疗效，达到对于耐药肺炎支原体感染的有效控制。

结果：该研究应用分子药敏试验方法实现了对耐药肺炎支原体感染的早期诊断，明确儿童耐药肺炎支原体感染占 71.4%，提示儿童肺炎支原体感染耐药现象严重。同时了解儿童耐药 MP 感染的状况，总结和分析耐药肺炎支原体肺炎的临床特点，使临床医生早期识别耐药菌感染，及时调整治疗方案，减少病人痛苦及住院医疗费用。

结论：通过临床对照研究观察美满霉素（米诺环素）对耐药肺炎支原体肺炎感染治疗有效。对于 8 岁以上儿童，米诺环素可作为治疗的首选。在临床上未获得是否为耐药肺炎支原体感染的实验室证据的情况下，临床上遇到阿奇霉素治疗效果不佳的病例，尤其是治疗 2 ~ 3d 发热不退时应考虑到耐药菌株感染的可能，在积极地进行病原学检查的同时，及时调整治疗方案，加用或更换为米诺环素治疗 [104]。

（二）观察盐酸米诺环素对儿童肺炎支原体肺炎的治疗效果

研究对象：北京朝阳医院儿科病房于 2010 年 9 月—2011 年 11 月住院的 8 岁以上肺炎支原体肺炎患儿

分组情况：MPP 患儿 59 例，随机分为 2 组，抗生素分别应用盐酸米诺环素（试验组）与阿奇霉素（对照组）治疗，其他治疗措施两组相同。

收集资料：观察两组患儿在症状、体征及辅助检查的变化并作比较。

结果：试验组在改善咳嗽、咯痰、肺部体征及胸部 X 线异常等方面均优于对照组（$P<0.05$）。试验组有效率 96.4%，对照组有效率 64.6%，试验组与对照组的疗效有明显差异（$P<0.05$）。

结论：应用盐酸米诺环素治疗年龄大于 8 岁的小儿肺炎支原体肺炎有明显的疗效，在治疗期间未发生不良反应病例，提示盐酸米诺环素在治疗 8 岁以上小儿难治性肺炎支原体肺炎方面具有较好的临床应用价值[105]。

（三）观察穿心莲内酯磺化物对儿童肺炎支原体肺炎临床疗效评价研究

目的：观察基础治疗联合应用穿心莲内酯磺化物（喜炎平）对肺炎支原体肺炎的临床疗效，探讨该种治疗方案对肺炎支原体肺炎治疗的优势所在。

分组情况：将符合纳入标准 54 例患者随机分为治疗组（A 组）、对照组（B 组），每组各 27 例。A 组予基础治疗联合喜炎平治疗，B 组予基础治疗；两组疗程均为 14d。

收集资料：治疗结束后对治疗前后的理化指标变化、每日疾病及病症总分变化、主症起效时间及消失时间，出院后随访期间上呼吸道感染发病次数、卫生经济学效价比、药物依从性、不良反应发生率及合并治疗药物的使用情况等方面进行统计分析，联合应用喜炎平治疗在临床应用中是否安全有效。

结果：①联合应用喜炎平治疗能改善儿童 MPP 的临床主要症状和次要症状。两组主症积分在治疗前后的变化差异不明显，$P=0.09>0.05$，两组的病症总积分分析发现 $P=0.56>0.05$，差异不具有统计学意义，两组治疗对改善疾病的症状方面疗效差异不大。

②两组退热起效时间及消失时间的比较差异明显，$P_{均}<0.05$，差异具有统计学意义，咳嗽、咳痰、气促症状均明显改善，肺部听诊音啰音明显减轻，但两组治疗效果差异不大，$P_{均}>0.05$，差异不具有统计学意义。

③联合喜炎平注射液治疗方案提高了儿童 MPP 主证与次症治愈率。A 组患儿主证的治愈率为 42.31%，B 组患儿的治愈率为 22.22%，A 组明显高于 B 组，但 $P>0.05$，差异不具有统计性。而两组愈显率差距不明显。A 组患儿次症痊愈率 A 组为 46.15%，B 组为 44.44%，A 组痊愈率高于 B 组，A 组愈显率也略高于 B 组，但差异均不显著，无统计学意义。

④联合喜炎平注射液治疗方案降低了不良反应的发生率。B组患儿在治疗过程中常伴发恶心、呕吐、腹痛、皮疹、注射部位疼痛等不同程度、部位的不良反应，而A患儿在治疗过程中不良反应的发生率明显降低约36%。对基础治疗发生率高的恶心、呕吐反应能减少80%左右，效果显著。

⑤联合喜炎平注射液提高了患儿的依从性。通过统计发现A组患儿依从性优于B组，治疗过程中痛苦小，患儿及家长更配合治疗，家长满意度高。考虑与A组能明显降低不良反应，减轻患儿治疗痛苦有关。由此可见，联合应用喜炎平对MPP的疗效好，不良反应少，值得更进一步的研究在临床中广泛应用。

⑥经随访发现，第一个时间点两组患儿少有上呼吸道感染的症状发生；第二个时间点患儿上呼吸道感染的次数有所增加，但两组平均次数差异不大；第三个时间点，两组患儿出现上呼吸道感染的次数明显增加，A组为0.50次，明显低于B组的0.74次，但$P>0.05$，不具有统计学意义。

结论：联合应用喜炎平治疗对MPP发热程度重或持续时间长的患儿治疗效果优于常规治疗，且退热效果持续稳定，治愈率高，遗留症状少，患儿恢复状况更好。且加入喜炎平后能有效缓解应用大环内酯类药物所产生的不良反应，尤其是胃肠道症状，使患儿依从性提高，家长对治疗的效果更满意，值得临床推广[106]。

（四）观察喜炎平注射液对儿童肺炎支原体肺炎炎症因子的影响

目的：观察喜炎平对肺炎支原体肺炎（MPP）疗效与患儿血清中相关炎症因子的影响。

研究对象：2017年9月至2018年10月辽宁中医药大学附属医院体检中心或儿科住院部，年龄在0～13岁之间。

分组情况：随机选取15例健康体检儿童为正常组，15例非肺炎支原体感染肺炎患儿为阴性组，60例MPP患儿作为阳性组，将阳性组再随机分为2组，对照组予临床常规治疗，共26例，观察组在对照组基础上加用喜炎平，共27例，剔除脱落7例，对比观察其治疗效果。

收集资料：所有儿童观察之初均抽取清晨空腹静脉血。观察组和对照组用药7d后再次抽取静脉血。检测各组血清标本中IFN-γ、TNF-α、IL-4、IL-17、IL-18炎症因子水平。

结果：与正常组比较，阴性组和阳性组各炎症因子均升高，且差异均有统计学意义（$P<0.05$）。与阴性组比较，阳性组患儿血清中，各炎症因子均有所升高，差异有统计学意义（$P<0.05$）。与治疗前比较，观察组和对照组患儿治疗后各炎症因子均降低，其中IFN-γ、TNF-α、IL-4、IL-17差异均有统计学意义（$P<0.05$）。与对照组治疗后比较，观察组治疗后TNF-α、IL-4、IL-17、IL-18炎症因子降幅更低，其中TNF-α、IL-4、IL-17差异有统计学意义（$P<0.05$）。而IFN-γ水平相对升高，但差异无统计学意义（$P>0.05$）。

结论：喜炎平能有效降低MPP患儿血清中IFN-γ、TNF-α、IL-4、IL-17、IL-18炎症因子水平，发挥抑制 MPP 炎症反应的作用。

结论：细胞因子 IFN-γ、TNF-α、IL-4、IL-17、IL-18 均参与 MPP 的发病，其表达水平与 MPP 病程变化相一致。喜炎平抗炎作用的发挥与其调节炎症因子的合成与释放有关。其中喜炎平对 IFN-γ 抗炎因子的调节作用为其抗 MP 作用密切相关，这一研究为喜炎平抗 MP 作用提供了理论依据[106]。

（五）观察槐杞黄颗粒佐治儿童肺炎支原体肺炎的疗效及安全性

设计方法：采用随机、多中心平行对照临床试验方法。

研究对象：共选取 24 个儿科中心住院或门诊诊断肺炎支原体肺炎患儿 3000 例，所有患儿均予以大环内酯类抗生素常规治疗及对症治疗。

分组情况：随机分为 2 组：研究组及对照组，研究组给予口服槐杞黄颗粒 3 个月。依据肺炎的分类，分别将上述两组分为：大叶肺炎研究组、大叶肺炎对照组、支气管肺炎研究组、支气管肺炎对照组。

收集资料：观察对比各组住院期间发热持续时间、住院时间、胸部正侧位片或肺部 CT 肺部炎症吸收情况、社区获得性肺炎患儿病情严重程度的评分，并于 3 个月后随访上呼吸道感染次数、支气管炎或肺炎的次数、食欲增加的情况及药物相关不良反应。

结果：共 2378 例完成临床观察。大叶肺炎研究组、支气管肺炎研究组住院天数、发热天数显著少于大叶肺炎对照组、支气管肺炎对照组（$P<0.001$）。大叶肺炎患儿中，治疗后 2 周大叶肺炎研究组实变吸收情况显著优于大叶肺炎对照组（$P<0.001$），治疗后肺炎程度评分大叶肺炎研究组低于大叶肺炎对照（$P<0.05$）。出院后随访 3 个月，大叶肺炎研究组、支气管肺炎研究组的上呼吸道感染次数、支气管炎次数显著低于大叶肺炎对照、支气管肺炎对照组。大叶肺炎研究组、支气管肺炎研究组较大叶肺炎对照组、支气管肺炎对照组食欲增加显著（$P<0.001$）。与药物相关不良反应 21 例（轻度腹泻），研究组 12 例，对照组 9 例，差异无统计学意义（$P>0.05$）。

结论：肺炎支原体常规治疗方案联合口服槐杞黄颗粒治疗肺炎支原体肺炎，能够显著缩短发热天数、住院天数、促进大叶肺炎患儿实变的吸收，降低肺炎病情严重程度的评分。口服 3 个月槐杞黄颗粒可有效减少肺炎支原体肺炎后患上呼吸道感染及支气管炎的次数，增加患儿食欲，安全性好[107]。

（六）大桑菊合剂治疗小儿肺炎支原体肺炎

目的：探讨大桑菊合剂联合阿奇霉素治疗小儿肺炎支原体肺炎（MPP）的疗效及其双向调控炎症反应的作用。

分组情况：将 100 例 MPP 患儿随机按数字表法分为对照组和治疗组各 50 例。对照组予口服阿奇霉素干混悬剂，按体重 10mg/kg，第 2～5 天，每日按体重 5mg/kg，使用 5d 后停 2d 为 1 个疗程；治疗组在对照组治疗的基础上，予口服大桑菊合剂，3 岁以上，每次 10mL，3 次 /d；3 岁以内，每次 5mL，3 次 /d，7d 为 1 个疗程。两组均治疗并观察 3 个疗程。

收集资料：进行治疗前后患儿的症状及体征记录，并对其进行疗效评价；检验治疗前后（第 1 天和第 21 天）肺炎支原体抗体（MP-IgM），白细胞介素 -6（IL-6），白细胞介素 -10（IL-10）的血清浓度水平。

结果：治疗组体温恢复正常、咳嗽消失、肺部啰音消失均明显比对照组所需时间缩短（$P<0.05$）。治疗组患儿总有效率为 88.00%，显著优于对照组（70.00%，$P<0.05$）。治疗组有 8 例出现胃肠不良反应，对照组则有 18 例，差异有统计学意义（$P<0.05$）。治疗组 IL-6 及 IL-10 血清浓度治疗后与治疗前后差值较对照组均显著降低，差异有明显统计学意义（$P<0.05$）。

结论：大桑菊合剂联合阿奇霉素能明显改善 MPP 患儿临床症状及体征，缩短病程，疗效显著；再者，其能同时显著降低 IL-6，IL-10 血清浓度，作用机制可能与双向调控炎症反应有关 [108]。

（七）清肺通络汤治疗儿童肺炎支原体肺炎临床观察

目的：观察清肺通络汤治疗儿童肺炎支原体肺炎临床疗效。

分组情况：对 82 例肺炎支原体肺炎患儿按随机数字表法分成 2 组各 41 例，在基础治疗上治疗组应用清肺通络汤，对照组应用清肺汤

收集资料：观察 2 组临床疗效、治疗前后主次症改善情况并进行疗效评价。

结果：2 组临床疗效比较治疗组总有效率 100%，对照组总有效率 92.68%；治疗组临床治愈 18 例、治愈率 43.90%，对照组临床治愈 8 例、治愈率 19.51%，治疗组临床疗效优于对照组（$P<0.001$）。

结论：清肺通络汤在清热宣肺的基础上加用活血化瘀通络药物治疗儿童肺炎支原体肺炎疗效更显著 [109]。

（八）乳酸脱氢酶水平检测在糖皮质激素治疗儿童重症肺炎支原体肺炎中的应用

目的：探讨糖皮质激素治疗重症肺炎支原体肺炎（SMPP）中，乳酸脱氢酶（LDH）作为其时机选择及疗效评价指标的可行性。

分组情况：将 2018 年 1 月至 2019 年 12 月于该院治疗的肺炎支原体肺炎（MPP）患儿

纳入研究；包括普通肺炎支原体肺炎（GMPP）患儿155例（GMPP组），SMPP患儿154例（SMPP组）；比较上述两组患儿的LDH水平分布。将LDH>302IU/L的121例SMPP组患儿又分为观察组（53例）和对照组（68例），观察组使用糖皮质激素进行治疗，对照组未使用糖皮质激素治疗

收集资料：观察两组患儿临床症状、体征缓解情况及LDH、C-反应蛋白（CRP）水平。

结果：SMPP组LDH>302IU/L患儿所占比例高于GMPP组（78.57%vs30.97%，$P<0.05$）。观察组的体温恢复时间、咳嗽缓解时间、肺部啰声消失时间、住院时间均短于对照组（$P<0.05$）；治疗后，观察组和对照组患儿的CRP、LDH水平均低于治疗前，并且观察组患儿治疗后CRP、LDH水平均低于对照组（$P<0.05$）。

结论：LDH水平可作为糖皮质激素治疗SMPP的时机选择及疗效评价指标[110]。

（九）湿咳方治疗儿童肺炎支原体肺炎疗效及对肺功能、CRP的影响

目的：观察湿咳方治疗肺炎支原体肺炎疗效，探讨其对肺功能、CRP的影响。

分组情况：选择我院2017年1—12月收治的140例符合入组标准的儿童肺炎支原体肺炎作为研究对象，按随机数字表法分为观察组70例和对照组70例，对照组给予阿奇霉素序贯治疗，观察组在对照组的基础上再口服湿咳方治疗，两组均治疗2周。

收集资料：记录两组患儿退热时间、咳嗽消失时间、咯痰消失时间、肺部啰音消失时间，治疗前后进行肺功能指标[潮气量（V-T）、达峰时间比（t-PTEF/t-E）、呼出75%潮气量时间与潮气呼气流速比值（TEF25/PTEF）]、CRP检测，治疗2周后进行临床疗效评价，记录不良反应发生情况。

结果：观察组和对照组的退热时间分别为（3.2±1.3）d vs（5.5±1.6）d，咳嗽消失时间分别为（4.0±1.6）d vs（7.2±1.8）d，咯痰消失时间分别为（3.6±1.4）d vs（7.0±1.5）d，肺部啰音消失时间分别为（5.2±2.6）d vs（8.0±2.8）d，差异有统计学意义（均$P<0.05$）。观察组和对照组治疗后血清CRP均较治疗前明显下降（$P<0.05$），V-T、t-PTEF/t-E、TEF25/PTEF较治疗前明显升高（$P<0.05$），观察组治疗后CRP明显低于对照组（$P<0.05$），V-T、t-PTEF/t-E、TEF25/PTEF明显高于对照组（$P<0.05$）。观察组和对照组治疗2周的临床总有效率分别为94.29% vs 80.00%，差异有统计学意义（$P<0.05$）。观察组和对照组不良反应发生率分别为7.14%vs 20%，差异有统计学意义（$P<0.05$）。

结论：阿奇霉素序贯疗法治疗儿童肺炎支原体肺炎的基础上加用湿咳方能够缩短症状、体征消失时间，改善肺功能，提高临床治疗效果[111]。

（十）甲泼尼龙联合红霉素治疗小儿支原体肺炎的临床疗效评价

目的：观察甲泼尼龙联合红霉素治疗小儿难治性肺炎支原体肺炎的临床疗效，评价其临床应用价值。

分组情况：选取 2014 年 1 月至 2016 年 3 月期间在我院儿科病房住院的小儿难治性肺炎支原体肺炎患儿 110 例作为研究对象，分为实验组和对照组，试验组采取甲泼尼龙联合红霉素治疗，对照组单独使用红霉素治疗，对比两组的临床疗效。

结果：试验组的总有效率为 96.36% 显著高于对照组（72.73%）（$P<0.05$），试验组患儿的退热时间、咳嗽消失时间、肺部湿啰音消失时间及肺部 X 线片或 CT 恢复时间较对照组均显著缩短（$P<0.05$），试验组患儿在皮疹、局部疼痛和胃肠道反应等不良反应方面相比较轻（$P<0.05$）；且试验组药物对患儿的肝功能的影响较对照组小（$P<0.05$）。

结论：甲泼尼龙联合红霉素治疗小儿难治性肺炎支原体肺炎的临床疗效显著，可以缩短各项病理症状的消退时间，降低不良反应的发生率，具有一定的临床应用价值[112]。

（十一）孟鲁司特钠与莫西沙星联用对肺炎支原体肺炎患者的临床疗效评价

目的：评价孟鲁司特钠与莫西沙星联用对肺炎支原体肺炎患者的临床疗效。

分组情况：选取 2017 年 2 月—2018 年 2 月期间收治的肺炎支原体肺炎患者 88 例资料，按治疗方法的不同将其分为对照组和联合组，每组 44 例；对照组患者给予莫西沙星治疗，联合组患者在对照组基础上加用孟鲁司特钠治疗。

收集资料：比较两组患者治疗后的总有效率，以及症状体征（体温、咳嗽、喘息和肺部啰音）复常时间的差异。

结果：联合组患者治疗后的总有效率高于对照组（$P<0.05$），症状体征（体温、咳嗽、喘息和肺部啰音）复常时间均早于对照组（$P<0.05$）。

结论：采用孟鲁司特钠与莫西沙星联用治疗肺炎支原体肺炎患者的疗效较为确切，有效促进了患者的康复[113]。

（十二）匹多莫德佐治儿童大叶性肺炎支原体肺炎的疗效评价

目的：观察匹多莫德佐治儿童大叶性肺炎支原体肺炎的临床效果，评价其对细胞免疫功能的影响。

分组情况：选取 48 例大叶性 MPP 患儿随机分为 A、B 组，同时选取门诊同期体检的健康儿童 30 名为对照组。B 组予以常规阿奇霉素（10mg/（kg·d），3 个疗程）治疗，A

组予以阿奇霉素联合匹多莫德（0.4g/d，2个月）治疗。

收集资料：采用流式细胞仪检测对照组及 A、B 组患儿治疗前、治疗 2 个月后外周血 T 淋巴细胞亚群的变化，并且比较 A、B 组的临床效果。

结果：治疗前，大叶性 MPP 组与对照组患儿血清 CD3+、CD4+、CD4+/CD8+ 比例明显降低，CD8+ 比例升高（P<0.01）。治疗后，患儿血清 CD3+、CD4+、CD4+/CD8+A 组较治疗前明显升高（P<0.01）；B 组较治疗前差异无统计学意义（P>0.05）；A 组治疗后血清 CD3+、CD4+、CD4+/CD8+ 较 B 组治疗后变化的差值差异有统计学意义（P<0.01），而血清 CD8+2 组治疗前、后差异均无统计学意义（P>0.05）。从治疗开始随访 6 个月，A 组临床疗效明显优于 B 组（P<0.01）。

结论：大叶性 MPP 患儿存在细胞免疫功能紊乱，匹多莫德可调节患儿免疫平衡，增强患儿的免疫力，提高临床[114]。

（十三）热毒宁与莫西沙星联用对成人肺炎支原体肺炎患者的临床疗效评价

目的：评价热毒宁与莫西沙星联用对成人肺炎支原体肺炎患者的临床疗效。

分组情况：选取 2015 年 3 月—2016 年 2 月间医院收治的肺炎支原体肺炎患者 84 例临床资料，将其随机分为治疗组和对照组（每组 42 例）；对照组患者给予莫西沙星 - 氯化钠注射液治疗，治疗组患者在对照组治疗基础上加用热毒宁注射液治疗

收集资料：比较两组患者治疗后的总有效率和治疗后临床各症状的复常时间差异。

结果：治疗组患者治疗后临床各症状，如体温复常时间、咳嗽消失时间、肺部干湿啰音消失时间和肺部阴影消失时间均短于对照组（P<0.01），治疗后的总有效率为 97.62% 高于对照组为 80.95%（P<0.05）；两组患者治疗期间均未发生不良反应。

结论：热毒宁与莫西沙星联用治疗成人患者肺炎支原体肺炎的疗效优于单用莫西沙星，能加快患者临床各症状和体征的消失，未见不良反应的发生[115]。

（十四）3 种不同病因肺炎患者的血清 hs-CRP 水平分析

目的：在探讨炎症因子与不同类型肺炎之间的关系，了解 hs-CRP 对肺炎的诊断及疗效评价的作用。

分组情况：选取 2010 年 7 月—2011 年 3 月住院的细菌性肺炎患者、病毒性肺炎患者和支原体肺炎患者各 30 例。正常对照组 30 例。

结果：3 种不同病因肺炎患者急性期和恢复期的血清 hs-CRP 水平比较存在差异。

结论：CRP 可作为鉴别诊断病毒性肺炎与细菌性肺炎、支原体肺炎辅助指标，对临床

用药有一定指导意义 [116]。

（十五）阿奇霉素联合孟鲁司特钠治疗小儿肺炎支原体肺炎的疗效评价

目的：探讨小儿肺炎支原体肺炎应用阿奇霉素联合孟鲁司特钠治疗的疗效，以及对血清 C- 反应蛋白（CRP）水平、免疫球蛋白水平的影响。

分组情况：将 2014 年 10 月—2015 年 10 月该院收治的 86 例肺炎支原体肺炎患儿分为对照组、治疗组，每组 43 例。对照组采用阿奇霉素序贯疗法，治疗组采用阿奇霉素序贯疗法联合孟鲁司特钠治疗。

收集资料：比较两组治疗总有效率，治疗前后 CRP、免疫球蛋白水平及不良反应发生率。

结果：治疗组治疗总有效率明显优于对照组，治疗组治疗后 CRP 水平低于对照组，治疗组治疗后免疫球蛋白 A 水平高于对照组，差异均有统计学意义（$P<0.05$）。治疗组治疗后免疫球蛋白 E、免疫球蛋白 G 水平与对照组相比，差异无统计学意义（$P>0.05$）。两组不良反应发生率相比，差异无统计学意义（$P>0.05$）。

结论：小儿肺炎支原体肺炎应用阿奇霉素联合孟鲁司特钠治疗能够明显提高患儿临床疗效，降低血清 CRP 水平，提高免疫功能，且不良反应少，安全可靠 [117]。

（十六）阿奇霉素与孟鲁司特钠联用对小儿肺炎支原体肺炎患者的临床疗效评价

目的：评价阿奇霉素与孟鲁司特钠联用对小儿肺炎支原体肺炎患者的临床疗效。

分组情况：选取 2014 年 2 月—2015 年 2 月间收治的小儿肺炎支原体肺炎患者 80 例，采用随机数字表法将其分为观察组（$n=40$）和对照组（$n=40$）；对照组患者均给予阿奇霉素治疗，观察组患者在对照组基础上加用孟鲁司特钠治疗。

收集资料：评价两组患儿治疗后的总有效率和临床各指标的变化情况。

结果：观察组患者临床治疗后的总有效率为 92.50% 高于对照组为 77.50%（$P<0.05$），症状消失时间和住院时间短于对照组（$P<0.05$）。

结论：针对小儿肺炎支原体肺炎病例，采用阿奇霉素与孟鲁司特钠联用治疗可缓解其临床症状，缩短住院时间 [118]。

（十七）小剂量注射用甲泼尼龙琥珀酸钠联合阿奇霉素治疗肺炎支原体肺炎患儿的疗效评价

目的：旨在探讨小剂量注射用甲泼尼龙琥珀酸钠联合阿奇霉素的临床治疗效果。

分组情况：2016 年 8 月至 2019 年 7 月肺炎支原体肺炎患儿 100 例，依照治疗方案不同分为研究组 50 例、常规组 50 例。常规组采用阿奇霉素治疗，研究组于常规组基础上采用小剂量注射用甲泼尼龙琥珀酸钠。

收集资料：①临床疗效。②比较 2 组临床症状（发热、气喘、咳嗽、肺部啰音）消失时间。③比较 2 组治疗前、治疗 7d 后血清 CRP、sTREM-1、TM 水平。④比较 2 组不良反应（腹泻、恶心呕吐、皮疹）发生率。

结果：①临床疗效：研究组治疗总有效率高于常规组（χ^2=6.061，$P<0.05$）；②临床症状消失时间：研究组发热、气喘、咳嗽、肺部啰音消失时间短于常规组（$P<0.05$）；③血清 CRP、sTREM-1、TM 水平：治疗前 2 组血清 CRP、sTREM-1、TM 水平比较，差异无统计学意义（$P>0.05$）；治疗 7d 后研究组血清 CRP、sTREM-1、TM 水平低于常规组（$P<0.05$）；不良反应发生率：研究组不良反应发生率与常规相比，差异无统计学意义（χ^2=0.136，P=0.712）。

结论：小剂量注射用甲泼尼龙琥珀酸钠联合阿奇霉素治疗肺炎支原体肺炎患儿疗效确切，可快速缓解患儿临床症状，减轻机体炎症反应，改善疾病预后，且安全性高[119]。

（十八）血清降钙素原和 C- 反应蛋白联合检测在儿童肺炎支原体肺炎中的应用

目的：探讨血清降钙素原（PCT）和 C- 反应蛋白（CRP）在儿童肺炎支原体肺炎（MPP）诊断、预后及疗效评价中的应用。

分组情况：选择 MPP 患儿 54 例，其中急性期 32 例，恢复期 22 例；健康体检儿童 12 例作为健康对照组。

收集资料：所有受试对象进行 PCT、CRP 检测，并对结果进行比较。

结果：急性期和恢复期患儿及健康对照组血清 PCT 值分别为 0.27（0.17 ～ 0.35）、0.18（0.13 ～ 0.23）和 0.14（0.13 ～ 0.16）μg/L，急性期组与恢复期组、急性期组与健康对照组差异有统计学意义（$P<0.05$），恢复期组与健康组对照差异无统计学意义（$P>0.05$）。急性期组和恢复期组血清 CRP 值分别为 16.2（8.0 ～ 25.5）和 8.0（8.0 ～ 8.0）mg/L，急性期组高于恢复期组（$P<0.05$）。

结论：MPP 患儿在急性期 PCT、CRP 仅轻度增高，恢复期降至正常范围。PCT 测定有利于鉴别诊断细菌性肺炎和非细菌性肺炎。联合检测 PCT 及 CRP 在 MPP 的早期诊断及疗效判断方面有较高价值[120]。

（十九）红霉素和阿奇霉素治疗支原体肺炎患儿的疗效评价

目的：分析红霉素和阿奇霉素对肺炎支原体感染儿童血清细胞因子和肺功能的影响，评价其疗效差异。

分组情况：将 2017 年 9 月—2020 年 9 月芜湖市第二人民医院儿科收治的 100 例肺炎支原体肺炎患儿随机分为红霉素组（$n=49$）与阿奇霉素组（$n=51$），在常规治疗基础上分别使用红霉素和阿奇霉素进行抗感染治疗

收集资料：通过比较两组患儿治疗后临床疗效、不良反应发生率、血清炎性细胞因子水平和肺功能的差异，评价红霉素和阿奇霉素的治疗效果。

结果：红霉素组临床治愈、好转和无效的例数分别为 18 例、20 例、11 例，阿奇霉素组分别为 25 例、24 例、2 例，两组治疗效果差异有统计学意义（$\chi^2=7.698$，$P=0.021$）。治疗后两组 TNF-α、IFN-γ、IL-4 与 Th1/Th2 均降低（均 $P<0.05$），肺功能指标最大呼气中段流量（MMF）、峰流速（PEF）、最大吸气压（MIP）及最大呼气压（MEP）均升高（均 $P<0.05$），且阿奇霉素组变化较红霉素组更明显，差异有统计学意义（均 $P<0.05$）。两组间不良反应发生率的差异无统计学意义（$P>0.05$）。

结论：阿奇霉素对儿童支原体肺炎的疗效优于红霉素[121]。

（二十）阿奇霉素联合痰热清治疗小儿肺炎支原体肺炎的疗效评价

目的：对阿奇霉素联合痰热清治疗小儿肺炎支原体肺炎的临床疗效进行评价。

分组情况：选择 2012 年 1 月—2013 年 1 月在我院住院治疗的肺炎支原体肺炎患儿 64 例，在家属知情同意的基础上将 64 例肺炎支原体肺炎患儿随机分为两组，两组治疗前 1 周均未使用大环内酯类抗生素。两组患儿均予吸氧、退热、止咳、化痰等对症支持治疗，同时予以阿奇霉素进行抗感染治疗，观察组同时辅助痰热清注射液治疗。

收集资料：观察两组患儿治疗后的疗效以及两组患儿治疗前后的退热时间、止咳时间、肺部啰音消失时间及住院时间、不良反应。结果根据患儿的主要症状、体征、胸片、血象及病原学检查结果进行疗效评价。

结果：观察组治疗后的疗效评价显示其总有效率达 93.75%，对照组为 75.00%，两组总有效率组间比较，差异有统计学意义（$P<0.05$）。观察组经联合治疗后患儿的退热时间、止咳时间、肺部啰音消失时间均明显短于对照组，且观察组住院时间与对照组比较也明显缩短，差异有统计学意义（$P<0.05$）。

结论：阿奇霉素联合痰热清治疗小儿肺炎支原体肺炎显示了较好的临床疗效，安全性好，可明显缩短发热时间、咳嗽时间，消除肺部啰音，缩短疗程，值得临床推广和应用[122]。

二、肺炎支原体感染疗效评价研究

（一）探讨夫西地酸对肺炎支原体及耐药肺炎支原体的体外抗菌作用

实验方法：采用微量倍比稀释法测定夫西地酸、阿奇霉素对肺炎支原体的体外最低抑菌浓度（MIC）；棋盘法测定夫西地酸与阿奇霉素联用对肺炎支原体及耐药肺炎支原体的抗菌效果；通过测定夫西地酸在不同质量浓度下的抑菌速度评价夫西地酸的抑菌活性。

研究对象：选择 28 株 2016 年 1 月至 12 月就诊于首都医科大学附属北京友谊医院呼吸道感染患者的肺炎支原体临床分离株、2 株肺炎支原体标准株进行研究。

结果：夫西地酸与阿奇霉素联用对肺炎支原体的分级抑菌浓度指数 ≤ 0.5000，具有协同作用。在药物质量浓度 ≤ 32MIC 时，药物质量浓度越高，夫西地酸对肺炎支原体的抑菌效果越明显；药物质量浓度 ≤ 8MIC 时，菌株暴露于药物的时间越长，夫西地酸对肺炎支原体的抑菌效果越强。

结论：肺炎支原体感染治疗效果不佳或合并细菌感染时，应用或联合应用夫西地酸，可能抑制病原菌，临床需进一步探讨[123]。

（二）探讨活血化瘀方药蛭丹化瘀口服液（CBMV）对常见致病微生物的抑制作用

实验设计：对呼吸道合胞病毒（RSV）、肺炎支原体（MP）以及常见致病细菌：如肺炎链球菌、乙型溶血性链球菌等进行了体外抑毒抑菌实验。

结果：蛭丹化瘀口服液（CBMV）完全抑制 RSV 发生细胞病变的药物浓度为 2.75mg/mL；对 MP 的最小抑菌浓度为 5.5mg/mL；对肺炎链球菌、乙型溶血性链球菌的最小抑菌浓度均为 110mg/mL，对金黄葡萄球菌及绿脓杆菌分别为 220mg/mL 及 <5.5mg/mL，但对大肠杆菌无效。

结论：上述结果表明，活血化瘀方药 CBMV 不仅通过改善微循环、防治弥漫性血管内凝血、清除氧自由基等多种作用，促进了小儿肺炎的康复，而且通过一定程度的抗微生物作用，使活血化瘀疗法的扶正祛邪的作用更完善[124]。

（三）观察小儿肺热咳喘口服液治疗肺炎支原体气管炎、支气管炎的临床疗效

设计方法：本研究为前瞻性、随机、开放、平行、阳性药物对照的多中心临床观察。

研究对象：2014 年 9 月—2015 年 4 月期间，将符合入选标准的 MP 气管炎、支气管炎的患儿作为研究对象。

分组情况：随机分为治疗组和对照组，对照组应用阿奇霉素，治疗组应用小儿肺热咳喘口服液。

收集资料：收集所有患儿的临床资料、咽拭子标本。应用巢式 PCR 检测其咽拭子标本中 MP 23S rRNA。对 PCR 阳性的气管炎、支气管炎患儿的临床资料进行总结分析。

结论：小儿肺热咳喘口服液对改善儿童 MP 感染引起的气管炎、支气管炎症状具有较好疗效，而且治疗耐药 MP 气管炎、支气管炎的效果优于阿奇霉素，为临床应用中医药治疗儿童 MP 感染提供了思路 [125]。

（四）阿奇霉素联合热毒宁治疗肺炎支原体感染患儿血清炎性因子的影响分析

目的：探讨临床中阿奇霉素联合热毒宁治疗肺炎支原体感染患儿的临床效果，提高治疗的安全性。

研究对象：选取 2011 年 1 月—2012 年 12 月医院收治的 80 例肺炎支原体感染患儿为研究对象

分组情况：将其按照随机数字表法分为对照组和研究组，每组各 40 例，对照组在常规治疗基础上给予阿奇霉素治疗，研究组在常规治疗基础上给予阿奇霉素联合热毒宁治疗

收集资料：观察两组患儿的临床疗效和血清 IL-6、IL-8 和 TNF-α 的炎性因子的变化，数据资料均采取 SPSS 19.0 统计软件进行分析。

结果：临床治疗总有效率研究组为 95.0%，对照组为 82.5%，研究组的临床治疗总有效率明显优于对照组，差异有统计学意义（$P<0.05$）；治疗前研究组和对照组 IL-6、IL-8 和 TNF-α 比较差异无统计学意义；治疗后研究组和对照组 IL-6、IL-8 和 TNF-α 较治疗前均有明显的改善，且研究组改善程度明显的优于对照组，差异有统计学意义（$P<0.05$）；不良反应发生率研究组为 15.0%，对照组为 20.0%，两组比较差异无统计学意义。

结论：临床中对于肺炎支原体感染患儿应用阿奇霉素联合热毒宁治疗效果显著，有效的调节炎性因子的水平，并提高患儿的免疫力、不良反应少、治疗安全性高，值得临床中应用与推广 [126]。

（五）阿奇霉素联合热毒宁注射液治疗肺炎支原体感染患儿的临床观察

目的：观察阿奇霉素联合热毒宁注射液治疗肺炎支原体感染患儿的临床疗效和安全性。

分组情况：80 例肺炎支原体感染患儿随机均分为对照组和研究组。两组患儿均给予吸氧、退热、营养支持、平喘化痰等常规治疗。与此同时，对照组患儿给予阿奇霉素肠溶片 10mg/kg，口服，每日 1 次；研究组患儿在对照组治疗基础上给予热毒宁注射液 10mL+5%

葡萄糖注射液 100mL 静脉滴注，每日 1 次。两组患儿疗程均为 14d。

收集资料：观察两组患儿的临床疗效，治疗前后 IL-6、IL-8、TNF-α 水平及不良反应发生情况。

结果：研究组患儿总有效率显著高于对照组，差异有统计学意义（$P<0.05$），治疗后，两组患儿 IL-6、IL-8、TNF-α 水平均显著低于同组治疗前，且研究组低于对照组，差异均有统计学意义（$P<0.05$）。两组患儿不良反应发生率比较差异无统计学意义（$P>0.05$）。

结论：在常规治疗基础上以阿奇霉素联合热毒宁注射液治疗肺炎支原体感染患儿较单用阿奇霉素疗效更显著，且安全性相当[127]。

（六）儿童肺炎支原体感染早期干预治疗的临床观察

目的：观察儿童肺炎支原体感染后早期干预治疗的临床疗效，探讨降低肺炎支原体感染患儿喘息性疾病发生的方法。

分组情况：选择 Mp-Ab 阳性有症状患儿 60 例，随机分为二组，每组各 30 例，在常规给予阿奇霉素治疗的同时，"治疗组"加用孟鲁司特钠（顺尔宁）等抗炎药物干预治疗。同时设 Mp-Ab 阴性呼吸道感染患儿 30 例为对照组。所有病例均进行为期 18 个月随访观察。

结果：儿童感染肺炎支原体后，喘息发生的次数明显增加、并延长患儿呼吸道感染后咳嗽天数与夜间咳嗽天数、降低 PEF 值；对肺炎支原体感染患儿早期进行抗炎干预治疗，对上述指标均有一定的改善，其差别经检验有统计学的意义，P 值分别为 0.003、0.005、0.005、0.005。

结论：MP 感染患儿有较高的喘息发生率，对其引起的气道过敏性炎症早期进行干预性治疗可以减少儿童喘息发生的次数[128]。

（七）孟鲁司特治疗肺炎支原体感染临床效果及对白三烯水平的影响

目的：探讨孟鲁司特治疗肺炎支原体感染患儿临床的效果及其对白三烯的影响，以提高临床治愈率。

研究对象：选取 2012 年 3 月—2013 年 3 月在医院呼吸内科治疗的 50 例肺炎支原体感染患儿。

分组情况：随机分为对照组和治疗组，每组各 25 例，两组患儿均采用常规抗肺炎支原体治疗，治疗组在对照组的基础上加用孟鲁司特。

收集资料：连续治疗 3 个疗程后比较两组患者的临床疗效及血液、尿液中白三烯水平；

结果：采用 SPSS 13.0 软件进行统计分析。结果治疗总有效率治疗组为 88.00%，对照组为 72.00%，两组比较差异有统计学意义（$P<0.05$）；治疗组发热、咳嗽、喘息症状的消

失时间及 X 线检查恢复正常的时间均明显短于对照组，差异有统计学意义（P<0.05）；经过为期 3 个疗程的治疗后，血白三烯、尿白三烯的水平治疗组与对照组患儿分别为（156.23±1.58）、（150.38±2.45）pg/mL 与（187.28±1.57）、（190.69±2.39）pg/mL，均较治疗前明显降低，差异有统计学意义（P<0.01），且治疗组明显低于对照组水平，差异有统计学意义（P<0.05）。

结论：孟鲁司特能改善肺炎支原体感染患儿的临床症状，提高治愈率，对肺炎支原体感染患儿有良好的治疗作用[129]。

（八）雾化吸入布地奈德治疗儿童肺炎支原体感染后慢性咳嗽的临床疗效

目的：探讨雾化吸入布地奈德治疗儿童肺炎支原体感染后慢性咳嗽的疗效及其对睡眠质量的改善情况。

研究对象：将 2016 年 6 月—12 月上海市同济医院（同济大学附属同济医院）收治的肺炎支原体感染后慢性咳嗽患儿 100 例。

分组情况：随机分为布地奈德组和阿奇霉素组。

收集资料：布地奈德组给予布地奈德雾化吸入治疗：1mg/次，2次/d，连续3d，3d 后为 1 次/d，共 7d；阿奇霉素组予阿奇霉素治疗：口服阿奇霉素 10mg/（kg·d），共 3d。对 2 组患儿进行疗效及夜间睡眠评分比较。

结果：布地奈德组布地奈德治疗后第 3、7、14 天咳嗽治愈率分别为 8.0%（4/50 例）、32.0%（16/50 例）、38.0%（19/50 例），均显著高于阿奇霉素组[0(0/50 例)、4.0%(2/50 例)、6.0%（3/50 例）]，差异均有统计学意义（χ^2=4.167、13.279、14.918，$P_{均}$<0.05）；布地奈德组布地奈德治疗后第 3、7、14 天咳嗽好转率分别为 28.0%（14/50 例）、28.0%（14/50 例）、26.0%（13/50 例），均显著高于阿奇霉素组[10.0%（5/50 例）、10.0%（5/50 例）、8.0%（4/50 例）]，差异均有统计学意义（χ^2=5.263、5.263、5.741，$P_{均}$<0.05）。布地奈德组治疗后第 3、7、14 天睡眠恢复正常的比率[8.0%（4/50 例）、32.0%（16/50 例）、42.0%（21/50 例）]及好转率[30.0%（15/50 例）、30.0%（15/50 例）、30.0%（15/50 例）]均显著高于阿奇霉素组[0（0/50 例）、4.0%（2/50 例）、6.0%（3/50 例），12.0%（6/50 例）、12.0%（6/50 例）、10.0%（5/50 例）]，差异均有统计学意义（$P_{均}$<0.05）。

结论：雾化吸入布地奈德可有效治疗儿童肺炎支原体感染后慢性咳嗽，并显著改善患儿的睡眠质量。肺炎支原体感染后慢性咳嗽可能与非特异性炎症所致呼吸道高反应性有关，治疗上应选择吸入激素治疗，而非继续抗感染治疗[130]。

（九）银黄清肺胶囊联合左氧氟沙星治疗下呼吸道肺炎支原体感染的临床研究

目的：研究银黄清肺胶囊联合左氧氟沙星治疗下呼吸道肺炎支原体感染的临床效果。

分组情况：选取医院呼吸内科 2013 年 1 月—2015 年 8 月收治的 96 例下呼吸道肺炎支原体感染的患者并将其按数字表法分为对照组和观察组，每组 48 例患者。对照组患者仅用左氧氟沙星治疗，观察组患者采用银黄清肺胶囊联合左氧氟沙星治疗。

收集资料：对比两组患者治疗效果，体温恢复时间、咽痛消失时间、胸片病灶消失时间、治愈时间，治疗前后外周血白细胞（WBC）与 C- 反应蛋白（CRP）的变化情况。

结果：观察组治疗后的总有效率（93.75%）明显高于对照组的（79.17%），统计学有意义（$P<0.05$）；观察组患者治疗后体温恢复时间（3.25±0.71）d、咽痛消失时间（3.11±0.35）d、胸片病灶消失时间（4.91±0.65）d、治愈时间（5.13±2.41）d 明显少于对照组（6.48±0.91）d、（6.15±0.15）d、（13.89±2.74）d、（8.95±6.66）d，具有统计学意义（$P<0.05$）；两组患者治疗后 WBC、CRP 水平较治疗前均降低，且观察组治疗后 WBC（4.01±0.03）×10^9/L、CRP（4.58±0.08）mg/L 水平明显低于对照组治疗后 WBC（4.31±0.21）×10^9/L、CRP（5.24±2.28）mg/L 水平，具有统计学意义（$P<0.05$）。

结论：下呼吸道肺炎支原体感染的患者采用银黄清肺胶囊联合左氧氟沙星治疗的效果显著，可以明显缩短体温恢复时间、咽痛消失时间、胸片病灶消失时间、治愈时间，安全性高，值得在临床上推广[131]。

（十）中西医结合分期治疗儿童肺炎支原体感染咳嗽的临床观察

目的：探索中西医结合分期治疗儿童肺炎支原体感染咳嗽的治疗方法和临床效果。

分组情况：112 例由支原体感染引起咳嗽的儿童肺炎患儿，按照随机数字表法随机分为对照组和试验组，每组各 56 例。对照组给予西医常规治疗方法，试验组给予中西医结合分期治疗。

收集资料：干预治疗 2 周后，分别对两组患者的临床疗效、炎症指标水平、临床症状以及体征改善情况、以及不良反应发生情况进行比较。

结果：①两组患儿病情均有明显改善，对照组的临床总有效率为 85.71%，试验组患儿的临床总有效率为 96.43%，试验组患儿的临床疗效明显比对照组高（χ^2=5.973、0.032）；②试验组患儿咳嗽、发热以及肺部体征等缓解情况，以及住院时间都明显的优于对照组（t=8.638、7.210、5.917、-6.648；$P<0.05$）；③两组患儿干预治疗后的各炎症指标水平均较干预治疗前显著降低（t=14.073、15.834、11.623、13.169、15.331、13.071；$P<0.05$），且试验组患儿的 IL-8、IL-6 以及 TNF-α 炎症指标水平均显著优于对照组患儿，差异有

统计学意义（t=9.300、7.807、6.959；$P<0.05$）；④试验组患儿的不良反应发生率显著低于对照组患儿，差异有统计学意义（χ^2=4.998、4.350、6.935；P=0.025、0.037、0.008）。

结论：就肺炎支原体感染儿童而言，采用中西医结合方法具有显著的临床疗效，不仅能有效的改善患儿的临床症状以及体征，而且能够有效降低患儿的炎症指标水平，并减少不良反应的发生[132]。

（十一）中西医结合治疗儿童肺炎支原体下呼吸道感染的多中心临床研究

目的：本研究为前瞻性、随机、开放、平行、阳性药物对照的多中心临床研究。评价应用小儿肺热咳喘口服液联合阿奇霉素治疗 MP 感染的临床价值，为中西医结合治疗儿童 MP 感染提供依据。

研究对象：2012 年 8 月到 2013 年 8 月将符合入选标准及排除标准的疑似 MP 下呼吸道感染的发热伴咳嗽患儿作为研究对象

分组情况：通过简单随机化分组方法分为治疗组和对照组，对照组应用阿奇霉素，治疗组除阿奇霉素外，联用小儿肺热咳喘口服液。

收集资料：收集所有患儿的临床病例资料、咽拭子标本和 / 或血清。应用巢式 PCR 检测咽拭子标本中 MP 23S rRNA，ELISA 法或乳胶凝集法检测血清中 MP 抗体。对 PCR 阳性和 / 或血清阳性的下呼吸道感染患儿的临床病例资料进行总结和统计分析。

结果：对符合入选标准、同时咽拭子 MP-DNA 和 / 或血清 MP 抗体阳性的下呼吸道感染的 79 例患儿进行分析，对照组 42 例，治疗组 37 例，2 组患儿在年龄、性别、治疗前病情方面差异无统计学意义（$P<0.05$）。治疗结束时，对 2 组患儿的临床疗效按病程进行分析，治疗组患儿的退热时间 [（5.14±1.40）d vs （6.12±2.45）d，P=0.014]、咳嗽减轻时间 [（6.00±1.38）d vs（6.92±1.63）d，P=0.026] 及消失时间 [（8.06±2.16）d vs（9.83±2.60）d，P=0.036] 均较对照组短，差异有统计学意义。

结论：小儿肺热咳喘口服液联合阿奇霉素治疗儿童 MP 下呼吸道感染疗效优于单纯应用西药治疗，可作为临床辅助用药[133]。

（十二）左氧氟沙星治疗下呼吸道感染 64 例临床及病原学分析

目的：观察左氧氟沙星治疗下呼吸道感染的临床疗效。

分组情况：对 64 例下呼吸道感染患者采用左氧氟沙星 0.4g/d，分 2 次静脉滴注，并与对照组 64 例采用环丙沙星 0.4g/d，分 2 次静脉滴注的下呼吸道感染患者对比。两组疗程均为 7 ~ 14d。

收集资料：临床症状及体征：包括咳嗽咯痰、发热、肺部干湿性啰音改变等；治疗前后做血尿常规、肝、肾功能，胸部 X 线片，肺炎支原体检测，痰细菌培养及药物敏感试验。

结果：治疗组临床总有效率为 93.8%，而对照组有效率为 65.6%，两组比较有显著性差异（P<0.05）。治疗组 64 例中肺炎支原体阳性 9 例，细菌培养阳性 51 例，总阳性率 93.8%（60/64），治疗后肺炎支原体阴转 9 例，细菌阴转 45 例，总阴转率 90.0%（54/60）；对照组 64 例中肺炎支原体阳性 8 例，细菌培养阳性 51 例，总阳性率 92.2%（59/64），治疗后肺炎支原体阴转 3 例，细菌阴转 32 例，总阴转率 59.3%（35/59）。两组治疗后病原菌阴转率比较有显著性差异（P<0.05）。

结论：左氧氟沙星治疗下呼吸道感染疗效优于环丙沙星 [134]。

（十三）布拉氏酵母菌散剂联合阿奇霉素序贯治疗肺炎支原体肺炎继发腹泻患儿的临床研究

目的：探讨布拉氏酵母菌散剂联合阿奇霉素序贯治疗肺炎支原体肺炎继发腹泻患儿的效果。

研究对象：选取 2015 年 6 月至 2017 年 3 月肺炎支原体肺炎继发腹泻患儿 88 例为研究对象

分组情况：随机数字表法分为对照组（n=44）和研究组（n=44）。对照组采取常规治疗＋阿奇霉素序贯治疗，研究组在对照组基础上口服布拉氏酵母菌散剂，用药至阿奇霉素序贯治疗结束。

收集资料：疗程结束后统计比较两组临床症状改善时间、住院时间，以及临床疗效、治疗前后大便次数、肠道菌群失调情况、不良反应发生率。

结果：研究组临床症状改善时间及住院时间较对照组缩短（P<0.05）；研究组治疗有效率高于对照组（P<0.05）；治疗第 3 天及第 5 天研究组患儿大便次数较对照组明显减少（P<0.05）；两组肠道菌群失调率比较，研究组较对照组低（P<0.05）；两组不良反应发生率比较差异无统计学意义（P>0.05）。

结论：采用布拉氏酵母菌散剂联合阿奇霉素序贯治疗肺炎支原体肺炎继发腹泻，可有效改善患儿临床症状，缩短住院时间，减少大便次数，改善肠道菌群失调情况，提高治疗效果，且不会增加不良反应发生风险 [135]。

（十四）布拉氏酵母菌预防阿奇霉素序贯法治疗小儿肺炎支原体肺炎继发腹泻的研究

目的：探讨布拉氏酵母菌预防阿奇霉素序贯法治疗小儿肺炎支原体肺炎后继发腹泻的研究。

分组情况：将 2010 年 12 月—2012 年 12 月收治的 158 例肺炎支原体肺炎患儿随机分为预防组（80 例）及对照组（78 例），两组均给予阿奇霉素序贯治疗，预防组加用布拉氏酵母菌治疗。

收集资料：分别观察给药第 1、3、5 天时支原体肺炎继发腹泻的发生率及严重程度；采用粪便涂片染色观察两组继发腹泻患儿肠道菌群失调程度；观察两组不良反应。

结果：腹泻发生率：第 1 天对照组为 6.41%，预防组为 2.5%，两组比较差异无统计学意义（χ^2=1.107，P>0.05）；第 3 天对照组为 15.38%，预防组为 6.25%，两组比较差异有统计学意义（χ^2=3.917，P<0.05）；第 5 天对照组为 23.08%，预防组为 7.5%，两组比较差异有统计学意义（χ^2=5.088，P<0.05）。对照组及预防组无腹泻、轻型腹泻、重型腹泻的构成比较差异有统计学意义，预防组腹泻程度较轻（u=3.6192，P<0.05）。对照组及预防组Ⅰ度、Ⅱ度、Ⅲ度肠道菌群失调程度的构成比较差异有统计学意义，预防组肠道菌群失调程度较轻（u=2.262，P<0.05）。预防组患儿依从性较好，未见不良事件。

结论：布拉氏酵母菌能改善小儿肺炎支原体肺炎继发腹泻患儿肠道菌群失调程度，减轻继发腹泻的严重程度，降低继发性腹泻的发生率[136]。

（十五）儿童肺炎支原体肺炎细菌性肺炎所致塑型性支气管炎 15 例临床分析

目的：分析儿童肺炎支原体肺炎和（或）细菌性肺炎所致塑型性支气管炎的临床特点。

研究对象：回顾性收集 2007 年 1 月至 2010 年 3 月在首都医科大学附属北京儿童医院诊断为塑型性支气管炎患儿的临床资料。

分组情况：依据其感染病原分为肺炎支原体肺炎组、肺炎支原体肺炎合并细菌感染组和细菌性肺炎组。

收集资料：分析 3 组患儿临床表现（发热、咳嗽、肺部体征、发热峰值及发热持续时间等）、实验室检查（WBC、CRP、转氨酶和病原培养等）、胸部 CT、支气管镜所见气道黏膜损害、支气管塑型分泌物栓病理学检查和治疗情况。

结果：15 例塑型性支气管炎患儿进入分析，年龄 2～15 岁。肺炎支原体肺炎组 5 例，肺炎支原体肺炎合并细菌感染组 6 例，细菌性肺炎组 4 例。3 组患儿均急性起病，均以发热和咳嗽为主要表现入院。①肺炎支原体肺炎组均无急性呼吸窘迫和肺外阳性体征；肺炎支原体肺炎合并细菌感染组需呼吸支持者和伴肺外阳性体征者均为 1/6 例；细菌性肺炎组需呼吸支持者和伴肺外阳性体征者均为 3/4 例。②3 组胸部 CT 检查均提示单侧或双侧肺实变，肺不张和胸腔积液肺炎支原体肺炎组分别为 1/5 例和 3/5 例，肺炎支原体肺炎合并细菌感染组分别为 3/6 例和 5/6 例，细菌性肺炎组分别为 3/4 例和 1/4 例。③3 组支气管镜检查均可见气道黏膜充血和肿胀，但程度和范围以肺炎支原体肺炎合并细菌感染组和细菌性肺组为著；气道黏膜局部损害以肺炎支原体肺炎合并细菌感染组为著，其中 2 例伴支气管通气不良，有远端支气管闭塞可能。④3 组支气管镜检查均有支气管树样塑型分泌物栓栓取出，病理组织学分型均为 I 型。

结论：与细菌性肺炎相比，肺炎支原体肺炎在全身炎症反应较轻时即可发生塑型性支气管炎。肺炎支原体肺炎所致塑型性支气管炎的气道黏膜损害较轻，支气管塑型分泌物栓较短，应及时行支气管镜检查以协助诊治 [137]。

第五节　肺炎支原体感染相关 Meta 分析

一、炎症因子对肺炎支原体肺炎患儿影响的 Meta 分析

炎症因子是指在炎症过程中由细胞释放或由体液中产生的、参与或引起炎症反应的化学物质。炎症因子水平紊乱是 MPP 患儿肺组织严重损伤甚至全身脏器功能障碍的重要原因，按其功能可分为促炎因子和抗炎因子两大类，在维持机体免疫自稳方面二者之间的动态平衡发挥关键作用 [138]。在 MPP 的研究中，关于炎症因子白细胞介素 -6（IL-6）、白细胞介素 -8（IL-8）、白细胞介素 -10（IL-10）、肿瘤坏死因子 -α（TNF-α）的研究较为广泛 [139]，目前研究结果普遍认为 IL-6、IL-8、IL-10、TNF-α 水平变化对 MPP 患儿的病情评估具有参考价值 [140]。

在 Ying Wang 等人关于 MPP 患儿血清中 TNF-α 和 IFN-γ（干扰素 -γ）水平的 Meta 分析研究中 [141]，作者共纳入 12 篇文献，包括 2422 名 MPP 儿童和 454 名健康儿童。结果表明，MPP 患儿血清中 TNF-α 水平高于健康对照组，提示 MP 感染儿童全身释放大量 TNF-α，通过炎症过程对抗病原体。而 MPP 患儿血清中 IFN-γ 水平与健康对照组无显著差异，Ying Wang 等人推测 IFN-γ 可能主要在局部产生炎症反应，而非全身性。并且，他们在其他的一些研究中发现 MPP 患儿痰液和肺泡灌洗液中 IFN-γ 水平升高，符合这个假设。因此 Ying Wang 等人推测 MPP 患儿血清中 TNF-α 和 IFN-c 水平可能是 MP 感染的潜在诊断指标。在与作者相关的炎症因子对 MPP 患儿影响的 Meta 分析研究 [142] 中，共纳入 21 篇随机对照文献，涉及 MPP 患儿 2744 例，健康儿童 1095 例，研究结果表明 MPP 患儿血清中的促炎因子 IL-6、IL-8、TNF-α 水平均显著高于健康儿童，SMPP 患儿均显著高于 MPP 患儿，且急性期均高于恢复期，提示 MP 感染后导致 T 淋巴细胞功能或毒素分泌功能提高，使得 IL-6、IL-8、TNF-α 分泌水平显著升高，进一步加剧中性粒细胞等的趋化、脱颗粒、释放超氧化物和溶酶体酶，引起广泛炎性损伤。而且 MPP 患儿血清中的抗炎因子 IL-10 水平均显著高于健康儿童，SMPP 患儿均显著高于 MPP 患儿且急性期均高

于恢复期。表明 Th1/Th2 细胞比例失衡在 MMP 致病机制中具有重要意义，MP 感染后，IL-10 通过抑制 Th1 类淋巴因子如 TNF-α 等合成，同时抑制单核细胞依赖性 Th 细胞增殖，从而调节免疫细胞的分化、增殖、限制炎症反应。

综上，MPP 患儿的血清中 IL-6、IL-8、IL-10、TNF-a 炎症因子水平显著升高，且以上炎症因子水平与疾病严重成正比，IFN-γ 水平虽无显著差异，但对局部炎症反应具有一定意义，炎症因子的研究对临床诊断具有一定的参考价值，但仍需进一步深入研究。明确免疫功能和炎症因子的动态变化是根据严重程度选择合理治疗方式的前提，也是优化患儿治疗结局的关键所在。

二、喜炎平注射液治疗小儿支原体肺炎的 Meta 分析

喜炎平注射液荣获多项国家专利[143,144]，2010 年获国药准字，拥有自主知识产权。最新版说明书记载其是一种具有清热解毒、止咳止痢功效，用于治疗支气管炎、扁桃体炎、细菌性痢疾等疾病的中药注射剂，成分为穿心莲内酯磺化物。上市 30 多年，在治疗 MP 感染中也广泛应用。

梁锦枝[145]在关于喜炎平联合阿奇霉素治疗支原体肺炎疗效的 Meta 分析研究中，得出喜炎平联合阿奇霉素治疗支原体肺炎在总有效率、退热时间、咳嗽消失时间、治愈时间、啰音消失时间比单用阿奇霉素治疗有显著性差异，在阿奇霉素治疗的基础上加用喜炎平可以降低不良反应的发生率的结论。

汪凤山[146]在喜炎平注射液治疗小儿肺炎的系统评价中，认为喜炎平注射液治疗小儿肺炎疾病有较好的临床疗效。

张守燕[147]在喜炎平注射液治疗小儿支原体肺炎的 Meta 分析中的结果显示，在小儿支原体肺炎的治疗上，喜炎平注射液与大环内酯类抗生素联合，在咳喘消失时间、啰音消失时间、退热时间、总有效率、胸片吸收时间、住院时间上比单用大环内酯类抗生素治疗有显著性差异。大环内酯类抗生素治疗时，同时使用喜炎平，可以在不良反应方面降低其发生率，差异显著。

涂建军[148]在喜炎平注射液联合阿奇霉素治疗小儿肺炎支原体肺炎的疗效分析中，表明了喜炎平注射液联合阿奇霉素治疗小儿肺炎支原体肺炎疗效理想，能改善患者肺功能、外周血 Th1/Th2 表达，用药安全性较高，值得推广应用。

罗玉君[149]在喜炎平注射液联合阿奇霉素治疗小儿支原体肺炎疗效及安全的 Meta 分析研究中，其结果显示初步证实了喜炎平联合阿奇霉素治疗小儿支原体肺炎具有较好的临床疗效，而且能够缩短住院时间和降低不良反应。

综上可知，在现代研究中喜炎平广泛应用于临床，且切实有效。

三、热毒宁注射液治疗小儿支原体肺炎的 Meta 分析

热毒宁注射液由青蒿、金银花和栀子 3 味常用中药精制而成，具有清热、疏风、解毒的功效，临床主要用于治疗外感风热所致的感冒、咳嗽及上呼吸道感染、急性支气管炎等。方中青蒿为君药，具有清热凉血、透散肌表的作用；金银花为臣药，擅清热解毒、透散表邪，协助增强青蒿清热透散；栀子为佐药，具有解毒、清热、凉血、清泄心肺胃的功效。上述诸药不仅在药物动力学上无相互影响，而且在药效上可相互协同[150]。2005 年，热毒宁注射液上市并成为 2005 年版《药品注册管理办法》实施后获批的第 1 个中药注射剂新药。在治疗儿童肺炎支原体感染是临床常见的辅助用药。

罗钦宏等[151]在热毒宁联合阿奇霉素治疗小儿支原体肺炎疗效 Meta 分析中的结果显示，应用热毒宁联合阿奇霉素治疗支原体肺炎方案，可以使患者在退热、咳嗽消失、啰音消失方面均比单用阿奇霉素治疗用时短，平均住院时间减短，恢复快；总有效率也高于单一用药组。

郭震浪等[152]在探讨热毒宁与利巴韦林比较治疗小儿急性上呼吸道感染的临床效果以及安全性问题上，Meta 分析结果显示，热毒宁在治疗小儿急性上呼吸道感染在总有效率、咽痛消退时间方面均优于利巴韦林，但在退热时间、鼻塞流涕消退时间、止咳时间、咽部充血消退时间上两者没有明显差异。但利巴韦林组的不良反应发生例数多于热毒宁组的例数，提示热毒宁治疗小儿急性上呼吸道感染发生不良反应的概率可能相对较小。

徐景利等[153]在热毒宁注射液治疗小儿毛细支气管炎的 Meta 分析中，得出热毒宁注射液治疗小儿毛细支气管炎在总有效率、体温恢复正常时间、咳痰消失时间、喘鸣音消失时间、呼吸困难缓解时间、啰音消失时间、治愈时间、住院时间等方面均具有统计学意义，疗效均优对照组，其 Meta 分析结果显示热毒宁注射液治疗小儿毛细支气管炎具有一定的推广意义。

王旗星等[154]在基于 Meta 分析的热毒宁注射剂联合阿奇霉素治疗小儿支原体肺炎临床评价研究中的结果显示热毒宁注射剂联合阿奇霉素治疗 MPP 的临床总有效率高于仅用阿奇霉素治疗，还可以缩短止咳时间、退热时间、啰音消失时间、住院时间及 X 线胸片病灶消失时间，并有效降低 CRP 水平、IL-6 水平。

综上可知，热毒宁以其独特优势在临床中广受认可。

四、痰热清注射液治疗小儿支原体肺炎的 Meta 分析

痰热清注射液是中医临床常用注射剂之一，由黄芩、熊胆粉、山羊角、金银花、连翘等提取物组成，具有清热、解毒、化痰功效，用于风温肺热病痰热阻肺证，症见发热、咳嗽、咯痰不爽、咽喉肿痛、口渴、舌红、苔黄；肺炎早期、急性支气管炎、慢性支气管炎急性

发作以及上呼吸道感染属上述证候者。在支原体肺炎治疗中广泛应用。

罗钦宏等 [155] 在痰热清联合阿奇霉素治疗小儿支原体肺炎的疗效及安全性 Meta 分析研究中，结果表明联合阿奇霉素治疗小儿支原体肺炎在总有效率、退热时间、咳嗽消失时间、啰音消失时间、X 线消失时间、治愈时间等方面均优于单用阿奇霉素。联合用药的不良反应发生低于单用阿奇霉素，提示可能是痰热清抑制阿奇霉素不良反应的发生。

刘慧敏等 [156] 在痰热清注射液联合阿奇霉素序贯疗法治疗小儿肺炎支原体肺炎的疗效与安全性的 Meta 分析中，其结果显示痰热清注射液联合阿奇霉素序贯疗法治疗小儿 MPP，有利于提高总有效率，缓解咳嗽、发热、肺部啰音的典型症状，促进胸片炎症阴影的吸收，能促进 CRP 下降。安全性分析发现，阿奇霉素序贯疗法联合痰热清后，不良反应的总发生率有所降低，尤其是胃肠道反应，但对皮疹、局部疼痛或静脉炎的发生作用不明显。

肖喜庆 [157] 在痰热清注射液联合大环内酯类药物治疗小儿支原体肺炎的系统分析中，其结果显示痰热清注射液联合大环内酯类药物的临床有效率、退热时间、咳嗽消失时间、肺部啰音消失时间、X 线片恢复正常时间、及平均住院时间、均优于单用大环内酯类药物治疗。由此可见，痰热清对肺炎支原体肺炎有良好疗效。

五、炎琥宁治疗小儿支原体肺炎的 Meta 分析

炎琥宁系穿心莲提取物经酯化、脱水、成盐精制而成，其化学名为 14- 脱羟 -11，12- 二脱氢穿心莲内酯 -3，19- 二琥珀酸半酯钾钠盐。临床使用的炎琥宁制剂为冻干无菌粉末和无菌注射液，主要用于治疗病毒性肺炎和病毒性上呼吸道感染。注射用炎琥宁于 2002 年 12 月 18 日在中国获批上市。

王博龙 [158] 在清热解毒类中药注射液治疗小儿病毒性肺炎的网状 Meta 分析中的结果显示，考察了喜炎平、痰热清、热毒宁、炎琥宁等清热解毒类中药注射液治疗小儿病毒性肺炎的效果，发现在总有效率方面，热毒宁、痰热清、喜炎平、炎琥宁显著高于利巴韦林，而双黄连无显著差异，但两两比较只有喜炎平显著优于炎琥宁在退热、止咳时间方面，均只有喜炎平与炎琥宁显著短于利巴韦林；在啰音消失时间方面，喜炎平、热毒宁、炎琥宁显著短于利巴韦林，而且相互之间无显著差异；在最佳概率排序中，总有效率方面喜炎平、痰热清分列一、二位，退热、止咳、啰音消失时间方面喜炎平、炎琥宁分列一、二位。喜炎平、炎琥宁均为穿心莲内酯衍生物，具有抗病毒、抗菌、解热消炎、增强机体免疫力等作用，其中前者能改善平滑肌痉挛，舒张平滑肌，并通过减少浆液分泌而发挥止咳、化痰的效果，同时还可缓解水肿，减少渗出，后者能降低血管通透性而抑制炎性渗出，改善水肿症状，并可提高机体细胞吞噬功能，影响病毒复制，进而起到减少和消灭病毒的作用。另外，由于炎琥宁有效成分仅为脱水穿心莲内酯，而喜炎平为穿心莲内酯总酯磺化物，具有更强的活性，故在治疗小儿病毒性肺炎时，无论是总有效率还是退热止咳、消除肺部啰音方面，

均以喜炎平疗效最好。

刘红艳等[159]在中药注射剂辅助治疗儿童支原体肺炎的疗效的 Meta 分析研究中，得出了中药注射剂联用大环内酯类药物对儿童 MP 肺炎的临床总有效率、退热时间、咳嗽消失时间、肺部干（湿）性音消失时间、肺部 X 线恢复正常时间及住院时间的改善均优于单用大环内酯类的结论。

参考文献

[1] 朱文锋，晏峻峰 . 证素辨证新体系的内容及科学意义 [J]. 医学与哲学，2005（01）:69-70.

[2] 朱文锋 . 创立以证素为核心的辨证新体系 [J]. 湖南中医学院学报，2004，25（6）:38-39.

[3] 朱文锋 . 证素辨证学 [M]. 北京：人民卫生出版社，2008:162-230.

[4] 朱文锋 . 证素辨证研究钩玄 [J]. 河南中医，2009，29（1）:1-4.

[5] 张启明，王永炎，张志斌，等 . 外感病因中证候要素的提取 [J]. 山东中医药大学学报，2005，29（5）:339.

[6] 薄敏敏 . 中医"证素"研究 [J]. 时珍国医国药，2008（06）:1490-1491.

[7] 张志斌，王永炎 . 证候名称及分类研究的回顾与假设的提出 [J]. 北京中医药大学学报，2003（02）:1-5.

[8] 梁昊，彭清华，周小青，等 . 证素与证候要素的共性、区别和联系 [J]. 北京中医药大学学报，2015，38（1）:18-21.

[9] 国家中医药管理局 . 中华人民共和国中医药行业标准　中医病症诊断疗效标准 ZYT001.8[S]. 南京：南京大学出版社，1994.

[10] 韩新民 . 中医儿科学 [M]. 北京：高等教育出版社，2001:100-109.

[11] 家中医药管理局"十一五"重点专科肺炎喘嗽诊疗方案，2009:10-11.

[12] 侯树平 . 新版《中医儿科学》本科教材的优势与特色 [C]. 中华中医药学会儿科分会第三十次学术大会论文汇编，2013:408-410.

[13] 马融 . 中医儿科学 [M]. 中国中医药出版社，2016.

[14] 施益农 . 小儿肺炎支原体肺炎常证与变证的分型论治探讨 [J]. 四川中医，2010，28（10）:31-32.

[15] 吕志香，刘薇薇，宫淑琴，等 ."因质制宜"在小儿支原体肺炎治疗中的"治病求本"思想 [J]. 辽宁中医杂志，2013，40（09）:1809-1811.

[16] 吴秋英，吴娅 . 中医辨证分型与阿奇霉素联用治疗小儿肺炎支原体肺炎的临床研究 [J]. 中华中医药学刊，2016，34（03）:754-757.

[17] Border W A.Induction of membranous nephropathy in rabbits by adiminisration of exogenesis cationic antigen[J].Clininyest, 1982, 69（2）:451.

[18] 徐胜莹，王雪峰．小儿肺炎支原体肺炎的临床回顾性分析[D].沈阳：辽宁中医药大学，2014.

[19] 王雪峰，董丹，虞坚尔，等．小儿肺炎中医证候演变规律研究[J].中医杂志，2005，46（5）:374-376.

[20] 刘晓萍，张德信．小儿支原体肺炎48例临床分析[J].陕西中医学院学报，2001，24（2）:22.

[21] 张葆青，张翠玲，刁娟娟．150例小儿支原体肺炎临床特点与中医辨证分型相关性研究[J].中国中西医结合儿科学，2010，2（5）:392-395.

[22] 高维银，任辉杰．785例小儿肺炎支原体肺炎临床观察及中医辨证分型探讨[J].辽宁中医药大学学报，2009，11（5）:92-93.

[23] 吕玉霞，杜艳玲，董彩凤，等．小儿肺炎中医证候分布特点及证型演变特点的临床研究[J].中医儿科杂志，2008，4（3）:13-17.

[24] 王雪峰，董丹，虞坚尔，等．儿童肺炎常见病原学分析及中医证候演变规律的多中心随机双盲安慰剂对照试验研究[J].中国循证儿科杂志，2006，1（3）:170.

[25] 姜之炎，王雪峰，王力宁，等．小儿肺炎支原体肺炎多中心流行性特征分析[J].中华中医药杂志，2018，33（01）:376-379.

[26] 黄艳青．岭南地区小儿肺炎证候演变规律及其与体质关系的研究[D].广州：广州中医药大学，2011.

[27] 仝志启．小儿支原体肺炎常见证型及其演变规律的研究[D].山东：山东中医药大学，2010.

[28] 杨慧，贾晓妍，吴振起．小儿肺炎支原体肺炎证素分布及组合规律文献研究[J].山西中医，2018，34（11）:44-46.

[29] CHEN Z R, YAN Y D, WAN Y Q, et al. Epidemiology of community acquired Mycoplasma Pneumoniae respiratory tract infections among hospitalized Chinese children, including relationships with meteorological factors[J].Hippokratia, 2013, 17（1）:20-26.

[30] 陈正荣，严永东．小儿肺炎支原体感染流行病学特征[J].中国实用儿科杂志，2015，30（3）:180-183.

[31] 徐丹．肺炎支原体感染相关致病机制及分子诊断研究[D].杭州：浙江大学，2012:70-79.

[32] 吴光耀．精英教案．基础生物教程[M].2版．北京：军事谊文出版社，2005:923-933.

[33] XU Y C, ZHU L J, XU D, et al. Epidemiological characteristics and meteorological factors of childhood Mycoplasma pneumonia pneumonia in Hangzhou[J].World J Pediatr,

2011，7（3）:240 -244.

[34] FOY H M. Infections caused by Mycoplasma pneumoniae and possible carrier state in different populations of Patients [J].Clin Infect Dis, 1993, 17（Suppl 1）:S37-S46.

[35] HE X Y, WANG X B, ZHANG R. Investigation of Mycoplasma pneumoniae infection in pediatric population from 12025 cases with respiratory infection[J].Diagnostic Microbiology and Infectious Disease, 2013, 75:22-27.

[36] YOUN Y S, LEE K Y.Mycoplasma pneumoniae pneumonia in children[J].Korean J Pediatr, 2012, 55（2）:42-47.

[37] VERVLOET L A, MARGUET C, CAMARGOS P A. Infection by Mycoplasma pneumoniae and its importance as an etiological agent in childhood community-acquired pneumonias[J]. Braz J Infect Dis, 2007, 11 （5）:507-514.

[38] URSI D, URSI J P, IEVEN M, et al. Congenital pneumonia due to Mycoplasma pneumonia[J]. Arch Dis Child Fetal Neonatal Ed, 1995, 72 （2）:F118-120.

[39] 陈晓颖，万菲雅，董汉权，等 . 天津地区 2008—2009 年肺炎支原体肺炎的临床特点及治疗 [J]. 中国妇幼保健，2012，23:3593-3595.

[40] 黄海樱，陈波，周强 . 广州地区肺炎支原体感染儿童血清流行病学调查分析 [J]. 中国儿童保健杂志，2014，22（01）:83-85.

[41] 徐巧，林书祥，郭伟，等 . 220 例住院肺炎患儿肺炎支原体的分子检测及其基因分型研究 [J]. 中国当代儿科杂志，2013，15（1）:38-41

[42] 崔娟 . 辽宁地区 2006—2010 年儿童肺炎支原体感染流行病学分析 [D]. 沈阳：中国医科大学，2013.

[43] 许沙沙，郭连峰，吴妍，等 . 儿童肺炎支原体肺炎临床特征和流行病学分析 [J]. 中华医院感染学杂志，2017，27（14）:3307-3310.

[44] 柯莉芹，王凤美，李银洁，等 . 儿童肺炎支原体肺炎流行病学特征 [J]. 中国当代儿科杂志，2013，15（01）:33-36.

[45] 王艳蕊，王桂芳，宋丽芳，等 . 儿童肺炎支原体感染的流行病学特征分析 [J]. 中国病原生物学杂志，2020，15（02）:230-232.

[46] 丁培杰 . 儿童非典型病原体感染的流行病学调查 [J]. 现代预防医学，2012，39（22）:5806-5807.

[47] 付晓燕，辛德莉，秦选光 . 儿童肺炎支原体感染流行病学、临床特点、发病机制及治疗研究进展 [J]. 山东医药，2015，55（04）:96-99.

[48] 沈亚娟，王金龙，陈桂锋，等 . 儿童社区获得性肺炎临床特征与大环内酯类抗生素疗效分析 [J]. 临床儿科杂志，2013，31（04）:331-334.

[49] 崔兆海，廖国阳 . 肺炎支原体感染流行病学及耐药状况的研究进展 [J]. 中国生物制品

学杂志，2020，33（02）:203-206.

[50] 王朝，王维，郭伟，等．基于 RNA 恒温扩增技术分析天津地区呼吸道感染住院儿童肺炎支原体感染的流行病学特点 [J]. 中国人兽共患病学报，2019，35（03）:223-228.

[51] 李春仙，陈洁，奕利娟．宁波地区儿童肺炎支原体感染的流行病学分析 [J]. 中国卫生检验杂志，2013，23（10）:2305-2306.

[52] 吴起武，王影，赵萍．社区获得性肺炎儿童肺炎支原体感染流行病学分析 [J]. 实用医学杂志，2014，30（06）:970-972.

[53] 郭红波，季伟，王美娟．苏州地区儿童肺炎支原体感染的流行病学分析 [J]. 江苏医药，2010，36（02）:160-162.

[54] 项红霞，郁志伟，谢娟娟，等．无锡地区 2008—2010 年儿童肺炎支原体感染流行病学研究 [J]. 现代预防医学，2013，40（13）:2438-2439.

[55] 王蓉，孙红，艾洪武．武汉市儿童肺炎支原体血清学检测结果分析 [J]. 中华医院感染学杂志，2012，22（22）:5155-5156.

[56] 李正，陈杰，袁文娟，等．孝感市儿童肺炎支原体、衣原体感染流行病学特征分析 [J]. 现代预防医学，2014，41（11）:1951-1952.

[57] 亢杨，邓李玲，张雪医．医院就诊儿童肺炎支原体感染流行病学特征及耐药情况分析 [J]. 中国病原生物学杂志，2017，12（07）:666-670.

[58] 余登琼，余晓晖，马明炎．重庆垫江地区小儿肺炎支原体感染及流行病学特征分析 [J]. 重庆医学，2017，46（31）:4355-4356.

[59] 李文莲，汤正珍，陈寿珊，等．遵义地区儿童肺炎支原体流行病学调查分析 [J]. 中国妇幼保健，2014，29（25）:4126-4127.

[60] 辛德莉，王良玉．肺炎支原体肺炎流行病学特点及耐药现状 [J]. 医学与哲学（B），2018，39（01）:9-11.

[61] 姜越，刘禧杰，秦选光，等．2011 年北京地区儿童肺炎支原体耐药情况及其耐药机制研究 [J]. 中国全科医学，2013，16（38）:3778-3782.

[62] 辛德莉，李贵，李靖，等．北京地区肺炎支原体肺炎的流行状况 [J]. 实用儿科临床杂志，2006（16）:1054-1055.

[63] 相云，尚云晓，韩晓华，等．肺炎支原体感染诱发儿童哮喘的临床特征分析 [J]. 中国实用儿科杂志，2009，24（12）:951-953.

[64] 马少杰，辛德莉．肺炎支原体感染与婴幼儿哮喘 [J]. 医学与哲学（临床决策论坛版），2009，30（11）:16-18.

[65] 王菲，尚云晓．肺炎支原体肺炎发病机制及相关临床问题 [J]. 中国实用儿科杂志，2015，30（3）:184-189.

[66] 王英媛，蔡栩栩，尚云晓，等．肺炎支原体感染对哮喘儿童呼出气一氧化氮及肺功能

影响的研究 [J]. 国际儿科学杂志，2017，44（7）:491-494.

[67] 韩晓华，刘立云，敬宏，等 . 小儿肺炎支原体肺炎合并全身炎症反应综合征时炎性相关因素的变化及临床意义 [J]. 中国当代儿科杂志，2007，9（4）:347-350.

[68] 栾海丽，张晗，尚云晓 . 儿童肺炎支原体肺炎肺泡灌洗液中 T 细胞亚群及细胞因子检测的意义 [J]. 中国小儿急救医学，2017，24（11）:850-854.

[69] 舒林华，尚云晓，蔡栩栩，等 . 肺表面活性蛋白 A、D 和 KL-6 在肺炎支原体肺炎患儿血清和支气管肺泡灌洗液中的变化及意义 [J]. 中华儿科杂志，2013，51（10）:779-782.

[70] 舒林华，刘芬，尚云晓，等 . 肺炎支原体肺炎患儿支气管肺泡灌洗液和血清中肺表面活性蛋白的变化及意义 [J]. 中国当代儿科杂志，2012，14（12）:928-932.1

[71] 陈丽，蔡栩栩，尚云晓 . 小儿肺炎支原体肺炎高分辨率 CT 影像学特点 [J]. 国际儿科学杂志，2013，40（6）:635-638，3.

[72] 周倩兰，舒林华，尚云晓，等 . 儿童肺炎支原体肺炎的 CT 表现 [J]. 山东医药，2011，51（48）:63-65.

[73] 郭东星，胡文娟，李丹，等 . 荧光定量聚合酶链反应检测肺炎支原体方法的建立 [J]. 传染病信息，2016，29（1）:52-56.

[74] 胡文娟，郭东星，王红，等 . 实时定量 PCR 检测肺炎支原体方法的建立及临床应用 [J]. 国际儿科学杂志，2015，42（5）:570-574.

[75] 李丹，李静宜，董艳青，等 . 利用环介导等温扩增技术检测儿童咽拭子标本中肺炎支原体 [J]. 山东大学学报（医学版），2014（10）:55-60.

[76] 马少杰，辛德莉 . 套式 PCR 法在肺炎支原体感染诊断中的应用 [J]. 中国医药指南，2012，10（7）:1，7.

[77] 辛德莉，糜祖煌，韩旭，等 . 应用巢式聚合酶链反应和测序检测肺炎支原体 23S rRNA 中点突变 [J]. 中华儿科杂志，2008，46（7）:522-525.

[78] 张继红，辛德莉，李贵，等 . 聚合酶链反应在诊断婴幼儿支原体肺炎中的应用：附 24 例报告 [J]. 临床儿科杂志，1996（01）:50-51.

[79] 姜越，李静宜，辛德莉 . 人型支原体液体培养中 pH 与活菌浓度关系研究 [J]. 中国病原生物学杂志，2013，8（10）:896-898.

[80] 董艳青，辛德莉 . 肺炎支原体的耐药现状 [J]. 中国全科医学，2013,16(32):3770-3773，3777.

[81] 史大伟，辛德莉 . 肺炎支原体体外诱导抗生素耐药及其机制 [J]. 国际儿科学杂志，2010，37（1）:82-83，87.

[82] 辛德莉，陈小庚，韩旭 . 常用抗生素对肺炎支原体的抗菌活性分析 [J]. 中华儿科杂志，2009，47（4）:305-306.

[83] 张忠浩，辛德莉，刘禧杰，等 . 耐红霉素肺炎支原体肺炎 24 例临床分析 [J]. 中国实

用儿科杂志，2008，23（12）:927-929.

[84] 辛德莉，韩旭，糜祖煌，等. 肺炎支原体对大环内酯类抗生素耐药性及耐药机制研究 [J]. 中华检验医学杂志，2008，31（5）:543-546.

[85] 韩旭，辛德莉，李靖，等. 氯霉素、利福平对肺炎支原体的抗菌活性分析 [J]. 实用儿科临床杂志，2007，22（22）:1739-1741.

[86] 马红秋，付晓燕，刘禧杰，等. 儿童肺炎支原体肺炎肺外并发症的发生与耐药的关系 [J]. 河北医药，2010，32（24）:3445-3446.

[87] 韩旭，辛德莉. 肺炎支原体对大环内酯类抗生素的耐药机制 [J]. 实用儿科临床杂志，2006，21（16）:1101-1103.

[88] TAMURA A, MATSUBARA K, TANAKA T, ET AL. METHYLPREDNISOLONE PULSE THERAPY FOR REFRACTORY MYCOPLASMA PNEUMONIAE PNEUMONIA IN CHILDREN[J]. J INFECT, 2008, 57(3): 223-228.

[89] 曹兰芳. 儿童难治性肺炎支原体肺炎的诊治现状和进展 [J]. 临床儿科杂志，2010，28（01）:94-97.

[90] 刘宇焓，张晗，尚云晓. 难治性肺炎支原体肺炎患儿肺泡灌洗液中肺炎支原体-DNA 载量检测在病情评估中的临床意义 [J]. 中国小儿急救医学，2020，27（6）:447-451.

[91] 杨男，单丽沈，张晗，等. 儿童难治性肺炎支原体肺炎的特点分析及激素治疗的疗效观察 [J]. 国际儿科学杂志，2017，44（12）:882-886，890.

[92] 陈彤，尚云晓，李书娟. 不同严重程度肺炎支原体肺炎的肺功能特点及临床意义 [J]. 国际儿科学杂志，2017，44（12）:896-900.

[93] 史晓云，栾海丽，张晗，等. 儿童难治性肺炎支原体肺炎的支气管镜下特征及支气管肺泡灌洗液中炎症因子水平的研究 [J]. 国际儿科学杂志，2017，44（12）:867-871.

[94] 魏文凭，张晗，尚云晓. 肺功能检查在儿童难治性肺炎支原体肺炎诊疗中的意义 [J]. 国际儿科学杂志，2016，43（5）:413-416.

[95] 王菲，张晗，王植嘉，等. 难治性肺炎支原体肺炎支气管镜肺泡灌洗术治疗时机研究 [J]. 中国实用儿科杂志，2015，30（11）:855-858.

[96] 代冰，蔡栩栩，尚云晓. 雾化吸入高渗盐水在治疗儿童重症肺炎支原体肺炎合并肺不张中的应用 [J]. 实用药物与临床，2013，16（5）:368-370.

[97] 常光妮，张晗，尚云晓. 盐酸氨溴索经纤维支气管镜灌洗治疗儿童难治性肺炎支原体肺炎的疗效观察 [J]. 国际儿科学杂志，2018，45（8）:652-654.

[98] 于畅，张晗，尚云晓. 儿童难治性肺炎支原体肺炎支气管肺泡灌洗液细胞因子检查意义及与血清C反应蛋白相关性研究 [J]. 国际儿科学杂志，2019，46（11）:845-851.

[99] JAIN S, WILLIAMS D J, ARNOLD S R, et al.Community-acquired pneumonia requiring hospitalization among U.S. children[J].N Engl J Med, 2015, 372（9）:835-845.

[100] LIU W K, LIU Q, CHEN D H, et al. Epidemiology of acute respiratory infections in children inguangzhou: a three-year study[J]. PLoS One, 2014, 9（5）:e96674.

[101] 李雪雪 . 儿童肺炎支原体肺炎合并血液高凝状态的研究进展 [J]. 国际儿科学杂志，2019，46（2）:105-108.

[102] 庞卫花，刘永涛，曹智丽，等 . 支原体肺炎患儿肺泡灌洗液 MP-DNA 载量、免疫炎性指标与治疗效果的关系研究 [J]. 河北医药，2020，42（06）:857-860.

[103] 聂营 . 儿童重症支原体肺炎凝血功能与内皮细胞功能变化 [J]. 血栓与止学，2020，26（02）:292-293，295.

[104] 韩旭，温慧敏，苗耐英，等 . 美满霉素治疗耐药肺炎支原体肺炎临床疗效观察 [Z]. 中国石油天然气集团公司中心医院，2017.

[105] 杨雪，秦选光，辛德莉 . 盐酸米诺环素治疗小儿肺炎支原体肺炎的临床观察 [J]. 中国病案，2013（4）:64-65.

[106] 吴振起，马融，王雪峰，等 . 喜炎平注射液佐治儿童肺炎支原体肺炎的临床疗效评价及对血清炎症因子水平的影响 [J]. 中国实用儿科杂志，2020，35（05）:364-367.

[107] 单丽沈，尚云晓，李淼，等 . 槐杞黄颗粒佐治肺炎支原体肺炎患儿的多中心随机对照临床研究 [J]. 国际儿科学杂志，2018，45（1）:53-57，72.

[198] 余德钊，徐嘉辉，边江红，等 . 大桑菊合剂治疗小儿肺炎支原体肺炎 [J]. 中国实验方剂学杂志，2015，21（12）:151-153.

[109] 姜之炎，姜永红，李文，等 . 清肺通络汤治疗儿童肺炎支原体肺炎临床观察 [J]. 中国中医基础医学杂志，2014，20（11）:1582-1584.

[110] 雷勋明，谢娜，李尚文，乳酸脱氢酶水平检测在糖皮质激素治疗儿童重症肺炎支原体肺炎中的应用 [J]. 检验医学与临床，2020，17（22）: 3289-3291.

[111] 康碧，梁河 . 湿咳方治疗儿童肺炎支原体肺炎疗效及对肺功能、CRP 的影响 [J]. 中国医药科学，2018，8（16）: 69-72.

[112] 田继萍 . 甲泼尼龙联合红霉素治疗小儿支原体肺炎的临床疗效评价 [J]. 国际儿科学杂志，2017，44（01）:70-72.

[113] 彭亚伟，胡栋 . 孟鲁司特钠与莫西沙星联用对肺炎支原体肺炎患者的临床疗效评价 [J]. 抗感染药学，2019，16（01）:131-133.

[114] 董健，吕响红，刘伟，等 . 匹多莫德佐治儿童大叶性肺炎支原体肺炎的疗效评价 [J]. 蚌埠医学院学报，2018，43（03）:355-357.

[115] 魏尤良 . 热毒宁与莫西沙星联用对成人肺炎支原体肺炎患者的临床疗效评价 [J]. 抗感染药学，2017，14（06）:1237-1238.

[116] 阮森林，施新颜，武雨霖 . 三种不同病因肺炎患者的血清 hs-CRP 水平分析 [J]. 放射免疫学杂志，2011，24（04）:464.

[117] 蔡惠东, 潘剑蓉. 阿奇霉素联合孟鲁司特钠治疗小儿肺炎支原体肺炎的疗效评价 [J]. 检验医学与临床, 2017, 14（17）:2590-2592.

[118] 黄玉玲. 阿奇霉素与孟鲁司特钠联用对小儿肺炎支原体肺炎患者的临床疗效评价 [J]. 抗感染药学, 2016, 13（03）:601-603.

[119] 曹美琴. 小剂量注射用甲泼尼龙琥珀酸钠联合阿奇霉素治疗肺炎支原体肺炎患儿的疗效评价 [J]. 中国药物与临床, 2020, 20（16）:2743-2745.

[120] 薛邦禄, 刘新涛. 血清降钙素原和 C- 反应蛋白联合检测在儿童肺炎支原体肺炎中的应用 [J]. 国际检验医学杂志, 2011, 32（02）:187-188.

[121] 徐颖, 何国华, 王红群. 红霉素和阿奇霉素治疗支原体肺炎患儿的疗效评价 [J]. 济宁医学院学报, 2021, 44（01）:26-29.

[122] 刘金萍. 阿奇霉素联合痰热清治疗小儿肺炎支原体肺炎的疗效评价 [J]. 中国现代医生, 2013, 51（32）:80-82.

[123] 蔚然, 史大伟, 窦海伟, 等. 夫西地酸对肺炎支原体及耐药肺炎支原体的体外抗菌作用 [J]. 中华实用儿科临床杂志, 2018, 33（10）:787-790.

[124 辛德莉, 刘玉华, 侯安存, 等. 蛭丹化瘀口服液体外抑制病原微生物的实验研究 [J]. 北京中医, 2004（01）:45-46.

[125] 辛德莉, 王红, 秦选光, 等. 小儿肺热咳喘口服液治疗肺炎支原体气管炎、支气管炎的多中心疗效观察 [J]. 中华实用儿科临床杂志, 2016, 31（14）:1101-1104.

[126] 王利玲, 杜琳麟, 程申. 阿奇霉素联合热毒宁治疗肺炎支原体感染患儿血清炎性因子的影响分析 [J]. 中华医院感染学杂志, 2014. 24（04）: 863-865.

[127] 万华, 李春华, 赵年, 等. 阿奇霉素联合热毒宁注射液治疗肺炎支原体感染患儿的临床观察 [J]. 中国药房, 2015, 26（18）:2468-2470.

[128] 陈其芬, 张亦维. 布拉氏酵母菌散剂联合阿奇霉素序贯治疗肺炎支原体肺炎继发腹泻患儿的临床研究 [J]. 中国当代儿科杂志, 2018, 20（02）:116-120.

[129] 曲华, 陈琪玮, 刘欣, 等. 布拉氏酵母菌预防阿奇霉素序贯法治疗小儿肺炎支原体肺炎继发腹泻的研究 [J]. 中国妇幼保健, 2014, 29（14）:2266-2268.

[130] 焦安夏, 马渝燕, 饶小春, 等. 儿童肺炎支原体肺炎细菌性肺炎所致塑型性支气管炎 15 例临床分析 [J]. 中国循证儿科杂志, 2010, 5（04）:294-298.

[131] 陈建萍, 杨波, 李恒涛, 等. 儿童肺炎支原体感染早期干预治疗的临床观察 [J]. 现代预防医学, 2011, 38（21）:4373-4375.

[132] 宁静, 徐勇胜, 董汉权. 孟鲁司特治疗肺炎支原体感染临床效果及对白三烯水平的影响 [J]. 中华医院感染学杂志, 2014, 24（06）:1375-1377.

[133] 郑桂芬, 乔晓红, 卢双龙, 等. 雾化吸入布地奈德治疗儿童肺炎支原体感染后慢性咳嗽的临床疗效 [J]. 中华实用儿科临床杂志, 2017, 32（22）:1705-1708.

[134] 何薇，李明晖，苏美霞，等．银黄清肺胶囊联合左氧氟沙星治疗下呼吸道肺炎支原体感染的临床研究 [J]．中华中医药学刊，2016，34（06）:1418-1420．

[135] 林丽云，吕勤，林翔，等．中西医结合分期治疗儿童肺炎支原体感染咳嗽的临床观察 [J]．中华中医药学刊，2019，37（03）:730-733．

[136] 辛德莉，徐保平，周薇，等．中西医结合治疗儿童肺炎支原体下呼吸道感染的多中心临床研究 [J]．中华实用儿科临床杂志，2014，29（23）:1818-1821．

[137] 赵菊萍，王积良，刘立平．左氧氟沙星治疗下呼吸道感染 64 例临床及病原学分析 [J]．陕西医学杂志，2003（07）:583-586．

[138] YAN C，SUN H，ZHAO H. Latest Surveillance Data on Mycoplasma pneumoniae Infections in Children, Suggesting a New Epidemic Occurring in Beijing[J]. J Clin Microbiol, 2016, 54（5）:1400-1401.

[139] PEYVAND A，RACHEL W，WILLIAM K，et al. Mechanism by which progesterone and cAMP synergize to maintain uterine quiescence during pregnancy[J].Molecular and Cellular Endocrinology, 2018.

[140] GUO LI，LIU FANG，LU MEI-PING，et al. Increased T cell activation in BALF from children with Mycoplasma pneumoniae pneumonia, 2015, 50（8）:814-819.

[141] Wang Y, Zhang Y, Lu W, et al. Serum Tumor Necrosis Factor-α and Interferon-γ Levels in Pediatric Mycoplasma pneumoniae Pneumonia: A Systematic Review and Meta-Analysis[J]. Canadian Respiratory Journal, 2018, 2018:8354892.

[142] 李欣，王关涛，吴振起．炎症因子对肺炎支原体肺炎患儿影响的 Meta 分析 [J]．海南医学院学报，2019，25（24）:1878-1885，1892．

[143] 江西青峰药业有限公司．一种穿心莲内酯衍生物的药物组合物及其制备方法与用途：中国，CN104119253A[P].2014-10-29．

[144] 江西青峰药业有限公司．17- 氢 -9- 去氢穿心莲内酯 -3- 硫酸酯钠（或钾）、17-氢 -9- 去氢穿心莲内酯 -19- 硫酸酯钠（或钾）组合物的一次制备方法及其制备药物用途：中国 CN103159708A[P].2013-06-19．

[145] 梁锦枝，吴锗珊，罗钦宏，等．喜炎平联合阿奇霉素治疗支原体肺炎疗效的 Meta 分析 [J]．中国实验方剂学杂志，2014，20（18）:220-224．

[146] 汪凤山，赵旭伟，唐惠林，等．喜炎平注射液治疗小儿肺炎的系统评价 [J]．中国药房，2011，22（39）:3722-3725．

[147] 张守燕．喜炎平注射液治疗小儿支原体肺炎的 Meta 分析 [J]．中国医药指南，2016，14（24）:192-193．

[148] 涂建军，彭茂兰．喜炎平注射液联合阿奇霉素治疗小儿肺炎支原体肺炎的疗效分析 [J]．当代医学，2019，25（07）:139-141．

[149] 罗玉君，温晓莹，倪晓良，等．喜炎平注射液联合阿奇霉素治疗小儿支原体肺炎疗效及安全性的 Meta 分析 [J]. 中国中药杂志，2018，43（10）:2153-2161.

[150] 葛雯，李海波，于洋，等．热毒宁注射液化学成分、药理作用及临床应用研究进展 [J]. 中草药，2017，48（05）:1027-1036.

[151] 罗钦宏，梁锦枝，古子娟，等．热毒宁联合阿奇霉素治疗小儿支原体肺炎疗效 meta 分析 [J]. 辽宁中医药大学学报，2014，16（03）:69-72.

[152] 郭震浪，苏振宁，王正飞，等．热毒宁与利巴韦林比较治疗小儿急性上呼吸道感染的 Meta 分析 [J]. 中成药，2016，38（02）:278-283.

[153] 徐景利，连宝涛，梁峥嵘，等．热毒宁注射液治疗小儿毛细支气管炎的 Meta 分析 [J]. 中成药，2016，38（04）:763-769.

[154] 王旗星，段笑娇，吴嘉瑞，等．基于 Meta 分析的热毒宁注射剂联合阿奇霉素治疗小儿支原体肺炎临床评价研究 [J]. 药物流行病学杂志，2019，28（03）:143-150.

[155] 罗钦宏，梁锦枝，黄艳琼，等．，痰热清联合阿奇霉素治疗小儿支原体肺炎的疗效及安全性的 Meta 分析 [J]. 中成药，2014，36（04）:702-709.

[156] 刘慧敏，陈富超，李春雷，等．痰热清注射液联合阿奇霉素序贯疗法治疗小儿肺炎支原体肺炎的疗效与安全性的 Meta 分析 [J]. 中医药导报，2014，20（09）:45-50.

[157] 肖喜庆，刘记，脱鸣富．痰热清注射液联合大环内酯类药物治疗小儿支原体肺炎的系统分析 [J]. 儿科药学杂志，2014，20（08）:4-9.

[158] 王博龙，李跃文，邹盛勤．清热解毒类中药注射液治疗小儿病毒性肺炎的网状 Meta 分析 [J]. 中成药，2018，40（12）:2644-2649.

[159] 刘红艳，脱鸣富，吕雪峰，等．中药注射剂辅助治疗儿童支原体肺炎的疗效的 Meta 分析 [J]. 中国药房，2013，24（32）:3033-3038.